新生物学丛书

从内向外解析大脑

The Brain from Inside Out

〔美〕G. 布扎基　著

尚春峰　李叶菲　李晟豪　译

蒲慕明　校

U0341483

科学出版社

北　京

图字：01-2022-1220 号

内 容 简 介

　　本书作者布扎基教授在书中直面神经生物学的基本目标：发现神经环路组织的原理，深入剖析以知识表征为中心的传统研究策略，提出了从内向外的研究框架。他从神经元的信息解读出发，探讨了神经元集群作为交流单元的作用，指出大脑作为自组织的系统，具备预先存在的环路联结和动态变化，能够产生行动并且通过伴随发放机制检视和预测这些行动的后果。进一步，自组织的神经活动实现内化，大脑从环境中脱离并且操控外部世界在想象中的模型，从而产生认知功能。布扎基教授的讨论提供了一种极具思考乐趣和参照价值的体系，并为脑启发的人工智能研究提供了新的道路。

　　本书适合对神经科学研究感兴趣的高年级本科生、研究生，想要对神经科学有全面了解的研究人员，以及各领域的广大读者阅读。

图书在版编目（CIP）数据

从内向外解析大脑 /（美）G. 布扎基（György Buzsáki）著；尚春峰，李叶菲，李晟豪译 . — 北京：科学出版社，2022.3（2022 年 7 月修订）
（新生物学丛书）

书名原文：The Brain from Inside Out

ISBN 978-7-03-071867-9

Ⅰ . ①从 … Ⅱ . ① G … ②尚 … ③李 … ④李 … Ⅲ . ①大脑–研究 Ⅳ . ① R338.2

中国版本图书馆 CIP 数据核字（2022）第 042748 号

责任编辑：王　静　罗　静　岳漫宇 / 责任校对：郑金红
责任印制：吴兆东 / 封面设计：刘新新

科 学 出 版 社 出版
北京东黄城根北街 16 号
邮政编码：100717
http://www.sciencep.com

北京建宏印刷有限公司 印刷
科学出版社发行　各地新华书店经销

*

2022 年 3 月第 一 版　开本：720×1000　1/16
2023 年 7 月第三次印刷　印张：23 1/4
字数：464 000
定价：180.00 元
（如有印装质量问题，我社负责调换）

献给我的家人，我的一切都是因为有他们，没有他们就什么都没有。

"新生物学丛书" 专家委员会

作者简介

　　盖伊尔吉·布扎基（György Buzsáki）是纽约大学朗格尼医学中心比格斯（Biggs）神经科学教授，著有《大脑的节律》（*Rhythms of the Brain*）一书（牛津大学出版社2006年出版）。他于匈牙利佩奇大学获医学博士学位，于布达佩斯科学院获神经科学博士学位。布扎基的研究兴趣主要在于记忆、睡眠及相关疾病的机制，并关注"神经句法"即神经信息片段如何被众多的大脑节律组织起来以支持认知功能。广泛的实验工作促生了他关于记忆痕迹巩固的两阶段模型。

　　布扎基博士是前1%被引用最多的神经科学家之一，是美国科学院、欧洲科学院和匈牙利科学院院士及美国科学促进会会员，并且是多个重要神经科学杂志的编委。他与他人分享了2011年的格雷特·伦德贝克欧洲大脑研究奖（The Brain Prize founded by the Lundbeck Foundation）。

"新生物学丛书"丛书序

    当前，一场新的生物学革命正在展开。为此，美国国家科学院研究理事会于2009年发布了一份战略研究报告，提出一个"新生物学"（New Biology）时代即将来临。这个"新生物学"，一方面是生物学内部各种分支学科的重组与融合，另一方面是化学、物理、信息科学、材料科学等众多非生命学科与生物学的紧密交叉与整合。

    在这样一个全球生命科学发展变革的时代，我国的生命科学研究也正在高速发展，并进入了一个充满机遇和挑战的黄金期。在这个时期，将会产生许多具有影响力、推动力的科研成果。因此，有必要通过系统性集成和出版相关主题的国内外优秀图书，为后人留下一笔宝贵的"新生物学"时代精神财富。

    科学出版社联合国内一批有志于推进生命科学发展的专家与学者，联合打造了一个21世纪中国生命科学的传播平台——"新生物学丛书"。希望通过这套丛书的出版，记录生命科学的进步，传递对生物技术发展的梦想。

    "新生物学丛书"下设三个子系列：科学风向标，着重收集科学发展战略和态势分析报告，为科学管理者和科研人员展示科学的最新动向；科学百家园，重点收录国内外专家与学者的科研专著，为专业工作者提供新思想和新方法；科学新视窗，主要发表高级科普著作，为不同领域的研究人员和科学爱好者普及生命科学的前沿知识。

    如果说科学出版社是一个"支点"，这套丛书就像一根"杠杆"，那么读者就能够借助这根"杠杆"成为撬动"地球"的人。编委会相信，不同类型的读者都能够从这套丛书中得到新的知识信息，获得思考与启迪。

"新生物学丛书"专家委员会

主   任：蒲慕明

副主任：吴家睿

2012年3月

中文版序

　　脑科学是本世纪最重要的生物科学前沿领域之一，已受到社会大众的普遍关注，市面上也出现了许多脑科学相关的科普书籍。我们可以将科普书籍大致分为两类：绝大多数是一类针对没有科学基础的一般读者，为了吸引读者的兴趣，科学内容总是为了通俗而简化，有时不免失真甚至夸大化；另一类是针对有些科学基础的读者，对科学内容有较深入和准确的描述，能使有兴趣探索科学的读者，甚至外行的科学家对该领域有较深刻的认识。这种"高级"科普类的脑科学书籍在欧美国家已有不少，有些也有中译本出版，如科学出版社几年前出版的《大脑的未来》（*The Future of the Brain*）一书。布扎基撰写的这本《从内向外解析大脑》（*The Brain from Inside Out*）应属近年来这类高级科普书籍中的佼佼者。我与本书作者布扎基有多年的交往。在我认识的众多欧美神经科学家中，他的研究工作有极高的创新性，他对各种事物都有些独特想法，与他聊天可说是没有一刻"无聊的时光（boring moment）"。这也充分反映在他的行文之中。布扎基早期的研究常因过于超前而未能及时受到重视，但是近年来他对空间感知和记忆的神经环路机制，以及各种大脑振荡波的功能研究已发挥了引领前沿的作用，几年前他获得了脑科学的一个大奖（格雷特·伦德贝克欧洲大脑研究奖），这是他科研成就的体现。作为一位在实验室里极为活跃的科学家，布扎基仍愿意花费大量时间为普通读者写作该书，真是值得钦佩。

　　神经科学界有许多杰出的科学家，其中绝大多数从事实验神经科学研究，理论神经科学家一直极少。近年来计算神经科学家逐渐增加，他们基于实验数据建立数学模型，企图理解神经系统运作原理。但严格来说，后者是"模型家（modeler）"而不是"理论家（theorist）"。理论科学的基本要素是"统一性（unification）"，它的框架可以用于描述繁杂多样的自然现象，为这些现象带来统一的理解。达尔文的"物竞天择"演化理论就是一个最好的理论生物学范例。为什么物理学和化学都有发达的理论领域，而生物学没有？一个可能的解释是生物学更关注的是"多样性（diversity）"，而不是"统一性"。布扎基是实验科学出身，在本书中他提出了一个大脑"自内向外"的理论，可以有效地整合实验结果，同时对理解大脑信息处理的基本模式提出了一个可泛化的框架。对神经科学领域有所涉猎的读者也许会认为，这个理论也许并不完全新颖，已有其他科学家从不同角度、不同说法表述过类似的想法。该书最大的贡献在于清晰明确地表述并彻底地佐证了"自内向外"的概念。神经科学界一般流行的概念认为，大脑的主要工作是感知并处理外来信息，然后做出抉择和反应动作（即"自外向内"）。布扎基认为大脑的主要工作是用已有的内在信息产生一些动作，观测并预测这些动作产生的效果（即"自内向外"）——自主动作是产生外来信息的关键因素。把这两种观点放在对立面来讨论也许是突出后一观点的一个策略，但也有助于未来设计更有针对性的实验。对读者来说，作者明确地指出，该书的主要目的不是要描述我们对大脑已有的理解，而是借此书吸引读者对大脑去做更深入的探讨。他尖锐地提出了一些两两对立的概论，也许会吸引读者做进一步思考，例如，大脑是否同时具有两种模式的工作方式？两种模式是否有互补性、协同性和依赖性？在智力形成的过程中，是否有先后偏向性？内在信息的建立（所谓网络的"自组织"）是否也需要"自外向内"的工作模式？事实上，该书还有更基本的一面，就是通过探讨大脑信息处理的工作原理，来说明人们在分析和理解复杂、有高度相互作用的自组织系统时常犯的错误，譬如误判事件之间的因果性。

该书的一个特点是作者的博学，引用了许多相关的历史、哲学、数理、文化、宗教等领域的文献和书籍，给有兴趣进一步专研的读者提供一些指向。另一个特点是加入了一些自传性的行文，描述了他探索大脑原理的心路历程。创新思维如何产生是神经科学的未解难题，我们如何能学习产生创新思维？我认为一个有效的途径就是多关注有创新性科学家的心路历程，他们在什么时候、什么环境产生出哪些创新思维？多年来布扎基在前沿神经科学领域做出许多创新的工作，他的创新能力来自何处？该书和他几年前出版的《大脑中的节律》（*Rhythm of the Brain*）一书中都包含了一些似乎是琐碎的个人故事，但也许就是那些个人经历和故事，塑造了一个有创新思维的科学家。科学家写的科普书籍和传记已有很多，但很少能结合个人科研探索的主观心路历程与客观的科研论述，把亲身参与的重要科学发现和概念形成的来龙去脉仔细说清楚。詹姆斯·沃森（James Watson）的《双螺旋》（*Double Helix*）和弗朗西斯·克里克（Francis Crick）的《狂热的追求》（*What Mad Pursuit*）两本自传，就是最好的范例,也是理解创新思维来源的必读书。我希望科学界有更多科学家能像布扎基这样,为广大读者提供一些包含个人经历的科学论著,为培育下一代有创新性的科学家做点贡献。

蒲慕明

2022 年 3 月

序　言

一个理论，要透彻研究，直到路上随便遇到一个人，都能给他解释清楚，方能称之为完整。

——约瑟夫-迪耶·热尔戈纳[1]

至繁至巧之能是化简。

——德扬·斯托扬诺维奇[2]

为胜之道在屡败而不减其勇。

——温斯顿·丘吉尔[3]

在我记忆中，那时的生活仿佛只有一条原则——"天黑前一定要回家。"当然，对于天究竟什么时候被定义为黑，是可以商榷的。我的童年中有过许多动物：除了家里的猫和鸡，还有乌龟、刺猬一家、养在卫生间水缸里的鱼、一群鸽子和谷仓猫头鹰。家里的猪，肉祖（Rüszü），和我是好朋友。它总是非常盼望走出它的圈，跟着我到我们最喜欢的目的地，匈牙利巴拉顿湖边的一个小小的浅湾。从我们家出发，走过一小段街道，就能来到巴拉顿湖——我童年生活中无数快乐时

---

1. 见 Barrow-Green 和 Siegmund-Schultze（2016）中的引用。［译者注：约瑟夫-迪耶·热尔戈纳（Joseph-Diez Gergonne）是 18 世纪法国数学家和哲学家。巴罗-格林（Barrow-Green）和西格蒙-舒尔策（Siegmun-Schultze）所著的《"街上的第一个人"——从著名的伊尔贝名言（1900 年）回溯至热尔戈纳（1825 年）》（*"The first man on the street" - tracing a famous Hilbert quote (1900) back to Gergonne (1825)*）记录了这句话。］

2. https://www.poemhunter.com/poem/simplicity-30/.［译者注：德扬·斯托扬诺维奇（Dejan Stojanovic），塞尔维亚诗人。］

3. https://philosiblog.com/.［译者注：温斯顿·丘吉尔（Winston Churchill），英国前首相。］

光的源泉。它几乎满足了我所有的需要：夏日游泳，冬季滑冰，全年都可以钓鱼。

在街道上，我无拘无束地与邻家的孩子们一同成长。我们自己发明规则，创造游戏，用石块和废弃的建筑材料建造堡垒来抵御我们假想的入侵者，守卫自己的地盘。我们在芦苇丛边游荡，故意迷失方向，再寻路而出，渐渐产生了方向把握和自立的感觉。即使那些年是我父母那一代人经受苏联统治的最糟糕的一段时光，我依然觉得自己成长在一个孩子的天堂里。

夏季是最特别的。我父母会将我们的两间卧室、卫生间和厨房出租给从布达佩斯来度假的客人，而我们自己则会暂时搬到阁楼住。父亲曾经告诉我，其中一位客人是一个"无所不知"的科学家兼哲学家。我特别想知道一个人怎么可能无所不知。于是我想尽办法跟着他，想看看他是不是有特别的脑袋，特别的眼睛。但是后来发现，其实他只是个十分有幽默感的普通人。我问他知不知道肉祖怎么看待我，为什么它不能跟我说话。他给了我一个长长的回答，里面许多单词我完全不懂，并且，最后他还特别有成就感地宣布"现在你明白了吧！"然而，我并没有真的明白，我依然在想我亲爱的小猪朋友看起来与我很亲密的感情是否与我的感觉相同。也许，我的科学家客人确实知道答案，只是我没有能理解他说的话。我感觉到与科学解释用词的隔阂，也许就是从这时开始的。

我童年时代的好奇从未消失。一直努力了解科学解释背后的真正含义，使我最终走上成为科学家的道路。我常常发现，一些对于同事们来说很有逻辑很直白的解释，我却觉得难以理解。上高中的时候，我就觉得引力是个难以理解的问题。好吧，引力是一种"超距作用"或者说是一种使有质量物体相互靠近的力。难道这说的不是一回事吗？换种说法而已。我的物理老师关于引力的回答让我想起了我的科学家客人对于肉祖能力的解释。我后来读了医学，做了博士后，发现我的导师安德烈·格劳什詹（Endre Grastyán）和博士后导师科尔内留斯（凯斯）·范德沃尔夫［Cornelius (Case) Vanderwolf］都有过相同的遭遇，于是我对这些解释性词汇的困惑不减反增。人们对一件事物并不理解时，经常就编几个词出来，假装这些能帮我们解释谜团[4]。

在21世纪伊始，科学家设立了一个目标：了解人类自身，了解个体心智背后那套复杂的"硬件设备"。忽然之间，长期默默无闻的"神经生物学"变成了热门话题。新的研究项目如雨后春笋般遍布全球。美国的脑计划"BRAIN Initiative"[*]。将大量的资金投入了公私合作项目，用于开发更为强大的工具以观察大脑如何工作。在欧洲，

---

4. 这些词并不能解释清楚事情，可以被称为"填料术语（filler term）"，它们被应用于许多科学论著，可能让一些天真的读者相信它们确是事物的机制（例如，Krakauer et al.，2017）。

* 译者注：这是2013年美国政府启动的脑计划［The Brain Research through Advancing Innovative Neurotechnologies® (BRAIN) Initiative］，目标是彻底改变我们对人类大脑的理解。

人脑计划"the Human Brain Project（HBP）"＊承诺要在十年内建立人脑的模型，这恐怕是个过于雄心勃勃的目标了。中国脑计划设定的主要目标是了解认知和脑疾病的机制，同时推动信息技术和人工智能项目的发展。

令人惊讶的是，所有这些"脑研究计划"没有一个将了解脑功能的基本原则放在重要的位置。这样决定也许从战略角度来说是明智的，因为确立脑功能的新原则需要几十年的时间来成熟和沉淀。与物理学相比，神经生物学的发展还处在婴儿时期。它尚未形成需要新工具加以验证的重要理论，而是还在寻找正确的问题。这个领域充满了未知，有点儿像当年荒凉的美国，个人和工业化大机构有一样的机会挖掘到新知识的"金矿"。大胆的想法和指导性的框架依然是需要的，尤其是在规划这些大型研究项目成型的时候。大规模、自上而下、分工明确的超级项目对于资源的分配是否高效更加应当谨慎审视。如果我们没有成功培养出敢于想象、善于综合的新一代神经科学家，当脑计划"BRAIN Initiative"到期时，我们可能仍然在研究原来的问题，只不过拥有了精度更高的工具罢了。

科学从来不应该只具有丈量世界，然后将它转化成公式的技巧。它不是堆砌的事实，而是对事物间复杂关系的解释，这种解释虽不完美，但光华四射。实证研究的基础是测量，我们在认可这一点的同时，需要将测量获得的数据和结果整理成连贯的理论以促成新的进步。历史上，很多重要的科学见解常常在多年后才被承认是重要的发现，在经历过学界的严密审查，得到创新性实验结果对其理论的支持和对反面观点的否定，才逐步获得了它应有的认可。科学是迭代和递归的过程，需要一代代人的投入。重要见解的形成和融合需要时间和精力。当下如此，向来如此。神经生物学的基本目标是发现神经环路组织的原理。对这一目标的信念正是我写下这本书的最主要的动力。

著书是需要内在力量推动的，那是一种心痒难耐的渴望，即使有时因分神而暂时搁置，它也一定会卷土重来。我的心早已经开始痒了。2001 年我获得了卡哈尔俱乐部（Cajal Club，美国解剖学家协会）颁发的脑皮质发现者奖（Cortical Discoverer Prize）之后，收到了来自一本顶级期刊的约稿，他们希望我写一篇综述。当时觉得这是一个难得的机会，我可以写一写自己对于科学术语的困惑，谈一谈目前神经科学的框架可能并没有走上正轨。投稿一个月后，我收到了拒稿信："亲爱的盖尤里＊＊，……，我希望你能理解，**为了期刊着想**，我们不能发表你的论文"（加粗以示强调）。然而我并不明白我论文的内容到底和期刊的声誉有什么联系。这其中到底有什么利害关系？我打电话给我的支持者和危机顾问，加州大学圣迭戈分校的西奥多（特德）·布

＊ 译者注：这是欧盟在 2013 年启动的十年人脑研究计划，旨在建立神经科学、医学和计算科学发展所需的研究基础。https://www.humanbrainproject.eu/en/about/overview/。

＊＊ 译者注：盖尤里（Gyuri）为本书作者盖伊尔吉 · 布托基的昵称。

洛克[Theodore (Ted) Bullock]，他仔细听了我的问题，告诉我深呼吸，把问题先放一边，然后回到实验室。我听从了他的建议。

然而，这个问题依然持续困扰着我。多年来，我尽可能阅读相关的著作，去探寻语言和科学思考之间的纽带。我了解到，许多我自以为是"原创的观点"早已被众多科学家和哲学家提出过，并且阐述得翔实而有深度，尽管那些想法还没有成功渗透到心理学或神经生物学的研究中。当今的神经生物学充斥着各种所谓的客观解释，而这些往往只是给问题换个说法，却并没有真正触及问题的根本。我尝试去探寻这些被广泛使用的神经生物学术语的本源，因而愈来愈深地沉浸于心智和大脑的研究历史。构成现代认知神经生物学基础的大多术语早在我们对大脑一无所知的时候就已经存在了，然而，不知为何，我们却从来不质疑它们的可靠性。于是，这些人为编造的术语持续影响着现代的大脑机制研究。我不是为了反对这些术语而反对，而是缓慢而不甘地意识到，很大部分的神经科学研究实践早已误入歧途。承认和面对这个问题非常重要，因为我们设计实验、阐释所得到的结果，都会受到我们用以描述世界的语言所影响和限制。我用了很长时间来思考本书的内容的另一个原因，是因为我相信，一些科学发现，哪怕它们再非凡卓越，如果只能被极有限的一小部分"专家"所掌握，也不能称之为真正的科学知识。一定要能解释给受过教育、没有先入为主观念的人听，经过他们的疑问和批判，才能使想法变成现实。在这篇序言的开头引用了热尔戈纳对于理论的定义，是一个很高的标准。神经科学是一门复杂的学问。日常研究中，神经科学家们对于简化都异常谨慎。这种谨慎是有理由的，因为简化通常意味着有可能牺牲深度和一些非常关键的细节，不同的科学理论的差别往往就在这些地方。科学家们撰写研究论文相互沟通所用的语言，可能只有极少数人能够完全理解。但是只有在被普通人也能理解的时候，实验室中的实验发现才真正获得了力量。

让科学家用简单朴实的语言来沟通为什么这么难？其中一个原因在于，我们所在的这个共同体中，每一条陈述、每一个想法都要归功于某位同行。专业的科学作者能够随心所欲地撷取其他人的观点，将它们用意想不到的方式组合在一起，用比喻加以简化和阐明，又包装以迷人的辞藻。他们可以毫不犹豫地这样做，因为，读者们早已了解，这个作者是个聪明的讲故事专家，不是这个发现的缔造者。然而，当科学家们也都这样去做，产生的"真知灼见"到底是他们自己思考的结果还是来自前人的辛勤耕耘，无论是科学家本身还是他们的读者，都无法区分。我们不能随心所欲地切换角色，同时去扮演陈述者、仲裁者，以及持有特定观点的参与者，这对于大众来说是具有误导性的。这种矛盾部分地反映在本书的构成上。即使再尽力避免，我依然会不自觉地对我最熟悉的话题给予更浓重的笔墨。另一方面，有些章节讨论的话题是我没有直接研究过的。对于这些，我尽量深入地阅读了这些领域相关的著作，认真地思考，试图将一些结论简化，并将它们和谐地融入同一绘景中。尽管还是会有些地方陈述得复杂，这不可避免但或许情有可原，我希望大部分的想法已经可以被我的读者所掌握了。

这本书的核心论点在于，大脑是一个自组织的系统，它拥有预先存在的环路联结和动态变化，它能够产生行动，并且检视和预测这些行动的后果。这个观点，我将其称为"自内向外"策略，这走出了现今主流的神经生物学的主流框架。主流框架下的研究认为，大脑的任务是感知和表达我们周围的世界，处理信息并决定如何进行反馈，这是一种"自外向内"的方式。下文中，我着重强调了这两种框架最根本的不同之处。我提出的许多论点早已存在，也被一些杰出的学者讨论过，尽管不是在当代神经生物学研究的背景下。我的目标是将这些想法集中在一起，用一些章节来讨论我提出的大脑"自内向外"理论的价值。

在过去的几十年中，神经生物学研究涌现出不少非凡的发现。整合这些发现从而见木又见林，再把整合的结果呈现给读者，是个艰难的任务，所需的能力多数科学家并不具有。我试图用正文加注解的格式来挑战这个任务。正文的内容主要是想把一些基本的信息传递给既有智慧又有好奇心的读者，他们通常对科学怀有热情，或者，至少是尊重科学的。考虑到一些专业的读者会希望得到更多信息，我在注解中增加了扩展的内容。同时，我也利用注解来提供相关文献的链接以及偶尔需要的解释。为了符合科学写作的金标准，我都会在适当的地方引用相关话题的第一篇论文和一篇全面的综述。当一些问题的不同方面被多篇论文提及，我会尽量列出最相关的几篇。

显然，在这些参考文献的选择过程中，不可避免地伴随着许多主观性，也不能保证没有忽略掉重要的文献。我需要总结整理前人的大量工作，也需要彰显有重要贡献的科学家。尽管我非常努力在这之间寻求平衡，却也明白不是每次都能成功。对于那些我可能忽视、错过的工作，我非常抱歉。我想要从繁复中找到简洁，并且不用过度简化就叙述得很易读。我希望，至少在一些地方我达成了这个目标，尽管我知道结果常常不尽如人意。这些失败的结果也不能算是不幸，因为失败是科学家每天在实验室都要经历的。毕竟，面对失败、屈辱和拒绝而顽强不屈，是科学研究生涯中最为重要的组成部分。

致　　谢

没有一个故事是凭空而来的。我的导师安德烈·格劳什詹（Endre Grastyán）和博士后导师科尔内留斯（凯斯）·范德沃尔夫［Cornelius (Case) Vanderwolf］在我的智力发展方面给予了极大的帮助。也多亏有我的学生和博士后，他们与我并肩工作多年，对我启发良多[1]。他们在科研道路和生活上的成功是我永恒的幸福源泉。正是因为有了他们的奉献、他们的辛勤工作和他们的创造力，才有了《从内向外解析大脑》（*The Brain from Inside Out*）这本书存在的基础。我和他们之间那些有趣的讨论都潜移默化地进入了这本书的撰写。

我感谢与我共事的同事们，我与他们在多个与本书话题相关的科学项目上进行合作，特别是科斯塔斯·阿纳斯塔苏（Costas Anastassiou）、拉斯洛·奥恰迪（László Acsády）、安塔尔·拜雷尼（Antal Berényi）、雷金纳德·比克福德（Reginald Bickford）、安德斯·比约克伦德（Anders Björklund）、阿纳托尔·布拉金（Anatol Bragin）、泰德·布洛克（Ted Bullock）、加博尔·采赫（Gábor Czéh）、亚诺什·佐普夫（János Czopf）、奥林·德文斯基（Orrin Devinsky）、维尔纳·多伊尔（Werner Doyle）、安德烈亚斯·德拉贡恩（Andreas Dragunhn）、爱德华多·艾德伯格（Eduardo Eidelberg）、杰罗姆（皮特）·恩格尔［Jerome (Pete) Engel］、布鲁斯·麦克尤恩（Bruce McEwen）、陶马什·弗罗因德（Tamás Freund）、卡尔·弗里斯顿（Karl Friston）、弗雷德（拉斯蒂）·盖奇［Fred (Rusty) Gage］、费伦茨·高尧什（Ferenc Gallyas）、赫尔穆特·哈斯（Helmut Haas）、凯·凯拉（Kai Kaila）、安妮塔·卡蒙迪（Anita Kamondi）、埃里克·坎德尔（Eric Kandel）、洛朗·凯勒尼（Lóránd Kellényi）、理查德·坎普特（Richard

1. 他们的信息见网页：httos://neurotree.org/beta/tree.php?pid=5038。

Kempter）、鲁斯特姆·哈齐波夫（Rustem Khazipov）、托马斯·克劳斯伯格（Thomas Klausberger）、克里斯托弗·科赫（Christof Koch）、约翰·库比（John Kubie）、斯坦·梁（Stan Leung）、约翰·利斯曼（John Lisman）、迈克尔·朗（Michael Long）、尼科斯·洛戈塞蒂斯（Nikos Logothetis）、刘安丽（音译，Anli Liu）、阿提拉·洛森齐（Attila Losonczy）、杰夫·马吉（Jeff Magee）、德鲁·莫勒（Drew Maurer）、汉娜·蒙耶（Hannah Monyer）、布鲁斯·麦克诺顿（Bruce McNaughton）、理查德·迈尔斯（Richard Miles）、雪莉·水森（Sherry Mizumori）、伊什特万·莫迪（István Mody）、爱德华·莫泽（Edvard Moser）、卢卡斯·帕拉（Lucas Parra）、戴维·雷迪什（David Redish）、马克·赖希勒（Marc Raichle）、约翰·林泽尔（John Rinzel）、马克·施尼策尔（Mark Schnitzer）、费尔南多·洛佩斯·达席尔瓦（Fernando Lopes da Silva）、沃尔夫·辛格（Wolf Singer）、伊万·绍尔特斯（Ivan Soltész）、米尔恰·斯泰里亚德（Mircea Steriade）、彼得·索莫吉（Péter Somogyi）、伊姆雷·西尔毛伊（Imre Szirmai）、吉姆·泰珀（Jim Tepper）、罗格·特劳布（Roger Traub）、钱永佑（Richard Tsien）、肯·怀斯（Ken Wise）、汪小京（Xiao-Jing Wang）、尤伊斯克·尹（Euisik Yoon）、拉斯洛·扎博尔斯基（László Záborszky）、曾红葵（Hongkui Zeng）和迈克尔·祖加罗（Michaël Zugaro）。

　　尽管我阅读了大量各个学科的书籍，但我的想法和灵感并不仅仅来源于此。纽约大学的鲁道夫·莱纳斯（Rodolfo Llinás）是我十分尊敬的同事，过去的五年里，我们每月一次共进午餐，从世界政治聊到意识，在各个方面进行愉快的交流。尽管有时候我们会争论到面红耳赤，也总会带着愉快的心情分别，准备下次再见。

　　我也想感谢罗格斯大学和纽约大学以前和现在的优秀同事们，感谢他们给予我的支持。还要一并感谢那些为我设立榜样、给我鼓励和评判的人们，他们时时让我明白科研这个职业的精彩所在，他们是：戴维·阿马拉尔（David Amaral）、佩尔·安德森（Per Andersen）、艾伯特-拉斯洛·巴拉巴西（Albert-László Barabási）、卡罗尔·巴恩斯（Carol Barnes）、阿普丽尔·贝纳西（April Benasich）、耶海兹克尔·本-阿里（Yehezkel Ben-Ari）、阿兰·贝尔托（Alain Berthoz）、布雷恩·布兰德（Brain Bland）、亚历克斯·博尔贝利（Alex Borbely）、简·博恩（Jan Born）、迈克尔·布雷赫特（Michael Brecht）、简·布雷斯（Jan Bures）、帕特里夏·丘奇兰（Patricia Churchland）、基亚拉·西洛里（Chiara Cirelli）、弗朗西斯·克里克（Francis Crick）、温弗里德·登克（Winfried Denk）、格里·埃德尔曼（Gerry Edelman）、霍华德·艾肯鲍姆（Howard Eichenbaum）、安德烈·芬顿（Andre Fenton）、史蒂夫·福克斯（Steve Fox）、洛伦·弗兰克（Loren Frank）、梅尔·古德尔（Mel Goodale）、卡塔林·戈特哈德（Katalin Gothard）、查理·格雷（Charlie Gray）、安·格雷比尔（Ann Graybiel）、吉姆·麦高（Jim McGaugh）、迈克尔·菲（Michale Fee）、戈德·菲舍尔（Gord Fishell）、马克·格卢克（Mark Gluck）、迈克尔·胡塞尔（Michael Häusser）、沃尔特·海利根贝格（Walter

Heiligenberg）、鲍勃·伊萨克森（Bob Issacson）、迈克尔·卡哈纳（Michael Kahana）、乔治·卡莫斯（George Karmos）、詹姆斯·尼里姆（James Knierim）、鲍勃·奈特（Bob Knight）、南希·科佩尔（Nancy Kopell）、吉勒斯·劳伦特（Gilles Laurent）、乔·勒杜（Joe LeDoux）、乔·马丁内斯（Joe Martinez）、海伦妮·迈贝格（Helen Mayberg）、戴维·麦考密克（David McCormick）、吉姆·麦高（Jim McGaugh）、马扬克·梅塔（Mayank Mehta）、梅 - 布里特·莫泽（May-Britt Moser）、托尼·莫夫申（Tony Movshon）、罗伯特·穆勒（Robert Muller）、佐尔坦·努塞尔（Zoltán Nusser）、约翰·奥基夫（John O'Keefe）、德尼·帕雷（Denis Paré）、利塞特·德拉普里达（Liset de la Prida）、阿兰·普罗钦茨（Alain Prochiantz）、马克·赖希勒（Marc Raichle）、帕斯科·拉基奇（Pasko Rakic）、吉姆·兰克（Jim Ranck）、查克·里巴克（Chuck Ribak）、迪玛·林伯格（Dima Rinberg）、海伦·沙夫曼（Helen Scharfmann）、马纳赫姆·西格尔（Manahem Segal）、特里·谢诺夫斯基（Terry Sejnowski）、拉斯洛·谢赖什（László Seress）、阿尔西诺·席尔瓦（Alcino Silva）、鲍勃·斯洛维特（Bob Sloviter）、戴维·史密斯（David Smith）、拉里·斯夸尔（Larry Squire）、温蒂·铃木（Wendy Suzuki）、卡雷尔·斯沃博达（Karel Svoboda）、加博尔·陶马什（Gábor Tamás）、戴维·汤克（David Tank）、吉姆·泰珀（Jim Tepper）、亚历克斯·汤姆森（Alex Thomson）、利根川进（Susumu Tonegawa）、朱利奥·托诺尼（Giulio Tononi）、马特·威尔逊（Matt Wilson）和门诺·维特（Menno Witter）。还有许多重要的人，我受篇幅限制没有办法一一致谢。这些出色的同行们有时与我意见相左，但我们都认同辩论是进步的动力。新的真理都是站在陈旧观点对立面的。

　　我的朋友、同事钱永佑（Dick Tsien）给予了我充分的自由，否则我根本无法开始创作。陶马什·弗罗因德（Tamás Freund）热情地接纳了我，在他布达佩斯的实验室里，我可以静静地思考和大脑相关的时间和空间的问题。在一个偏远的地方思考科学问题有一个隐藏的好处：超长时间的航班，转机时的超长等待，完全不用担心电话、邮件、综述约稿和其他的干扰。可以专心地阅读、思考和撰写。这本书的大部分，都是在这样的旅途中写成的。甚至有两次，我因为过于沉浸在一个复杂的问题思考中，忘记了时间而导致误机。

　　在我著书的过程中，很多人无私奉献了他们的业余时间，审读各个章节并提出改进意见，给予宝贵的鼓励和批评，帮我改正错误，或者提出关键的观点，推荐那些我不曾涉猎的论文和书籍。我衷心地感谢他们，深深感恩于他们的支持。他们是：拉斯洛·奥恰迪（László Acsády）、拉斯洛·巴拉巴西（László Barabási）、希梅纳·卡纳莱斯（Jimena Canales）、蒂伯·库斯（Tibor Koos）、丹·莱文斯坦（Dan Levenstein）、山姆·麦肯齐（Sam McKenzie）、贾尼娜·费尔宾泰努（Janina Ferbinteanu）、乔·勒杜（Joe LeDoux）、安德鲁·莫勒（Andrew Maurer）、莉塞特·梅内德斯·德拉普里达（Liset Menendez de la Prida）、阿德里安·佩拉什（Adrien Peyrache）、马库斯·赖希勒（Marcus

Raichle）、迪玛·林伯格（Dima Rinberg）、戴维·施奈德（David Schneider）、让‐雅克·斯洛廷（Jean-Jacque Slotine）、阿尔西诺·席尔瓦（Alcino Silva）和伊万·绍尔特斯（Ivan Soltész）。

桑德拉·阿莫特（Sandra Aamodt）作为文字初稿的监督者，工作特别高效而有帮助。有了她的慧眼和纯熟的语言技巧，文稿的可读性大大提高了。我也想感谢在插图上给予艺术性专业帮助的叶连娜·尼卡洛诺娃（Elena Nikaronova）和协助整理文献列表的艾梅·乔（Aimee Chow）。

牛津大学出版社的编辑克雷格·潘纳（Craig Panner）工作非常出色。我很感谢他在我著书过程中的督促与协助，有这样一位专业人士在身边共事是一件令人愉悦的事。我对他的感激之情无法言表。

最后，也是最重要的，我的妻子韦罗妮卡·绍尔特（Veronika Solt）一直给予我支持和鼓励，我想把心中永恒的爱与感激献给她和我可爱的女儿们，莉莉（Lili）和汉娜（Hanna），她们让我的生命有了价值。

目　　录

第 1 章

问　题

让我们操心的那种迷乱发生在语言仿佛是在空转的时候，而不是它正常工作的时候。

——路德维希·维特根斯坦[1]

重复足够多次，多么荒谬的事情都会被当作真理。

——威廉·詹姆斯[2]

我们共同的梦想就是现实。

——2017 年火人节[*]

神秘感总产生于中间地带。在匈牙利佩奇大学（University of Pécs）医学院做讲师时，我领悟到了这一点。我教神经生理学讨论课，激情投入地解释大脑如何与身体以及外在世界相互作用。感觉刺激由外周感受器转化为电活动，进而传递到中脑和初级感觉皮层，然后引起感知。相应的，在运动一侧，存在从初级运动皮层大锥体神经元发起的直接通路和诸多间接通路。它们汇合于脊髓前角运动神经元——这些神经元的发放引起肌肉收缩。在这门课上，教师要讲解并要求学生记住一长串解剖学细节和神经元的生物物理性质。我讲得不错，用细节吸引学生，帮

---

1. "哲学乃是针对借助我们的语言来蛊惑我们的智性所做的斗争。"出自路德维希·维特根斯坦（Ludwig Wittgenstein）所著《哲学研究》（*Philosophical Investigations*，1973 年第三版）（此处采用陈嘉映译文）。另见 Quine et al.，2013。本书多处出现的"神经小注"，旨在提醒我们创造力和精神疾病之间的纠缠（Andreasen，1987；Kéri，2009；Power et al.，2015；Oscoz-Irurozqui and Ortuño，2016）。【神经小注：维特根斯坦出身于奥地利巨富家庭，患有严重的抑郁症。他有四位兄弟，其中三人各自杀了；Gottlieb，2009】。

2. http://libertytree.ca/quotes/William.James.Quote.7EE1.［译者注：威廉·詹姆斯（William James），美国哲学家、心理学家，被誉为"现代心理学之父"。］

* 译者注：此句改编自约翰·列侬（John Lennon）名言。

他们准备考试，带他们一起解决小问题。然而其中少数人，应该说是那些聪明的学生，经常对教科书里的内容不满意。"大脑中什么地方产生知觉？""是什么让指头动的？我是说在大锥体神经元发放之前。"常常有人提出这类问题，我一般回答"在前额叶"，然后巧妙地转换话题，或者用几个谁都不懂但听起来够"科学"的拉丁名词让我的解释听起来足够权威，暂时说服他们。从那以后，没能从机制上有逻辑地回答这些（根本的）正当性问题，这件事一直困扰着我——大概每个有自尊心的神经科学家[3]都体会过这种困扰。我自己不明白的东西怎么解释呢？多年以后，我认识到不止我有这个问题。不论承认与否，许多同事都有一样的感觉。一个原因是大脑十分复杂，而我们的学科尚在发展初期，存在众多未知。而这些未知中一大部分，真正的大脑谜团，都藏在两端之间，远离感觉分析单元和运动效应器。历史上研究大脑是自外向内展开的，寄希望于这样的系统探索有朝一日能把我们引到大脑内，再走向输出。我常常想，这条路是否走得通，或者是否只有这条路可以走。写作这本书就是要阐述另一种策略。

在本章绪论中，将解释我认为是"绊脚石"的那些地方，并简要总结我的观点。后续各章将会表明，我是相信这里提出的框架的。有些同行跟我的立场一致，有些则不同。我要事先说明的是，探讨和挑战学科前沿时，可以预见一定会有这样的情况。这本书不是要解释已知，而是要邀请读者来思考人类所面对的问题中最令人着迷的那一部分——来探索我们自身这个未知世界吧。

当前神经科学框架的来源

对大脑的科学思考，开始于认识论的问题。心智是如何学习"真理"、理解客观世界的？历史上，对大脑的研究从内省转到了实验。在这个过程中，研究者们创造了大量术语以表达各自的观点。哲学家和心理学家的探究开始于感官如眼、耳、鼻如何感知"外在"世界，又如何把"外在"世界的特征带给我们的心智。这正是问题的关键。早期思想家如亚里士多德（Aristotle）——虽未言明——认为心智有双重作用：既是待解释要素 [被说明项（explanandum）]，又是解释性要素 [说明项（explanans）][4]。他们想象出了概念，为之命名，而两千多年后的今天，我们在寻找可能与这些观念相对应的神经机制[5]。

不断有人想象出关于心智的新概念，要解释的对象清单跟着一直加长，导致大脑被越分越细。最初的尝试入了歧途，弗朗兹·约瑟夫·高尔（Franz Joseph Gall）以

---

3. 1969 年美国神经科学学会成立时，采用了"神经科学家"这个词。

4. 见 Aristotle，1908。神经科学中常犯类似的二元性错误。解释实验结果时，我们构建"仿真"计算模型来向自己和他人证明模型贴切可靠地代表了"待解释要素"。同时，这个模型又被用于解释生物学问题。

5. Vanderworf（2007）简洁地介绍了这个问题。另见 Bullock，1970。

及 19 世纪他的追随者宣称我们各种心理功能分别定位于不同的脑区，各个脑区可以通过颅骨上的隆起和崎岖被识别出来——这种做法称为**颅相学(phrenology)**（图 1.1）。高尔建议把大脑分为不同的"器官"，如今则叫做"脑区"。划分出的脑区中有 19 个负责人与其他动物共有的心理功能，如繁殖、记忆和时间，余下 8 个则专属人类，负责如形而上的意义、诗歌、讽刺和宗教 [6]。如今颅相学被斥为伪科学，因为我们知道颅骨的隆起与大脑形状、分区没有什么关系。高尔之于神经科学的意义，就像让 - 巴蒂斯特·拉马克（Jean-Baptiste Lamarck）之于演化。有错误并不意味着对科学没有用。令人惊讶的是，在大脑中寻找"盒子"来安置人造术语和概念，这种想法胡扯得更严重，倒很少有人抱怨。比起效果不佳、找不到合适的脑区，这样做本身的问题大得多。

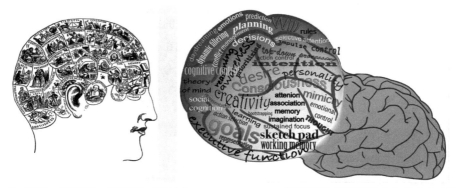

图 1.1　左图 . 弗朗兹·约瑟夫·高尔（Franz Joseph Gall）和追随他的颅相学家相信我们的各种心理功能分别定位于不同脑区，可以通过颅骨上的隆起和崎岖辨识出来。颅相学如今被斥为伪科学。右图 . 今天通过成像定位这些所谓的精神功能。我发现仅仅是前额叶就有超过 100 个认知术语与之相关，这里只展示了其中一部分

音节太多了

电影《莫扎特传》（*Amadeus*）里，皇帝对年轻的莫扎特说，"音节实在太多了，砍掉一些就完美了。"这句台词在银幕上十分荒唐。对今天认知神经科学的行话，或许倒很合适。大脑实在没地方来容纳那些积累下来的心智方面的术语了。熟悉神经解剖的人都知道科比尼安·布罗德曼（Korbinian Brodmann）的不朽工作，他根据细胞构筑把人的大脑皮层划分为 52 个脑区。目前的多模态磁共振成像（magnetic resonance imaging，MRI）方法根据皮层构筑、联结和（或）拓扑性质上相对明显的差别，鉴定了 180 个皮层分区。这是不是说，大脑有了更多的"盒子"可以对应那些

---

6. 高尔不是第一个试图把这些构想出的功能定位于躯体的人。佛教，尤其是昆达里尼瑜伽（Kundalini Yoga）认为"心理中心"分布于周身，称为脉轮，包括如下层次：生殖器（能量）、肚脐（火、贪欲）、心脏（艺术想象、梦）、咽喉（净化）、眉心（内在观看的眼、知识）和头顶（思想和感受）。中脉（脊椎）协调这些脉轮，构成和谐的律动，以一条蛇表示。另见 Jones et al.，2018。

预想出的概念了[7]？可即使脑区增加了这么多，人们编造的术语还是比皮层分区的数量多得多。本书后面要谈到，认知功能通常产生自脑区间的关系，而非孤立脑区的局部活动。可即使接受了这一点，承认脑区间相互作用比孤立脑区的计算更重要，在预想出的概念与脑活动之间找关系，也不是理解大脑的正道。

哲 学 根 基

要确定一个认知心理学产生的时间，那就该是 1890 年——美国哲学家、心理学家威廉·詹姆斯（William James）写作的《心理学原理》（*The Principles of Psychology*）出版的那年[8]。他对心智与世界之间相互关联（"意识流"）的论述极大地影响了先锋派艺术和文学。这部巨著对认知科学和当代神经科学的影响更是无法估量的。每一章在当时都是非凡的贡献，其中讨论的题目对我们现在也都常见、易于接受。翻开这本 1890 年的书，看看目录：

上卷

第四章——习性

第六章——心智-躯体问题

第九章——思想流

第十章——自我意识

第十一章——注意

第十二章——概念

第十三章——区分和比较

第十四章——关联

第十五章——时间知觉

第十六章——记忆

下卷

第十七章——感觉

第十八章——想象

第十九章——"事物"知觉

第二十章——空间知觉

第二十一章——现实知觉

第二十二章——推理

第二十三章——运动的生成

---

7. Brodmann，1909；Glasser et al.，2016。近来 Parker Jones 等（2018）对颅相学做了定量分析，读来颇轻松。

8. James，1890。

历经多年，这些术语和概念都获得了生命，看着越来越真，在事实上成为认知心理学和后来认知神经科学的标准用语。尽管其合理性从未经过审定。

神经科学继承来的词汇表

20世纪，神经科学登场了，无条件地采纳了詹姆斯的这些术语，并且订下计划要把每个术语定位到大脑中（比如人脑成像实验），并确定其神经元机制（如神经生理学实验）。这一策略至今仍然有效。绝大部分神经科学家都可以从詹姆斯书的目录里找一个术语，宣布"我对这个问题感兴趣，正努力寻找它的脑机制"。不过，请注意，在想象来的心理构造和"负责"它们的实际脑区之间找对应关系，这种研究跟颅相学本质上没有什么区别。差别只是我们不再在颅骨表面形貌和心智相关术语之间找关联，而是利用高技术手段收集一些精细变量的信息，包括单个神经元放电模式、神经元联结、群体相互作用、基因表达、功能磁共振成像（functional MRI，fMRI）信号变化和其他若干研究。但基础的哲学还是那样：试图解释人造的概念如何关联到脑活动。

且慢。几百上千年前的先辈"勾兑"出这些术语时，尚不知道大脑是什么。我们怎么就能期待它们恰好可以映射到脑机制呢？神经科学，特别是认知神经科学，继承来这幅框架，因系在古老的名词术语中，成了牺牲品。我们依然奉行这些构造出来的语词和概念，利用损毁、成像等多种研究手段，在大脑中找它们的对应位置。凭借预先确定的概念之间人为认定的边界来指导上述寻找，而不顾神经过程之间的相互作用关系。根据某些准则找到大脑中的活动热点，关联到了詹姆斯和别的什么人编订的范畴，然后标记此处为该范畴的居所。讽刺点说，我认为这就是"新颅相学"[9]。新旧版本的颅相学，都是有了概念再来找可做解释的脑机制。本书把这种做法叫做"自外向内"策略，与之相对，我的框架"自内向外"（见第3、5、13章）。

这就到了现代神经科学方向需要的第二个修正：要解释的应该是大脑活动，而不是人造术语。毕竟是大脑造就了行为和认知。大脑应该被当作独立变量，因为行为和认知依赖于脑活动，而不是反过来。然而，在当前研究中，我们把情绪、记忆和规划这些术语当作要解释的独立范畴。第2章将讨论神经科学中相关和因果性的作用，我们会直接处理这些问题。

---

9. Poldrack（2010）也指出了颅相学和利用功能磁共振的新策略之间存在着对应关系。但他提议的"寻找选择性关联"，还是落在了自外向内的框架中。

"自外向内"策略

"自外向内"策略是如何主导了现代神经科学思想的呢？从詹姆斯书的目录中可以找到线索。多数题目都跟感觉、知觉有关，可以称为外界对大脑的输入。这并非偶然，詹姆斯和多数早期心理学家都深受英国经验主义影响，后者则建立在基督教哲学基础上。在经验主义框架下，知识来自（人）脑感知和阐释客观世界的能力。照经验主义哲学家大卫·休谟（David Hume）[10]所说，我们的一切知识都来自知觉关联和寻找因果关系的归纳推理[11]。心智建立在对物理世界的感知觉基础上，因而只有先被感觉检测到的东西才能存在于心智中。他列举了关联的三项原则：类比、时空连续、因果关系。例如，读一首诗会想起相关的诗；回想原因会记起结果。西方科学及其方法大体建立在这种归纳之上，上承以感知觉为核心的休谟哲学。

经验主义启发的模型中，信号从外界进入大脑，神经环路加以处理和感知，脑中某处再决定是否发起动作响应。其中尤其强调知觉处理与关联，这被认为是大脑理解和表征外在世界的主要驱动力。用约翰·洛克（John Locke）的话说，"观念是清晰的，和生成观念的对象本身一样清晰"[12]。洛克及其信徒认为，我们的感官忠实描述客观世界——我想他们还认为世界与观察者无关。这种围绕感知的观点，必然导致假设脑中有个**智慧小人（homunculus[*]）**（即有意识的选择者，或者用当前神经科学的术语说，"决策者"）[13]。这种观点还间接导致了知觉与行动之间棘手的自由意志问题。在实验神经科学圈子里提"意识"，现在也还是会惹人质疑。另一方面，"抉择"这个词则习以为常。这很有意思。抉择被定义为收集有关信息、确定可能的选项、评估后果、衡量各种依据、做出选择并采取行动的过程[14]。这样定义，跟托马斯·阿奎纳（Thomas Aquina）从哲学上定义的自由意志其实是一样的，除了他认为只有人类才能自主选择，而且必须选择善的（上天所喜爱的）[15]。印度佛教中则相反，做决策是被禁止的[16]。

10.【神经小注：休谟一辈子经历过多次神经崩溃。】

11. 关联理论认为序列事件如记忆和行动规划，是由一串串的相关事件所构成的（甲和乙相关，乙和丙相关，以此类推）。然而，神经序列还包含重要的高阶联系（见第 7 章）。

12. Locke，1690，见 Wootton，2015 引文。

* 译者注：homunculus，一种绘制人体的特殊方式，其中人体不同部分的比例并非按真实比例确定，而是对应着大脑中负责该部位运动与感官功能的区域的大小。——维基百科

13. 其他一些有关的术语，如"监督者"、"执行者"或"自上而下的作用"，所指的基本概念也是一样的。

14. Gold and Shadlen，2007；Kable and Glimcher，2009；Shadlen and Kiani，2013。

15. MacDonald，1998。最近，抉择被宣传为一种计算机式的过程。这种比法把过去、现在和未来看作分离的，记忆属于过去，参考未来的收益期望在"当下"做出决策（见第 10 章）。

16. 在东亚哲学中，"自由"的概念（日语为 jiyu）指从人际联系中解放出来，或远离他人。

经验主义如此强调只有感觉输入和刺激关联才产生知识，也就难怪詹姆斯的书里只有不多的篇幅讨论行动。在"自外向内"框架下，大脑基本是个被动设备，主要任务就是接纳、评估感觉输入，衡量其重要性，然后，且只有到这时才决定是否以及如何行动。后续章节（第 3、5 章）将会说明，我不认可这种从知觉到行动的"自外向内"模型[17]。

接着看经验主义的影响。19 ～ 20 世纪其他主要的思想流派同样采取了"自外向内"的途径。德国格式塔哲学有自己的认识论根基，也主要关注知觉问题。**认知主义（cognitivism）**作为其分支，则主要关注心理表征，着重大脑的输入一侧而贬抑输出研究，尽管他们常常通过反应时来探查认知。

在伊万·彼得罗维奇·巴甫洛夫（Ivan Petrovich Pavlov）开创的俄国心理学中，自外向内的经验主义框架照样影响显著。巴甫洛夫把大脑看作关联设备。他那只狗的学习内容只是需要把条件信号与非条件信号，如声音和食物，配上对。本来只有食物能引发唾液分泌（非条件反射），节拍器发声引发不了，二者反复关联，后者也就能引发了（条件反射）。照巴甫洛夫的说法，这种关联是自动产生的，所以称为**反射（reflex）**。由于现实原因，实验狗是被关起来的。它们的任务就是打起精神做关联，除了分泌唾液和吃，什么行为都不需要。巴甫洛夫的条件反射理论称为**刺激替代（stimulus substitution）**，主要观点即条件化训练动物之后，大脑会同等对待条件刺激和非条件刺激。果真如此吗？狗已经蠢得不知道节拍器吃不得吗[18]？

当前大多数脑功能计算模型也都陷在自外向内的框架中（见第 13 章）。其中影响最大的大概是英国神经科学家、思想家大卫·马尔（David Marr）的模型。他提出应该按照三个层次来研究大脑功能。首先是计算层次，从信息处理的角度定义问题。其次是算法层次，研究大脑所用的表征及其操作方式。这两个层次建立之后，才是

---

17. 大脑的"输入处理器"模型也导致了当前关于意识的论争。依瓦金·富斯特（Joaquin Fuster）所说，"一切有目的的行为都是在感知-行动循环这个大背景下执行的"（Fuster，2004）。明确的感知-行动循环可以上溯到雅各布·冯·于克斯屈尔（Jakob von Uexküll，他提出了感觉运动功能环），还创造了"知觉世界"这个词（德语为 umwelt）。但冯·于克斯屈尔的观点不同于经验主义的关联论，他强调动物对知觉环境的改变——知觉环境就是动物栖身其中并与之相互作用的周围环境。冯·于克斯屈尔创造了 75 个新的术语来解释他的观点（von Uexküll，1934/2011）。与关联模型竞争的情境化具身认知（Beer，1990；Brooks，1991；Noë，2004），即出自这一框架（Clark and Chalmers，1998）。

18. 这一小段讲得太简略，只是为了服务于叙述。巴甫洛夫条件化范式有着巨大价值，这么讲是不公平的。经典条件化训练产生了一系列有趣而重要的发现，包括高阶条件化、记忆消退、刺激的泛化和区分、关联强度、条件抑制、阻断、遮蔽、内隐学习等。Rescorla 和 Wagner（1972）提出的数学公式解释了许多现象，并且定量地切合实验数据。然而，直到目前还有人用刺激替代来解释条件化。即便是华生也赞成，"现在（条件刺激）成了替代刺激——什么时候进行刺激都能引起（反应）"（Watson，1921，第 21 页）。

实现层次，即如何在突触、神经元和神经环路层面解决算法-数学模型[19]。我非常尊重马尔的策略但不能同意。第一个问题是"信息处理"怎么定义（后面会讨论）。第二，大量证据显示，有很多算法模型可以适用于某个计算问题，但只有其中一部分与神经环路的实现相容[20]。第三，他自外向内的分析中基本漏掉了学习，而这是大脑最基本的功能[21]。本书不用计算-算法-实现的策略，我要证明的是，理解脑功能，应该从脑机制出发，研究这些机制如何产生了我们称之为知觉、行动、情绪和认知功能的那些表象。

刺激、信号和强化过程

自外向内的框架曾经受到过一次挑战，来自**行为主义（behaviorism）**。约翰·B. 华生（John B. Watson）创立了这个流派，试图让心理学成为"一门纯粹客观的实验自然科学"，以"预测和控制行为"为目标。他的追随者伯尔赫斯·弗雷德里克·斯金纳（B. F. Skinner）发展了操作性训练的理论，提出行为只受其后果影响，即是否导致（产生）奖励或惩罚。斯金纳这种理想化的主张，类似于巴甫洛夫的鼓舞了大脑功能的白板理论，即恰当的强化可以朝任何方向塑造大脑。行为主义不再假设存在被动的关联，而强调可量化的运动很重要，但它视大脑为"黑箱"。这可以解释为什么直到不久之前认知科学都不认可行为主义的理念和实践[22]。

行为主义假设了**强化因子（reinforcer）**这一更为实际的概念，取代做决策的脑中"智慧小人"，来解释为什么有些对象更具吸引力。没有了这个"智慧小人"，也没有了巴甫洛夫训练中的非条件刺激，现在是奖励和惩罚所分别具有的正和负强化作用来实施选择。对行为的解释仍然依赖外界因素，这样看，这还是种自外向内的框架。

对实验人员来说，刺激、信号和强化因子分别代表的东西通常差异明显。但是，大脑也这么严格区别吗？环境和躯体输入通过感受界面到达脑中，我们称这种输入为"刺激"或"信号"。这种叫法暗示脑外事件与大脑的响应之间存在着关系。"刺激"，说明它导致脑活动发生某些变化，它必须刺激大脑。"信号"，意味着大脑认为刺激导致的某些变化响应是重要的，因为该刺激代表了某种有用的事物。这样，刺激和信号都认定外部世界与脑活动之间存在关系。相应的，如果没有这种关系就意味着从大脑来看该输入并不存在。周围世界和我们躯体中都有众多的事物未被大脑察觉，

---

19. Marr，1982。

20. Prinz et al.，2004。实际上很少有哪个有影响的科学实验是基于马尔的三级策略的。

21. 托马斯·波焦（Thomas Poggio）在马尔的《视觉计算理论》（*Vision*）一书 2010 年版后记中指出了这一点。[译者注：本书有中译本，由姚国正、刘磊、汪云九译，于 1988 年由科学出版社出版。]

22. Watson，1930；Skinner，1938。

或是因为我们缺少相应的感受器（如无线电波），或者只是当下它并不重要（写这些话时我穿着什么衣服）。客观事物本身并没有什么内在性质使之成为刺激或信号。只有被大脑察觉时，它们才成为信号。

再来看强化过程。按行为主义文献中的说法，强化因子是刺激所能够改变动物行为的一种特质。与之相关，强化过程作为机制，提高导致正强化因子（愉快）出现的行为的发生概率，降低导致负强化因子（不愉快）出现的行为的发生概率。大脑必须先感知强化因子的发生才能记录它。因此，只有通过感觉通道才能获取输入的强化意义。某种事物能否作为强化，就又反映了"外在世界"与脑活动之间的关系。任何事物的强化意义都不是内在的。巧克力可以有正强化作用，但是被强迫吃了很多，也会变得恶心。从大脑来看，没被察觉的事物就没有意义，并不改变神经元活动。

读者可能已经发现，前面两段看似在讨论信号和强化因子两类不同的东西，但内容是一样的。它们可能就是一类。有些输入导致的行为变化大，其他大部分的效果弱甚至察觉不到。强化因子或奖励只是另一类常规的刺激，通过同样的感觉通路（嗅觉、味觉、痛觉）起作用，不过他们对脑活动的影响更强。这样看，信号和强化因子来自一个更大尺度上的连续分布，分布在两端的是正和负强化因子，中间是中性信号。本书会用两章（第12、13章）来讨论脑中众多事物的大范围分布，并指出一些词汇看上去截然不同，只是反映了它们之间量的差别而已[23]。

自外向内方法的缺点

约翰·冯·诺依曼（John von Neumann）把计算机和大脑相提并论，从那往后，神经科学用语就充斥着与计算机的类比。好的类比把未知现象联系到已知的，从而有力地传递了观念。然而，类比也会误导，让人错误地认为理解了新现象，其实还并未真的了解其作用方式。脑与计算机的类比中，神经元的活动被比作机器转化外界事物为符号的过程，称为**表征（representation）**[24]。按照这种逻辑，大脑中的符号，如神经元的发放模式，应该对应现实世界的刺激，就像计算机算法对应或者表征客

---

23. 大脑对刺激的反应强度由谁确定呢？过去几十年，"强化因子"这个词不再与信号相关，获得了新的含义。在当前的神经科学中，"强化因子"被认为就是**多巴胺（dopamine）**，由腹侧被盖区和黑质的神经元所释放的一种神经调质。在与计算神经科学联系密切的新领域"强化学习"中，多巴胺作为强化因子或者监督者，赋予外界刺激以价值。至于刺激如何动员多巴胺能神经元，从而后验地改变或放大刺激的价值，即"信用分配问题"，目前还在激烈地讨论。强化学习算法受到了行为主义的启发（Sutton and Barto，1998；Schultz，1998，2015）。

24. 表征是个柏拉图式的概念，背后的理念是人类理解不了真实世界［即康德所说的**本体（noumenon）**］，只能理解其表征［即康德所说的**现象（phenomenon）**］。在经典的笛卡尔二元论和洛克经验主义里，心智都依赖于真实世界的表征（Skarda and Freeman，1987；Berrios，2018）。

观世界的输入一样。然而与计算机不同，一样的刺激常常在大脑中引起迥异的响应，依脑状态和测试条件而变[25]（见第 6 章）。

我们常常假装知道大脑喜欢什么特征，然后把它们跟脑活动关联起来。对机器的符号表征，这种随意性是合适的，实际上也是必要的，因为要训练机器在实验者选择的特征与符号之间实现"最佳匹配"[26]。可是大脑不一样。他们的主要任务不是表征客观世界，不是发现真理，演化出来大脑不是为了做表征而是要帮助它赖以存身的躯体能够生存繁衍。此外，大脑的很多效应跟客观世界中的实际事物没有关系。喜悦、恐惧、渴望、无理数乃至全部数学，甚至圣诞老人，都跟大脑以外的实际无关，但我们都能切实感受到[27]。

在自外向内的框架下，要理解知觉和认知的机制，最好就是呈现某种刺激（一个对象或某种特征），并考察其在大脑中所诱发的神经元活动的时空分布（图 1.2）[28]。为了让探索严格，先呈现"简单"刺激，如用横纵光栅研究视觉，或用特定频率的纯音研究听觉。收集数据并加以阐释，之后研究人员进一步寻找对更复杂刺激的神经响应。这种策略的预期是，通过观察刺激与神经响应的关系，（最终）能够解释事物在大脑中如何表征。

这类研究肇始于传奇的科学搭档，大卫·休伯尔（David Hubel）和托斯坦·维厄瑟尔（Thorsten Wiesel），他们是 1981 年诺贝尔生理学或医学奖得主。他们引入单神经元记录方法研究视觉系统，一系列杰出发现至今仍然影响着感觉研究。大脑进行被动的关联，这一理论框架很受实验者欢迎，因为麻醉或麻痹的动物对感觉刺激仍有神经响应。但进一步用清醒动物进行实验时，动物的头，甚至眼睛都要固定住，从而消除行为给视觉信号带来的变异以及给实验者带来的麻烦。然而，从这些被认为是基础的元件中构造复杂的大脑认知，变成了令人望而生畏的难题，可能的组合种类之多是天文数字[29]。幸而，自然的视觉、听觉场景在所有可能的组合中只占一小部分，所以最近感觉研究开始采用自然图像和声音。他们发现大脑强烈地"偏好"自然存在的刺激，因而此前所用的人造刺激漏掉了神经活动的许多特征。比如即使青蛙

---

25. 沃尔特·弗里曼（Walter Freeman）也在 1999 年出版的《大脑如何产生心智》（*How Brains Make up their Minds*）中对表征和意义做了类似的区分。另见 Eliasmith and Anderson，2003。

26. 数码相机可以把所"见"换一种形式（比特）可靠地"表征"出来，但此种信息对相机毫无意义。图像压缩、面孔识别、分割等方面有许多巧妙的算法，可以找到输入中有用的关键统计关系。实际上，知道了输入和各种输出，就能有效推断出算法乃至所用的电路。但这种策略在大脑研究中常常失效（见第 3 章）。

27. James，1890；Milner，1996；Damasio and Damasio，1994；LeDoux，2014，2015。

28. Engel et al.，2001；Hebb，1949；James，1890；Milner，1996；von der Malsburg，1994；Hubel and Wiesel，1962，1974；Rieke et al.，1997。

29. Evarts（1973）对方法如何影响科学思考的述评很有启发性。我总在想，需要再做多少记录、牺牲多少只猴子和猫，才能自外向内地解释视觉呢？即便已经有 3 万多位神经科学家在研究视觉系统。

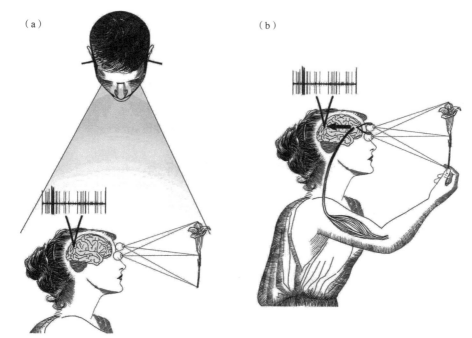

图1.2　自外向内和自内向外的策略。(a)自外向内。呈现刺激(花朵),记录感觉皮层的反应(比如单个神经元的动作电位)。实验人员既了解刺激也知道神经响应,可以在刺激输入和神经活动之间建立起可靠的关系。然而,感觉皮层神经元"看"不到刺激。它们所能接受的只是动作电位——来自上游其他神经元的输入。(b)自内向外。刺激可以通过与其他事物比较获得意义。除了来自视网膜的输入,感觉神经元收到的输入也有的来自运动皮层发起运动的神经元(称为"重传入"信号;会在第3章详细讨论)。每当运动命令传递到眼球肌肉或手臂,感觉神经元都会得知这种输出(箭头)。通过移动眼球或用手移动花朵,视觉神经元可以得到关于花朵的"独立观点"。这些运动引发的信号是赋予刺激以意义的关键

那么小的脑,当声音频谱匹配自然蛙鸣时,声音刺激的传递也更有效[30]。但刺激的特征只是个技术问题。更大的问题在于大脑并非无条件地把信号关联起来,不是被动设备。

　　自外向内的框架[31]默认存在某种脑机制,把外界事物的不同特征或方面紧密联系起来。各特征成分之间连贯一致的融合使该对象成为整体,与周遭环境区分开来。比如汽车具备一定的形状,有车身和车轮、颜色、声音以及特征性的运动模式。但这种默认的理念有个问题,对象的"特征"并非固着其上,而是由观察者的大脑建构

---

30. Attneave,1954;Singh and Theunissen,2003;Wang et al.,1995;Rieke et al.,1995。

31. 与"自外向内"框架相关的,还有"经验主义""关联""表征""策略"等术语及其组合。作为神经科学的经典、最常用的神经科学教材、厚达1700页的《神经科学原理》(*Principles of Neural Science*)采取的也是"自外向内"框架(Kandel et al.,2012)。

而来的。没有实验者来阐释数据的话,大脑活动并不会内在地"表征"刺激[32]。"相似"还是"不同",判断都是主观的(依赖于观察者)。没错,实验人员可以量化地定义刺激与所记录神经元发放的时空模式之间的关系(图1.2)。然而,这种关系并不意味着实验对象脑中的神经元以实验者的方式看待刺激,也不意味着大脑会以同样的方式使用所记录的信号。这是自外向内关联方法所存在问题的关键。这种方法不能充分理解知觉和神经计算。这里先简要总结,第3章再仔细讨论。

脑活动的意义只来自行为

有些哲学问题困扰了整个20世纪的物理学界。类似的,神经科学里也有"观察者"这个问题。实验人员从脑外进行观察,笛卡尔(Descartes)认为(位于松果体中假想的)"智慧小人"从脑内观察。脑内、脑外的角度之间有根本的差别。

首先,我们从视觉系统研究者的角度来看。呈现视觉刺激,图像由视网膜神经节转化为动作电位,经由丘脑外侧膝状体神经元传导至初级视皮层。实验人员可以把电极阵列之类的记录装置植入脑中,呈现不同的图像,监测所引起的神经响应。此时实验人员拥有一种特别的视角:他既看到外在世界的图像又能记录到大脑中的神经响应(见图1.2)。由此,他可以在所呈现图像的具体特征(输入,如图1.2中的玫瑰)与神经响应(现在来说是输出)之间找到可靠的相关性,凭此推测输入-输出的转换规则。建立起了相关性[常被误称为**神经编码(neuronal code)**],就能从神经响应中恢复出刺激特征甚至预测新刺激模式(如另一枝花)的性质。简而言之,某些神经元发放模式**成为**信息。但这些信息对谁有用呢?记录的脑信号,加上刺激方面的先验知识,只有在实验人员那才有意义。观察到图像与神经响应之间的关系,只意味着脑外有什么东西转化成了放电模式的变化。

脑内的观察者——大脑环路,它会怎么看呢?"响应"图像的神经元看不到图像,只是接收了前级神经元发来的放电模式。视皮层神经元并不知道外面发生了什么;脑的其他部分,甚至那个观察了所有视皮层神经元活动的神奇"智慧小人"也不知道(见图1.2)。把"智慧小人"当成一个实验人员,不管用什么办法,即使掌握了全脑所有神经元的活动,没有颅骨以外信息的话,这些活动都说明不了大脑在感受什么:因为"智慧小人"看不到玫瑰。从神经编码方面,自外向内的框架显示,仅当**理想观察者手握译码本**(刺激响应关系)时才**原则**上可以从神经活动中解码出刺激性质。然而,大脑只有自己的神经"响应",自外向内的框架并未提及只有神经响应时如何生成或解读编码。

---

32. Skarda and Freeman,1987;Werner,1988.

脑中任何神经元所能"看"到的都只是其上游神经元发放模式的某种变化，无从得知这变化来自外界扰动还是大脑的知觉自组织活动（见第 7、8 章）。也就是说，神经元潜藏在其他众多神经元的网络中，并不"知晓"大脑感受器在感受什么[33]，它们只是响应上游输入。换言之，神经元不是理想的实验人员，无法把动作电位与其他任何什么做关联或**比较**，因为它们只能接收到对应感觉输入的视网膜活动或已经处理过的"表征"。但是，在不知道建构对应关系所依据的规则的情况下还要建立对应关系，就像是既不懂曼西语（Mansi）也不懂汉特语（Khanty）还要给它们编对应关系词典[34]。只有建立了一种语言的词汇表，才可能理解另一种语言中的词语对应什么意思。与之类似，没有其他信息，感觉神经元不能赋予其动作电位任何意义。直接说就是，心智是盲眼的[35]。

换种方法来解释。我们来做一个思想实验。把摄像机的输出（或者视神经）接到一盘培养神经元上，这些神经元来自世界上最聪明的人的视皮层。这样，一部分神经元被摄像机的输出所刺激。这部分受刺激的培养组织可以成为**感觉区（sensory region）**。然后我们发现反复施加一定的感觉模式，如玫瑰的图片，会引起比较类似的神经响应，甚至还能发现神经元之间的突触连接因反复而产生了某种变化。当然培养的神经元网络中也可能有一些只对彼此反应，全然不顾外界刺激[36]。实验人员可以在所施加的刺激与相应的神经响应之间建立起一定联系，并且宣称找到了某种编码。但培养组织"看"不到玫瑰。目前为止，这是在类比被动表征式大脑模型和众多实验室采用的实验范式。培养神经元不直接接触外在世界，无法从外在世界"摄取"自身活动模式的意义。"摄取"这个词假设大脑环路能够把活动模式映射到对大脑所在个体有意义的某种事物。这是类似于来自某个更可靠信息源的独立观点[37]。类比到

---

33. 这方面经典文献之一是 Lettvin et al.，1959。另见 Eggermont，2007。

34. 这倒不是说任何东西对新生大脑都是等同的。系统发生的经验可以给婴儿提供人脸之类某些模式的译码本。但是，对世界上大多数事物来说，我们都得基于行动摄取意义以建立译码本。

35. 意识的笛卡尔剧场（Cartesian theatre）模型，有种版本叫做全局工作空间（global workspace）（Baars，1988；Dehaene and Changeux，2011），这也是"眼盲的"。即便包含了全脑的分布式处理，这一工作空间仍要面对同样的问题，即缺少外界信息。Dennett 和 Kinsbourne（1992）认识到笛卡尔剧场的不足，提出了另一种"多份剧本"的思路，让人想起 E. R. John（1976）的分布式意识模型。然而这个模型还是"被动"做阐释，接触不到外界信息，因而同样面临着意义"摄取"问题（Harnard，1999）。

36. 向培养液中加入皮层下神经递质的鸡尾酒组合以"唤醒"培养的神经元网络，模拟大脑觉醒状态，有助于产生这种关系。

37. 关于需要"符号意义摄取"才能理解的问题，史蒂夫·哈纳德（Steve Harnad）是这样解释的："好用的计算机算法不需要理解两套符号中任何一套的含义就能发现它们之间的对应关系（Harnad，1990）。只凭若干芯片和一个微处理器，手持翻译机就涵盖了大量词汇，可以把日常会话的词汇短语转换到数十种外语。不但极为迅速，还能照那些语音发声。然而，只有从已知符号（比如母语）'摄取'意义，才能构建出另一套符号（比如陌生语言）的'含义'。"不摄取意义，理论就与经验现象脱节了。另见 Fields，2004。"信用分配问题"，即确定神经元集群活动与个体行为的关系，也跟"意义摄取"有关。

词典，知道了英语单词的意思，其他语言中对应词语就可以从它摄取意义。

如果实验人员指定培养皿中某些神经元为"运动神经元"，把它们的输出连接到机器人，机器人根据这些神经元的放电模式来移动摄像机，情形就大不一样了。培养皿中的神经元有了两种功能。一是产生输出（移动摄像机），二是响应摄像机发来的信号（输入）。假如培养神经元的环路充分联结，"感觉"区神经元就会有两种输入：来自摄像机信号的和来自运动神经元的，后者告知是它们的活动导致了摄像机移动及感觉输入改变。这就有了培养皿中的闭环**系统**，一套由输入驱动感觉反馈的设备。加上机器人，培养神经元就有了实验人员一样的优势：能够同时感受外在世界和内在计算，从而可以比较其联合作用[38]。

给这个闭环系统定个目标，比如从图片中找到玫瑰。培养神经元的活动一旦使摄像机对准了玫瑰，就有"圣水"（多巴胺）洒下来，使那些成功移动摄像机到视场中正确位置的神经元与那些玫瑰激活的神经元之间连接增强。这种简单改变（"可塑性"）会提高相应神经元活动的发生概率，让摄像机更多地对准玫瑰[39]。这样，在神经网络的众多可能模式中，至少一个可能的事件有了意义。把这些本来没用的培养神经元，通过动作-知觉联系到外在世界，就建立了一个有目的的设备：类脑设备[40]。实际上，如果假定大脑中的连接并非随机，而是已经在某些演化形成的统计规则引导下有了一定基础的预先连接，我们可能就不需要"圣水"了（见第 11 章）。从产生运动的神经元到感觉神经元的内在反馈，可以被视为独立观点，即输入所引发的神经响应所需的可以从中摄取意义的信号（见第 3 章）。

在培养组织这个例子中，我们随意地指定了两类神经元，接受摄像机刺激的**感觉输入（sensory input）神经元**和连接到机器人移动摄像机的**运动输出（motor output）神经元**。培养组织对这两种分工并没有预先的倾向，两类神经元之间彼此交互联结。真实大脑中，感觉区和运动区各自的内部联结有些差异，但相同点比差异

---

38. 有人尝试过让神经元实现这种比较，见 Demarse et al.，2001。采用这种模块建立的计算模型见于 Weng，2004；Choe et al.，2007。

39. 配有相机的人工智能（artificial intelligence, AI）设备，在最初级处理中同等对待图像中所有像素。与之相反，视觉系统基于过往经验优先处理、分离最有用的信息，并移动眼球注意这些特征（Olshausen et al.，1993）。受大脑方案启发，新的 AI 架构中逐步扫描输入图像，在采集下一区域之前先更新内在的状态表征。AI 个体的目的是选择能导致最多"奖励"的输出（Mnih et al.，2014），其在电脑游戏中打败人类选手，主要在于这些游戏也是人类用相似的算法编写的。对于开发并执行时间上持续的规划方案，目前实现的 AI 方案都还无法完成。

40. 在英国布里斯托尔巴登神经病学研究所（Burden Neurological Institute）工作的威廉·格雷·沃尔特（William Grey Walter）搭建了一只"电子龟"，起名推理机（Machina speculatrix），这是最早的自动机器人之一。这台机器人只有两个神经元（真空管），却能接受任务：当电量低时设法找到充电站。Walter（1950）提出有目的行为是动物的主要特征，有目的的活动机器可以模拟这些行为，比如他的机器龟。后来 Brooks（1991）也有类似的提法：大脑并不表征，相反，"大脑集合一些相互竞争的行为。这些行为的相互作用造成局部混沌，从中产生出了外界观察者所见到的连贯行为模式"。

更明显。要是比较相应的**高级感觉区域（higher order sensory area）**和**辅助运动区域（supplementary motor area）**，差别就更模糊了[41]。这些区域交互连接，不只有感觉到运动环路的传递，同样有运动到感觉的。下面章节会讲到，后一种投射对很多层次的大脑运作都有深刻的影响。

遗憾的是，上述描述过度简化了。我不是想造成这样的印象，即培养组织这一思想实验可以解释大脑思考、感受的机制。这里只是要说明类脑系统必备的最低条件。只有随机连接和可塑性是不够的（见第 12 章）。大脑结构很大一部分是由遗传决定的，即使对大脑初级感觉区的发育过程，自组织活动也跟感觉刺激一样重要[42]（见第 5 章）。

自内向外的框架：以解读为中心

詹姆斯书的目录和自外向内的策略是否还有调整的余地呢？我觉得这种策略对我们进一步理解问题的本质的贡献有限。这不是说记录大脑的刺激响应所产生的数据或见解没有价值。事实上我实验室常喊的口号就是"不可能什么都没发现"。过去几十年，通过确定感觉世界的神经"关联"和"表征"，产生了大量宝贵的知识。到目前为止，大部分关于感觉的知识都产生于"自外向内"的经验主义策略，这种策略仍然重要。然而，要研究与认知相关的、大脑更核心的部分，这种严格的刺激-响应策略[43]，其限制就变得明显了。脑研究的最终目标，不能仅限于发现外在信号与神经响应之间的关联。从头编撰表征字典是项浩大的工程，但很容易看出为什么这项工程成就有限（见第4 章）。以自外向内的策略破解神经环路，问的是这些环路**可能**做什么，而不是事实上在做什么，这样对大脑运算的理解是虚幻的。总之，我认为有理由要找另一种策略。

我提议的这种补充策略，核心相当简单：从大脑内进行理解。在这种自内向外的框架下，关键的问题是：刺激和情景通过什么机制产生了大脑中有意义的印象和经验[44]。着重强调大脑的输出——反映在动物行为上——如何影响输入信号。把本来

---

41. 姆里干卡·苏尔（Mriganka Sur）和他的同事（Sharma et al.，2000）"重排"了雪貂大脑中的线路，视觉信息传到了听觉系统。"重排"后雪貂听皮层神经元的反应类似于正常雪貂视皮层中的，具有视觉朝向反应。这些雪貂可以利用"重排"后的大脑避开视觉障碍物，给人的印象非常深刻。

42. 大脑环路在遗传指导下自组装成"原型图谱"。在 Gbx-2 突变的小鼠中，丘脑到新皮层的输入被扰乱了，新皮层各脑区特异性基因表达和主要的皮层分层、分区都发育正常（Miyashita-Lin et al.，1999）。在小鼠中敲除 Munc18-1 这个蛋白的基因，就可以在整个发育过程中阻断突触囊泡分泌神经递质。然而，这并不妨碍大脑发育的原型组织看起来正常。不过，一直缺少突触活动会导致突触退化、小鼠死亡（Verhage et al.，2000）。每个神经元上的离子通道组成也是由神经活动塑造的。

43. Rieke et al.，1997；Friston，2010，2012。

44. 不宜把"自外向内"和"自内向外"的区别混淆于"从上而下"和"从下而上"的不同。前一种讨论大脑和外在世界的关系，后一种则主要涉及神经活动在解剖空间中的传播。这也不同于保罗·麦克莱恩（Paul MacLean）的"三位一体大脑"模型（MacLean，1970），该模型是把大脑分为爬行类脑、古哺乳类脑和新哺乳类脑三部分。第 3 章和第 5 章将讨论自内向外架构与具身认知、预测编码的关系。

没意义的脑活动模式连接到行动，对个体而言，这种模式就获得了意义。在大脑中，着重强调下游网络如何利用从上游获取的消息。在这种框架下，大脑的目标是探索世界，记录探索成功的结果，提高下一步行动的效率。就这样，行动-知觉的闭环学会了理解感觉输入。知觉来自我们的实践（见第 3 章）[45]。

本书各章几乎全都围绕以行动为中心的脑展开，因为我想尽可能说明白，如果不能用行为产生的后果来校准神经活动模式，大脑中就产生不了任何意义或优势。可以断言，如果不能通过输出来移动或优化感受器，从而在生命中某些时刻通过输出校准神经环路，就不会存在知觉或认知[46]。

自内向外策略的主要优点在于不再需要哲学假设。脑机制可以作为独立变量，而不再试图在主观认定的范畴与大脑响应之间寻找关联。大脑基本上是自组织的，并不听命于输入信号。我关心大脑内部产生的自组织模式是怎样通过行动获取"意义"的。这个"意义"就是我们所称的"经验"。我们不再寻求实验中选定的信号与神经元活动模式之间的关联，而应该问更重要的问题：这些发放模式如何影响下游的"解读"神经元？可以称之为**神经观测者（neural observer）**，或**以解读者为中心（reader-centric）**的观点。先不要追究我只是把脑中"智慧小人"换成了"解读"神经元，先读一下第 4、5 章。这里"解读者"或"观察者"是当作工程术语用的，指代某种致动设备，仅响应特定的上游神经活动模式而不理会其他输入；一串钥匙中只有一把能开锁。下面各章将会讨论一些近年来的发现，展示自内向外研究上的进步，让各位读者对大脑中如何实现上述功能有个印象。

一张白纸还是预先存在约束？

选择自外向内的框架，还是选择自内向外、以行动为中心的框架，也影响着我

---

45. 年少时节，我以为只有我自己这么想。但随着时间推移，我发现有很多人都彼此独立地想到了这一点（例如，Merleau-Ponty, 1945/2005；Mackay, 1967；Bach-y-Rita, 1983；Held and Hein, 1983；Paillard, 1991；Varela et al., 1991；Berthoz, 1997；Bialeket al., 1999；Järvilehto, 1999；O'Regan and Noë, 2001；Llinás, 2002；Noë, 2004, 2009；Choe et al., 2007；Chemero, 2009；Scharnowski et al., 2013）。在古希腊哲人看来，躯体与心智的相互作用是自然的。亚里士多德可能说过，我们施加行动于外在世界，借此了解它。直到灵魂的概念与心智相融合，尤其是笛卡尔宣称**广延实体（res extensa**，躯体，或称外在物）与上苍赋予的**思想实体（res cogitans**，思想部分，或者灵魂）相互独立之后，躯体和心智才彻底分开。思想家中，可能是亨利·庞加莱（Henri Poincaré）第一个提出猜想，感觉只有与躯体及其运动联系起来才有意义，才能成为经验。他写道："定位某个物体，就意味着要把触摸到它所必需的运动描绘给自己"（Poincaré, 1905，第 47 页）。Prinz 等（2013）的著作很好地描写了近来重新燃起的对行动科学的兴趣。Tolman（1948）认知地图理论也背离了自外向内的架构，这是一项重要工作，不过并非基于行动。

46. 一旦某种脑活动模式具有了意义，如被行动校准过，那么只要记忆完好，这个意义就会一直存在，不再需要更多的行动（见第 5、8 章）。通过行动学习也适用于物种通过演化选择所获得的知识（Watson and Szathmáry, 2016）。

们对大脑基本运作的认识。最古老的自外向内观点来自亚里士多德，他认为我们生下来是一块白板，经验书写在这块白板上[47]。自外向内的框架几乎不可避免会假设这块白板，因为经验主义观念认为大脑的目的就是学习并表征真相，深入每一处细节。这种观念影响了基督教和波斯的哲学、英国经验主义、马克思主义经典，并且成为主导认知和社会科学的思想流派[48]。自由意志观念认为人能做任何事。与之相似，白板说认为空白的大脑中可以写入任何内容。虽然我遇到的神经科学同行还没有谁公开宣称秉持白板说，但当前的许多实验和建模研究仍然是依照这种基于关联哲学的框架进行的，或者采用其现代版本，即"联结主义"。联结主义的要点，尤其是在认知心理学和人工智能研究中[49]，认为简单一致的神经元，通过基本相似的突触，形成相对随机联结的网络，而知觉和认知就能抄录其上。事实远非如此！第 12 章会讲这一点，这里先简要总结一下。

　　早期行为观察不支持大脑是白板这种观点。实验多次表明动物并非把一切事物等同地关联起来，实验人员训练的行为也不是都能学得会。与该动物生态位相关的行为容易训练，因为大脑倾向于做那些有利于生存繁衍的事。比如"自发切换"，即啮齿类动物在觅食中倾向于选择多种不同路径，这就是一种生物学上的天分，使之可以迅速实现物种特有的学习。在有限时间内总是回到同一个地方找食物的效率不高，选择其他路径更有可能得到回馈。与此相反，不利于生存的关联被称为违背适应的。比如，几乎不可能训练大鼠后腿直立起来以避免腿上被电击，因为这是探索用的行动，与危险情形下的躲藏不动并不相容[50]。这里有个实际的建议，如果需要几周甚至更长时间进行训练，实验人员应该认真考虑一下这么久才实现的行为变化，

---

47. 波斯科学家阿维森纳（Avicenna，本名 Abu Ali al-Hussain Ibn Sina）更明确地发展了白板脑的观念。他是英国经验主义的重要先行者。他的三段论演绎法影响了弗朗西斯·培根（Francis Bacon）、约翰·洛克（John Locke）、约翰·斯图尔特·穆勒（John Stuart Mill），对今天的科学推理仍然有着持续的影响。史蒂文·平克（Steven Pinker）的《白板》（*Blank Slate*）一书（中文有袁冬华译本）完美概述了这一古老的哲学问题（Pinker, 2003）。

48. 可以读读 Popper，1959。

49. 联结主义网络的经典著作总结在 Rumelhart et al.，1986 和 McClelland et al.，1986。当前的神经网络精细得多，但还是在白板模型架构下的。认知心理学联结主义方面的主要人物是唐纳德·赫布（Donald Hebb，1949）。

50. 这些片段叙述，每一段都代表着大量的认知和行为心理学工作。斯金纳相信任何行为都能由他的"逐次逼近"方法塑造得到，可以教老鼠或其他动物做超乎常规的事。然而他的学生提出了反对意见（Breland and Breland，1961），动物常常不听指示，发展出"自我塑造行为"或"迷信仪式"（例如，Catania and Cutts，1963）。关于自我塑造行为的文献包含了大量信息，当前"虚拟现实"任务越来越流行，其使用者们看到这些文献准会大吃一惊（Buzsáki，1982）。马丁·塞利格曼（Martin Seligman）提出的预设行为和违背适应行为，对人类恐惧症的影响很大（Seligman，1971，1975）。恐惧症常由蜘蛛、蛇、高度之类引起，可以视作一类重要的预设行为，因为这些因素都跟演化历史上一直威胁着我们的因素或情境有关。乔·莱杜克斯（Joe LeDoux）是恐惧行为研究的领袖，他进一步拓展了这一观点，解释说啮齿类检测和响应威胁的大脑环路，并不必然与人类产生有意识恐惧的环路相同（LeDoux，2015）。

与之相关的大脑信号可能不大会有助于揭示原本想要得到答案的问题，因为动物可能用不同的技巧完成了任务，实验人员却不得而知。

神经科学中也积累了大量反对白板模型的实验证据，其中最重要的是认识到大部分脑活动是自组织的，不受外界信号驱动。内在产生的持续活动由局部和全脑范围的大量神经节律所支持，第 6 章会谈到这一点。现在只要说明，这些振荡并不只是神经动态的一部分并使之稳定，他们还为神经消息的句法组织提供了基础。振荡的一个周期可以视作一帧，容纳了特定的放电神经元组合，可以比作"神经字母"。实际上，同时进行的诸多振荡周期，可以把神经字母拼接起来，组成神经词语和神经句子，有几乎无限多种组合方式。第 6、7 章的讨论重点就是神经句法。

大范围分布：足够好方案和精准方案

我建议用如下假设来取代经验主义自外向内的白板说。新假设始于无意义的词典：经过演化保存下来、预先配置好的内在句法规则可以生成大量神经元模式。起初这只是些无意义的神经词汇，之后通过经验获得意义。照这样的假设，学习并不是从头创造新的脑活动模式，而是把经验"搭配"到已存在的神经模式上。

通过我称之为"高度多样性"组织的机制，可以预先配置大脑（见第 12、13 章）。多样性、大范围变化都是大脑中常见的，从微观到宏观的联结、大小不同尺度上的动态，都有这种特征。神经元放电频率、彼此之间连接强度、协同作用的幅度，其变化范围都可以达到三到四个数量级。我猜想，正是靠这种多样性——多样性服从对数规则（见第 12 章），脑网络才具备了稳定性、坚韧性和稳健性，从而能够同时满足宽动态范围、可塑性和冗余度这些不同方面相互竞争的需求。相比白板脑模型，预先配置的大脑有多种长处[51]，其中最主要的就是脑动力学的稳定性。这样每次学习都获得新的经验而并不对神经网络的总体状态扰动太多。后面将要论及，即便涉世未深的大脑也保有大量独特的神经模式（见第 13 章），每种都可能通过体验特定的事件或情形获得意义。

处在大范围分布两端的神经模式中，神经元具有特别高或特别低的放电频率，彼此间突触连接有的特别强也有的特别弱，这些模式可以支持那些看起来截然相反的功能，比如判断某种情形是熟悉的还是新奇的。有的神经环路中一小部分神经元彼此间高度联结，似乎会造成限制。不过，看起来的限制却有其益处。这种"寡头式"环路的群体活动服从偏态分布，使大脑可以在不同情形间实现泛化，无论何时

---

51. "预先配置"通常意味着与经验无关。大脑联结的主干和涌现式动态过程是遗传决定的（见第 12 章）。广义来说，"预先配置"、"预先存在"这些词也常常被用来指代具有一定知识基础的大脑，比如此时此刻、经历了几十年行动校准的，我的大脑。

何地都能做出"最可能的估计",也就不认为有哪种情况是丝毫不了解的。神经元的这种组织方式,我称之为"足够好"的脑。足够好的脑只使用了其资源的一小部分,而所包含的神经元一直保持戒备。另一方面,剩下的大多数神经元的发放稀疏、缓慢,联结也弱,其性质与上一种组织中的互补,如高度可塑、信息处理缓慢却精确可靠。网络组织的这一端可称"精准"脑,主要负责重新定义情景或事件,详细确定其独特性。"足够好"的脑和"精准"脑这两种组织互为补充,并且实际上互相支持(见第12、13章)。

在预先配置的大脑模型中,学习是个"**匹配**"过程。其中的神经模式预先存在,但对生物个体本来无意义,在经验帮助下才获取意义。如前面论述过的,把意义或显著性附于任何神经模式之上都需要摄取,只能从行动摄取,因为行动是知识的最终源头(见第3章)。在白板脑模型中,大脑中神经动态的复杂性随经验丰富程度而变。与之相反,在预先配置的大脑中,新发生的学习并不向环路中添加什么,因而网络稳态只受到短暂而轻微的影响;(实际)发生的只是重排。大脑环路中可塑性变化的总体幅度和整体的放电活动水平,至少在健康成年人脑中,维持时间上的稳健性(见第12章)。并不是说我要提出的观点绝对正确,但作为一种替代框架,可能会提供与当前表征框架不一样的一些见解。

自外向内的框架,不同于预先配置的大脑,而是认为外在世界中存在一些明显的事物,通常称为信息。大脑的任务是吸收这些信息,但是如何吸收呢?

大脑"解码信息":确实如此吗?

这种说法常常听到,每个人都可以从中领会到不少内容。毕竟,我们生活在信息时代。大家都熟悉"信息""编码"这些术语,但要解释和定义大脑的信息编码,就得等一等了。因为并没有一个广泛接受的严格定义。术语定义得不精确会受到许多歪曲的阐释,并对不同个体传递不同的意义。"我的基金申请被拒绝了还是通过了?"从信息论角度,回答只具有 1 比特(bit)大小的信息(是或不是)[52]。但对信息接收者(我)来说,脑中会产生剧烈而持久的变化。

信息论的数学公式对信息"内涵"是中性的,但大脑不是。一个行为个体的信息

---

52. 一旦发送方与接收方达成一致,一切都可以用符号表示:比如扔硬币时哪一面为 1,哪一面为 0。每扔一次都产生 1bit 信息,依据某种达成的规则拼接起来。根据美国信息交换标准编码(American Standard Code for Information Interchange,ASCII),7bit 代表一个字符,比如 1100101 就是字母 e 的编码。编码每个字母的比特段由商定的空位标记 0 分开(0100000)。像莫尔斯码(Morse code)或其他任何编码一样,空格是信息封装的重要部分(见第6章)。没有空格,信息会变得完全无法解读。物理学把信息作为理解相互作用和关系的概念工具。信息量可以从数学上定义为概率分布的负对数($I=\log_2 N$)。当 $N = 2$ 时,信息量 I 是 1。因此,信息量的单位就是在两种可能之间选一个,用"比特"表示(Shannon,1948)。所观测事件的**意义**与信息的定义无关。

"解码"无法跟"意义"分开："意义"是基于经验对该信息可能带来的后果所进行的预测。刺激中没有什么不变的信息内涵[53]。刺激的特征不是某种客观物理性质。刺激的效用依赖于变化着的内在状态以及大脑关于类似情况的经验。下面几章要展示的是，刺激效用这种情境依赖不是个小问题，对神经活动的本质及其与感觉环境的关系有着显著可观察的影响。同一种视觉刺激——比如基金回绝信——在青蛙脑、我自己的脑或别人的脑中会产生非常不同的神经活动模式，在我的脑中产生的模式也要依赖于当下的脑状态。一周里有过其他许多基金申请被回绝，或是收到那天刚中了彩票头奖，同样的回绝会造成大不一样的影响。

人们常把计算机程序或机器所执行的计算叫做"信息处理"[54]。实际上，信息并不存在于处理中。不论是人类解读者还是机械致动器，只有被观察者识别出其意义和显著性，信息才**成为了**信息。计算机程序能够有效地控制机器人或其他人造机器，从而造成信息存在于程序中的假象。然而这一过程建立在人为设计的方案之上，即便该方案涉及复杂的试错学习过程——包括人工智能程序中的"深度学习"[55]。简而言之，信息并非计算机或大脑的运算所固有的，而是在被解读时才存在于运算中[56]。

神经科学常把信息理解为获取的知识，这一概念比信息论中的更宽泛。克劳德·香农（Claude Shannon）提醒过我们，信息论是"用于特定方向的，这个方向对心理学等领域未必有用"[57]。有人把大脑描绘成吸收信息、编码知觉的机器。后面将会讨论为什么大脑不是这样，而是一个探索者，执着于行动，并且持续操纵躯体致动器和感受器来检验其假设。大脑不只是检测外部世界，而且还不停地与之互动以维持自身。相关和互动，正是通过这种探索才获取了意义，才成为信息（见第 5 章）。大脑并不处理信息，大脑生成信息。

---

53. 我可以接受如下的办法：坚持香农理论或熵的框架（Shannon，1948），用它定义外部事件与大脑中事件的关系。与信息论的联系在于**自由能（free energy）**，即对**预测误差（prediction error）**多大或吃惊程度的量化。预测误差，指某一层次编码的表征与大脑内在模型产生的自上而下预期之间的差异，即比较结果。更严肃地说，当前数据的预测误差，是以一定内在模型为条件时观测到当前数据的负对数似然函数的变分近似（Friston，2010）。然而按这个定义，就要放弃信息在神经科学中常见的宽泛用法。

54. "处理"这个词隐含着某种阐释，指的是吸纳某事物而把它转化成另一事物的步骤，即某种格式转换。通常说的"信息处理"就建立在这种基础上，暗含着把表征作为最终产物的意思。然而，表征并非物体，而是过程或事件（Brette，2015，2017）。因此表征（以及知觉）不能被描述为某物体到另一物体的转换。另见 Jeannerod，1994。

55. 深度学习（或称为层次深度机器学习、深度结构学习）是在更大范围的机器学习算法的一部分。这类算法试图用包含许多处理层的"深度图"来模拟数据中高度抽象的内容，类似于夹在大脑感觉区与运动区中间的关联网络。深度学习发展得很成功，正在快速扩展。关于其起源，请参阅 Hinton et al.，1995 和 Sejnowski，2018。

56. Chiel 和 Beer（1997）的文章很有思想，勾画了设计脑启发机器人的广阔方向。另见 König and Luksch，1998。

57. Shannon，1956。

现在给大脑中的编码下个宽泛的定义吧。大体上，编码是发送者与接收者达成的通信协议，使得编码的内容对局外人保密。如果接收者没有译码本，码包自身并不携带信息（见第 7 章）。编码形式众多（如莫尔斯码或遗传密码），但基本特征都一致。编码-解码过程是通过译码本实现的 [58]，译码本作为转换工具按照双方同意的句法规则加密信息，使之在局外人看来毫无意义。当然，加密并非都是有意为之，有时只是自然而然地发生了。演化并不需要保密，但生物学密码对我们常常都是谜题，除非找到了译码本。在自外向内的哲学中，詹姆斯的清单上的一项项都是发送者，大脑则是接收者。然而，"情绪""意愿""注意力"及其他各项术语都不发送任何内容，自身也不具备固有信息。大脑也不直接感受时间和空间（见第 10 章），他们同样不发送信息。要理解信息，应该从创造信息的地方开始：那就是大脑。

解 码 练 习

美国作家埃德加·爱伦·坡（Edgar Allen Poe）业余爱好密码学，他相信"凭人类的心智创造不出自身无法破解的密码"。但现代科学认为可以实现消息加密以至于没有人或机器能解开 [59]。大脑动态活动的密码，属于这种高度保密的吗？还是可以被解开呢？

寻找大脑的译码本，我们或许能够借鉴以前成功解码的例子。英国人托马斯·扬（Thomas Young）和法国人让 - 弗朗索瓦·商博良（Jean-François Cahmpollion）借助罗塞塔石碑（Rosetta Stone）破译了古埃及象形文字——这块石碑是成文的译码本。大英博物馆这件最知名的文物，用三种文字刻着同样的内容，包括希腊文、世俗体埃及草书和圣书体古埃及象形文字。托马斯·扬极为博学，他对比希腊文和象形文字，寻找神祇和王族名号在两种文字之间的对应关系。这种方法开始时成效迅速，但未能揭示象形文字语言的衍生规则。这就用到了商博良的天才和他对希伯来语、叙利亚语、希腊语、阿拉米语、波斯语，特别是科普特语和世俗体埃及草书文法规则的了解。他假定语音符号不止用于拼写王族名号，也表示通用规则。这就是说可以把象形文字转换为发音，串联起来，从而读出并理解古埃及象形文字 [60]。由此，用被人

---

58. 译码本（cipher）一词来自阿拉伯语 sifr，意思是"没有""空白"。破译密码是个解密过程，即解码。读过大量译码的材料之后，我明白了脑研究并不需要这些概念，也很少具体有研究工作试图揭示或理解相关机制，尽管"破解大脑密码"的口号已经喊得口干舌燥了。

59. Poe，1841。关于密码学的近况，Eckert 和 Renner（2014）的述评非常明白易懂。密码学的关键在于，要独立于已存在的一切来做选择，这样选择就是不可预测的——即与设备无关的译码学。

60. 商博良的老师西尔韦斯特·德塞（Silvestre deSacy）已经找到了科普特俗体字符发音与含义之间的关系（Allen，1960）。常有人批评商博良对德塞和托马斯·扬的工作推崇得不够。最终他们鉴定出了 24 个象形字符，各代表一个辅音，与英文字母表类似。

遗忘了的语言写就的无意义消息，变成了信息。然而，要没有罗塞塔石碑，古埃及象形文字的秘密很可能会一直隐藏下去。

第二例译码本与（身后）最著名的解码者阿兰·图灵（Alan Turing）有关。他被许多人视为天才，都说他和布莱切利庄园小组在二战中破解了德国海军的密信[61]。我对图灵的贡献满怀钦佩和尊重，但必须做个修正：他和他的小组并没有"破解密码"。在战争初期，他们从波兰密码局得到了恩尼格玛（Enigma）密码机[62,63]，这就是译码本，即加密的关键句法规则。盟军得不到这份句法规则的话，从德国海军总部发送给U型潜艇的密信看起来就像天书。图灵的罗塞塔石碑就是恩尼格玛密码机。

对句法规则没有预先了解，还可能解开密码么？第三个例子正是如此：遗传编码以及DNA到RNA再到蛋白质的转译。这里的密码是双螺旋。双链分别由简单的核苷酸组成多核苷酸，每个核苷酸包括一个含氮的核苷碱基分子（胞嘧啶C、鸟嘌呤G、腺嘌呤A或胸腺嘧啶T）、一个单糖分子（脱氧核糖）和一个磷酸根基团。句法极为简洁：A永远和T配对，C永远和G配对，由此构成了双链DNA的规则：配对碱基之间的氢键把两条多核苷酸链（通过含氮碱基）连在一起。DNA序列最终转译成氨基酸链——氨基酸是蛋白质的组成单元。这是通过RNA实现的，它把三个一组核苷酸转译为对应的氨基酸[64]。以信使RNA（mRNA）为模板，相邻氨基酸连在一起，就构成了蛋白质。

这些解码实例和解码专家给寻找神经"编码"的脑科学家上了重要的一课。如果知道句法，解码这事就是可行的。解开古埃及象形文字的意义花费了多位学者数十年的苦工。即便手上有译码本，破解恩尼格玛密码机加密的信息也要几百人一起工作，精神紧张地研究了好几年。遗传编码方面，目标明确，就是4个字母，三个一组地

---

61. 图灵短暂多彩的生涯一直启发着一代代的创造者。对他解码岁月和个人生活的展现方面，电影《模仿游戏》（*The Imitation Game*）可能是最著名的，尽管过于浪漫化。

62. 以当前高速计算机可以达到的水平，如果彻底打乱了字母，这个译码本实际上是不可破解的。

63. 在一本讲二战中英国情报工作的历史书里，数学家玛丽安·雷耶夫斯基（Marian Rejewski）写道："我们很快发现（新转轮）之间引入了（新的连接线），但多了这些连接线……使（转轮）序列数目从6涨到了60……找到密钥所需的工作量也就涨到了十倍。这样的改变不是量的增加而是质变"（引用于Kozaczuk，1984的附录）。英国密码学家迪卢恩·克诺西耶扎（Dilluyn Knoxyezai）在图灵之前做出了重要的解码工作，他在西班牙内战中破解国民军用恩尼格玛加密的信息（Batey，2009）。

64. 詹姆斯·沃森（James Watson）、弗朗西斯·克里克（Francis Crick）和莫里斯·威尔金斯（Maurice Wilkins）因其发现DNA编码的工作获得了1962年的诺贝尔生理学或医学奖。俄裔物理学家乔治·伽莫夫（George Gamow）已经通过数学建模计算出，核苷酸三联密码可以确定全部20种氨基酸。他建立了"RNA领带俱乐部"，二十位正式成员每人对应一种氨基酸，四位荣誉会员[伽莫夫、沃森、克里克和悉尼·布伦纳（Sydney Brenner）]各自对应一种核苷酸，以期形成广泛的合作，理解RNA如何制造蛋白质。但突破是别人做出的。马歇尔·W.尼伦伯格（Marshell W. Nirenberg）、哈尔·葛宾·科拉纳（Har Gobind Khorana）和罗伯特·W.霍利（Robert W. Hoolly）因"阐释了遗传编码及其在蛋白质合成中的功能"获得了1968年诺贝尔生理学或医学奖。见http://www.nobelprize.org/educational/medicine/gene-code/history.html。

编码 20 种已知的氨基酸，但数百位科学家花了几十年才从机制上解释了大自然如何"奇迹般地"从简单的种子造就复杂的生命个体。那么，我们要如何找到大脑的译码本呢？寻找对应和相关是不够的；我们还得了解神经句法（见第 6 ～ 8 章），从更切实的"独立观点"中为相关性观察"摄取意义"（见第 3、5 章）。只有掌握了这些独立的知识，我们才有望弄清大脑词汇表中的奥义。

此时，读者必然会问：从逻辑上为什么要从内向外，而不是相反？我们不能从两个方向理解吗？回答这个问题，需要讨论神经科学中的因果性这一复杂问题，这是下一章要展开的主题。

小　　结

本章绪论描述了一些相互对立的观点和研究策略，可以为大脑的运作提供互补的了解。首先比较"自外向内"和"自内向外"的策略。自外向内，或者说感知-行动框架，有着深厚的哲学基础，从亚里士多德开始，由经验主义哲学家休谟阐释得最为明确。根据这一框架，一切知识都来自知觉关联和对因果条件的归纳推理。这种哲学是西方科学的基础，仍然影响着当前神经科学的思考。这种观点以知觉表征为中心，不可避免会导致假设有一个隐匿的"智慧小人"决定着是否做出响应。相反，我推崇自内向外的框架，把行动当作知识的主要来源。行动为感觉信号提供独立意见，验证其意义和显著性。不这样"摄取意义"，信息就无从产生。

其次，我们讨论了脑的白板模型和预先配置模型之间的关系。在自外向内的经验主义模型中，大脑开始是一张白纸，新的信息渐次书写其上。随着新学到知识的并置和叠加，大脑环路发生相应的变化。与之相反的观点认为，大脑是一部词典，预先存有内在动态和句法规则，但开始时其中填充的神经词汇没有意义。大量独特的神经模式可以通过动物的探索行动变得对其具有显著意义，各自代表不同的事件和情形。在这种模型中，大脑中不同成分，如发放率、突触连接强度、神经元群体活动的幅度，都具有多样性，造成了大范围的分布。分布两端具有不同的优势，"足够好的"脑可以泛化并快速行动；"精准"脑慢而谨慎，为许多情形提供所需的细节。

第 2 章

神经科学中的因果与逻辑

祸患，原不是从土中出来。患难，也不是从地里发生。

——《圣经·约伯记》

所有的东西都是互相关联的。

——莱昂纳多·达·芬奇 [1]

因果律……是旧时代的遗迹，像君主制一样，它能残存下来，只是因为它被错认为是无害的。

——伯特兰·罗素 * (Russell，1992)

到 美国读博士后之后我才逐渐意识到，教育对我们理解世界的方式会有多么大的影响。不同的文化会以不同的方式塑造我们的大脑，这让我们很难与那些在不同社会环境中长大的人产生共鸣。握手时看着对方的眼睛，会引发与鞠躬致意不同的情绪。很多人都认为，教育和偏见的形成相关。我时常感到好奇，文化差异是否不仅存在于道德和情感问题中，是否还会对一个人的科学思维产生影响。一些非常琐碎的事情，比如读书写字时是从左到右还是从右到左，也可能影响大脑的工作方式 [2]。

---

1. Brulent and Wamsley，2008。［译者注：莱昂纳多·达·芬奇（Leonardo Da Vinci），意大利博学家，文艺复兴后三杰之一。］

* 译者注：伯特兰·罗素（Bertrand Russell），英国哲学家、数学家、逻辑学家、历史学家、文学家，曾于1950 年获得诺贝尔文学奖。

2. Scholz et al.，2009。学习第二种语言能引起白质的结构改变（Schlegel et al.，2012）。科学家们很喜欢通过探究音乐家的大脑来研究练习引起的大脑结构改变。反复使用引发的大脑可塑性在专业音乐家和接受过数月系统性乐器训练的孩子的大脑中得到了一致性的验证（Hyde et al.，2009；Lutz，2009）。

我们是否能从自己主观的世界中抽出身来，不被自己的历史经验所影响，用客观的方式做出正确的判断？如果我的推理有些道理的话，那换个角度来思考问题可能会对我们理解大脑有所帮助。让我们先来评估一下西方世界推理过程中的常用工具：因果关系中的逻辑性和相关性，以及充分条件和必要条件。

观测、同时出现与相关

在神经科学中，我们常常通过对实际观测值建立关联模型来检验各种假设。图 2.1 展示了一个常见的例子，其中的两个观测值之间存在一些关联：在这个例子中，动物走过的距离和表征这段距离的一对神经元的动作电位出现的时间差有所关联[3]。乍一看这个点阵图就给人这样的感觉：动物运动距离越远，神经元对动作电位之间的时间间隔就越长。要想定量地描述这种关联，有一种简单的方法是用这些值来拟合一条"回归线"（黑色实线）。这条线是极其简化的模型，它假设所有的观测结果都能被这条线所"描绘"。回归线的斜率和数据点向线两侧偏离的程度分别代表了相关性的强弱以及相关关系的可信度。在这种相关关系中，会有数量大致相同的点落在回归线的上方和下方[4]。

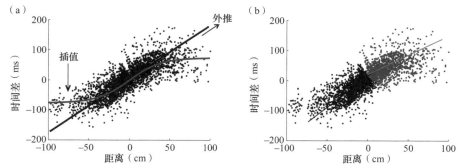

图 2.1　对同一图像的不同解释。（a）每个点对应海马中一对位置细胞在实验装置中所编码位置之间的距离和这对神经元发放时间的差值。黑线是对所有数据的线性拟合。考虑到数据点两端的分布，S 形曲线（灰线）可以更好地拟合数据。（b）对同一张图的另一种解释是图中其实有两群点（黑色和灰色），这两群点在距离和放电时间差的关系上有所不同

---

3. 数据修改自 Diba and Buzáki, 2008。数据展示了大鼠在直线轨道上运动时，一对海马位置细胞分别响应最高处之间的距离（x 轴）与这两个细胞发放时间差的关系。对 s 曲线末端水平的生理学解释是距离-时间差转换是由 θ（theta）振荡动力学引起的。θ 波每个振荡周期为 140ms（图中 ±70ms），这限制了距离在大约 1m 时背侧海马区距离表征的可测量性。要解决更远距离上的问题，动物必须在环境中自由运动（参见第 7 章中的更多讨论）。

4. 坐标轴是可旋转的，x 轴和 y 轴的含义也是对等的。y 轴不是必然朝上，x 轴也不是必然朝右的。只要 x 轴和 y 轴的关系不变，这张图可以随意旋转。这种对称性可以在欧几里得空间中运用。在闵可夫斯基时空中，这种对称性同样也可以运用于时间上（见第 10 章）。

虽然图 2.1 只标出了一些观测值，我们常常还是想从中解读出更多的信息。比如，图中有不少地方是空白的、没有观测值的。我们可以简单地假设，如果有更多的时间和经费来采集更多数据的话，这些空白的地方就会被填上数据。这种靠直觉或者数学手段填补的操作叫做**插值（interpolation）**（图 2.1 中的箭头），我们也可以称它为**解释**或**推论**。我们还可以管这叫做**后测（postdiction）**，因为插值是基于之前得到的数据来进行的。如果我们顺理成章地在没有数据的地方插入推测值，那么在观测值两端按相同的趋势去**延伸**好像也不是不可以的。这种操作叫做**外推（extrapolation）**或**归纳（induction）**，或者也可以称为通过现有数据的**预测**或**猜想**——这是一种"逻辑推断"[5]。通过对现有情况的抽象，我们对未来进行预测。但我们能在这张图上外推到多远的地方呢？这两个变量之间现在有相关关系，但并不能保证它们在更远处还会保持相同的关系。

插值和外推都是数学上的抽象，它们与被表征的物体或观测值是无关的。图表本身也是一种抽象关系。这些点在被画到一张数学图表中时已经失去了实质含义。实际上，同样的一群点可以代表任何关系，因为它们并不对应任何实际事物。比如，这群点可以代表观测到的情绪起伏与神经元活动的关系。但与此相反，对这群点之间关系的解释却是依赖于物理实质的。真实事物都具备物质实质。因为图表背后实际指代的内容在作图时已经无法表现，实验者会通过重新引入实质来推导出一种具有实际意义且能解释观测现象的表述。这种解释事物的意图让我们为这个简单的 x-y 关系创造了诸如**可能、依赖、相互依赖、暗指、预期、预测**或**展望**（我可能还会加入**占卜**或**算命**）的许多名词[6]。

在图 2.1 的例子中，依照传统的自外向内框架我们会将距离作为一个自变量。迷宫中两个位置之间的距离可以用尺子来客观地测量，而我们的目标是了解这段距离是如何在大脑中"表征"的（比如用动作电位的时间差）。换句话说，我们是在探究距离是如何预测时间差的。但是，正如我们将在第 7 章中所阐述的，大脑自发地在动作电位间产生了时间差，如果再有动物的运动速度，我们就能计算出距离。在自内向外的框架中，这一现象的起因是大脑内在的某种机制，而对距离的估计才是结果。如果没有运动时视觉信号的校正（见第 3 章），距离对于大脑来说就是毫无意义的。

---

5. 在解释统计数据的过程中，"解释""预测""后测""原因"等表述常常被合并，但区分这些表述对科学知识的发展很重要。统计文献常常缺乏对建模过程中解释性和预测性的诸多区别进行讨论。解释（过去）和预测（未来）在逻辑上是不一样的（Shmueli, 2020）。"预测"（predict，由拉丁文 *pre-* "前"和 *dicere-* "说"组成）意味着口头上宣称未来会发生什么。而后测则是一种推理。因此，统计中并不可以随意地主观解释数据。

6. 弗朗西斯·培根（Francis Bacon）认为实验者（或观测者）能够对世界做出可靠的解释。相反，勒奈·笛卡尔（René Descartes）虽然也很相信数学，但他认为事实不是显而易见的。一张图表不能解释事情本来是怎样的，只能解释事情**可能**是怎样的。

因此，因和果在不同的理论框架中是可以相互颠倒的。

可能也会有研究者不赞同这种解释。点阵末端的数据点更少，但他们看起来不再符合之前的线性相关特征。或许 s 型曲线（灰色）能更好地拟合它们。可能还有人觉得这些数据点应该分成两半［图 2.1（b）］。这些点在我们脑中自动补全成了"一个"整体，就像是我们在看一幅不完整的画或者不完整的句子一样——这为"整合"或"模式补全"这类术语做了正名。在有经验的研究者眼中，图中可能实际上有两团点，也因此存在两种相关关系——这也可以叫做"分离"或"模式分离"。这张图上的这些点到底代表一种整体的关系还是分立的两种关系？这时相关问题又变成了分类问题。我们的科学语言和观点就建立在比这样简单的示例复杂得多的大量图表上。如果没有全知全能的仲裁者存在，我们根本无法判断哪种说法是对的，哪一种又是错的。

因果关系与大脑中的循环因果

在图 2.1 中，我们定义了两个变量之间的一些规则：其中一个是需要解释的变量（**待解释要素**），称为因变量（y）；另一个是解释其他事物的变量（**解释性要素**），称为自变量（x）[7]。说得更通俗一点，我们也可以叫它们"被定义的概念"和"定义性概念"。当然，我们最想做的是推断出，一个变量可以预测甚至引起另一个变量的改变。理论上，定义性概念比被定义的概念更加宽泛，这两者之间是不对等的。比如我们说，"大脑是一部机器"；但是，反过来说"机器是一个大脑"就不合理了。因此，我们管一个变量叫做自变量，另一个叫因变量，这种选择是人为的，受到我们预设想法的影响。在某些情况中，我们有能力在实验中去操纵自变量并观察其对因变量的影响。在神经科学中，我们通常去观测那些我们没法儿直接操纵或无法"独立"操纵而不影响系统其他特性的变量。此时，选择一个变量作为自变量，而另一个做因变量就常常是人为的、有偏向性的。但实际上，图表本身是对称的，即使我们把 x 轴和 y 轴交换，其统计结论也会一模一样。在神经科学中，我们常常将行为观测值或刺激的特征放在 x 轴上（比如这里老鼠走过的距离），而将测量到的大脑活动放在 y 轴上。这种传统来源于我们在第 1 章中说过的自外向内框架。抛开这些历史原因，通过其他某种方式来绘制和评估具有相关性的测量值，我们是否能够从数据中得出因果推论呢[8]？

---

7. Hempel and Oppenheim，1948。

8. 我们的预期常常影响到对数据的理解。在自外向内框架中，你可以假设大脑在"测量"环境中的距离并用神经元之间的发放时间差来表征距离。但是，实验者们也设计了实验来反驳这一观点，实验表明海马神经元之间的发放时间差是由内在的大脑活动规律所决定的，即使在更大的空间中也不会改变。相反的，在更大的空间中神经元表征的空间精度下降了。海马对空间距离的表征受到环境空间大小的影响（Diba and Buzsáki，2008）。因此，大脑网络的动力学特征才是自变量，解释距离，而不是反过来。

同样重要的，我们也得仔细考量自己对预测的信心：它有多大可能是对的或是错的？现有的实验数据是否已经足够，又或者我们还得再做一些实验[9]？要让人信服地说明一个变量影响了另一个变量，我们必须在实验中独立改变这个自变量，并测量因变量是怎么跟着改变的[10]。直接操纵物理量是研究因果关系中最基本的手段。当一个孩子发现按下电灯开关能让房间出现或消失，他会在一次次地重复中明白，他是影响电灯开关的唯一因素。同样的，如果一只大鼠按了一下杆子并得到了一点食物，它会不停地去尝试按压杆子的效果。看起来，世界的运作需要动物发展出因果关系的概念。

数学和科学的思维都依赖于逻辑。数学理论都能简化为一些公理或是法则，这些公理和法则共同描绘了一个自洽的系统。这些系统中的公理是不能违背的。但科学却有所不同，科学中没有预定的法则。我们只是观察自然世界的规则，并把他们叫做"法则"[11]。当我们与这些规律发生交互的时候，我们就成了因果关系的一部分，并有可能改变它。正如量子力学不确定性之父沃纳·海森堡（Werner Heisenberg）的名言："我们观察到的不是自然本身，而是自然在我们的探索方式下所展现出的样子"。这种健康的怀疑主义态度是很重要的，因为我们的测量设备可能影响到因果关系。

我们所做的每个操作都对所观测的系统产生着影响。但是，因果关系的影响远比实验科学更为深远——它为西方世界的科学推理体系奠定了根基：一旦事情的原因被找到，这个问题就被"解释"了，其中的真相就被揭示了。在传统思想中，没什么事情是没有原因的，没有任何逻辑论证可以不通过因果关系来完成。西方哲学就建立在因果关系的基础上。然而，也有很多文明在不接受因果关系规则的环境中发展起来。亚洲文化对因果关系的看法与欧洲非常不同。比如，在佛教哲学中，不存在独立的个体，所有的事物都彼此依存，共生共灭[12]。高僧会将三根点燃的香支撑在一起，来说明任何一根香的倒下都会让整个体系崩塌。类似的，儒家也用万事万物相互关联的方式来理解因果关系，并试图找寻事物中的联系。他们用同时发生的一系

---

9. 如果我们把木星从太阳系中拿走会怎么样？某些天文学家可能会说我们可以通过现有数据算出结果而不需要进行试验。但其他天文学家可能不这么认为，因为天体间的关系是复杂而难以预测的（要得到可靠的答案，我们可能还需要做到移除一个星球甚至一个星系这样的扰动）。这种类型的问题是神经科学一直面临的。

10. 我们也可以不操纵系统变量，而是添加或去除变量来"剥离"无关变量。这并不容易，但如果不干扰系统的话这常常是我们能做的最好的操作了。发现相关性的描述性统计有一点像被动关联。这两者都不能得出确切的因果关系。知识来源于我们对实验的操纵。

11. 科学定律，作为科学思考的组织工具，有着明确的神学关联。牛顿等物理学家引入了这些定律，他们认为造物主"统治"或"支配"着一切事物，他自身永恒不变。在基督教和其他许多宗教中，万事都必须有其原因，而定律、自然法则被认为保持固定（Toulmin and Goodfield, 1965）。然而，法则不依赖于实质。法则不是物质，所以在没有神力干预时它不能对任何事物产生影响，而只是反映了规则——例如，地球绕着太阳转。

12. 佛教中的"缘起"（或梵文 *pratityasamutpada*）是指相互依存的原则，并解释了描述生命无尽重生的十二重链（《杂阿含经》）。在玄学中，**偶然论（accidentalism）** 否认万物都源于或引起确定性的事件。

列事情来解释历史的变迁，而非某个单一的原因或事件。在穆斯林的哲学中，因果关系没有内在的必要性。相反，它们只是神的意志的体现[13]。因此，来自不同文化的有着相同大脑的人对同一件事有不同的看法就毫不奇怪了[14]。既然其他文化也发展出了卓越的科学成就，我们凭什么觉得欧洲的哲学体系比其他的要更好，甚至是唯一的理解世界和自我的方式呢？因果关系一旦被界定，真相就被揭示了吗？笛卡尔在这一点上也很犹豫。他先是说："如果有了因果就能推出世界上所有的现象，那它几乎不可能不是真的"，但他又马上回过头来补充道："然而，我希望我所推崇的因果关系只是被当作一种假设，因为我们常常做出'可以被承认也可以被否定的假设'"[15]。"假设"一词的现代定义是指可以被实验或观测所证伪的推断，因此其只能否认某些可能性而不能指明事实。科学知识是暂时的而不是确定的，是不断发展的而不是绝对的。

因　与　果

因果关系是一种微妙的形而上学概念，是对世界上的事物发展规律的抽象总结。基本的因果观念可以追溯到亚里士多德（Aristotle），是对事物在时间和空间上如何相互影响的描述。在上文相关性的图中（见图 2.1），如果没有进一步的操纵，我们无法断言 x 是 y 的诱因[16]。因果关系的定义是一条依赖关系的链条，因必须在果之前发生：过去的因影响未来的果。如果事件 A 是事件 B 的必要条件，那 A 就是 B 的因。如果 A 对 B 产生了影响，A 必须先于 B 发生[17]。大卫·休谟（David Hume）指出，"如果没有第一件事的出现，第二件事也不会发生"。在决定论的框架中，原因的出现是结果的充要条件。因果关系和决定论常常被弄混。当然，果的产生可能有许多因同时存在，

---

13. Leaman，1985。

14. 卡尔·荣格（Carl Jung）反对了康德的公理"没有事物是没有起因的"。相反，他倡导"一种非因果的联系法则"，或者叫做基于东方哲学的"有意义的巧合"的法则。他和物理学家沃尔夫冈·泡利（Wolfgang Pauli）创造了"共时性"这个词来替代因果性，并作为解释的法则。解释"不是因和果的问题，而是一些事在时间上相互连结，是一种共时性"（Jung，1973）。荣格解释了包括心灵感应在内的所有同时发生的事物。对于统计学者来说，巧合并不是一种值得注意的、有意义的事，因为"只要样本足够大，任何反常的事情都可能发生，而不需要有因果关系"（Diaconis and Mostelle，1989）。亚瑟·库斯勒（Arthur Koestler）在 1973 年出版的著作《巧合的根源》（*The Roots of Coincidence*）有力地说明了这一点。【神经小注：1940 年在里斯本，库斯勒因无法回到英格兰自杀未遂。在他 70 多岁罹患帕金森病后，他和妻子双双自杀。】

15. Descartes，1984。

16. 比解释图表更进一步的是操纵自变量。因此，定义自变量和因变量非常重要，因为 x 对 y 做回归或 y 对 x 做回归有着不同的含义。

17. 这种逻辑来源于牛顿式的框架，框架包含"时间轴"概念。当从定义中移除对因果关系的基本要求（时间概念）时，事情会变得更加复杂。在量子力学的例子中（如量子纠缠），两个粒子可以有相互依赖的性质，或者叫做"纠缠"。"经典"因果关系的实用性和时间在因果关系中的作用，在广义相对论和量子力学中有着广泛的讨论（Hardy，2007；Brukner，2014；Ball，2017）。既然因果关系是不受时间影响的，我们还不清楚为什么时间必须作为因果关系的一部分。我们在第 10 章中讨论了时间和它在大脑功能中可能的作用。

但我们总会强迫自己相信我们至少应该找出一个来。比如，当一个基因不能独立解释精神疾病时，它也可以与其他原因一起被视为条件诱因。当足够多的必要条件同时出现时，就可以足够引发疾病。在这个框架下，必要条件、充分条件，以及两者间的关系彼此依存。在另一种体系中，你也可以区分**直接原因**（运动区的中风导致瘫痪）、**诱发原因**（她很不高兴）和**持续原因**（她有高血压）。其中**诱发原因**和**持续原因**都不能作为充分或必要条件，但没有了这两者，直接原因可能也不会导致结果发生。

虽然亚里士多德的因果关系体系在上个千年中被大幅修正，它仍是实验室中最主要的推理工具，其原因可能主要是它足够简单。但即使在日常生活中，你也会发现它常常失效。我的影子跟着我，如果没有我就没有我的影子。我的影子和我（常常）同时出现。我是必要（但不充分）的条件，因为我的影子并不是一直存在的。在黑暗中，这种因果关系的猜测就被打破了，因为影子的出现还依赖于光。但是，光只是一个条件，而既不是影子出现的原因也不是共同贡献因素 [18]。

类似的情况还发生在神经科学中。比如一只蚂蚁爬到我的腿上，这种很弱的刺激有时可以引起大脑中多个环路的神经元反应，然后引起注意（结果）。而有的时候，相同的刺激（蚂蚁）可能完全不会引起人的注意（比如当我在全神贯注地写这本书时）。同样的，大脑状态的改变不被认为是一个共因，但它是我意识到蚂蚁这个因果关系的必要条件。我会在后文中强调，我们常常把因果关系当作科学法则，这有时会把我们引入陷阱。当然，我的目的不是要否定形式化的推理，而是希望大家能注意到简单的逻辑在神经科学中为什么有时会失效，尤其是在研究有趣又复杂的问题时。

因为逻辑推断和因果关系在科学中无所不在，哲学家和科学家多次想要解释和优化这些概念。这些概念每次都被用特定的观点和目的来对待，因此，每次产生的解释也不尽相同。哲学家们主要关心本体论的部分，即逻辑关系到底是不受人类意志影响的物理世界内在属性，还是受到我们认知限制的。我们在第 1 章中了解到，休谟的主观主义将客观世界和我们主观的、第一人称的体验分开，并引入了我们的意识在转换、"表征"客观世界的观念。他批判了理性主义者，他们认为人可以通过自己的心智认识这个世界。比如，我们通过观察发现了闪电和雷声常常同时出现，但对于闪电引发雷声的推测只是我们内心的主观假设，而真实的客观事实未必如此。休谟认为我们体验的不是原因本身，而仅仅是通过常见的表象来推测因果关系。伊曼努尔·康德（Immanuel Kant）反对休谟的观点，他认为存在不依赖于主观体验的普

---

18. 在布尔（Boolean）逻辑中，也可以称为"门"。在代数中，布尔逻辑是亚里士多德逻辑体系的形式化表现。所有的值都被简化为了真（1）或假（0）。所有中间的情况都被排除或强行归为其中一类（你要么感觉到了，要么没感觉到）。布尔代数的二值化特性使之适用于计算机科学，用真或假的指令来完成基本的与、或、亦或和非操作。布尔的符号系统使得计算和逻辑密不可分。早期的大脑模型也假设大脑用布尔逻辑来完成运算（McCulloch and Pitts, 1943）。

遍因果律。康德提出，事物的本质（物自身，*das Ding an sich*）是其表象（现象）的原因[19]。我们的体验受到预设的因果知识的影响，意识会对来源于客观世界的、与观测者无关的感觉输入进行进一步的解读。

休谟对神经表征的看法使得认知心理学家和神经科学家的思维方式越来越相似，并事实上成为科学界对事物"属性"转变为神经"表征"的解释。他的主观主义被发展成一种主观的现实主义，其中意识可以反映现实但并不是现实的忠实映射。因此，只有当我们对世界持有一些共识时，你我对现实的表征和判断才相似。每个大脑都独立地对相同的物体、颜色或声音产生了多少有些不同的表征。如果客观和主观的现实是不等价的，那我们内心对因果关系的理解就不一定会严格地对应这个世界。

在组分之间单向影响的决定论系统中，因果关系可以被亚里士多德-休谟的体系所严格地描绘，因为因一直发生在果之前并忠实发挥其应有的影响[20]。决定论严重依赖于因果关系。在牛顿体系的世界中，因果关系看起来非常有解释力，因为一个物体只有在被移动以后才会运动[21]。如果一个系统的初始条件和所有的变量都是已知的，理论上我们可以计算出系统后续的所有发展。但是，我们对现实世界的知识实际上不可避免地被测量噪声和测量精度所限制，而且这也并不能让我们感到宽慰。即使真的能补全我们对过往宇宙的知识，计算未来所需的时间也可能和宇宙的寿命一样长。

因果关系的困境

因果关系的困境最早随着物理学中量子力学、非线性动力学、混沌理论以及量子纠缠的诞生而显露出来。量子力学的发展中出现过多种解释理论，其中就包括了确定性的因果论。同时，在广义相对论中，时间轴由单向的变为对称的，这撼动了因果逻辑的根基。

为了理解复杂的经济数据，克莱夫·格兰杰（Clive Granger）重新定义了时间不对称性公理（见第 10 章）并创造了一种新的统计方法来检验因果关系。"过去和现在可能影响未来，但是未来不能影响过去"。与相关关系不同，他的方法使因果关系的

---

19. 有趣的是，穆斯林理论中对事物本质或实体（*batin*）和表象（*zahir*）做出区别。穆斯林学者相信各种因果关系和存在关系只对事物的本质有效，而对表象无用。穆罕穆德存在，但我们并不知道他是怎么来的（El-Bizri，2000）；我们只需要去相信他的存在就行了。想简单了解对于因果关系的新想法，见 Schaffer，2016。

20. "原因"这个概念在因果模型中常常被假定为一个"原动力"，它并不能减少可能性。某个量的缺失或削弱，可以作为一个原因吗？在大脑中施加抑制就是一个例子。大脑中有一群特殊的神经元，其主要作用就是抑制兴奋性神经元以及彼此相互抑制。因此，可以通过激活其他兴奋性神经元或去除抑制性神经元的抑制来提高兴奋性神经元的发放频率。（可以把"去抑制"作为一种诱因吗？）

21. 几乎所有的工具或机器都基于因果关系的逻辑。机器可能表征了这一逻辑的外化（见第 9 章），或者反过来，工具或机器的作用可能是导致了所观测到事物逻辑的内化。

确定有了可预测性。这种方法需要可分性，即自变量的信息与因变量是完全独立的。严格来说，格兰杰的方法没有为因果关系下一个定义，它只是定义了一种可用于测量的标准。基于这种标准我们可以利用一个信号来预测一段时间后的另一个信号。这种方法并不能解释可预测性的来源。

虽然脑区之间并不存在简单的因果关系，但神经科学家们还是常常用神经数据做相关分析来推测因果关系。格兰杰的方法随着神经科学界对解释因果关系的尝试而流行起来，尤其是在复杂的功能磁共振成像（fMRI）、脑电图（electroencephalogram，EEG）和脑磁图（magnetoencephalogram，MEG）数据的分析之中 [22]。

但神经科学领域中常常出现利用格兰杰形式的推理得到错误结论的情况。例如，我们记录了 A 脑区和 B 脑区的神经元活动，并发现 A 脑区的平均活动峰值稳定得早于 B 脑区的。逻辑推理和格兰杰的公式都提示，A 脑区的活动可能引起了 B 脑区活动的增强。但随后我们可能惊讶地发现，B 脑区可能单向地激活 A 脑区；简而言之，B 脑区是 A 脑区的上游。要解释这种解剖学现实和生理记录的矛盾，我们可以假设 A 脑区接受 B 脑区的输入并有很低的阈值（例如，这个阈值比 B 脑区神经元达到群体激活的情况还要低）并在发放一次后停止活动。这就会导致 A 脑区在群体水平上比 B 脑区**更早**开始活动！神经元的某些特性导致这类事情常常发生。实际上，这是遍布全脑的前馈抑制机制的基本特性。神经元可以在持续甚至逐渐变强的输入下停止发放，因为 A 脑区神经元的胞内机制可能不允许神经元持续发放［这种反应也被称为**放电频率适应（spike frequency adaptation）**］。来自抑制性神经元的强反馈信号也可以阻止神经元继续发放。如果不知道解剖学上的连接特性或神经元生物物理学与环路上的特性，格兰杰的方法会给出 A 脑区激活 B 脑区这样的错误结论。这只是众多"因果分析"陷阱中的一个例子 [23]。当然，我举这个例子并不是想否定因果关系的

---

22. 用于检测因果关系的统计学模型几乎都是应用相关关系模型于观测数据的。这种理论本身是想为因果关系提供证据，但实际上常常缺乏基础事实（见 Granger，1969；Wiener，1956；Mannino and Bressler，2015）。作为推断工具，因果关系已经从一种朦胧的概念逐渐演变成为一种数学理论，并在许多科学领域中起到重要作用（Pearl，1995）。除了格兰杰因果测度，还有许多其他的方法也被用于测量大脑活动的流向，例如定向相干、偏相干、传递熵以及动态因果模型（Barnett et al.，2009；Seth，2005）。检测因果关系的"合适的"统计学方法论已经发展起来，例如特殊的实验设计，或基于相关的、专门用于观测数据的因果推断模型，包括因果图（Pearl，1995）、发现算法（Spirtes et al.，2000）、概率树（Shafer，1996）、倾向评分（Rosenbaum and Rubin，1983），以及收敛交叉映射（Sugihara et al.，2012）。使用这些方法常常需要假设大脑是确定性的非线性动力系统，尽管这种假设本身可能是有问题的（Friston et al.，2012）。

23. 另一个惊人的因果关系错觉发现于内嗅皮层-海马环路。内嗅皮层的表层神经元会单向激活海马神经元，但下游海马神经元的群体活动在 θ 振荡中**早于**上游内嗅皮层神经元的活动峰值（Mizuseki et al.，2009）。此处的解释是少数的快速发放神经元在 θ 波更早的相位发放，并且其对目标中间神经元的影响远远超过占大多数的慢速发放神经元。我们在第 12 章中将讨论神经元的偏态分布是基于神经元群体平均的分析手段造成误导结果的主要原因。

存在和重要性，而只是想说明分析手段并非是普适的。

　　隐蔽的共同原因也常常会引出错误的解释。比如，我们都知道春天的到来会导致花开和生育率的上升。没人会质疑这种可靠的关系。但是，即使考虑到这种关系，其中的因果关系还是很模糊，因为其原因并不是春天有利于分娩，而是情人们在漫长而又寒冷的冬夜里更喜欢待在一起。类似的，花开和生育率上升在这里也有可靠的相关性。如果我们没有意识到未被记录的"第三变量"（春天）的存在，我们可能以为前两者之间有关系。这种简单的例子可能看上去很蠢，但当我们研究那些我们缺乏直觉的变量时，你就会明白我们有多容易错误地将相关关系当成是因果关系了。隐蔽、宽松的共同原因常常会在有相关证据时导致错误解释 [24]。因此，决定性的因果关系在其他科学领域中也常常受到质疑。

概率因果关系

　　一件事情可以按照很高、中等或很低的概率伴随另一件事发生。因此一件事引起另一件事的概率可以在 0（随机关系）到 1（确定性关系）的范围内浮动。但是，分布在 0 到 1 之间的哪些部分算是"因果"，哪些不算，这很难界定。概率因果关系是一种抽象的数学概念，这与牛顿物理中所需的"原动力"不同。确定概率因果关系需要两步：第一步是描述概率情况和模式（如对图 2.1 剥离现实世界含义后的解释），第二步是基于测定的概率得出结论。其中第二步并不是观测值的内在特征，而是实验者对数据的一种解释。如果我们观察到两件事总是同时发生，我们总会强迫自己去假设其中包含着因果关系。但是一起发生的事情有多大概率符合我们所谓的"因果关系"呢？你对因果关系的判断标准和我又会不会不同？我们将高概率和低概率事件从一个连续的分布中单独拿出来，并把它们叫做因果关系和随机关系。对随机关系、低概率和高概率的混淆让我们常常按自己的意愿解释诸如性别与表现、基因和智商（IQ）以及宗教和道德观念等"因果关系"。神经科学数据中的解释（后测）和预测也常被混作一谈。然而，相关、解释、预测和因果关系这些概念毕竟是不同的。

　　和因果关系一样，概率的概念也常陷入形而上学的争论中，而对它的解释看上去更像是一种神秘的特性 [25]。因此，罗素建议我们在科学思考中放弃因果关系："在相互吸引的物体运动中，谁也不能被称为因，谁也不能被叫做果，所有的一切不过是

---

24. Calcott（2017）讨论了容许因素和指导因素之间的区别。这些因素不是决定性的，但它们的存在也同样重要。**容许性（permissiveness）**可被视作一种门控机制，它使得因能产生果。指导因素可能是一种先决条件，但其必须与其他因素一起作用。

25. 虽然概率和统计推断具有严格的数学基础，概率相关与相关关系之间的关系常常是模糊的。

一个公式而已"[26]。在物理学的数学公式中没有因果关系的容身之所,也没有其存在的必要。那在神经科学中就需要因果关系吗?但这看上去是个悖论,罗素的量化概率体系看上去更像是要拯救因果关系在科学解释中的作用,而非抹除它。概率因果关系的概念替代了基于实质的确定性因果关系[27]。确定性因果关系中令人头疼的假设规则因此变得可定量,也因此可以与"真实"的规则进行比较。但是,利用相关数据进行因果推断比想象中更难,主要因为概率因果关系是一种统计推断,而因果关系涉及物理上的实质(例如"神经发放同步性增强引发癫痫")。许多基因与精神分裂的相关性无可争议地说明这些基因的异常提高了发病概率。但反过来,要证明某人的精神分裂是由某个基因引起的则非常困难。相关关系需要人为的操纵才能提高其解释力。向相关关系中加入真实世界的意义需要增加一个验证步骤,即通过扰动解释性的自变量来验证假设。因此,我们得做许多独立的实验。并且在此过程中,相比于因果关系的解释力,我们会更担心实验的可重复性。

互为因果与循环因果关系

概率因果关系看上去更吸引人,可能也更适用于大脑这种复杂系统中的相互作用。毕竟,只有借助相互作用,规律才能对世界产生影响。有人可能会困惑,将一个哲学问题转化成精确的统计数学描述就能让"因果"更可信吗?在相互连接、往复投射密集、有放大-阻尼反馈回路和涌现特性的复杂网络中,这个问题尤为重要。大脑网络具有稳健性和平衡性,因此即使很强的刺激有时也不会影响到大脑。又有的时候,微弱的扰动就会对神经活动产生影响,这取决于网络的状态。复杂网络最重要的特征是其自组织的动力学特性能让其不间断地活动(见第5章)。自从在大脑和头皮表面首次检测到 EEG 信号以来,其不断变化的电活动就被称为"自发的"活动。类似的名词在其他的复杂网络中也很多,比如**内生的、自发的、原生的、自我再生的或自组装的**,但它们都指向了相同的概念[28]。这些概念都被证明很难研究,因为从

---

26. Russell et al.,1992。当 E 发生的条件概率($E \mid C$)稳定地随着 C 的任意改变而改变,则原因(C)对结果(E)有因果上的影响。在开放、线性的系统中,这不是问题;但在诸如大脑的复杂交互连接的系统中,关于 C 独立变动的假设通常站不住脚。

27. Moyal,1949;Churchland,2002;Mannino and Bressler,2015。虽然"概率因果关系"是一种有用的理论概念,其在现实世界中的应用并不总是可行的。想想理查德·费曼(Richard Feynman)对熵增的解释,热力学第二定律指明熵会一直增加。"一件事情可以单向发展,反过来发展虽然可能,也符合物理学定律,但在上百万年中都发生不了一次——只有在这样的情形下,我们才能说它是不可逆的"(Feynman,1965,第112页)。类似的,在概率相关性中,一切事物都可以被单一原因解释,但统计上及现实中其大多数不太可能发生。

28. "自组织(self-organization)"一词由英国精神病学家 W. 罗斯·阿比什(W. Ross Ashby)提出(Ashby,1947)。Kampis(1991)讨论了自组织系统中有序度的增加——这是自组织系统方面一本容易读进去的书。想了解这一学科更复杂的内容,参见 Maturana and Varela,1980。

定义上它们就不受外界影响而独立出现，因此其必然由系统内部因素而不是外界事件所触发，而后者研究起来要容易得多。

我们怎么才能从自组织的、有诸多并行且相互作用的反馈回路的脑网络中分离出因与果呢？在大多数情况下，诸如神经振荡的脑活动都不是被诱发的，而是自然产生的。例如，睡眠中丘脑-皮层系统出现的纺锤波虽然偶尔可以被一些感觉刺激触发，但大多情况下还是因为睡眠对皮层下神经调质的抑制而自发产生的。自发活动并不是由明确的事件引发的，而是自己涌现的。类似的例子还有爵士乐手们的合奏。当他们找到一种和谐的旋律时，这种旋律就降低了每个人演奏的自由性，并迫使他们按照旋律来演奏。但有趣的是，旋律的涌现并不是许多可分解的物理诱因的加和，而是他们之间**相互作用**的结果。涌现不是某种影响神经元或人的"事物"[29]。

两组数据在时间上共同改变并不意味着两者间有必然的因果联系。传统观点说的对，相关关系与因果关系不同。因此，因果关系不能被简化为相关关系。要理解一个机器，光是仔细观察它是不够的。我们必须把它拆开再组装起来，或者去除其中一些部分来观察结果。当然，在汽车这样的封闭系统中，如果所有的部件以及它们之间的线性关系都是已知的，理论上我们能描述其任意时间的状态。但是，在包含复杂动力学的诸如大脑这样的开放系统中，这种完全的描述几乎不可能。这主要因为相互作用是非线性且难以预测的。

挑战相关关系

有目的的**扰动（perturbation）**系统是研究的有力手段。因为扰动是经过精心设计的，并且因为扰动而发生的改变可以被合理地解释[30]。在神经科学中，利用扰动的

---

29. Hermann Haken（1984）提出了"协同学（synergetics）"的概念，来解释在远离热力学平衡的开放系统中的涌现现象和自组织模式。他的"序参量"是协同作用或涌现的同时作用。在协同作用系统中，上行（局部到整体）和下行（整体到局部）的影响是同时发生的。因此，"原因"并不是其中任何一个，而是这种关系的结构。你可以管这种因果关系叫做互为因果或循环因果，这种概念被亚里士多德-休谟逻辑所摒弃（**循环论证，circulus vitiosus**）。但是，在复杂系统中，循环因果并无坏处。相互作用组成了相关关系。Kelso（1995）极好地论述了神经科学中的协同学，Bressler 和 Kelso（2001）中有缩简版本。

30. 实时调控神经活动直到不久前才被实现，在此之前这还只是神经科学家的梦想。在卡尔·戴瑟罗斯（Karl Deisseroth）和艾德·博伊登（Ed Boyden）为主流神经科学引入了光遗传学后（Boyden et al.，2005），我们现在可以在遗传学指定的神经元群中任意激活或关闭它们。这种革命性的工具让我们可以在健康或患病的大脑中重新验证那些我们早已习以为常的观点并为神经科学带来进展。不幸的是，当新技术被发明时，过度的乐观和吹嘘总是盖过了谦虚的声音。光遗传技术被过度宣传为探索特定神经环路活动模式和行为之间关系的因果性工具。然而，因为神经元置身于环路之中又参与环路功能，对神经元的操纵会带来次生甚至更复杂的影响，这些影响需要与光刺激造成的主要影响进行区分（Miesenbock，2009）。这种区分非常简单，因为网络可能以意想不到的方式改变。因此，很难说清我们观察到的现象是因为我们抑制了某一群神经元还是这种抑制在下游神经元造成了未曾预料到的后果，产生了新的活动模式。如果我们不能精确描绘光遗传的影响，我们假设的因就不再是真正的因了。（转下页）

做法由来已久。受伤或疾病造成的特定脑区的损伤或退化为神经科学理解不同脑结构的功能提供了丰富的样本。这暗示着大脑的不同区域为行使不同的功能而发生了特化。我们认为，记忆、情绪和规划等复杂功能的神经基础分别归因于海马、杏仁核和前额叶皮层，对应脑区的神经活动被认为会因果性地影响相应的功能。在动物实验中，我们可以随意地对这些结构或结构中的一部分进行损毁、"打开"或"关闭"等"因果性"操作。其造成的对应功能的失常被我们解释为正常大脑中这些区域正是负责这些功能的。

但先让我们踩一脚刹车缓一缓。这种结论并不总是可靠的。比如，黑质神经元的大规模病变（生产多巴胺的神经元缺失）会引起肌肉僵硬、运动缓慢（运动徐缓）和震颤。但是，多巴胺能神经元的缺失是这些症状的充分非必要条件，多巴胺没有失调的时候这些症状也是可能出现的。类似的，去除啮齿类动物皮层下核团对其海马区的神经支配会造成比直接损毁海马更严重的认知障碍。这不光是因为去除神经支配会让海马不再能行使正常的生理学功能，还因为去除神经支配引起的不正常的神经活动会造成比损毁本身更大的影响。反过来，如果长时间损毁某个脑结构或环路后行为学逐渐恢复了正常，我们也不能排除这个区域在功能中有重要作用。因为大脑环路有冗余性、简并性及可塑性，这可能会对急性损伤进行代偿。这些例子也可以解释为什么在大脑这样包含着密切相互联系的动态系统中，即使是局部的微弱扰动也可能在下游甚至相距很远的区域中引起意料之外的活动。此外，功能的恢复可能是因为改变了行为策略或受损脑区的下游结构出现了适应性的改变。下游脑区的非生理性涌现可能和上游脑区的损毁一样有害。这种观点指出了在复杂的大脑中用因果关系研究生理功能的局限性和危险性。

总的来说，统计学的相关性只是一种关联性。无论是相关性还是关联性都不能推导出因果关系，因果关系的确定需要施加扰动。在相互作用如此之强又如此复杂的大脑网络中，扰动可能造成次生甚至更复杂的改变，这种改变又需要与扰动本身造成的影响进行区分。复杂网络在遇到扰动时的反应难以预料，这种区分是非常困难的。因为没有简单方法来研究涌现系统，相关关系和扰动操纵应该尽可能地同时使用，这为研究这些现象提供了替代方案。这是我们目前所能做到的极限。

在这本书后续的章节中我们还会反复提到用单一因果关系进行推断是多么困难。在下一章中，我们会讨论感知与行为的关系。这两者常常相关。在这章中我们提到，数学意义上的相关性是对称的。但是，在研究因果时需要假定一个方向，我们将其

（接上页）一种可能的改进方式是在脑环路分析中同时使用相关和扰动技术。想要在脑环路分析中充分发挥活动扰动技术的长处，我们应该将扰动限制在少量的神经元上并同时观测其周围以及上游的活动（Buzsáki et al.，2015；Wolff and Ölveczky，2018）。

中的一个变量称为自变量，并将另一组称为因变量，这在观念上使两者变得不对等。为了验证我们的直觉，我们必须改变其中的一组变量并测量另一组的改变。从这点上来说，我们应该需要区分感知-行为闭环（感知作为影响行为的关键变量）和行为-感知闭环（行为作为影响感知的关键变量）。虽然在日常使用中这种区分看上去既乏味又吹毛求疵，但我还是认为这种区分的缺失是自外向内的框架至今还主导着认知神经科学的原因。在未经调校的大脑中改变感觉输入不一定会影响行为结果（那些刻在基因里的行为除外），但通过运动来改变感受器状态则一定会引起感觉的巨大改变。下一章我们会讨论因果混淆是如何影响感知觉领域的研究的。

小　　结

在神经科学中，我们常常将观测数据与相关性模型进行比较，并假设数据分为自变量和因变量来作图。当寻找两组数据之间的关系时（寻找相关性），我们习惯于认为其中的一组变量是需要解释的，而另一组是具有解释性的。这是因果关系的基本逻辑。解释相关关系包含两步。第一步是描绘数据（相关性），之后的第二步就带有主观偏见了——从一个本该是对称的统计结果中做出因果假设。

因果关系是西方世界科学推断中最重要的基石。因果关系要确定一个因导致一个果。但是，不依赖于因果关系我们也能得出可靠的科学结果。因果的概念在诸如大脑的、包含放大-阻尼反馈回路的自组织系统中尤其值得质疑。这些系统中的因果关系常常是循环的且多方向的。某件事不是被触发的，而是在许多因素的**相互作用**中涌现出来的。

第 3 章

来自行动的感知

我们的感觉系统有条不紊地将现实的样子详细而精确地传递给我们，这些关于外部世界的事实能帮助我们更有效地掌控现实，正如我们想要的那样。

——罗伯特·特里弗斯[1]

做接近虚无的事是最艰难的。

——玛丽娜·阿布拉莫维奇[2]

眼睛对意识的指令言听计从。在一一列举人员或国家的名称时，眼睛朝着法国、德国、西班牙、土耳其这些新名字眨呀眨。

——拉尔夫·沃尔多·艾默生[3]

将感知与行动分离，是自外向内框架的一个重要特征。在早期的神经系统解剖学研究中，感知-行动的分离既直观又合理。19 世纪，弗朗斯瓦·马让迪（François Magendie）发现支配骨骼肌的运动神经元纤维从脊髓前角伸出，

---

1. 罗伯特·特里弗斯（Robert Trivers），著名演化生物学家和社会生物学家，在 2011 年作此言论（Trivers，2011）。多位著名科学家也表达了类似观点，我们的感知是真实的，是真理的窗口，"真实性是感知和认知的核心特征"（Pizlo et al.，2014）。大卫·马尔（David Marr）也表达了人类"确实可以计算出真实表面的显式属性"的观点，但是他否定了这种能力在非人类中的存在（Marr，1982）。其他理论学家甚至在感官之间也采取了这种二分法；比如他们中有人认为，视觉是真实的，而味觉却不是（Pizlo et al.，2014）。

2. Abramovic，2016。［译者注：玛丽娜·阿布拉莫维奇（Marina Abramovic）是塞尔维亚表演艺术家，有着 40 多年的行为艺术表演经历，她的表演作品常用特别的方式与观众互动，探索身体的极限以及意识的潜力。］

3. Emerson（1899）的散文集《生活的准则》（*The Conduct of Life*）中，第五章"行为"，其中充满了对人类及其思想如何被眼睛活动外化的精辟观察。"如口舌一般，人的眼睛也在频繁地交谈，其优点是他们的眼方言不需要字典，但全世界都可以理解"（第 173 页）。［译者注：拉尔夫·沃尔多·艾默生（Ralph Waldo Emerson），美国散文家，讲师，哲学家和诗人。］

而**本体感受器（proprioceptor）**发出的感觉神经纤维，携带着皮肤触觉和肌肉收缩状态信息，从脊髓背角进入 [4]。就是说，不同的神经元集合控制躯体感知和肌肉控制。几十年后，乌克兰神经解剖学家弗拉基米尔·A. 贝茨（Vladimir A. Betz）指出大脑保持了脊髓的前后分离：负责视觉、听觉、味觉和躯体感知觉的结构大部分位于人脑的后半部，而眼睛后面，称为**额叶结构（frontal structure）**的区域，主要用于控制运动功能 [5]，这与脊髓的前角运动-后角感知的组织形式是一致的。尽管感知和运动指令的分离得到了解剖学证据的支持，在其他方面却还没有得到证实，比如事件发生的先后顺序，又比如大脑中"感知"和"运动"的脑区间的联系，还比如感知和行为之间的假设性的因果关系。

进一步来说，感觉和感知尽管明显相关，却截然不同。这些术语时程被互换使用；还有一些作者习惯在低等动物中使用"感觉"而在高等动物中使用"知觉"。更为严格的区别在于，感觉是刺激受体的瞬间感受，而知觉会将感觉与具有类似经验的记忆进行比较，以识别诱发的刺激。与此类似的是，尽管"行动"和"运动输出"属于相同的类别，但"行动"是一个比"运动"更为笼统的术语。从脑的输出不仅仅影响骨骼肌，同时也发挥自主作用（例如，调节心率）和控制内分泌功能（例如，乳汁分泌）。此外，思想和想象力也能被规划为行动（见第 5、9 章）[6]。于是，感知和行动系统之间的交互作用是一个复杂的问题。

周遭世界的大多数细节匆匆而过，我们茫茫未觉。各种刺激或归于沉寂，或因为学习变得有意义进而成为知觉。当知觉意识被理解为大脑对感觉的一种解释，它便成为一个主动的过程。从生理角度而言，意识要求信号的踪迹分布在许多大脑结构中，并在神经元网络中徘徊一段时间 [7]。这是个有趣的事情，因为发起运动还具有自

---

4. Jorgensen，2003；Bell，1811；Magendie，1822。

5. 贝茨注意到人类脑前部（运动）区域在深层包含大锥体神经元，而在后部区域的细胞则比较小。这些观察导致了他最广为人知的贡献，推导出初级运动皮层（皮质脊髓束的起源）的巨形锥体细胞的功能（现在被称为"贝茨细胞"），"罗兰多裂［译者注：即中央沟］将大脑表面分为两部分；前部以大的锥体神经细胞为主……毫无疑问这些细胞具有了所谓'运动细胞'的全部属性并且肯定延续成为脑神经纤维"（Betz，1874，第 578 ～ 580 页）。除了人类前中央回，贝茨还发现这些细胞存在于狗、大猩猩、狒狒和其他灵长类脑的相同部位，并且基于 Fritsch 和 Hitzig 的"绝妙的生理学结果"，他总结道，"这些细胞具备所谓'运动细胞'的全部属性并且肯定延续成为脑神经纤维"（更多内容见 Kushchayev et al.，2012）。人的前扣带回皮层同样也包含这样的巨型神经元，人们一直在猜测这些"梭形细胞"即**冯·埃科诺莫神经元（von Economo neurons）**在智慧发生中的重要性（Allman et al.，2001）。

6. 思考是一种行动（见 Llinas，2002），当然，这是一种与"自外向内"观点截然不同的想法。"自外向内"观点认为我们的思想是感觉输入综合的结果。

7. 许多实验结果提示有意识的识别需要在广泛的分布式复杂脑回路中募集大量神经元。根据 Libet（2005）的研究结果，这个过程不会超过 0.5s，他把这段时间称为"心理时间"，与感觉输入-意识决定-行动弧模型是一致的。见 Goodale 等（1986）对于这个需要的批评。

愿性；我们意识得到自发行动，而不是反射运动和自动的掌握娴熟的行动，比如行走。于是，在感觉输入和运动输出之间存在一个区域，一个假设的中央（或"最高"）处理器。这个为人知之甚少，却常被猜测的位置，人们称之为"智慧小人（homunculus）"的"决策者"或意志[8]。

在自外向内的框架中，感觉信息被传播到更高级的皮层区域，继而集中到运动区域。所谓的从感觉到运动反应的大脑路径通常称为"感知-行动闭环"。决策的制定发生在感觉输入和运动输出之间尚无法解释的区域。这个过程也并不需要解剖结构上有相反方向的连接。

我曾提出脑的首要职能是借助其传感器来生成动作并评估其后果[9]。结合认知神经科学的历史观点（见第 1 章）和随后提出的实验，我认为正确的顺序应当是"行动-感知"闭环。首先，我们来检视一下让我得出这个结论的实验。

φ 现象和客观观察者

有时，我们的眼睛（其实是我们的大脑）会和我们玩些小把戏。似动现象，或者称为 **φ 现象（ phi phenomenon ）**，是一种广为人知的错觉现象。最简单的形式可以这样实现，屏幕上两个不连续位置的两个小球在很短的间隔内（如 60ms）交替。出现所有人类，而且很有可能其他哺乳动物也是如此，会看到单个小球在两个位置之间来回移动，然而在屏幕上的画面是没有任何移动的[10]。如果两个小球颜色不同，在运动

---

8. 小人（很多实验中其实是"小老鼠"），当然只是假设的大脑机制的一种隐喻，或者称为灵魂。这个"小人"想法的起源带有宗教和符合老百姓心理的色彩。灵魂常常被诠释成一种自我的替代版本。有时，比如在梦境中，人们相信灵魂离开了躯体，甚至被赋予了超自然的力量。离世后，人的灵魂与躯体分离，灵魂永远离开无助的、死气沉沉的躯体。因为灵魂具有卓越的解释能力，如果在脑中有任何相类似的存在的话，就应该有相似的解释的力量。儒家思想的阴阳二分法体现了一种相似却绝不相同的概念："阴"来自上天，而"阳"来自人间。世间万物都是阴阳结合的产物。它们彼此不能分离。很多人，例如丹尼尔·丹尼特（Daniel Dennett），从字面上把"智慧小人"比作一个正在观看从视网膜或其他感受器投射来的电影的人，坐在一个他称之为"笛卡尔影院"的地方，一切都顺理成章；这里也引用了笛卡尔的心智二元论（Dennett，1991）。"智慧小人"也常被用作逻辑无限回归的谬误论点。

9. 霍夫曼的感知界面模型（Hoffman，1998；Hoffman et al.，2005）也强调我们并不是简单地观察这个世界，而是同时对它采取了行动。我们可以与环境发生互动，并不是因为我们被动接受客观现实，而是因为这个世界有充分的规律从而容许我们对采取的行动进行预测。然而，霍夫曼也说"拥有感知的体验并不一定需要运动"（Hoffman et al.，2005）。我相信在一个已经被运动校正过的脑中可能确实是这样的，但我依然认为，如果没有在生活的某个阶段进行动作校准，感知就不会出现。

10. φ 现象是 1912 年由德国生理学家马克斯·韦特海默（Max Wertheimer）发现的。作为讨论的延续，可以参考 Kolers and von Grunau，1976 或 Dennett and Krnsbourne，1992。多位当代神经科学学者利用错觉和关于错觉的主观反馈作为工具来探测神经反应（Dehaene and Changeux，2011；Koch，2004）。朱利奥·托诺尼（Giulio Tononi）所著的精彩而有趣的关于意识话题的书名就叫做 *Phi*（Tononi，2012）。［译者注：此书有林旭文中译本，机械工业出版社 2015 年出版。］

之外，我们还会感觉到，球在两个位置之间虚幻的通道上突然变了颜色。这个现象非常有趣，因为我们在第二种颜色实际上闪动**之前**的 25ms 左右就已经感觉到了颜色的变化[11]。我们的知觉效应是如何早于它的物理原因发生的呢？在过去的一个世纪中，φ 现象吸引了众多哲学家和心理学家的关注研究，他们提供了许多解释。他们在细节上有分歧，比如思维产生运动，是通过填补缺失的部分，还是通过回溯地产生这个部分并以某种方式及时反向投射来介入似动现象？但几乎所有理论都将意识作为**说明项（explanan，即解释性要素）**，而不是待解释要素。

　　φ 现象、模棱两可的图片、罗夏墨迹测验[*]以及其他错觉，是意识研究学者钟爱的领域。这方面的研究常常集中在感知上，寻求诸如"大脑如何提取和结合感觉特征以产生统一的对象？"等问题的答案。但是并不能解释感知-行动闭环[12]，因为它完全不涉及"行动"。这个缺失制造了感知和行动之间的巨大断层，需要用意志和决策等精神构想来填补。感知和行动之间的分离很大程度上解释了为何关于这两者的研究在神经生物学的发展中总是形同陌路。

　　如我所言的，假如行动是感知的前提，那么没有行动就不应有感知。我们可以用这样的方式来证明这一点：如果你将视线专注固定在静止的目标上，无论注视的目标周围有什么，即使是一群粉色的大象在绕着奔跑，几秒钟后它也会消失。这种称为**"特克斯勒消逝效应（Troxler effect）"**的演示从未失败过[13]。

　　探索行动至上的另一种方法是将行动的后果彻底摆脱，"固定视网膜（retinal stabilization）"就是这样一种操作。在一个早期的巧妙的实例中，角膜上固定了一个带有镜子的吸盘（如今我们称之为隐形眼镜）。当一幅图片或一段影片投射到镜子中，你就无法再用动眼的方式检视整个画面，因为视网膜上的影像会以相同的方向、相同的速度和角度跟随眼球一起运动。我们可以想象，眼动收集的信息提供了非常必

---

　　11. 关于 φ 现象，有许多有趣的实践和理论的解释。在一个电影院里，我们并不会感受到每秒 24 帧定格画面的快速翻动。相反，我们有一种完全没有中断的连续动画的错觉。霓虹广告灯箱也利用了同样的原理来制造运动知觉。

　　* 译者注：罗夏墨迹测验是由瑞士精神科医生、精神病学家罗夏（Hermann Rorschach）创立的著名的人格测试，在临床心理学中使用很广泛。它通过向被试者呈现一套由无规则的墨渍形成的对称图版，让被试者描述由看到的墨迹所联想到的东西，将他们的反应分类记录并分析，进而对被试者进行人格特征的诊断。

　　12. 讨论高阶皮质区域的参与，可参考 Quintana and Fuster，1999。

　　13. 特克斯勒消逝效应，由瑞士生理学家伊格纳斯·特克斯勒（Ignaz Troxler）首次演示而得名（Troxler et al.，1804）。我们必须将视线固定来检查一个场景中的细节，但是如果固定一段时间，细节周围的场景就会从大脑中消失。参考：https://en.wikipedia.org/wiki/Troxler%27s_fading。特克斯勒消逝效应和相关的错觉现象的一种解释是在视网膜甚至更高级的视觉皮层中神经元的"适应"反应，然而目前还没有找到在细胞和环路水平上关于"适应"的明确机制（Martinez-Conde et al.，2004）。你的眼睛运动的瞬间，消失的影像都会回来。禅宗佛教有效地利用了视觉系统的这一特性进行冥想。日本著名的龙安寺禅岩花园（枯山水），冥想者可以注视着白色沙坪上十五块岩石中的一块，周围的世界都会从视野中消失。确实会有这样的体验，试过。

要的"参考意见"，如果大脑不具有这种能力，视觉也就不复存在了 [14]。

行动速度限制感知速度

为什么脑会被一些人为的或是罕有的模式所欺骗？与其问这个问题，不如了解为什么脑会如此忠实地制造错觉，才能更好地帮助我们探索答案 [15]。自我塑造的行为并不是错误（见第 1 章），错觉也不是。他们都是源自大脑有效地从"垃圾信息"中提取重要特征的能力。我们时常忽略环境中大多数巨大的变化，而其中的一些变化至关重要 [16]。即使有了视觉这种耗费了大脑很大部分才得以执行的功能，感知也不是客观世界的真实表现。如果不知道 φ 现象中彩色小球根本不动，就算是最高明的观察者，也没法知道究竟是脑忠实地追随记录着一个小球的运动还是两个不动的小球在快速地轮流闪烁。我们根本无法区分这两种可能性，因为脑中不存在追随这种快速变化的机制。

那么为什么不用一个更快速的感知系统呢？如果脑的首要目标是感知和处理信息，那么在演化过程中损失速度是很奇怪的选择。答案也许就藏在我们的身体里。脑的基本目标是产生动作，如果它控制肌肉的系统很缓慢的话，就毫无理由在速度方面投资；这是我的猜测。脊椎动物肌肉的收缩速度取决于**肌球蛋白（myosin）**的特性，肌球蛋白是一种收缩蛋白，在所有哺乳动物中基本保守，与动物的体格大小无关。那么，无论脑的体积是大还是小，需要处理的问题都有着相同的时间尺度。在 φ 现象中，为了使视网膜的彩色视觉区域（中央凹）从一个球重新聚焦到另一个球，眼睛需要发生急促或跳跃的运动。这些快速的眼动平均每秒发生 3 ～ 4 次，是人体中最快的运动（阅读过程中 100 ～ 300 度/s 或者 20 ～ 30ms）[17]。骨骼肌比控制眼球的肌肉

---

14. 关于视觉稳定性的最受欢迎的文献是苏联心理学家阿尔弗雷德·亚尔布斯（Alfred Yarbus）的书（Yarbus，1967）。他记录了人在看物体和影像时的眼动，表明眼球运动可靠地体现了观察者对于观察对象细节的兴趣。在观察人脸的实验中，对眼睛、嘴、脸颊或鼻子的区域的检测取决于所识别的情绪。亦可参考 Riggs and Ratliff，1952 和 Ditchburn and Ginsborg，1952 的文献。如今，人们对眼动追踪技术的兴趣重被点燃，也许正是因为人们认识到它们提供了有关"思想观点和意图"的有用信息。那些科技导向的主流公司，从索尼到谷歌，几乎个个都在研发和提供可穿戴装备系统，因为它们能够精确识别人们对某些特定场景和广告中细节的兴趣点。

15. 视皮层 V1 和 MT 区也许确实参与了 φ 现象的发生，因为它们会对真实运动和表观运动（例如，交替发生的固定闪光）发生响应。这些皮层区域的神经元电位发放会随着刺激信号的时空性质发生系统性的改变，这些时空性质与受试者的心理学上定义的似动现象的极限密不可分（Newsome et al.，1986）。

16. 视觉艺术家将虚幻的感知体验用于审美目标。维克多·瓦萨雷里（Victor Vasarely）出生于我的故乡匈牙利的佩奇，他与其他几位画家一起在平坦的表面上创作了不可能存在的三维物体。这种不可能只有在仔细检视那些线条的连续性的时候才变得显而易见。这也让我想起另一位画家：莫里茨·埃舍尔（Maurits Escher）。

17. 肌球蛋白是一种存在于骨骼肌中的收缩蛋白。虽然人类的肌球蛋白比大鼠的要大 100 倍，收缩速度却只是大鼠肌球蛋白速度的 1/2（Szent-Györgyi，1951）。关于人的眼动速度，参考 Fischer and Ramsperger，1984。肌肉是除神经系统外人体中另一种能够发生快速膜电位变化（并产生动作电位）的细胞。肌肉中的几种关键分子有着和神经元中类似的功能。肌肉细胞和神经元都能通过有氧和无氧的代谢方式产生能量（例如，Buzsáki et al.，2007）。

运动慢得多。每秒敲击手指 20 下的速度几乎没有人可以达到，即使是弗朗茨·李斯特（Franz Liszt）*也做不到[18]。我们想象一个超级大脑，它可以在不到1ms的时间内感知、决定并发送运动命令，即便如此，这对肌肉的益处也微乎其微，因为肌肉必须在几十到几百毫秒的时间内瞬时协调其动作。从这一演化的角度来说，我们有很多理由相信感知对于行动是次要的。

感知 - 行动还是行动 - 感知？

当然，聪明的怀疑者可以认为根本没有必要优先讨论行动-感知这个"鸡生蛋？蛋生鸡？"的问题，因为这本来就是一个循环。作为对感知 - 行动因果方向的支持，一个经常使用的论点是简单反射的存在，例如**膝跳反射（patellar reflex）**。当神经科医生用一个软锤敲击受试者髌韧带，股四头肌中的肌梭受体会被收缩。肌肉受体是脊髓背根神经节中神经元的周围轴突分支，这些背根神经节神经元将牵拉诱发的变化传递至脊髓的腹角神经元，后者进而发出轴突支配原本的股四头肌。每一次医生敲击韧带，这种单突触反应都会被激活，进而发生一次弹踢。同时脊髓背根神经节中的神经元的另一轴突分支向脊髓中另一个神经元传递相同的发放信息，后者则将信息转到了丘脑。这符合贝尔 - 马让迪规则，据此有人认为感觉运动反射必定是感知的演化先兆。那么是谁在负责感知呢？背根神经节细胞、腹角运动神经元，还是丘脑？如果由于疾病，运动神经元遭到破坏，但从肌肉和皮肤到脊髓、丘脑和大脑其他部位的感觉通路完好无损，该怎么办？可想而知，拉伸反射根本不会发生。但问题是，患者会不会感受到软锤的敲击？我认为不会，因为敲击引起的神经元活动对于大脑来说毫无意义，因为这些信息根本没有事实基础。

如果将我的论点放到更广阔的演化视野中：只能行动的动物和只能感知的动物，哪一种生存的概率更高呢？显然是前者。感知，或是意识到感知，本身是毫无用处的，除非这个生物体可以行动。另外，即使没有感知的信息，运动也是有用的。我们的远祖动物生活在远古海洋中，周围有充足的食物，只要规律性运动就已经足以维持一种简单生物的生存。一旦运动控制机制出现，也只有在此之后，才值得发展出能够提高生存机会的感受器，更有效地指引运动以觅食和寻求栖息场所。人们在水母中观察到神经系统和肌肉融合在一起[19]，这一现象也支持以上观点。动物们只有通过

---

*译者注：弗朗茨·李斯特是匈牙利著名作曲家、钢琴家、指挥家。

18. 对有感觉回馈的骨骼肌，快速的输入处理是由丘脑皮层系统的两套补充：橄榄小脑系统和基底神经节来执行的。在鲁道夫·莱纳斯（Rodolfo Llinás）2002 年的畅销书《漩涡中的自我》（*I of the Vortex*）中，他雄辩地描述了大脑落后于身体速度的演化理由（Llinás，2002）。

19. Llinás（2002）指出了另一个显著的例子，海洋中的无脊椎动物海鞘就是一个典型的行动优先的例子。在海鞘的幼虫期，它们像蝌蚪一样悠游，寻找栖身之所。一旦它们找到了一个合适的住所，就开始变化外形成一个静止的桶状成年形态。在这种静止的生存状态下，没有任何运动，所以海鞘将脑的大部分都消化了。

在"做"一些事，其存在才有了目的。

于是，从演化的角度来说，"感知 - 行动"与"行动 - 感知"之间有着根本的差别。如果感知是大脑设计的主要目标，那我们的许多感知系统就似乎构建得很不尽如人意。反而运动，必须产生有益的结果，才能被称之为行动。如果将感受周围世界与其后果分离，行动-感知循环就会被打破，进而使系统变得毫无用处。

这种循环的打破是可以自然发生的。在快速眼动睡眠过程中，我们会暂时"失去"我们的身体，此时肌肉不受神经系统的控制。当我们苏醒的时候，对身体的控制立刻就会回来。我们的脑功能也会偶尔失调，在恢复肌肉控制之前几秒钟醒来的话，会造成一种十分恐怖的**睡眠麻痹（sleep paralysis）**感受。感受器受到刺激，我们却无法对它们进行任何操作，因此他们本身没有意义，也不会产生有意义的影响，此时大脑感到了困惑。听到恶魔般的声音，看到怪诞妖异的舞蹈，我们会感到威胁。我们不是在做梦，而是完全警觉的状态。正如我们之前讨论的错觉，这些幻觉是脑-身体-环境相互作用的必然结果[20]。我们通过行动而不是通过感受（尽管它们必不可少）与世界相连。这是感受或感知能够从真实世界"摄取意义"从而成为经验的唯一途径（见第 1 章）。两棵树之间的距离呈现在视网膜上可能与两座山峰之间的一样，而只有亲身去走、去看，才能让大脑真实感受到它们之间的区别。我再次强调，脑的主要功能不是要去忠实感知和表征客观世界包括那些无关紧要的细节；而是大脑针对环境中与特定目标相关的一些特征发起行动，并且从这些行动的后果中学习得到相关经验，典型的目标如摆脱饥饿。

最近的解剖和生理学实验结果充分支持了行动在感知计算中的关键作用。初级感觉皮层，特别是那些负责"高级感官"的区域，接受了大量来自"运动"脑区域的输入。实际上，除了通过丘脑中继直接接受感官输入的皮层区域[*]和将轴突传到脊髓的皮层区域，其他所有区域都显示出非常紧密且广泛的相互联系[21]。在小鼠的神经生理学实验记录中，整个大脑皮层神经元活动的变化，包括我们称为初级感觉区的变化中，有一半以上可以通过自身产生的动作参数来解释，例如躯体运动、胡须运动、面部运动和瞳孔直径变化。大脑活动受到行动的强烈调制，相形之下，对感觉刺激

---

20. 我第一次经历睡眠麻痹的时候是极度惊恐的。从那短暂的受惊中平安恢复，使我得以将这种体验内化（如第 5 章讨论的），之后也不再受其困扰。换言之，我给这些体验赋予了中立的意义。你也可能有过类似的经历，比如梦魇，与睡眠麻痹不同，梦魇发生在非快速眼动睡眠过程中，三分之一的成年人体验过（Phayon et al.，1999）。麻醉过程中一些罕见的可怕经历源自相同的机制：大脑会在没有能力行动的情况下（错误）解释感觉输入。焦虑和恐惧的来袭可能涉及类似的机制，原因是我们无力去改变或掌控情况，或是感受到这种无力。

* 译者注：嗅觉到达皮层不经过丘脑。

21. Petreanu et al.，2012；Economo et al.，2016；Chen etal.，2018；Han etal.，2018；Harries et al.，2018。

的反应显得微弱了。大量脑区参与行动也表明，几乎每个皮层神经元都同时接受行动和感受两种输入，尽管输入比例不尽相同 [22]。

行动-感知循环的捷径

当我们在另一个人耳边大声呼喝,可能会导致对方产生短时间的听力障碍。相反，我们自身却可以在听到自己的呼喝声以后立刻恢复正常的交谈。希腊科学家早有推测：我们被自身听觉系统的多重机制保护着。如今，我们称其为**伴随发放(corollary discharge)**。顾名思义，这种辅助性的活动与实际的行动输出同时发生。启动运动环路的脑区不仅将动作电位传到下游运动通路，也同步传到其他的脑区。这些辅助性发放为自组织动作提供了反馈报告机制 —— "一个来报告传感器变化的特派员"。

某种特定感觉模态的激活，可能是由于意料之外的刺激忽然发生，也可能是动物在主动搜寻刺激或期待刺激。这两种刺激会触发不同的反应，比如主动的触摸和被触摸产生的感觉会不同。一个意料之外的刺激要么引起一般性的响应，比如对一个大的声响的惊吓反应;或是某种有指向性的反应（定向反应）[23]。定向反应是大脑对于意外事件信息作更多了解的积极尝试。

正如我们在第 1 章中讨论的，在没有独立验证从而其响应无从摄取意义的情况下，神经元无法阐释感觉输入信号的意义。为了让神经网络可以解释周遭世界，它们需要两种不同的信息进行对比。运动引起的脑感受器的变化可以提供这些额外的信息。只有通过比较两种信号，并且其中一种从运动或先前的知识摄取了意义（这些知识也是由生活中某个时刻的行为产生的），大脑才能明白周围发生了什么。这种区别很容易证明，闭上一只眼睛并用手指从侧面开始推动睁着的眼球。整个视野似乎随着手指的移动而移动了。相反，如果通过前后移动头部或用眼睛扫视世界，尽管视网膜上产生的刺激模式类似，世界看上去却是静止不动的，即使眨眼或眼球扫视了也一

---

22. Stringer 等（2018）总结道："如果不测量并理解感觉与正在进行的行为之间的关系，就不可能了解感觉皮层的功能，这种测量和理解远远复杂于诸如跑步和瞳孔扩张等易于刻画的度量。"

23. "定向反应"的概念是由伊万·巴甫洛夫（Ivan Pavlov）提出，并由伊夫格尼·索格洛夫（Evgeny Sokolov，1960，1963）进行了深入研究。索格洛夫指出，如果一个新的信号之后没有奖赏，动物很快就会忽略它，他称这个过程为**"习惯化(habituation)"**。为了描述大脑（特别是海马）如何检测事物是否新颖，他别出心裁地使用了与伴随发放模型中相同的比较电路（见图 3.1）。这也许不足为奇。当眼睛进行扫视的时候，大脑根据其感知到的当前状态，预测扫视后场景的预期内容(贝叶斯先验;见第 13 章)。没有新的事件发生，就不会有感知上的变化。然而，如果在扫视过程中发生了新事件，就会出现预期输入与实际输入之间不匹配(比如，如果之前的模型出错，这个模型就会被更新)。模型更新的过程可以被称为感知。在行为上，传感器的预测状态和检测状态之间的不匹配将触发定向反应。

样。至关重要的是，如果眼睛的肌肉由于某种原因而麻痹，此时试图向右运动眼睛，**会导致**观察到视野向同一方向移动[24]。有什么主动的大脑机制来弥补这种令人困惑的变化呢？

主动伴随发放的机制

哲学家和艺术家比神经科学家更早地热衷于研究如何区分真实世界和感知世界。意大利画家菲利波·布鲁内莱斯基（Filippo Brunelleschi）也许是第一个试图用实验来检测的人。在一个 12 英寸（30.48cm）见方的木板上，他画了处在其周围环境中的佛罗伦萨洗礼堂。画中央，他留了一个小洞，然后邀请一个人面对洗礼堂，在画的背面从洞中看出去，并用一面镜子挡在观看者的视线前。布鲁内莱斯基精心放置画面（镜子中的影像），使得它与真实的洗礼堂完美对齐。于是观看者以为自己在镜子中看到的画面影像就是真正的洗礼堂。通过镜子，真实世界趋于二维平面而绘画画面却趋于三维立体，这样观察者就无法轻易区分两者的镜像了。他的目标是证明只有通过前后移动头部才能区分现实和图像，从而造就或者破坏观者的自身世界。在这种艺术西洋镜中，只有当观看者能够进行自主的头部运动，才能将真实的变化与表面上的变化区分开[25]。

两位研究鱼和无脊椎动物的德国生理学家艾利希·冯·霍尔斯特（Erich von Holst）和霍斯特·米特尔施泰特（Horst Mittelstaedt），以及在加州理工学院研究人类视动反射的罗杰·史派瑞（Roger Sperry），比布鲁内莱斯基更进了一步。他们想了解当一条运动指令从大脑出发，是悄无声息的还是会留下一些痕迹[26]。他们得出的结论是，必然存在一种脑的机制，能够区分刺激是自我产生的还是因大脑传感器感应外

---

24. 眼肌麻痹的患者确实看到了这样的景象。赫尔·科恩米勒（Herr Kornmüller）教授做了一个著名的实验（Kornmüller, 1931），他将自己的眼睛肌肉麻醉，来研究自主活动被阻断时究竟会发生什么。他报告了非常明显的视野移动，而这种移动是无法与类似程度的视觉输入真实位移相区分的。

25. 如 Wootoon（2015，第 165 页）中描述。

26. 冯·霍尔斯特与米特尔施泰特的论文非常精彩。30 页的篇幅揭示了运动控制和感觉生理的完整研究历史，展示了从果蝇到鱼类的大量实验，在定量模型中总结出有意义的结果。两位作者提醒读者，即使是最简单的生物的大脑，也不仅仅是"在受体和肌肉之间存在的一组连接电缆！"他们不仅证明昆虫可以区分自身和周围环境的运动，还非常自信地推广了他们的发现"重传入原则适用于中枢神经系统中从最低等（四肢的内外控制、躯体不同部位之间的关系）到最高等（空间方向感、感知觉、错觉）的所有现象"。对比于史派瑞的描述："动力学成分可能会作为外显运动的激发模式的一部分产生于中枢。那么，所有导致视网膜中视觉图像移位的运动，引起该运动的激发模式都可能会向视觉中心传递伴随发放，以补偿视网膜移位。这意味着视觉中心针对每个运动的方向和速度进行了预期的调整……当视网膜视野旋转 180°，任何预期性的调整都不可能与视网膜输入的信号匹配，进而强化错觉运动，而不是消除它"（Sperry, 1950，第 488 页）。伴随发放的本质特征也是预测编码（Rao and Ballard, 1999；Kilner et al., 2007）和运动控制理论（Shumway-Cook and Woollacott, 1995；Wolpert et al., 1995；Kawato, 1999；Grush, 2004）的基础。

界而产生的。他们设想的这种机制，假定运动命令的信号副本在大脑中某个地方留下了自己的印迹。史派瑞称之为"伴随发放（corollary discharge）"，而两位德国生理学家称之为"重传入（reafferenz）"，两者都将它比作了照片的底片。反过来，运动过程中来自传感器的刺激就是正面印迹，当与底片相结合时，图像便抵消消失了。史派瑞、冯·霍尔斯特和米特尔施泰特所做的实验最早证明了行动直接影响感觉。执行终极运动命令的神经元发送了一份副本信息给处理传感器所提供信号的神经元。后面这种神经元［称为**比较器（comparator）**］可以用于比较输入和输出大脑的信号（图 3.1）[27]。

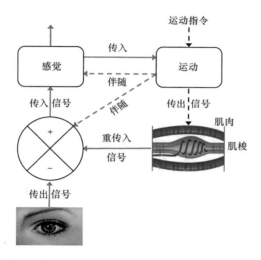

图 3.1　伴随发放影响感觉信息处理的示意图。运动指令信号（传出信号）从运动皮层传到眼肌，伴随发放（图中部虚线箭头）也同时发送到感觉系统的比较器机制。比较器对外部（传入）信号执行减法或除法归一化处理，处理取决于伴随发放。此外，来自肌肉中张力传感器的重传入信号的幅度还可以对感觉输入产生延迟效应。在所有哺乳动物中，从运动皮层到感觉皮层的投射是一种常见的构筑特征

　　伴随发放（即将一个行动指令告知感觉系统的机制）是大脑的一种独特发明。从腹角运动神经元到脊髓的感觉侧并不存在这种内部信号重传入。所以贝茨的直觉只有部分是正确的。脑中确实存在背侧"感觉"和腹侧"运动"的位置分离。然而，他们之间的交流方式与脊髓中截然不同。脊髓是一个模块化系统，每个模块使用的算法和节段间协调几乎完全相同。大量神经元支持的反射和运动就是脊髓的主要功能。其实，大象的脊髓容量比猕猴的脑容量还要大。所以大脑的"聪明"并

---

27. 伴随发放机制代表了大脑环路组织的一种基本形式。输出模式通知输入分析器环路。我们会在多个章节中讨论这种基本机制的拓展内容。很长时间里，比较器环路也被看作多个脑功能的一种基本机制（Sokolov，1960，1963）。MacKay（1956）的认识论自动机（epistemological automaton）将现实和预期感受的输入进行比较。兴奋性的交互反馈环路可能被视作伴随发放机制的一种内化版本。

不仅仅取决于神经元和突触联系的庞大数量。各种连接如何组织在一起也至关重要。从输出到输入的伴随循环是皮层的关键性模块。我们在多个章节中还会继续讨论到循环、正反馈和伴随发放，来证明这些机制正是认知操作的最重要的意义摄取过程。

两种伴随发放的机制

至少存在两种方式来区分由自身运动引起的感觉刺激和周围环境中的真实运动。第一种可以被称为**自适应滤波（adaptive filtering）**，在蟋蟀中就有这样的例子。不知你是否尝试过捕捉鸣叫的蟋蟀，它们的鸣叫声很大，但是当你靠近，它们就会感受到并且变得很安静。正因如此，日本郊野的农民会用蟋蟀来当哨兵保护他们的家畜。蟋蟀被放在小笼子里，暗夜里的鸣叫在有物体靠近的时候才会停止。随之而来的沉寂便是给主人发去的警报[28]。蟋蟀没有耳朵，但它们的腿部有一对鼓膜器官。这个超级敏感的装备能够侦测空气分子的振动（声音），从而成为防御天敌的首要报警机制。除了听，雄性蟋蟀还会"唱"；它们的翅膀上有短刺和硬棘，互相摩擦发出很大的**鸣声**。鸣声高达 100 分贝，是人脚步声的好几倍，而蟋蟀在大声鸣叫的时候依然可以保持高度的警觉性。在制造声音的同时，大脑通过伴随发放同步抑制了中央听觉神经元，抵消了听觉、本体感受和机械感受信息的大量涌入。令人瞩目的是，在蟋蟀的脑中，负责这种前馈信号的机制由单一的抑制性神经元完成。当伴随发放的神经元开始活动，它选择性地抑制那些与自身鸣叫直接相关的听觉神经元。这些听觉神经元中的减法或除法归一化过程（见第 11 章）将自身产生的振动信号去除，而保留了蟋蟀捕捉到外部轻得多的刺激的能力[29]。

将环境中的真实改变从自身运动引起的表观感觉变化中鉴别出来，还有另一种被称为"时间分隔"的机制，因为伴随发放和信号检测发生在不同时间。比如，眨眼或进行扫视眼动的时候，外部世界到视网膜的输入会消失或变得模糊，而我们并不会注意到。一个完美的观察者能时刻"看到"他周围的所有事物，但现实中的"看见"只是空间精度和速度之间妥协的结果。果蝇的眼睛和数码相机都只有有限数量的可用像素。相机通常通过逐个像素的方式来扫描目标，它的有效分辨率是由处理器在一定时间内能够处理的像素数量决定的。果蝇的复眼大概有 3000 个像素，在快速飞

---

28. 见 Dethier（1987）讲述的故事。他的文章兼有科学见解和叙事的美感，非常值得阅读。

29. Poulet 和 Hedwig（2006）做了一系列杰出的研究，他们在主要处理听觉信号的前胸神经节中的听觉神经元中作胞内记录，同时，在产生鸣叫模式的中胸神经节中寻找伴随发放的踪迹。抑制性的伴随发放神经元的树突和胞体被产生鸣叫模式的神经元所包围，这些神经元发放信号，其庞大的轴突分支与前胸神经节中的听觉神经纤维形成不计其数的突触。神经元产生与鸣叫同步的动作电位发放，却不响应外部的声音。它对鸣叫的产生没有影响，因此其唯一的工作就是向听神经元提供伴随发放。迄今为止，这是对这种机制最清晰的描述。

行（相对体型大小，可能比我们走路的速度快 50 倍）的时候，果蝇的视网膜上会产生图像的漂移，称为**光流（optic flow）**，对它周围的环境进行了大面积的扫描。果蝇看起来不稳定的折线形飞行实际上是"停停走走"的扫视模式，通过增强深度分辨率和区分物体与背景来主动塑造其视觉输入。

通过不同方式扫描世界的生物多种多样。蛙没有眼部肌肉，但通过呼吸使眼睛进行有节奏的运动。螳螂运动它的整个头部来进行扫视。蜘蛛的身体匍匐在蛛网上，眼睛伸出来像潜望镜一样旋转扫视周围世界。拥有更高级大脑功能的脊椎动物同时使用空间分辨率和扫描策略。灵长类（包括人类）的眼睛，在中央凹区域分布有许多视锥细胞以提供准确的视觉，并在中央凹周围有许多视杆细胞来检测运动。灵长类的眼睛既可以做探索性的缓慢运动，又可以做快速地扫视。和蜘蛛一样，我们可以保持身体的静止，但只要脑还可以移动眼睛，我们就可以监视周围很大的区域。在扫视眼动过程中，视觉场景并不会变得模糊；相反，它会暂时被假定存在的伴随发放所抑制。视野出现在一个地方或另一个，而不会经历中间的扫描过程。你可以通过照镜子来体会这个现象，因为总是可以持续看到自己而不会注意到扫视眼动的过程。这种抑制机制会提醒视觉信号处理脑区，即将到来的信号是来自脑的命令导致的，而不是视觉世界中真实的变化。

在灵长类大脑中，传导这种前馈信号的神经元件比在蟋蟀中要复杂，但原则是一致的。新皮质额叶眼区（frontal eye field）的神经元能够胜任这一工作，因为它们同时接受视觉信息和来自丘脑内侧背核有关眼扫视的伴随发放信息。在将视觉输入与有关眼动的信号进行比较之后，额叶眼区神经元会告知其目标脑区刺激是否保持稳定或运动、伴随发放的强度和时长，以及如果场景在扫视期间发生运动，运动所产生的刺激平移的幅度。运动通路的失活，例如通过在丘脑内侧背核中注入局部麻醉剂以消除局部的动作电位发放，会导致视觉神经元失去可以从中摄取意义的信号。结果就是，额叶眼区神经元向其目标脑区传递了无意义的信息。在这种情况下，实验猴的报告中显示视觉场景跟随每次扫视跳动，就如同人在眼肌麻痹后的感觉。为了更进一步说明额叶眼区的作用，猴中的实验说明在这个区域进行微刺激能够提高视皮层中与刺激区域神经元空间感受野重合的神经元反应性[30]。刚刚讨论过的实验和

---

30. 顶叶皮层（特别是顶内沟外侧壁）神经元也能够执行伴随发放比较器的功能，并且驱动额叶眼区的神经元。其他脑部位，包括外侧膝状体、上丘，甚至视皮层 V1 到 V4 区域也参与其中。除了抑制视网膜输入，在扫视眼动时脑中发生了很多有意思的事，包括时空压缩和部分场景依赖于扫视方向的位移（见第 10 章）。在视觉系统的早期阶段，大细胞和小细胞通路受到不同的影响。主要是外侧膝状体的大细胞通路被扫视信号抑制并通知运动中心。除了伴随发放机制，由眼动自身引起的视觉运动也能参与掩盖视觉。Duhamel et al.，1992；Umeno and Goldberg，1997；Sommer and Wurtz，2006；Crapse and Sommer，2012；Moore et al.，2003。综述见 Ross et al.，2001；Crapse and Sommer，2008。

观察结果提示，产生自身运动的环路为感觉系统提供预测信号，以便将预期信号与感受器传送到大脑的信号进行比较。

连续视觉的错觉

对视觉世界的采样并不连续，因为会被扫视中断，每一次扫视都会导致 10% 采样时间的损失。然而，这种损失具有很重要的优势。首先，模糊的视线被阻断了，因为扫视过程中的视觉输入被抑制；第二，伴随发放是一个重要的定时信号，能帮助协调视觉系统以外的神经元活动；第三，扫视期间多种视觉神经元的发放被抑制，使它们可以对活动所需资源进行补充，例如，在强直发放中失活的树突钠离子通道和钙离子通道得到了恢复。结果，在扫视之后，视觉系统在一段短暂的时间内对刺激更加敏感，获得了可观的回报。

肌肉活动（又是它！）这种行动可能是感觉输入间歇采样的演化起源。肌肉的最快反应是在不应期之后的抽搐。这种机械性的约束可以用来解释为何传感器适应了这样的情况。无论其起源如何，间歇采样都有利于传输信息。首先，间歇性引入了一种对信息进行分块的方法，类似于单词之间的空格。于是，每个神经元信息都有开始和结束的代码（见第 6 章）。第二，间歇性简化了如何跨脑区协调信息处理的方式，因为它引入了能够被所有相关机制共享的生成清晰时间参考框架的方法。盲人意识到，由凸起的点构成的形式比连续的凸起的线条更容易被指尖辨别，从而发现了间歇性感觉采样的优势[31]。用手指感受文字也是从运动开始的。

感知和主动感知

并不是每个人都能拥有扫视运动。一位叫做 AI 的志愿者从出生时就因为她的眼睛肌肉发生纤维化而无法移动她的眼睛。但她的视觉没什么可抱怨的。尽管阅读速度很慢，她还是可以读写；因为通过头部运动进行扫视，她弥补了无法动眼的不足。阅读时，她头部朝右侧进行锯齿运动，平均持续时间为 200ms，到了行末，她的头部折返回页面左边开始读下一行。看图片时，AI 的头部运动扫描图片中重要的细节，类似于我们使用眼扫视从场景中提取有趣特征的方式（图 3.2）。AI 通过主动运动头部（带动眼睛运动）提高了她的视觉能力[32]。

主动感知（active sensing）指的是大脑发起的搜索，而不是对于预期中事件的反

---

31. 路易斯·布莱叶（Louis Braille）自幼眼盲，后来创造了类似平行摩尔斯码的盲文触觉书写系统。

32. Gilchris et al.，1997。

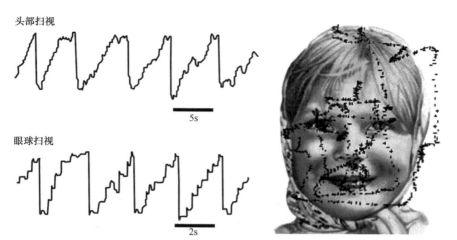

图 3.2　在文本阅读过程中，头戴式搜索线圈记录了眼肌麻痹（头部扫视）患者 AI 的头部运动和对照对象（眼球扫视）的眼睛运动。总体来说 AI 的速度明显比较慢，她头部的稳定性不如对照对象，但她的运动策略跟对照对象的一样。右图显示了 AI 在观看一幅图片时的头部运动
图片基于 Gilchrist 等（1997）的文章进行了重绘

应[33]。"观察"，可能是更适合用来描述这一过程的词。在真实世界中，没有刺激施予大脑，它必须主动获取。感受器的灵敏度，部分取决于可以移动它们并最大化其功效的效应器。这有点像照相机和它的使用者之间的关系。照相机拍下照片，但拍下的内容却取决于使用者的行为。意料之外的刺激独立于动作之外发生时，触发了搜索行为并优化了感受器。这种主动感知的生理基础也是伴随发放。

　　主动感知的发生有两种形式：整个躯体的位移（如果蝇的视觉功能），或者感受器的局部移动（如蜘蛛的视觉功能），但目的是相同的。这两种策略可以用同一种动物来研究。例如，当一只猎犬在地上嗅取一只鸟的气味样本时，它有规律地嗅闻草地，但在空气中追踪相同的气味时，它跑得飞快，同时扬着鼻子追寻气味的流动。不管哪种情况，这种主动感知行为的生理基础都是伴随放电。

主动感知的机制

　　有些形式的主动感知，研究人员已经了解了其神经机制。一些动物既能感知又能产生电场。弱电鱼［埃氏电鳗属（*Eigenmannia*）］用电信号主动探测周围的环境。

---

33. 魏茨曼科学研究所（Weizmann Institute）的埃胡德·阿希萨尔（Ehud Ahissar）将主动感知称为"闭环"感知，而在感知-运动的半开环过程中，感觉器官和环境之间的相互作用是最先发生的（Ahissar and Assa，2016）。詹姆斯·J. 吉布森（James J. Gibson）的"支撑理论（affordance theroy）"可以被认为是主动感知的先驱。根据他的理论，我们不仅可以从物体的性质和空间关系来感知世界，还从中得到了行动的直观可能性（支撑性）。环境"会把所有都给予动物，无论是必要的还是不必要的、好的或不好的"（Gibson，1979）。尽管吉布森试图去除感知和行动中间的决策者，他仍然认为感知驱动了行动。

它的尾部有一个特化的**电器官（electric organ）**结构，能够发放电场；它的皮肤上还有被称为**结节性受体（tuberous receptor）**的电受体，能够通过感知电场来侦测对象［**电场定位（electrolocation）**］以及在浑浊的水中与其他电鱼交流信息［**电场交流（electrocommunication）**］。

电场定位过程中，鱼的大脑分析其发射的正弦电场与从物体表面返回的电场之间频率和相位的差异。当两条鱼互相靠近，两条鱼的放电模式叠加决定了它们发放的电场频率差。因此，从其他鱼产生的电场中分离出自我产生的电场与区分触摸某物还是被触摸，是相同的问题，只不过前者是通过电场感觉而不是机械感受器。大脑的解决方案也相似：一个类似于伴随发放信号比较器的电路。控制电器官发放模式的运动神经元受到运动控制核控制。控制核神经元的轴突一分为二，其中一条通路到达髓质中继核，后者的轴突沿脊髓投射并激活促成电器官放电的电运动神经元。另一旁支则支配含有伴随发放比较环路的延髓区域（见图 3.1）。尽管细节有所不同，这个环路与蟋蟀中的伴随发放环路类似[34]。

回声定位（echolocation），也被称为**生物声呐（bio-sonar）**，是另一种大家熟知的主动感知功能——生物向环境发出声音或超声信号并且分析回声以定位物体或猎物。蝙蝠和海洋哺乳动物是声呐感知功能使用的翘楚。鲸在潜水时发出一连串的"咔嗒"声。蝙蝠回声定位的准确性足以用来在飞行过程中辨别出蚊子的所在。脑干中的回声定位机制主要依赖两只耳朵检测到的声音之间细微的时间差。自己发出的声音在耳蜗神经和下丘（听觉系统的初级节点）之间和听觉皮层中被大大减弱[35]。

我们在一个房间里，通过自己发出的声音可以判断这个房间是大还是小，回声定位使用的神经机制与我们的这种能力很相似。通常，我们因为有视觉的直接判断，很少使用这种方式。然而，这种能力在必需的时候是可以被提升的。一些盲人可以用加重脚步，敲击盲杖或嘴里发出"咔嗒"声，然后注意听回声的方式来代替视觉。这些主动感知的方式对于过马路，甚至骑自行车、轮滑来说已经足够。一些能力超群的盲人可以识别物体的距离、大小和纹理，例如金属栅栏和木栅栏之间的差异[36]。

眼盲的被试者的成像实验结果显示，当他们使用获得的声呐方法主动定位对象时，他们视觉皮层区域（在一定程度上还有颞中部区域）的活动有所增强。这种信号

---

34. 瓦尔特·海利根贝格（Walter Heiligenberg）的书完美结合了电鳗利用电场感觉避免干扰的动物行为学、电生理和建模工作（Heiligenberg，1991）。关于新的进展，参见 Chacron，2007。

35. Suga and Schlegel，1972；Hechavarria，2013。

36. 回声定位是一种可以训练的能力，使盲人可以在生活中自力更生。本·安德伍德（Ben Underwood）和丹尼尔·基什（Daniel Kish），两位来自加利福尼亚的盲人自幼眼盲，是使用声呐技术的个中好手（Kremer，2012；Kolarik et al.，2017）。

增强在幼年眼盲的人群中会很强，而在较晚眼盲的人群中较弱，正常成年人中不存在。令人意外的是，听觉皮层中却没有这样的差异。这些观察结果表明，视觉皮层被剥夺了自然输入后，可以被训练以获得新的功能，比如回声定位 [37]。要成功，自我行动是前提。

嗅　　觉

嗅觉是哺乳动物主动感知的一个绝妙模型。嗅觉研究中，每个研究者都知道，不论他们研究什么科学问题，都应该把呼吸相位考虑在内，因为呼吸活动调节感知。闻嗅的目的是完成对气味的最佳采样，并传递给嗅觉受体。有规律（每秒 4 ～ 10 次）的闻嗅，在鼻腔中产生气体湍流，使气味分子可以直接与受体接触，而在日常的呼吸中气味分子只能缓慢地扩散。因为闻嗅，采样变得断续：吸气时采样足，呼气时减弱或消失。但这并不是全部。整个嗅觉系统提前就通过伴随发放信号逆知了气味分子即将到达，而这个伴随发放是由呼气发起的（或更可能是由于呼吸运动的松弛）。人们还不了解这个信号的确切路径和机制，丰富的生理学证据显示，从嗅觉感受器神经元到嗅（梨状）皮层的整个嗅觉系统，都表现出跟闻嗅循环同相位的规律模式。从嗅觉感受器神经元到僧帽细胞（嗅小球的主要输出），所有神经元均表现出大幅度的膜电压振荡，并与闻嗅循环同步发放。嗅觉皮层的锥体神经元可以对气味信息的重要性和意义进行提取，其发放输出也与吸气非常相关。

有人可能会辩解说，主动闻嗅在鼻腔引起湍流这种机械作用，足以增强气味的检测和识别，而无需向嗅觉系统中的神经元通告呼吸的阶段。为了反驳这一点，研究人员向志愿者的血液中注射了低浓度的气味，以消除空气湍流的影响。参与者在闻嗅的时候检测气味依然更可靠，这证明了即使在鼻腔中没有气味分子的存在，运动仍然可以提供信息 [38]。这个发现支持了从行动到触觉系统的反馈提升感知能力的结论。

探照灯一般的视觉

扫视性眼动的伴随发放作为一个信号，可以告知视觉系统是世界在动还是眼球在动。类似的环路也参与了视觉搜索这个主动感知的过程。视觉或看见并不是类似

37. De Volder，1999；Thaler et al.，2011。

38. 作者（Bocca et al.，1965）解释了他们的观察结果，表明闻嗅对上皮的机械刺激降低了检测血源分子的阈值。同时德米特里·林伯格（Dmitri Rinberg）和合作者们做了一次绕开嗅觉黏膜的示范（Smear et al.，2013）。他们用光遗传学的方法刺激单个嗅小球，它们是嗅觉系统的功能单位，结果表明，这种"植入的气味"通过同时传递成分、强度和时程信号，足以造成气味感知。

照相机一般的被动功能，而是对环境的主动扫描[39]。人类的高敏锐视力（这种能力让你可以阅读这本书的文字），需要有中央凹区域（视野中心 5 度的区域）的视锥细胞感受器才能实现。一度的视角大约相当于将食指放在一臂远的位置时的宽度。如果我们将眼睛固定在图片的某个部分以保持高敏锐度感受器在适当位置，则可以看到周围区域变得模糊。这种效果就像将一个探照灯照进了黑暗的环境。想要看清周围，我们必须来回移动探照灯。白天也是一样，我们看到了周围的环境片段，但是由于频繁扫描眼睛的动作，我们的视觉系统的记忆产生了一种幻觉，让我们以为可以以高敏锐度同时看到整个视觉场景。

当我们把眼睛注视在一个位置，眼睛的活动通过频繁"微扫视"，也就是微小的跳动来辅助视觉，使场景在几十个光感受器之间移动。这样的运动保证我们的眼睛不会固定在一个静止的画面。微扫视通过提高视觉皮层神经元发放活动提升视觉功能。当猕猴注视一个目标，一条最优朝向的线刺激贯穿某个初级视皮层细胞的所谓感受野[40]，发放活动在微扫视之后增加。重要的是，这种微扫视引起的短时增强的神经元兴奋性出现在了不同研究组研究的每一个视皮层区域，甚至是外侧膝状体（将视网膜信息传递到初级视觉皮层的丘脑结构）中。眼动影响了大量神经元，考虑到视觉区域占据了大脑的很大部分，这也在情理之中[41]。换言之，眼睛的运动改善了感觉系统的视觉功能，并且有助于凝视过程中的感知维持。扫视可以被看作是"视觉的闻嗅"，提供了感知上的增益（见第 11 章）。

在视觉功能方面，正常的扫视和微扫视之间没有本质的区别。在注视过程中，扫视是很微小的，而在主动的视觉搜寻中，扫视的幅度很大。两种类型的扫视都发源于中脑上丘。从这个结构发出的广泛的解剖投射可能可以解释为什么 AI 可以用头部运动模拟扫视来有效地补偿她失去的眼肌肉功能（见图 3.2）。这个观察强调了神经

---

39. 我常常想知道，如果早期的视觉研究人员是工程师或者控制理论家，那么如今的视觉科学将会发展成何等景象。如果他们没有开发固定头部和眼睛的还原论方法，而是开发出了一种方法来检测自由行动的动物的眼睛相对环境的位置，并观察实际运作中视觉的机制，会怎么样呢？值得注意的是大卫·休伯尔（David Hubel）在他的职业生涯接近尾声的时候，将兴趣集中在视觉中眼动的重要性（Martinez-Conde et al.，2004）。

40. 神经元能够响应各种不同组合的输入。对其响应最稳健的输入被认为是对神经元"有意义的"。许多视觉神经元具有朝向选择性、运动方向选择性、色彩偏好等，这些我们都称为感受野。

41. 一些关于眼扫视的出色原创研究被压缩在这些精简的段落中。Yabus（1967）、Carpenter（1980）和 Martinez-Conde 等（2004）的综述中描述了一些研究。Martinez-Conde 等（2004）强调眼动在视觉中的重要性，但认为它们只影响视网膜的信息处理："微扫视主要通过视网膜活动调节初级视觉区域中的神经活动"。尽管扫视可以影响整个视觉系统，脑中的伴随发放作为一种视觉增益的机制却并没有被讨论。见 Otero-Millan，2008。Hofmann 等（2013）讨论了蝙蝠（回声定位）和无脊椎动物（例如，电场交流）的主动感知的多种形式。Wachowiak（2011）和 Morillon 等（2015）的综述精彩描述了运动在听觉和嗅觉中的作用。视觉扫视甚至能影响海马神经元（Meister and Buffalo，2016）。

元组织的重要规则：对生存至关重要的功能广泛而冗余地分布在大脑的各个区域。这是一种可靠而安全的机制。

听　觉

当耳朵被塞住的时候，我们不仅没有办法听到声音，连说话和唱歌都会有困难。听觉反馈在言语中的作用至关重要。区分我们自己的语音和录音对听觉功能来说是小菜一碟，因为伴随发放提供了声音产生和听觉之间的密切关系。每个发出的声音都会导致下一个动作，而每个声音发出之前都会先进行动作准备。声音的发出调节了控制声音的肌肉并帮助达到预期的发声效果。

和其他感觉系统一样，听觉皮层区域也接受运动区域的直接投射，这为传递伴随发放信号提供了基础。运动前皮质区的运动指令有一个副本被传到听觉皮层区，在一系列自然的活动中强烈抑制自发的以及音调激发的突触活动。实现的方式称为**前馈抑制机制（feed-forward inhibitory mechanism）**，需要在听觉皮层中激活抑制性中间神经元，并因此而短暂抑制锥体神经元的发放活动。结果，声音引起的皮层反应被运动针对性地抑制了 [42]。除了皮层的机制，中耳的肌肉采取了相似的"先发制人"的行动。它们被运动指令激活，继而在声音刺激耳蜗之前大幅降低其产生的压力。同样的沉重的定音鼓声，如果出现在亨德尔的《弥赛亚》中，我们会感到陶醉；而如果是意外听到，我们就会被吓一跳；这就是大脑输出伴随性活动产生的结果。

这样，行动引起的伴随信号暂时性地降低听觉系统对可预测的声音的灵敏度，同时保持其对意外刺激的响应能力。这些机制如果因为疾病失常，就会导致耳鸣和幻听的现象 [43]。从运动区域发送到听觉区域（有自我诱导但实际没有发声）的神经兴奋也被大脑当作了真实发生的声音。

躯 体 感 觉

传统的运动和感觉功能的分离在躯体感觉系统中更为明显。经典教科书中明确将这种观点描绘成分别负责运动和感知的"行动智慧小人"和"感知智慧小人"，感觉到运动的联系是他们之间唯一的沟通方式 [44]。但是近来对啮齿类的研究中得到的发现

---

42. Paus et al.，1996；Houde and Jordan，1998；Zatorre et al.，2007；Eliades and Wang，2008；Nelson et al.，2013；Schneider et al.，2014。

43. Feinberg et al.，1978；Ford and Mathalon，2004；Langguth et al.，2005；Nelson et al.，2013。

44. 神经外科医生怀尔德·G. 彭菲尔德（Wilder G. Penfield）与蒙特利尔神经学研究所的神经科学家赫伯特·贾斯珀（Herbert Jasper），用电探针刺激清醒患者的大脑，并且观察他们的运动反应、获取他们的语言反馈。这种刺激的技术帮助他们创建了描述皮层感觉和运动的原始图谱（身体外形的卡通形象，也就是"智慧小人"）。这些解剖学上分立的图谱，某种程度上具有误导性，至今仍被使用，几乎没有什么变化。

却描绘了另一幅图景。啮齿动物具有一套精细的胡须系统，从触觉探索中演化而来，在黑暗中尤为有效。胡须像手指一样，碰触物体。在输入和输出的途径之间有多条环路，既包括短的脑干的连接，也有长的丘脑、皮层和小脑投射。重要的是，大量的解剖学证据表明即使在皮层中，感觉和运动区域之间的联系都是双向的。胡须运动的信号到达躯体感觉区，可以发挥伴随性放电的功能。这些信号使该区域的神经元能够整合一段时间内很多根胡须的运动和触碰，这是通过主动触摸进行物体辨认和导航的关键因素。另外，表征胡须的躯体感觉区即**桶状皮层（barrel cortex）**形成了同样直接和显著的运动控制通路。在胡须运动控制中，躯体感觉皮层神经元的激活与解剖学指定的运动皮层的刺激同样有效。从躯体感觉皮层到脊髓的解剖学直接投射在啮齿类和猴中都存在，提示这种类似的机制服务于不同物种[45]。

关于运动在感知中的关键作用，有一个经典的演示：威斯康星大学的保罗·巴赫-依-瑞塔（Paul Bach-y-Rita）及其团队的触觉-视觉替代实验，在盲人的舌部放置电极阵列并且用微弱的电流脉冲刺激感觉末梢，使他们能够"看见"。盲人被试者能够从一个摄像机输出到舌头的信号部分地获得一些视觉的功能。每一个成功输出的例子中一个关键的部分在于被试者控制摄像机的能力。在舌头被动"观看"条件下，被试者的舌头只有被挠动的感觉，而类似视觉的感觉并没有发生[46]。

当然，你可能觉得我的观点轻易就可以反驳，因为当你完全静止地坐着也能感受到信息的流淌。手上一次触碰，或者一只虫子在眼前飞过，感知这些是完全不需要任何肌肉运动的。于是这些例子就被当作了从感觉到行动的感知顺序的证据。然而，这些感知发生时，脑已经处在了被"校正"过的状态。不主动感知刺激，没有生活中某个时刻的经历，刺激无法获取对大脑而言的意义。意义一旦萌生（例如，一个刺激或时间对动物的显著性），可以置于记忆存储中，也就是进行了**内化（internalized）**。内化的模式就能作为进一步感知诠释的意义摄取机制发挥功能。我会在第5章中对这个问题进行展开讨论。

被躯体训练的大脑

尽管大脑事先并不知道它的感受器在感受什么或者它的效应器在影响什么（见第1章），但发育中的大脑并不是白手起家的，它深深受益于遗传的和早期的编码。但是一招鲜的蓝图并不足以胜任大脑复杂的工作，因为躯体的各个部分分化成了不同的形态。基因的蓝图只是一张"原始图谱"。新生的大鼠中，脊髓丘脑束和丘脑皮

45. Ferezou et al.，2007；Mátyás et al.，2010；Hatsopoulos and Suminski，2011；Huber et al.，2012；O'Connor et al.，2013；McElvain et al.，2017。

46. Bach-y-Rita et al.，1969。

质躯体感觉通路已经形成；这些通路就开始与身体的各个部位有了对应关系。然而，身体各个部位所对应的脑区之间的相互交流在早期还很有限，因为皮层间的联系在出生后才刚刚开始生长。生长中的轴突怎样"知道"应该支配哪些又该回避哪些神经元呢？互相临近的关系对此有帮助，却不足以帮助轴突做出决定。

在输出端，脊髓腹角的运动神经元，已经和肌肉联系在一起，开始产生不规律、不协调的运动。这些新生大鼠中看起来无的放矢的运动，和胎儿胎动，或者是人类孕后期观察到的"婴儿踢"很相似。每个准妈妈和医生都知道这样的踢动是胎儿发育的重要指标。但这些踢腿运动的生物学效应和它们对大脑的作用直到最近才被阐释清楚。以后我们就会明白，每一次踢腿都在帮助大脑学习它所控制的身体的物理性质。

肌肉和肌腱中的拉伸传感器将肌肉的收缩状态报告给脊髓，最后报告给躯体感觉皮层。此外，骨骼肌的抽搐增加了肌肉上的皮肤接触到子宫中另一只同类幼崽或人类胎儿接触子宫壁的可能性。肌肉活动组合如果不受限制，可能导致大量潜在的可能性，但由于骨骼和关节的物理限制，仅发生了有限的一部分肌肉运动组合。所有的运动组合对于躯体感觉丘脑和皮层来说都是有教导意义的，因为这些组合是在未来生活中经常使用的。由控制哺乳动物躯体的大约 600 块骨骼肌诱导的随机和独立的皮层活动，其生物学意义就不大了。此外，仅通过遗传蓝图无法将有组织的输入传送到大脑，因为随着身体的成长，身体各部位之间的度量关系会迅速变化。

这种笨拙的肌肉抽搐组合"训练"是怎样帮助身体图谱形成的呢？在新生大鼠中，每一次抽搐和四肢抽动都会在体感皮层中诱发持续数百毫秒的"纺锤状"振荡发放模式。在成年动物中，神经生理学家会将这种模式称为丘脑-皮质"睡眠纺锤波"因为这种模式只在成年动物的非快速眼动睡眠过程中发生。在动物幼崽和早产的人类婴儿中，这些都是最早组织起来的皮层发放模式[47]。大鼠出生后长距离的皮层间联系形成，由于相邻的致动肌肉同时运动，纺锤振荡波可以用来将感觉皮层区域同时被激活的神经元群整合在一起。同样的，躯体中具有拮抗运动关系的肌肉（如上臂的肱二头肌和肱三头肌）会在他们的感觉皮层中诱导出相应的活动-沉默关系，并在各个神经元组之间产生抑制关系。长距离的皮层间联系形成后一周或者出生后，身体图谱也形成了，纺锤波就局限于非快速眼动睡眠了。幼崽们就可以用他们的身体图谱对局部的触碰做出反应，利用来自肌肉和肌腱的本体感受信息就可以轻而易举地移动[48]。因此，来自传感器的最初无意义的、由动作引起的反馈将人体的空间布局转换为大脑

---

47. 和早期纺锤波相似，随机的视网膜信号波在早期发育阶段触发了视觉系统各个部分的活动（Katz and Shatz，1996）。

48. Khazipov et al.，2004；Buzsáki，2006. 早产的婴儿中发生的早期纺锤波被称为 δ **刷振荡（delta-brush oscillation）**，而沉默和活动交替的模式称为**痕迹交替（trace alternans）**。和大鼠幼崽类似，肌肉抽搐能在孕后 29 ～ 31 周的早产儿或胎儿中诱导 δ 刷（Milh et al.，2007）。

神经元之间的发放时程关系。这个发育的过程是脑逐步了解它所控制的，或者更确切说，与它合作的身体的过程。于是，就算一个看起来笨拙的老师（像是随机发生的运动方式）也能够让脑增加对主人身体状况的了解。一旦身体的框架建立起来，纺锤波和肌肉抽搐之间的关系就会消失。纺锤波被"内化"（见第 5 章）而作为一种自组织的模式继续在睡眠过程中出现。但是运动和纺锤波之间的关系却不会完全消失。读者们可能也偶尔会经历在睡前发生的剧烈全身抽搐。这种活动能触发一个睡眠纺锤波，和在胎儿中的情况是一样的。

行动影响身体图谱

从我的观点来说，"躯体感觉"皮层这个名称是在自外向内框架下的误称，因为它不仅可以感知躯体，还可以模拟躯体[49]。大脑会继续表征已经缺失的身体部位，这是最明确的证据。肢体缺失或者截肢后，幻肢的出现和"其"产生的疼痛感，临床上对此进行了大量研究。如果感觉皮层确实仅仅感觉并完全依赖外部的输入，幻肢是不能在精神上被凭空建造出来的[50]。体感系统进行人体模拟的另一个引人注目的例子是虚假的身体部位错觉。实验室里，一位受试者坐在桌前，左手臂置于桌上，并且被一个屏幕遮挡，另外放置一个实际大小的仿真橡胶手臂模型在受试者面前。受试者被要求注视这只假手，而实验者在其面前用一个小刷子触碰这只橡胶手，同时在幕后用另一个刷子触碰受试者被遮挡的手。当真手和假手被多次同步触碰后，一般的受试者会慢慢接受这只假手就是她自己的。这个简单的操作就足以让人对一个本不属于自己身体的部分产生拥有感，并且将它融入自己的身体框架[51]。这个实验的另一个版本中，实验者会移动一下受试者的左手食指，使他可以触碰到右边的假手的食指关节，与此同时，实验者触碰受试者的右手食指关节。如果这两个触碰同步，受试者很快就感觉她是在触碰自己的手。触觉错觉，顺序激活了腹侧前运动皮层、顶内叶皮层和小脑，就像影像实验所揭示的那样，错觉反映了对来自人体自身的一

---

49. 迈克尔·布雷赫特（Michael Brecht）将这个概念拓展并且构建了一个躯体感觉皮层的躯体模型理论（Brecht, 2017）。他提出躯体感觉皮层的第四层反映了整个身体，而不仅仅是感觉的支配。躯体模型持续被从第六层到第四层的输入持续更新，对照的不仅是感官图谱，而是整个身体。

50. Ramachandran et al., 1995。同样的，盲人也能够想象或者梦见视觉的场景。反过来，具有初级视觉皮层双侧损伤的患者能够对视觉刺激产生反应，并且在视觉物体之间穿行，即使他们报告说看不到也记不起任何东西。这个想象被称为**盲视（blindsight）**［Cowey, 2010；见网页：https://www.youtube.com/watch?w=GwGmWqX0MnM（译者注：链接已失效）。初级视觉皮层损伤的猴也有类似的行为；Cowey and Stoerig, 1995］。这些观察结果表明，"感觉"皮层不只是用于逼真地"表征"外部世界。

51. 见实验演示：https://www.youtube.com/watch?v=sxwn1w7MJvk。

致性多感觉信号的检测[52]。

　　错觉的产生源自缺乏行动作为其基础。如果受试者在橡胶手被触碰的时候移动了她自己的手臂，错觉就不会产生。并且，当实验者移动了橡胶手，受试者立刻就会失去"假手就是自己的手"的感觉。显然，一种直接检验行动-感知框架的方法是，完全剥夺大脑的运动和自主输出，并检查在从未结合过动作经历的大脑中是否能够引起感觉。这样的行动剥夺实验无法实现，我们可以问的是，大脑将如何处理"不正常"的身体。例如，当两个大脑同时控制一个身体会发生什么？大自然也给出了几个这样的例子。

两个大脑一个身体

　　阿比（Abby）和布里塔妮（Brittany）是居住在美国明尼苏达州的连体双胞胎。她们曾经是很可爱的孩子，如今长成了自信的成年人。这对双胞胎具有分开的头部和脊髓，相连的胸部具有两个心脏，两只手和两条腿。每个大脑和脊髓支配一只手和一条腿。触觉和肢体控制也都局限在各个大脑所控制的一半身体。然而阿比和布里塔妮能够执行许多需要两边手脚协调的运动，比如走路、跑步、游泳、球类活动或者开车。她们有不同的爱好，甚至是不同的职业理想[53]。因为对于共同使用的躯体，她们的大脑有着分离的躯体感觉支配，许多研究者想要了解她们是如何有效地协调自己的感觉，以执行许多简单或复杂的活动所需的同步或交替的运动。然而，假设如我在本章所提出的，行动在指导感知，那么就可以解释为何两个大脑都不可避免地能够感知"另一方身体"的动作。这是因为骨骼系统的物理束缚使得身体的延伸是整体协调的。由于行动引起了联合，另一个身体融入了身体框架，成为它的一部分。

　　如果行动对感知至关重要，它在认知功能中也应具有显著的地位，实际上也确实如此，我会在第 5 章中讨论这一点。但是讨论的先决条件是理解神经元的集体行为，这是下一章的主题。

小　　结

　　感知是一个基于行动的过程，是大脑发起的一场探索，这就是这个长长的章节

---

52. Botvinick，2004；Ehrsson et al.，2005。

53. 在 Youtube 网站有许多关于这对双胞胎的视频；参考 https://www.yahoo.com/tv/conjoined-twins--abby---brittany--get-their-own-reality-show--video-.html。当我们怀着敬意去接触连体双胞胎时，可以获得许多关于大脑-身体问题的独特信息。其中最重要的问题是焦虑感是否是人体对大脑的诱导作用。例如，研究人员可以给双胞胎中的一位展示一些能引起焦虑的图片，然后询问另一位的感受如何。其他大脑-身体-大脑的问题也可以在连体双胞胎中来探索研究。

传递的简短的信息。这个信息与"自外向内"的经验主义哲学推动的表征视角有着根本性的区别。那么问题来了：在感知和运动之间到底是什么？拥有决策能力的智慧小人就是感知与行动分离后逻辑上必然产生的后果——我怀疑意识研究中的问题也是如此产生的。

我提倡的是另一种观点：世界上的物体和事件只有参与脑发起动作之后才能被赋予意义。这个过程中，大脑并没有试图表征整个世界乃至其中海量的无关紧要的细节，而是通过探索从中提取那些对本身所在个体有意义的信息。于是大脑编码了各个事件之间的关系，构建了一个简化、特制的世界模型。每个大脑都有它独特的模型构建方式。

赋予感觉输入信号，使之转变为体验，所用的关键生理机制就是"伴随发放"：从运动起始脑区发送到比较器环路的一个运动指令的参考备份。这种比较器机制使得大脑可以检查感觉输入的真实变化与自身发起感受器运动所引起的变化之间的关系。同样的伴随发放机制也在主动感知这种最优利用感受器以探知周围环境的过程中发挥作用。

第 4 章

神经元集群

交流的基本单元

合众为一。（E pluribus unum.）

——美国国徽中的文字

和则立，分则覆。

——美国肯塔基州州徽中的文字

成功来自集体的力量。

——艾伯特·拉斯洛·巴拉巴西[1]

按照自外向内的框架，研究大脑有一条明确的路线：呈现各种刺激，同时监测大脑的反应。要研究学习，就应该在学习的各个阶段建立刺激和神经响应的关系。要研究运动，就应该建立神经活动与运动模式之间的可靠关系。原则上，实验者构想出什么东西，比如描述认知各方面的复杂术语（再看一眼图 1.1），都能联系到神经元的活动上。在神经生理学装备库中，最早流行的技术是一次一个地记录神经元活动[2]。实验者的目的是找到能稳定诱发神经元放电的特征刺激。例如，记录视网膜神经节细胞时，施加声音或气味来寻找神经元的反应就没什么意义。相反，我们可以用不同模式的视觉刺激来探查视觉区域的活动。然而，潜入到大脑的更深处，特征刺激这个概念就变得越来越模糊。如果我们要进一步研究情绪或记忆等更复杂

---

1. Barabási，2018。［译者注：艾伯特·拉斯洛·巴拉巴西（Albert-László Barabási）是罗马尼亚出生的匈牙利裔美国物理学家，以网络理论研究而闻名。］

2. Hubel，1957；Evarts，1964。

的行为,这种关联策略还需要辅之以扰动方法。想要找到某个神经元活动的最佳关联,并宣布该神经元排他性地或是主要地响应某种性质,如视觉刺激的朝向或颜色,这风险不小,因为我们需要一遍又一遍地检测该神经元,同时确保动物的大脑状态不发生改变。此外,如果对该神经元的功能没有任何了解,可能就找不到生理上对应的"最优"响应。例如,某神经元的反应可能对一个黑色竖条的某一朝向具有一定的选择性,然而其主要角色是判定颜色。自外向内的研究方式可以提供大量有用的信息,但其存在本质上的缺陷,因为在具体实验中单个神经元只能接受少数刺激。

尽管单个神经元电活动能提供的信息有限,我们可以不断重复同一个实验,在相同条件下收集更多的神经元活动,并"假装"它们都是同时被记录到的,从而得到神经元生理活动的平均图像。这就像让乐队里每位乐手分别演奏自己那部分,再把这一段段录音拼凑成整体。这是单神经元学说的主要观点[3]。对该学说的合理质疑在于,在动态的脑环路中,神经元可以参与多种任务,就像神经科学家在不同场合也可以是孩子的父母、网球手或手艺人[4]。更重要的,如果我们每次只记录单个神经元,就没办法考察神经元之间相互的影响。从每个乐手的单独演奏拼出来的曲子,很可能听着不对味。基于这些考虑,理论家们开始质疑单个神经元作为大脑运算基本单元的角色。于是出现了另一种理论,神经元群体为了特定目的自行组织起来,在不需要时就自行解散。这就是**细胞集群(cell assembly)**或**神经元集群(neuronal ensemble)**假说。

细 胞 集 群

细胞集群的概念,就是那种所有神经科学家都会谈到,都会把它穿插在自己的重要发现之中,都会用它来解释各种复杂现象(甚至于心智运作这样复杂的内容),却缺乏严格定义的东西。这就导致科学家们各有各的定义。神经集群的概念主要与唐纳德·O. 赫布(Donald O. Hebb)有关,他在经典著作《行为的组织》(*The Organization of Behavior*)中创造了这个词[5]。他认识到单个神经元无法可靠地影响其下游神经元,因此提出,与周围相区别、物理上相互连接的一组放电神经元(即细胞

---

3. 该领域的经典文献是 Horace Barlow,1972。

4. 例如,同样是内嗅皮层的神经元,却可以有不同的名号:它们可以被归为位置神经元、速度神经元或头朝向神经元。尽管一小部分神经元看起来有特定任务,大部分神经元的性质都是混合的。相比于将其划分成一个个功能类别,更可能的情况是所有神经元都会行使多种任务(见 Hardcastle et al.,2017)。响应的特征分布在很大范围。实验者设定的具体行为特征,实际上可能只对应分布的尾端(见第 12 章)。

5. 我是唐纳德·赫布在科学上的隔代传人。科尔内留斯(凯斯)·范德沃尔夫[Cornelius (Case) Vanderwolf]是他不多的几个学生之一,也是我的博士后导师(http://neurotree.org/neurotree/)。尽管存在这样的传承关系,还是应该指出并非只有赫布构想出了细胞集群的概念,James(1890)、Sherrington(1942)、Nikolai Bernstein(1947,俄文文献;英文译本见,1967)和 Konorski(1948)都提出了类似的看法。但首先提出的功劳应该归于(转下页)

集群）作为独特知觉印象、认知实体或概念的表征单元。神经元集群并不孤立存在，而是与其他的集群存在有效的交流。由于组成同一集群的细胞之间存在高度交叉连接，有足够多的细胞活动就可以激活整个集群，这一过程在早期文献中被称为集群"点火"。赫布寻求外部世界的"表征"，想要理解一个信号如何导致另一个，因此他的理论包含了一大群相互连接的神经元以及神经活动的触发。

　　细胞集群的概念，很可能植根于 20 世纪初柏林心理学家的格式塔（Gestalt）心理学，他们基于邻接性、相似性、良好的连续性等概念，定义了知觉在大脑中假想的基础[6]。赫布的细胞集群概念至少在原则上可以从大脑出发解释许多心理学现象。这些假想出来的神经元集群被认为与周围的神经元有着明显的区别，可以表征某种对象甚至抽象的思想实体。两个集群的耦合可以作为关联的神经基础，因为激活其中一个集群会触发另一个。若干集群灵活地连接成一个环，可能是短时程记忆的基础，因为作为触发的刺激消失之后，神经活动还可以在这个环路中持续回响。这些想象出的细胞集群串联起来，则可以支持复杂的认知过程，比如记忆的唤起、思考以及规划，如果我们认为这些内在过程的确会产生这样的序列（见第 6 章）[7]。

　　赫布还认识到，灵活地连接起细胞集群，强化这些联系以支持长时程的关联，还需要另一条规则。他提出了一种通用规则，成对神经元之间的突触连接可以被它们动作电位的恰当时序发放所改变。修饰许多这样的连接，可以形成新的记忆或"印迹"[8]。这里有一个历史上的矛盾，他的第二条规则，赫布型可塑性规则或者直接称为**赫布规则**（**Hebb's rule**），借用自他人，可正是这条规则为他在神经科学的享殿中博得了显要的位置。

（接上页）伊夫·德拉热（Yves Delage, 1919）："与其他神经元的共同活动，会改变神经元的振荡模式，每次改变都留下或多或少永久的印迹，而振荡模式来自所承袭的结构和先前共同活动的影响。因此，神经元当下的振荡模式反映着它此前参与各种表征的全部历史"（见 Frégnac et al., 2010 译本）。因此，德拉热已经把振荡和细胞群体的优点组合起来，他的叙述也提到了赫布第二重要的概念，时序依赖的可塑性规则。日光之下并无新事。

　　6. 来自心理学的格式塔观念，是来自生理学的单神经元"学说"的重要对手，反复出现（见 Barlow, 1972）。

　　7. 赫布的观念影响了许多科学家的思考，他们以各种方式把赫布的观念引入到了自己的大脑理论中，这包括 Miller, 1956; Marr, 1971; Braitenberg, 1971; John, 1972; Shaw et al., 1985; Damasio, 1989; Abeles, 1991; Churchland and Sejnowski, 1992; Edelman, 1987; Wickelgren, 1999; Pulvermüller, 2003; McGregor, 1993; Miller, 1996; Milner, 1996; Kelso, 1995; Mesulam, 1998; Laurent, 1999; Varela et al., 2001; Yuste et al., 2005; Harris, 2005; Buzsáki, 2010; 以及大脑模型，如 Willshaw et al., 1969; Palm and Aertsen, 1986; Hopfield, 1982; Amit, 1988; Bienenstock, 1994; Wennekers et al., 2003。"细胞集群"的术语随着时间演变，可能有人会说它代表的不是赫布原来的想法了。这里的讨论还沿用他最初的定义。

　　8. "印迹"的观念被用来定义想象中表征记忆的神经元群组，与细胞集群的概念密切相关。这个术语是德国心理学家理查德·西蒙（Richard Semon, 1859—1918; 见 Schachter, 2001）引入的，经卡尔·拉什利（Karl Lashley）之手流行开来——他毕生追求找到记忆的印迹（Lashley, 1930）。拉什利没能定位印迹，可以解释为缺少明确的定义，或者印迹本身就是广泛分布的。在麻省理工学院任教的诺贝尔奖得主利根川进（Susumu Tonegawa）近来复活了这个术语。他利用光遗传学方法进行了一系列实验，在小鼠海马中擦除或植入记忆（Tonegawa et al., 2015）。关于印迹的历史和现状，参见 Schacter, 2001; Josselyn et al., 2015 的综述。

用他自己的话说，"总体上的观念并不新鲜，任何两个细胞或两个细胞体系反复同时活动，它们就可能成为'相关的'，从而一个的活动会促成另一个的"。赫布的一句话规则可能是神经科学中被引用最多的了，"如果一个细胞反复促成另一个细胞发放，前者的轴突就会发展出支配后者胞体的突触终末，或者增大业已存在的突触。"或者，简而言之，"一起发放，就连在一起"[9]。

赫布对细胞集群的定义依赖于神经元之间的结构与生理连接。具体来说，组成集群的神经元之间由兴奋性突触连接，经验可以生成突触或修饰其强度。一旦形成细胞集群，其中一小群神经元的激活可以触发整个集群的特征性时空激活模式。赫布假说的细胞集群和可塑性概念界定了理论神经科学的一个方向，并流行至今。基于这一假说，认知心理学家建立了宏大全面的研究计划，要把心理过程和生理过程联系起来[10]。这一假说开启了对分类和范畴化的生理机制的追寻[11]。

尽管细胞集群的概念显示出了其作用，但赫布的定义导致其所指认的生理基础在事实上难以找寻。此外，用单神经元记录的生理实验来追寻细胞集群的特征，被证明是艰巨的，甚至是难以完成的任务。研究人员早就注意到不同次记录的神经元放电模式之间变异度巨大。即使"最优"的神经元，在某几次记录中稳健地响应某个刺激，也可能在其他次记录中只发放一个孤零零的动作电位，甚至完全不活动。按照细胞集群假说，神经科学家认为被记录的单个神经元背后有着许多没记录到的类似神经元，它们的平均集体活动较之单个神经元所能提供的更为可靠[12]。要想检验真的神经元集体行为，证明或推翻赫布的集群假说，研究人员需要等到能够同时大规模记录神经元时。

---

9. 原话是"神经元一起放电就会连接在一起"（Löwel and Singer，1992），不过正文里的顺口溜已经传播得极广。关于赫布规则的实证，即"时序依赖的可塑性"（spike timing-dependent plasticity，STDP），见 Magee and Johnston，1997；Markram et al.，1997；Bi and Poo，1998。在赫布之前，巴甫洛夫条件化实验已经使时序规则尽人皆知了。条件性信号（conditional signal，CS）必须始终出现在非条件性信号（unconditional signal，US）之前，二者发生的概率接近，才能成功产生关联。反转时序，会使 CS 对 US 的预测能力低于随机水平。在 STDP 离体实验之前，Levy 和 Steward（1983）在麻醉大鼠上把对侧内嗅皮层到齿状回的弱输入所引起的局部场电位（local field potential，LFP）反应，与同侧内嗅皮层的强输入（监督信号）所引起的关联起来，证明了时序的极端重要性。

10. 细胞集群和时序依赖可塑性的概念，作为规则引导了多种形式的人工神经网络。基于连接关系，部分神经元的活动往往会激活整个集群的全部神经元。结果，整体的活体模式成为"自相关的"，固定表征一个特定对象。基于这些原则的模型中，最流行的是**霍普菲尔德吸引子网络**（**Hopfield attractor network**，见 Hopfield，1982）。霍普菲尔德网络的活动随时间变化，可以跳跃，也可以从一个稳态（称为吸引子）缓慢过渡到下一个。活动模式的跳跃变化可以被认为是赫布的相位序列。能够抗干扰存储的对象（记忆）数目随着神经元数目的增长而增长。

11. 按照杰拉尔德·埃德尔曼（Gerald Edelman）的说法，大脑最基本的操作是整合与分离（integration and segregation，Edelman，1987；Tononi et al.，1994）。也有其他一些成对的反义概念被频繁提及，如分割和组块（parsing versus grouping）、区分和泛化（differentiation versus generalization）、模式分离和模式完型（pattern separation versus pattern completion）。

12. 冯·诺伊曼（von Neumann，1958）表达过类似的想法，他提出多个神经元非独立地协同工作，它们的联合活动对应一比特信息。

群 体 向 量

美国明尼苏达大学的阿波斯托洛斯·乔戈普洛斯（Apostolos Georgopoulos）和他的同事们对运动方向的神经控制很感兴趣。他们训练猴子朝八个可能的方向之一移动手臂，观察到了单个神经元的放电活动与猴子手臂的运动方向之间存在惊人的相关性。运动皮层的许多神经元都有偏好的伸手方向。也就是说，当猴子沿该方向移动手臂时，这些神经元发放的动作电位最多，朝邻近方向移动时放电就少些，逆偏好方向移动时则根本不放电（图 4.1）。尽管每次实验仅能记录一个神经元，实验者一个接一个地收集许多神经元的活动并一起分析，就好像这些神经元是同时记录到的一样。之所以可以放心地这么简化，是因为猴子的运动任务非常固化。

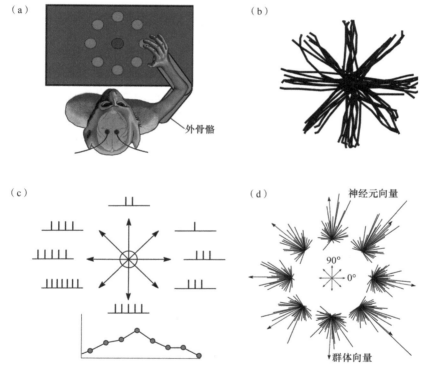

图 4.1　手臂运动方向的群体向量编码。（a）猴子沿八个可能方向之一移动手臂。（b）手臂的运动轨迹。（c）一个典型神经元的放电活动。注意在不同方向上放电频率差异极大。（d）记录自运动皮层的众多神经元发放频率，经计算得到的群体向量精确编码了八个运动方向。八簇中每一簇都包含了神经元偏好方向的加权值（实线）由此计算出的神经元群体向量（虚点箭头）；中部示意图中的箭头标明了运动指令的方向

此图承蒙阿波斯托洛斯·乔戈普洛斯（Apostolos Georgopoulos）惠赠

乔戈普洛斯提出了**群体向量（population vector）**假说，以评估全部神经元对任意给定动作的贡献。这个向量整合了偏好各异的神经元的贡献，产生最终的运动命令。手臂移动时，偏好方向与之一致的神经元放电最多，但偏好邻近方向的神经元也能提供稍弱的支持，因而最终结果是各神经元偏好方向以各自发放频率为权重的矢量加和。考察偏好不同方向的众多神经元在指定时间窗内的放电频率，利用群体向量模型可以精确地描述所产生运动的方向。进而，当手臂运动目标偏离视觉刺激位置，需要猴子在两个位置之间转换时，群体向量精确地预测了心理旋转[13]。近年来，通过同时记录大量神经元，改进版的群体向量方法已经被用于实时解码运动方向。该方法成为**脑机接口（brain–machine interface）**实验中不可或缺的手段，使猴子和永久性瘫痪的患者能通过思想，即恰当的神经元群体的自主放电，来操纵计算机鼠标或机械臂[14]。

群体向量和细胞集群的关系

细胞集群和群体向量之间有着明显的对应性。然而，群体向量是从数学上定义的，细胞集群概念却只是宽泛地描述为通过兴奋性连接"表征"着事物。依照流行的认知心理学框架，集群的概念基本上只是感觉输入所引起的脑活动模式。赫布的假说长处在于通用性，但这也成为其主要的弱点。以神经元放电模式变化作为认知能力的基础，这种观念跟普通人的看法相差不多，没有备择假设，难于证伪。赫布的概念鲜明具体之处在于，他提出经验驱动的突触变化造就了细胞集群，认为集群之间互相区别，可以表征分立的事物和想法。

然而，缺乏严格的定义带来了很多问题。谁的细胞集群更多？爱因斯坦？莎士比亚？你还是我？如果训练造就了细胞集群，就像人工神经网络中那样，刚出生的大脑是没有集群，然后逐年积累吗？如果完全没有经验，大脑活动会呈现出什么样的动态图景呢？睡眠时细胞集群怎么样了呢？细胞集群有多大？大脑中平均路径不过几级突触[15]，每次输入触发"点火"，都会经由兴奋性连接扩散至全脑。因为赫布最

---

13. Georgopoulos et al.，1986，1989。群体向量的概念，暗含着预测了神经元在控制其所偏好方向的肌肉运动时有着大致相同的贡献。然而，这一假设被发现并不成立，各神经元的运动作用分布得极不平均（见第 12 章）。Churchland 等（2012）的工作提供了当前手臂运动群体编码的实现方法。

14. 美国杜克大学的明格尔·尼科尔利斯（Minguel Nicolelis）和布朗大学的约翰·多诺霍（John Donoghue）利用群体向量的概念，创造了可以读取意向并转换为人造致动器运动的脑机界面设备，开辟了转化神经科学中一个重要方向（见 Nicolelis and Lebedev，2009；Hochberg et al.，2012）。乔戈普洛斯曾经师从弗农·蒙卡斯尔（Vernon Mountcastle），这位传奇的神经生理学家创造了"皮层柱"这一术语（Mountcastle，1957）。乔戈普洛斯自己的一位得意门生，现在任教于匹兹堡大学的安德鲁·施瓦茨（Andrew Schwartz），完善了群体向量分析，使四肢瘫痪的患者得以更有效地控制机械臂的二维运动（Collinger et al.，2013）。作为细胞集群编码这一理念的转化应用，脑机界面领域发展迅速。

15. Sporns，2010。

初的集群概念中没有抑制，划定集群边界的机制并不清楚。理想地看，我们可以通过动物的学习、行为实验而不是主观推断来回答这些问题。然而，即使具备了最优良的工具，也必须有假说来指导实验，且这种假说必须能够以一定置信度进行证伪或保留。

细胞集群的存在是有目的的

在我看来，赫布的"表征性概念"有个基本问题：由于这一框架认为外在世界的事物跟大脑中神经元相对应，它假设同样的刺激总是会影响同一组神经元。这里我们称之为"变量的神经关联"策略。按照自外向内的表征性框架，要理解知觉的机制，确定表征输入的细胞集群，最佳策略就是呈现各种刺激给大脑，检验所诱发神经响应的时间和空间分布[16]。然而，在第 1 章和第 3 章中我们讨论过，先假定人造的心理概念边界明晰，与神经表征相对应，然后在大脑中寻找这些概念的神经关联——这种策略是值得怀疑的。把神经放电与外在刺激的特征关联起来，可以提供给实验者有效信息，但大脑中的神经元接触不到这种关联（见第 1 章）。如果细胞集群是神经计算中有意义的事件，其在下游对象中造成的影响应该是可以预期的。最后，睡眠中的大脑仍然活跃，可以预料睡眠中的细胞集群跟清醒时的一样重要（见第 8 章）。自外向内的表征性框架丝毫没有涉及细胞集群是否存在于大脑功能的离线模式下，或细胞集群在离线模式下具有什么功能。

第 3 章已经质疑了表征性策略是否能客观地定义细胞集群，因为大脑根本的重点不是忠实"表征"周遭世界，而是根据过往经验模拟世界中实际有用的各种特征，并且选择当前情形下最有利的行动。从这个角度看，客观定义细胞集群，需要两个彼此相关的关键条件：解读分类器和时间框。这种说法比较大胆，让我们来认真地说明一下。受群体向量的概念启发，我认为细胞集群只能从下游"解读"机制来定义，因为特定一群神经元的活动（即假定的细胞集群或集群序列），其生物学意义只能通过其后果进行判断。这里，"解读机制"一词指的是利用所接受的输入，以某种方式进行响应的机制。解读机制[17]可以来自肌肉、单个神经元、神经元群体，甚至来自正在解读输入意义的人类观察者。同一群神经元组成的细胞集群要有意义，就需要能够每次产生类似的作用，不论作用在哪个水平，单神经元、神经元群体、肌肉还是激素释放。集群活动的作用后果应该前后一致。正是这样的作用效果才使神经元的

---

16. Engel et al.，2001；Hebb，1949；James，1890；Milner，1996；von der Malsburg，1994；Hubel and Wiesel，1962；Rieke et al.，1997。

17."解读"一词，可以代之以"观察者"、"分类器"、"积分器"或"致动器"等同义词，用哪个词取决于物理学、生物学、计算科学或工程科学的不同背景。当前定义下这些词所指相同。

组合成为了有意义的细胞集群 [18]。

解读细胞集群的影响，需要某种时间整合机制。神经元在时间上整合起来，通过同步化达成单个神经元产生不了的作用。只有从观察者角度，才能确定事件是否同步 [19]。引申开来，我认为只有从神经解读机制的角度，才能定义神经元集群。

靠解读机制定义的细胞集群

前面所有这些讨论，都是基于推理和揣测的。然而，科学进步的唯一途径是定量测量；对当前问题来说，就是考察可能构成集群的神经元之间的放电时序关系。到20世纪90年代，我自己的研究组和其他一些实验室都研制出了能够记录足够大规模神经元集群的方法，因而可以处理这个关键问题：神经元放电的精确时刻是由什么决定的？我们跟赫布一样，假设所记录的神经元参与不同集群，但在每次记录中并非是构成集群的神经元都活动。我们还推测集群中神经元应该在可测量的时间窗内协同工作（图 4.2）。神经元像交响乐团成员一样，可以有效地控制其活动与其他神经元活动的相对间隔 [20]。然后我们试图确定神经元能够预测彼此放电时刻的最佳时间窗。通过在实验中调整分析窗口，我们发现在 10～30ms 的时间窗内，可以最好地从海马神经元群体活动中预测单个海马神经元的放电时刻 [21]。

这个时间窗在神经生理学中非常重要，这体现在众多生理变量上。首先，也是最重要的一点，皮层锥体神经元的膜时间常数严格限定于这一范围，该常数决定了锥体神经元的整合能力 [22]。上游神经元在这个时间窗内放电，可以有效触发下游解读

---

18. 在最复杂的层面，"造成"的这种效果可以是规划、记忆、决策或思想（见第 13 章）。贝克莱（Berkeley）的名言"存在就是被感知（Esse est percipi）"即是响应英国经验主义哲学。他的著名的问题："森林里有棵树倒下了，没人在附近听到，还会发出声音吗？"（Berkeley，1710/2010）。伽利略（Galileo Galilei）是亚里士多德逻辑最有名的挑战者，他提出过类似的问题："如果没有了耳朵、舌头和鼻子，数字、形状和躯体运动都还在，但是味道、声音和气味就没有了"（1623/1954）。[译者注：何逊的"山莺空曙响，垄月自秋晖"；王勃的"槛外长江空自流"；李白的"凤去台空江自流"；杜甫的"映阶碧草自春色，隔叶黄鹂空好音"；王阳明的"汝未看此花时，此花与汝同归于寂。汝来看此花时，此花颜色一时明白过来，便知此花不在汝心之外"，这些词句可供对照。]对当代神经科学来说，贝克莱的主观唯心主义可能陌生得无以复加，然而没有"解读/致动器"就没有意义这一观念跟了解大脑功能的工程学思路不谋而合。尽管比作解读/阐释/致动器确实带着一点诡异，这个比方抓住了动力系统控制理论的关键问题：目标或理想输出。

19. 这是相对论中的经典问题（见第 10 章）。

20. 这个课题由我实验室当时的博士后 Ken Harris 牵头。见 Truccolo et al.，2010。

21. Jensen and Lisman，1996，2000；Harris et al.，2003；Harris，2005；Kelemen and Fenton，2010；Lansner，2009。

22. 膜时间常数（τ）是膜阻抗 r_m 和膜电容 c_m 的乘积（$\tau = r_m c_m$）。电压阶跃下降后，膜电势在 τ 代表的时间内降低至初始值的约 37%（$= e^{-1}$）。神经元的膜时间常数越大，就有越长的时间整合突触后电位（Johnston and Wu，1995；Koch et al.，1996）。时间常数可以根据神经元置身其中的网络状态而发生改变（Desteche et al.，2003）。突触活动密集时，如海马的尖波涟漪，神经元的输入阻抗降低，整合输入的时间窗缩短，对应快速的纹波（6～7ms，见 Buzsáki，2015）。

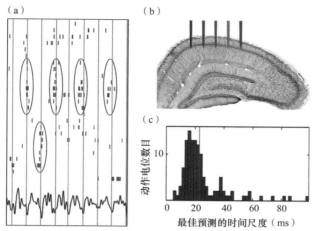

图 4.2　细胞集群：神经句法的基础单元。（a）部分海马锥体神经元的放电散点图，依时序排列。这些神经元在长达 1s 的开放空间探索任务期间活动。每行对应一个神经元，每个标记对应着该神经元的一次放电。图上部四个椭圆标记出了一个反复活动的细胞集群，这个集群与另一个（图下方的那个椭圆）交替活动。图底部的曲线显示局部场电位的主要成分为 θ 振荡，γ 振荡寄生其上。竖线标记了 θ 振荡的波谷。（b）记录位置位于大鼠海马 CA1 区锥体层。（c）细胞集群中随机选择一个神经元，可以从其他神经元的活动中预测这个神经元的放电时刻。利用其他神经元活动帮助预测该神经元放电时刻时，提高最多的时间尺度分布如图所示。最佳时间尺度的中位数为 23ms（如竖线所示）

此图修改自 Harris et al., 2003，已蒙准许

神经元的动作电位。使下游神经元放电是细胞构成集群的主要目的。因而，从单个解读神经元的角度看，所有对它放电有促进的神经元可以看作一个有意义的集群。在关键时间窗以外放电的其他神经元，即那些不同步的，只可能参与其他集群。因此，通过对解读神经元的放电活动进行检测，可以客观地确定上游神经元是否参与同一集群、服务于同一目的（使解读神经元放电），或是属于不同的集群（图 4.2）。细胞集群中的每个神经元可以支配另外数百或上千个神经元。因此，每个神经元都可以参与多个集群，大体上由其支配下游神经元的数目决定。如果一组可能成群的神经元激活了其他解读神经元，这组神经元就构成了一个细胞集群。

　　按照这里的定义，构成细胞集群的主神经元不需要在解剖上彼此联系。上游集群中的神经元相互邻近还是分处大脑不同角落也不重要。比如，一群丘脑神经元同时活动，引起下游皮层神经元发放，这群丘脑神经元就构成有意义的细胞集群。然而，按照赫布的定义，这些神经元之间没有通过兴奋性突触彼此连接，不能被认为构成细胞集群。相反，按照从解读神经元出发的定义，这些丘脑神经元在下游皮层神经元的膜时间常数范围内同步活动，这使它们构成了有效的集群。因此，细胞集群的这一定义更接近群体向量概念而不是赫布的定义。不过，如果突触前神经元之间存

在连接，如赫布可塑性定律所预期的，同步发放会强化其突触交流，同步活动就可能会增强未来的共同发放[23]。这个结论对理论来说是额外收获，但这并非是赫布理论的必要成分。

细胞集群的 γ 波框架

细胞集群短暂的维持时间具有生理意义的另一个理由是：10 ～ 30ms 的时间窗与快速突触信号传递机制的持续时间相近。兴奋性受体和抑制性受体都在这个时间范围工作[24]。兴奋性突触后效应和抑制性突触后效应彼此颉颃，它们在时间上相互作用产生振荡，构成了大脑节律中最知名的 γ 振荡的基础[25]。Γ 波的时间范围也跟时序依赖的可塑性的时间窗相对应，这种可塑性可以调节神经元之间的突触连接[26]。膜时间常数、快速抑制信号和兴奋信号、可塑性时间窗，以及 γ 振荡周期，它们如此相近，这些发现有力地支持了上游细胞集群在这个时间窗内活动可能具有的重要性。后文将继续讨论这点。

细胞集群是大脑词汇表中的字母

在 γ 波一个周期（10 ～ 30ms）内活动的细胞集群，必须召集足够多的神经元伙伴参与，其群体放电活动才能引起目标/解读神经元的放电。这个细胞集群才算成立。只有从下游解读神经元才能确定不同组上游神经元的放电是被看作同一个集群的组成部分还是不同的集群。由于目标神经元的放电是全或无的，这个解读神经元所定义的细胞集群代表了清晰界定的群体事件单元，我们称之为"基本细胞集群"[27]，比照常见的表音文字，也可以称之为"神经字母"。若干个这种 γ 集群可以串联起来构成"神经单词"（图 4.2，见第 6 章）。

我们前面的讨论都是从具体某个解读神经元的角度展开的，但实际上，并不存

---

23. 赫布没有考虑抑制性连接。然而，抑制性神经元与兴奋性锥体神经元相互连接，可以很有效地在神经环路中传播动作电位（Fernández-Ruiz et al.，2017）。

24. AMPA 型谷氨酸能受体介导的兴奋性突触后电位（excitatory postsynaptic potential，EPSP）和 A 型 γ-氨基丁酸能（GABA$_A$）受体介导的抑制性突触后电位（inhibitory postsynaptic potential，IPSP）。

25. Buzsáki et al.，1983；Bragin et al.，1995；Kopell，2000；Whittington et al.，2000；Csicsvari et al.，2003；Bartos et al.，2007；Atallah and Scanziani，2009；Colgin et al.，2009；Buzsáki and Wang，2012；Schomburg et al.，2014；Bastos et al.，2015；Lasztoczi and Klausberger，2016。新皮层第四层神经元在这个时间范围内表现出共振和阈下振荡（Pedroarena and Llinás，1997），因而对相应频率的输入特别敏感。

26. Magee and Johnston，1997；Markram et al.，1997；Bi and Poo，1998，2001。

27. 需要再次指出，这里定义的细胞集群跟其他人所用的不同。比如，瓦伦蒂诺·布赖滕贝格（Valentino Braitenberg）认为在每一时刻，整个大脑皮层都只有一个细胞集群活动。他这样构想是要寻找意识体验的主观统一性。然而，要体会到某种感觉经验，需要恰当的脑网络至少维持参与 500ms（Libet，1985，2005）。

在专门的解读神经元。每个神经元都在解读，每个解读神经元也都可能参与到细胞集群中，就像交响乐团的成员既在演奏也响应别人的演奏。采用"解读"这种说法，只是为了指代发起行动以响应特定输入模式的分类器-致动器机制。把解读机制从细胞集群的概念中分离开来，只是为了客观量化地定义服从特定目的的神经元集合。局部网络中的神经元交互连接，解读神经元既在观察和整合，也促进生成可度量、可解释的输出。最简单情况下，输出是二选一的，比如动作电位。在其他情形下，解读机制可能是群体簇状放电或序列模式放电。这样以解读为中心来看细胞集群组织，就有了严格的框架，可以发现能够增强上游发放模式和模式解读之间关系的机制。这就是神经元的发放如何**成为**信息的。

细胞集群有多大？

神经元集群更像什么样的乐团呢？四重奏？几十人的室内乐团？还是上百人的管弦乐团？按照赫布对细胞集群的定义，通过兴奋性突触交互连接的神经元属于集群。但是，前面讨论过，如果不事先掌握时间窗大小和目的，就没法确定细胞集群中需要多少神经元，总共有多少。对我来说，赫布式细胞集群的大小，如视知觉相关集群的，是个无法回答的不适定问题。例如，在聚会上一眼瞥到有两个人在接吻，这个刺激可能只是短暂激活了数千个神经元。然而，如果二人之一是你的配偶，可能半个大脑都被激活了，尽管介导两次视觉过程的视网膜神经元数目几乎一致。

以解读为中心来定义细胞集群，依赖于整合/致动器机制，因此，这种定义也提供了考察集群大小的客观方法。如果活体动物中某集群的目的是使下游锥体神经元发放，在大约 20ms 的时间（γ 振荡的一个周期）内可以整合多少个神经元的放电，就是有效集群大小的量化定义。γ 振荡一个周期内将近 1% 的海马锥体神经元会发放，同时每个锥体神经元接受 15 000 ~ 30 000 个锥体神经元的输入。因而，在一个 γ 周期内放电的大约 150 ~ 300 个锥体神经元，可能构成了一个集群[28]，当然，考虑到突

---

28. 当然，根据在负责整合解读的神经元特点、突触强度、上游活动神经元之间同步性等方面的差别，细胞集群的大小也可以变化很大。在特定条件下，当上游神经元的输入汇集到同一个树突分支，放电在 6ms 以内同步，少至 20 个神经元就足以发起树突动作电位向下传播（Losonczy and Magee，2006）。这种条件可能存在于尖波涟漪时的海马体（Csicsvari et al.，2000）和视觉传递中的丘脑皮层系统（Wang et al.，2010）。如果突触够强，突触前神经元的单个或单簇动作电位可能就足以促成突触后神经元的发放（Csicsvari et al.，1998；Constantinidis and Goldman-Rakic，2002；Henze et al.，2002；Barthó et al.，2004；Hirabayashi and Miyashita，2005；Fujisawa et al.，2008；English et al.，2017）。估计细胞集群大小的另一种办法是有效地替代感觉输入的效果，比如在运动皮层神经元中表达光敏感离子通道（channorhodopsin-2，ChR2），用光直接刺激。据报道，如果在将近 300 个神经元中同步诱发单个动作电位，小鼠即能感知这个刺激。如果光刺激诱导出一串动作电位，所需神经元数目可以更少至 60 个左右（Huber et al.，2008）。然而，在第 12 章中我们会讲到，突触强度和发放频率的分布严重偏倚，届时再回过头来看这些，就显得迂腐了。

触强度或强或弱，这个数目可以有很大的变化。嗅球中的解读/分类型僧帽细胞偏好性很强，不到 10% 的细胞就可以生成明晰确定的输出[29]。

确定神经元集群大小存在一个固有的难点，即没有明确的目标，就无法定量地确定哪些神经元属于初级集群，哪些神经元代表反馈激活——反馈激活可能来自集群内神经元，也可能来自新募集来行使不同作用的集群。尽管一个细胞集群涉及多个神经元，各个组成神经元的贡献是不均等的——这又和乐团是一样。首席小提琴缺席跟第二小提琴不在，后果是不一样的。类似的，若干强烈发放的神经元的活动，其所传递的关于某个输出的信息，可能跟同一脑区里同时记录到的另外数十个神经元的活动之和差不多。神经元对大脑功能的这种不对等贡献有什么后果，第 12 章会讨论到。目前，我们暂且归结为，即使是较小的皮层细胞集群也可能包括数千个锥体神经元，以及短时间内与之作用的中间神经元，但这些集群如何拼接成神经词汇、产生知觉或行动，都依赖于额外的条件[30]。在讨论大脑环路把神经字母组合成单词进而造句的能力之前（见第 6、7 章），还需要讨论这种句法操作预期会有什么好处。请不要错过第 5 章。

小　　结

单个锥体神经元活动很少能有效地触发突触后神经元发放[31]。这点颇有道理。要是单个神经元总能够触发几千个突触后神经元，动作电位就编码不了什么神经信息了。要有效地传递信息，单个神经元之间需要合作。这种合作，可以通过在一定时

---

29. Niessing and Friedrich，2010。特定条件下，刺激单个锥体神经元或单个中间神经元会激活环路中众多下游神经元。在单个运动皮层神经元胞内注入电流诱发成串的动作电位，足以诱发群体神经元活动，并复位大鼠胡须摆动（Miles，1990；Brecht et al.，2004；Bonifazi et al.，2009；Ellender et al.，2010；Quilichini et al.，2010）。

30. 我们能在 150ms 左右的时间内认出熟悉的脸，分辨出看到的是一个人还是多个人所需要的时间甚至更短。在这个时间段内，信号从视网膜经过六到八级神经元到达视皮层，每一级的处理时间大约 20ms。既然神经元的最高发放频率是有限的（每秒 100 次），其在这么短的时间内（γ 振荡一个周期）只会发放一个或两个（偶尔）动作电位（vanRullen et al.，2005；Guo et al.，2017），因而频率编码的概念毫无意义。有意义的是有多少个神经元一起放电。从下游观察神经元的角度看，这种时间一致性可以认为是集群同步。

31. 伯纳德·卡茨（Bernard Katz）等的开创性工作显示，突触强度至少依赖于三个因素：突触连接的数目、单个突触囊泡释放神经递质引起突触后极化的量子化改变的大小，以及突触前终末释放神经递质的概率（Katz，1966）。在大脑中种类众多的突触当中，这些参数变化极大。尽管大多数皮层锥体神经元都只通过单突触支配突触后神经元，每个动作电位释放单个囊泡（量子化）（Gulyás et al.，1993），但也存在一些特化的突触如下橄榄核发出的攀缘纤维，与突触后一个小脑浦肯野细胞形成超过 500 个突触（Llinás and Sugimori，1980）。神经递质释放是随机的（Zhang et al.，2009）。在皮层中，单个动作电位引起突触后响应的概率通常极低（0.05 ～ 0.5）。单个动作电位引发突触后动作电位的概率至少再低一个数量级。然而，这些数值在突触间的分布严重偏倚（见第 12 章）。释放概率低有个很重要的优点就是提供了灵活性。这样，突触可以作为频域滤波器和振荡器，其强度可以在长时程或短时程上动态变化，从而形成增益倍增/衰减控制的机制（这方面的综述，见 Branco and Staras，2009）。

间窗内同步发放动作电位来实现，而这个时间窗是下游解读神经元整合输入信号的能力所限定的。因此，从解读神经元角度定义的细胞集群，可以被认为是神经元交流的单元 [32]。

　　集群式作用的优势很多。简单的链式作用，在相邻神经元间突触传递失败或动作电位发放缺失时很容易受影响，导致神经信号丢失。进而，在有噪声的情况下，发起神经元和跟随神经元之间的突触权重有微小改变，都会让神经元之间的信息流动产生不可预测的漂移。相反，细胞集群中的合作关系有效容忍了单个神经元发放频率的变异，因为解读神经元在乎的是整个集群的兴奋性作用。集群中神经元相互作用，可以计算概率，而不是传递确定性信息，并能够稳健地容忍噪声。细胞集群可以称为交流单元，或者假定的"神经字母"。

---

32. 动作电位交流使得神经元可以通过释放神经递质彼此影响，无论远近。这只是神经元之间交流的众多方式之一。临近的神经元之间也可以通过电突触、电场介导的非突触传递、树突间递质释放，以及神经元-胶质细胞-神经元等方式直接影响彼此。

第 5 章

经验的内化

由行为到认知

我动，故我在。

——村上春树[1]

物始于行。

——歌德《浮士德》

不闻不若闻之，闻之不若见之，见之不若知之，知之不若行之。学至于行之而止矣。

——荀子[2]

关于认知的理论经历了几个阶段的演化。最早的理论是自外向内、经验主义的，其假设大脑是关联性表征的机器，它分析周围的世界并做出决定。之后是巴甫洛夫的反射理论，认知在这种理论中没有容身之所，大脑的一切反应都来自层层嵌套的关联性反射。类似的，行为主义范式认为没有考虑认知的必要，因为行为总可以被解释为对当下外界刺激的响应。面对这些观点，少数深思熟虑的人认为行为不能被简单地认为是从输入到输出的函数，大脑中隐藏层的活动也至关

1. http://www.goodreads.com/quotes/503630-i-move-therefor-i-am.

2. 荀子［译者注：原书作者认为此句为孔子所说，此处有误，这段话出自《荀子·儒效》，为荀子所说。］对这一问题的表述也是表征式的。虽然他认为行动的意义重大，但这句话仍是从感觉说起的。

重要（见第 1、3 章）[3]。在本章中，我会讨论隐藏层中并不直接与感觉输入或运动输出相关的**内在自组织的活动**，是认知产生的必要条件。

大脑从环境中脱离

　　人类（很可能也包括其他动物）可以预想未来或是回望过去；我们在这类精神活动中耗费了大量时间。我猜这类活动起源于大脑随时从环境控制中抽身的能力。其核心观念是，认知依赖于对世界的体验，后者建立在过往行为基础之上。这让我们内在产生的序列可以检验一系列诸如"如果这样会怎样"的场景，不需要把替代选项真正付诸行动就能预测其后果。这对我们选择未来的外显行动大有裨益。为了展开说明我的假设，请试着思考图 5.1 中三种可能的大脑网络。

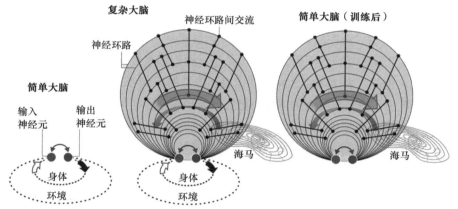

图 5.1　外界驱动与自组织的大脑运作。左图. 简单的大脑包含简单的神经网络。输出神经元移动感受器，感受器可以探测周围环境或身体信号，让大脑可以结合先前经验（来源于系统发生或个体发育）来预测运动的结果。中图. 在更复杂的大脑中，更多的、更长程的、包含更多层的环路通过产生有效的记忆机制（后验）提高了个体在复杂环境中预测长时程复杂事件的能力。右图. 在大量训练后，这些环路可以保持自组织、持续的神经反应，而不再依赖于外界的信号。因此其可以支持认知操作，例如记忆、规划及想象。对环路的训练和脱离感受器的功能是同时发生的，我在这里将它们分开显示只是为了阐释原理

改编自 Buzsáki, 2013

----

　　3. 爱德华·托尔曼（Edward Tolman）的认知地图理论（Tolman，1948）就严重背离了自外向内的框架。托尔曼推测啮齿类动物使用映射策略（也就是"认知地图"）而非试错法或是工具性反射的方法，这份映射地图在迷宫的探索中完成绘制。他的想法催生了约翰·奥基夫（John O'Keefe）开创性的生理学实验（O'Keefe and Dostrovsky，1971；见第 6 章）。在东方，彼得·斯特瓦诺维奇·库帕洛夫（Piotr Stevanovitch Kupalov），一位开创型的思想家，同时也是巴甫洛夫的学生，已经对这一解释感到不满（Giurgea，1974），他和我的导师安德烈·格劳什詹（Endre Grastyán）主张条件刺激并不是非条件刺激的替代品，而是一个新的通路。通过研究这个新的目标，条件刺激获得了新的意义（Kupalov，1978；Grastyán and Vereczkei，1974；Buzsáki，1983）。

在一个小小的神经系统中（左图），输入与输出网络之间的连接简单又直接。这个假想中的小小的大脑的功能是预测动物行为的结果。这种大脑可以在较短的时间和简单的环境中基于过往经验来做出预测。这些预测的产生遵循学习法则，这些法则要么适用于代际之间传递（适应性演化），要么在机体的生命周期内完成。因为储备了过往的经验知识，机体可以在未来遇到相似情况时应对地更有效。这是适应性系统的基本组织原则，大脑就是其中的一个极好示例。比如，动物可以在训练中学会预测食物或是惩罚的到来[4]。

更加复杂的大脑是以"多重环路"的模式组织起来的。这些存在于输入与输出神经元之间（中图）的平行环路，每个都有着更加复杂的连接和时间动力学特性。比如，在哺乳动物中，感受器和肌肉活动之间最直接的环路是脊髓/脑干处的单突触连接。连接这两者的更复杂的环路，包括丘脑皮层系统，以及新皮层和几个皮层下结构之间的双向连接。此外，还存在海马系统的旁路来产生序列的神经活动，把丘脑皮层环路中的活动组织成有序的轨迹，从而可以同时进行后验（记忆）和先验（规划）操作（详细内容见第 13 章）。不管大脑是大是小，他们都有着同样的目标：预测行为将产生的后果。但是，多个环路之间相互作用和海马的后验-先验系统让大脑可以在更长的时间尺度上，以及更复杂的环境中更有效地预测行为结果。

在复杂环境中有效地预测行为结果，需要大脑存储大量的过往经验，以对现时处境和过往的类似经验进行对比，同时还需要大脑能够评估和权衡一系列可能操作的重要性。这类运算往往需要在转瞬而过的感觉输入消失或动作输出完成后很久还能继续进行。大脑需要这种持续活动的能力来处理过往的感觉信息或动作信息。包含系统发生及个体经验积累的学习行为，使得这些更长、更复杂的神经环路能够对生物体经验进行插值或外推（见第 2 章），让它们更加"聪明"——或者说更有效率。

自组织活动也让大脑环路能够从输入和行为中脱身（右图）。我认为，在训练有素的大脑中，运动系统、感觉系统与更高级脑区之间通过伴随发放环路（见第 3 章）进行的交流，赋予了大脑这种能力[5]。换句话说，伴随发放机制加上记忆环路可以代替本该来源于身体和环境的反馈信息。这种虚拟运动不会被转化为肌肉的运动或心率的改变，但大脑会把这种输入当成实际发生过的事情。这种"内心活动"——或者称

---

4. 根据巴甫洛夫的理论，开始是"中性"的条件刺激在系统性地匹配后成为非条件刺激的"替代"。因此，中性的刺激也能引起唾液分泌，因为"表征"条件刺激的神经元会与表征非条件刺激的神经元连接起来。接下来，后者会触发一种先天的刺激-反应的反射（自外向内）。巴甫洛夫的一位学生（彼得·斯特瓦诺维奇·库帕洛夫）不满足于这一解释（Giurgea，1974）。他和我的导师安德烈·格劳什詹一起提出了另一种解释：条件刺激作为一个新的目标，通过动物对条件刺激的主动探究而获得意义（Brown and Jenkins，1968；Grastyán and Vereczkei，1974；Kupalov，1978；综述参见 Buzáki，1983）。在这种假设下，行为非常重要，因为正是行为输出调节了感受器，让动物最好地感受到了条件刺激，因此这种刺激才变得有意义。

5. Mátyás et al.，2010；Mao et al.，2010。

为对"实际运动的模拟"，可以让大脑检视自己的计算机制，评估内在产生的想象中的场景，并判断潜在的运动结果，但不需要真正的输入或输出（图 5.2）[6]。

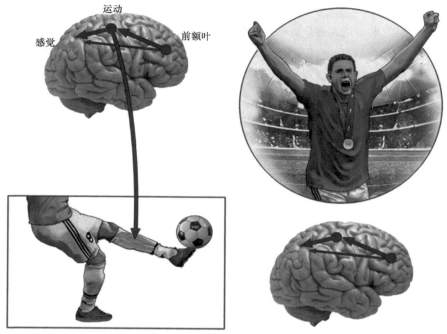

图 5.2　大脑可以从对身体的直接控制中脱身出来。左图．当一个运动指令传向肌肉时会同时向多个脑区发出信号告知这一指令的下达（箭头）。前额叶神经元激活运动神经元，这两者会同时向感觉皮层发送伴随发放信号（见第 3 章）。右图．当伴随发放系统在环境中通过身体和环境的反馈完成调校后，指令信号可以激活相同的目标环路但不向肌肉发送信号，从而模拟真实行为。大脑从控制肌肉中抽身的能力（"内心活动或模拟行为"）被认为是"想象"和"规划"的神经学基础。这种"想法"可以看作是未来行为的缓冲区

对大脑网络来说，神经信号到底是来源于感觉输入还是上游神经群体，并没有什么区别（见图 1.2）。摆脱了环境的束缚后，大脑可以独立运作，基于想象出的体验来创造内在的"虚拟世界"和新知识，并与预先存储的知识相比较。这种操作被大部分科学家或哲学家称为"认知"[7]，其对于预测实际行动在复杂环境中或在长时程下将

---

6. 这种过程应该是起源于演化过程，需要区别于道家所说的**无为**，意思是不动之动或不间断的清醒，以及佛家的内观，这些都是个人生活中践行的。［译者注：这些术语来自禅宗，但主要是当前流行的"正念疗法"的内容。］

7. Merleau-Ponty，1945/2005；Gibson，1977，以及他们精神的继承者们发展了一种类似于此处简述的观点。这种方式后来被称为"具身认知"（Thelen，1989；Gregory，1980；Maturana and Varela，1980；Beer，1990；Brooks，1991；Varela et al.，1991；Jeannerod，1994；Clark and Chalmers，1998；O'Regan and Noë，2004；Buzáki，2006；Prinz et al.，2013；Goodrich，2010）。虽然我认可他们关于情境心智、具身心智的想法（即大脑从躯体、环境及其他大脑中获得智慧），我的描述还是更多地站在神经科学家的角度。

得到的结果，有着显著优势。当然，通过这种方法得到的结果还是需要经过真实世界的测试。在被真实世界证实或证伪前，这种内在的想法都只是一种信念。简而言之，认知是延时的行动。

上述框架的重点是大部分的脑网络都有两个作用（我会在接下来的例子中进行详细的阐述）。有时，它们与感觉输入或运动输出存在直接或间接的连接，并根据不断改变的感觉输入调整神经集群的内容；有时它们又主要依赖网络的内在活动，这些活动主要由脑中的节律来维持（见第 6 章）[8]。

我并不是说感觉依赖性、自组织活动和摆脱运动输出的大脑操作是按顺序产生的或者独立产生的。相反的，这些机制之间盘根错节，它们在不同脑中的主导程度取决于神经环路的复杂程度、是否有外界信号，以及其他可能的因素。因此，认知是一点点逐渐产生的，而不是质变的飞跃过程。让我用可信的例子来解释一下"认知产生"的假说。行文至此我不得不写得稍微专业一些，但我会尽量说得简单。

头朝向感觉信息的内化

认知神经科学中的亚里士多德式传统，最直白的一项就是我们常说的五感。眼睛、耳朵、鼻子、皮肤和舌头中分别有视觉、听觉、嗅觉、触觉和味觉的感受器[9]。这五种感觉之外的任何感觉都可以被叫做"第六感"。因此，所谓"第六感"其实可以指温度觉、痛觉、平衡觉、运动觉和头朝向等多种感觉。这其中，头朝向这种感觉可能是最简单的，因为它只有方向这一个维度。

头朝向信息的神经学基础由詹姆斯·兰克（James Ranck）于 1984 年在纽约州立大学发现[10]。他发现，下托后部（下托是海马系统的一部分）的神经元在动物的头朝向特定方位时有稳定的反应，他给这些神经元起名为**头朝向细胞**。例如，当大鼠在测试盒中面向一个角落时，一群神经元会被激活。当大鼠向右转头时，另一群神经元又会被激活。在头朝向一周 360° 中的不同方位时，不同的神经群体会被激活（图 5.3）。头朝向**系统**包含一个顺序连接的神经网络中的许多神经元，这个网络包括脑干、乳头体、丘脑前背侧核、下托后部和内嗅皮层、外侧隔区和顶叶皮层。头朝向的表征广泛分布在脑中的许多结构，这正说明了头朝向信息对大脑有着重要作用。

---

8. 我们已经讨论过这方面的一个惊人例证——纺锤波早期的"内化"。纺锤波在变为睡眠中自发出现前，是依赖于外界刺激的。

9. 五感，也被称为"五智"，最早来自灵魂研究，亚里士多德在三卷本专著《灵魂论》（*De Anima*）中加以描述。有趣的是，亚里士多德最早把味觉混同于触觉来描述，后来才把它独立出来。

10. 1984 年，在匈牙利佩奇我为安德烈·格劳什詹六十岁生日举办的小型会议上，吉姆·兰克（Jim Ranck）初次公布了他的发现（Ranck, 1985）。包括海马位置细胞的发现者约翰·奥基夫（John O'Keefe）在内的所有参与者都立刻意识到了吉姆这一意外发现的重要性。综合性的综述参见 Taube, 2007。

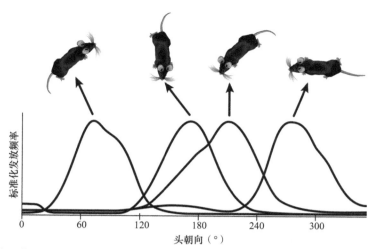

图 5.3　每个头朝向的角度都对应着一群头朝向细胞的激活。 图中展示了 4 个头朝向对应的神经元发放模式，每个神经元都在小鼠的头朝向该神经元偏好的某个方位时发放最多

　　研究者们心照不宣地假设头朝向细胞和其他感觉系统一样主要受外周输入的控制。确实，多个实验室提供的大量证据表明，头朝向细胞受到前庭、本体感觉、视觉和其他辅助输入的控制。当然，在感觉系统中会出现这样的反应是符合预期的，因为感觉系统的神经元就应该响应对应的感觉模态输入。但我常常在想，当没有感觉输入时，这些"感觉"神经元在干什么呢[11]？如果它们在没有相应外界输入的情况下也活动，它们会表现出某种有组织的、相互协作的活动模式吗？

　　要解决头朝向细胞如何协同工作的问题，我们不得不等到技术成熟到足以同时记录足够多神经元群体活动的那一天。我们比较了狭小的丘脑前背侧核内，在各种行为时，头朝向细胞之间的动态相互作用[12]。通过训练一个人工神经网络，我们从所记录细胞的群体相互作用中重构出动物的头朝向。当小鼠的头从左边转向右边时，神经元活动也会忠实地反映这一行为，响应各个头朝向的细胞会依次活动起来。测量得到的小鼠（实际）头朝向和从神经元放电中重构出的（虚拟）头朝向，匹配得很好。

　　真正有趣的事发生在小鼠睡着之后。因为睡着后外周的感觉输入要么不再改变，要么就消失了，你可能会猜测这时头朝向细胞要么不活动了，要么只会随机活动。但让我们惊讶的是，头朝向细胞不仅还在活动，而且还符合动物清醒时序列发放的模式。编码临近方向的神经元还是会一起发放，而编码相反方向的神经元活动之间呈负相关。在快速眼动（rapid eye movement，REM）睡眠中，脑电图的模式与动物

---

　　11. 计算模型已经把响应相同头朝向的神经元会一起活动当作基本假设了。在这种模型中，随着动物头的运动，时间上相关的头朝向细胞群体（也就是"反应峰值"或"打包活动"）沿着虚拟的环而移动（Redish et al.，1996；Burak and Fiete，2012；Knierim and Zhang，2012）。

　　12. Peyrache et al.，2015。

清醒时很相似，而且头朝向细胞活动模式的改变速度和清醒时也一样，就好像是动物在重演清醒时移动头部的活动。大体上，从神经元集群随时间改变的活动序列中，我们可以确定小鼠在快速眼动睡眠中的虚拟注视方向。在非快速眼动睡眠过程中，神经元集群活动仍然极有组织，但此时"转头"的速度比动物清醒时或是快速眼动睡眠中快了 10 倍[13]。因为睡眠过程中其实并没有真正的头部运动，这个系统在时间上的组织特性只能依赖于其内在的机制，而非外来的刺激。

头朝向的神经编码在睡眠中仍然存在，这说明该系统是由自组织的机制来维持的[14]。当然，可以预料这种自组织神经动态在清醒动物中仍然活跃，并会产生一定的功能。例如，感觉信息可以与脑内头朝向的编码进行整合来快速适应新的环境。当信息出现模糊甚至冲突时，这种自组织机制可能通过对有限而模糊的信息进行插值或外推来对头朝向给出最可能的猜测。

总的来说，这些实验阐述了内在自组织的机制可以提高大脑解释外部世界的能力。即使没有外界信息输入，大脑内在的计算仍会持续，来完成插值或外推[或者称为**预测**(prediction)，见第 2 章]。当我闭上自己的眼睛时，我对自己头朝向的感觉并没有消失。但这种自组织的头朝向系统需要在主动的行为中被校准，才能发掘出潜力。

从物理导航到心理导航

当你身处陌生城市的地铁站中，手里只有一张地图时，你要做的第一件事就是搞清楚地图的方向。地图中的"北"对应着现实中的北方。然后，你要找到自己的位置，要在地图中找到自己所在的地铁站。这样，地图上的网格就可以帮助你找到博物馆、酒店等重要地点了。之后，你需要测算一下地图上的距离，搞清目的地是在步行可达范围还是最好打辆车。现在你就能确定地图上任意两点之间该怎么走了。与这种地图导航相对的方法，是让你记住一长串的街道名称、步数、转弯方向，等等。这种方法在少数几个位置间移动时还比较奏效，但如果要从城市的任意一处到达另一处，有张地图可比这种路径描述要好太多了。

要想构建地图，你得先探索环境中的所有位置。之后每个地方就能用地图上的经纬线的交叉点来唯一描述了。这种方法的好处是我们可以算出任意两点间最经济的路线，用最少的时间和距离，并且可以考虑可能的堵车和有无捷径可抄。物理世

---

13. 非快速眼动睡眠中这种快上数倍的头朝向神经活动和我们之前说到的非快速眼动睡眠中皮层神经网络的快速动力学一致（Buzsáki，1989；Wilson and McNaughton，1994；Nádasdy et al.，1999）。

14. "自组织"是常用在物理学和工程学中的词汇，通常是指自动产生模式、"从无序到有序"或伴随熵减的任何改变（Winfree，1980）。

界的地图是大脑功能"外化"的很好例证（见第 9 章）。人类不需要像其他动物一样，每个大脑都仔细探索和记忆环境信息。只要学会看地图，我们可以在一无所知的情况下借助其他人的经历来高效导航[15]。不需要语言或者直接的交流，地图就能提供地标、距离或者特殊位置的信息。

大脑中有包含多个关联结构的一套系统，来构建空间导航用的认知地图。朝向信息由头朝向细胞提供，地图网格则在内嗅皮层由"网格细胞"表征，自我定位由海马中的"位置细胞"所处理。对于距离校准的来源仍有争议，但自身运动被认为是其中最可能的机制[16]。导航训练对海马系统的促进作用在埃莉诺·马圭尔（Eleanor Maguire）和她在英国伦敦大学学院的同事们的一系列著名中被反复证明。这些研究者通过结构成像观察发现，在伦敦开出租车三年以上的司机的海马尾部比对照组的更大。因此，我们可以说这些司机有着特化的大脑[17]。只要将导航技能多加应用，很可能就会如此。

内嗅皮层中的网格地图

与地图上的网格一样，网格细胞在空间中发放的特性为神经元对空间的表征提供了标尺。但与地图中方方正正的网格不同，网格细胞以蜂窝状的结构铺满了二维空间的表面。把单个网格细胞发放时的空间位置投影在一起，其反应特点就变得一目了然了。为了把神经元活动产生网格的过程具象化，你可以想象一个电视屏幕。电视屏幕上看起来静止不动的图像是由许多像素点快速地逐个闪亮形成的，这些点交替的速率比我们眼睛能分辨的速率快上许多。对网格细胞来说，闪亮的光点就是

---

15. 现代社会对地图的需求大大缩水。有了便捷的全球定位系统（GPS），旅行和寻找目标又回到了最早的路线清单模式。我们不再需要了解周围的环境或者对地图有简单的概念，只需要跟着语音指令走就行了。虽然 GPS 很好用，但如果只用 GPS 可能会让人失去方位感。试想一下，如果 GPS 卫星受到攻击或者宕机，有些人可能连自己回家的路都找不到。因此，有人力推构建"航位推算法"，这种方法不依赖卫星而只需要记录行人（比如战士）的精确路线并且能帮助人们找到准确的回家路。

16. O'Keefe 和 Nadel（1978）的论文是我们认识大脑对空间的认知表征的重要里程碑。虽然关于海马系统的导航功能已经有几百篇综述，但这篇论文仍然是最耀眼、最有启发性也最全面的。它涵盖了过去几十年来我们认为海马所拥有的全部内容。2014 年 10 月 6 日，《纽约时报》祝贺约翰·奥基夫、爱德华·莫泽（Edvard Moser）和迈-布里特·莫泽（May-Britt Moser）因为对大脑中 GPS 系统的发现获得了诺贝尔生理学或医学奖，这个系统"帮助我们弄清我们在哪儿，规划从某地到某地的路径并储存信息供以后使用"。三位科学家的发现"解决了哲学家和科学家心中持续几个世纪的问题——大脑是怎样建立周围环境的地图的？我们又是怎样在复杂环境中导航的？"空间导航的神经机制在一些精彩的综述中有详尽描述（O'Keefe and Nadel，1978；O'Keefe，1991；O'Keefe and Burgess，1996；Burgess and O'Keefe，2011；Buzáki and Moser，2013；Moser et al.，2008，2014，2017；Hasselmo and Stern，2015；Mehta，2015；Redish，2016；McNaughton et al.，2006；Connor and Knierim，2017），我在此处仅总结海马-内嗅皮层系统的几篇主要文献，为了阐明我自己的观点，讲述可能有偏颇。

17. Maguire et al.，2000。

大鼠的运动。当大鼠四处走动时，网格细胞会在虚拟的等边三角形的顶点上活动。要看到六边形结构的话，我们要耐心地等待动物经过环境中每个像素若干次。经过长期探索，发放了足够多动作电位之后，把多次反应投影到一起，我们就能清晰地看到这种细胞的发放模式了（图 5.4）。

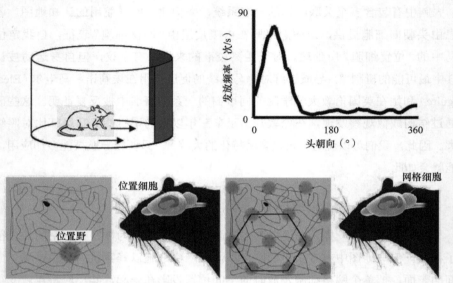

图 5.4　空间导航中的神经组件。顶图．下托前区一个头朝向细胞的调谐曲线。左下图．大鼠探索矩形旷场时，一个海马锥体细胞表现出的单一位置野。曲线为大鼠运动轨迹，圆形区域为该神经元发放最多的地方（位置野）。右下图．大鼠探索矩形旷场时，内嗅皮层内侧的网格神经元的放电活动。可以看到神经元在六边形顶点有更强的活动

　　相邻的网格神经元的反应模式类似，但是其网格在空间上有一些错位。这些细胞在内嗅皮层内侧沿着背腹轴以半独立的模块或是团簇的形式排列，其网格的尺度从背侧到腹侧由小变大。这种排列方式相当于把同一个环境的低精度、中精度和高精度的地图叠在了一起。把多个网格细胞的活动分布叠加起来，就能准确地铺满测试场中的所有位置。这些神经元的群体活动向量（见第 4 章）就能准确地描述任意时刻动物所处的位置，因为每个位置都在包含不同尺度和位置的网格系统中对应独特的活动特征[18]。这种与自身无关的（或者称为**以外在事物为中心的，allocentric**）表征可以描述空间中任何两点的关系，也就是绘制地图。

---

18. 莫泽团队发现网格细胞的研究是神经科学史上的高光时刻（Hafting et al.，2005）。这项研究的魅力吸引了领域外研究者的目光并为这一领域吸引了许多新鲜血液。一开始，大家认为构建地图和导航的工作是存在于内嗅皮层而非海马中的，海马行使的是其他功能。历史的钟摆在过去十年中反复了好几次，不断加剧了争论并迫使我们站在更广阔的背景中思考这个问题。虽然围绕这一问题已经有无数的模型和实验，我们对于这种网格的模式是如何由网格所在的神经环路（内嗅皮层表层、下托区、下托前区）产生的，仍然没有统一看法。但我们更加确信功能并不是存在于某个结构中，而是由结构之间的相互作用产生的。

位置细胞和位置野

与内嗅皮层中的网格细胞不同，海马神经元表现出更为灵活的空间响应模式，称为**位置野（place field）**。在典型场景中，大多数的神经元都会保持沉默，少数的神经元会形成单个的位置野，其中每个神经元只有在动物跑到测试场中某个特定位置时才活动。正是因为这种反应，约翰·奥基夫（John O'Keefe）给这种神经元起名为**位置细胞（place cell）**。与内嗅皮层相同，沿着海马从背侧到腹侧，位置细胞的位置野范围会逐渐变大。海马与内嗅皮层内侧在解剖学上也是相连的。因为位置野在空间上是分离的，位置细胞比网格细胞携带了更准确的信息。包含不同位置野的一群位置细胞可以产生环境的可靠地图并忠实记录动物在地图中的运动轨迹[19]。虽然如此，让人吃惊的是，不同于内嗅皮层的网格地图，海马地图是不固定的。如果同一只动物身处不同的环境中，会有不同的位置细胞群体被激活。在某个环境中编码相邻位置的细胞可能在另一环境中的编码完全不同。比如，在某个环境中编码相邻位置的一对细胞可能在另一个环境中都不活动，或者只有其中一个细胞还活动而且其编码的还是不同的位置。即使两个细胞在新的环境中都有反应，它们的位置野之间的距离也可能改变[20]。因此，每个环境都有一套独立的位置细胞和位置野编码模式。即使对装置或者实验参数进行看上去很小的改动，海马的位置细胞都可能受到很大的影响。

海马中位置细胞表征的空间位置与细胞在海马环路中的位置无关。相邻的两个锥体细胞表征的位置既可能相邻也可能相隔甚远。而且，位置细胞会在很多情况下相对随机地动态重构空间位置表征。正因此，海马内紧密相连的神经网络才能产生与动物所经历的众多情景对应的一张张地图[21]。我们可以想象在一张纸上有许多用橡皮筋连在一起的位置细胞。当你把纸团成一团再展开时，这些位置细胞会重新占据一组不同的位置并组成不同的相互关系。这些位置在纸上的距离可以被看作是位置细胞之间的连接强度。现在你可以把纸弄平再重新稍有不同的折一下，这些细胞又会产生新的组合。因此，同样的一群细胞可以产生许多不同的组合关系，而每种组合都可以表征一张地图。

当然，地图只是一种静态的定位工具，或者称为一个参考框架，其中地标之间

---

19. 海马位置细胞集群追踪环境中动物位置的能力，最早揭示于 Wilson 和 McNaughton（1993）里程碑式的工作。

20. 不同环境下独特的发放模式是一种分离机制（也被称为"正交化，orthogonalization"；Marr，1969）。这种机制被认为是通过大量彼此独立的颗粒细胞和少数苔状细胞（有大量的轴突回传给颗粒细胞）之间相互作用产生的（Senzai and Buzáki，2017）。McNaughton 和 Morris（1987）、Treves 和 Rolls（1994）、Knierim 和 Neunuebel（2016）都讨论了模式分离和模式整合的机制，以及吸引子动力学在该过程中的可能作用。

21. Samsonovich and McNaughton，1997。

的空间关系有助于确定动物所在的位置。奥基夫对这种关系有着精妙的表述[22]："每个位置细胞接受两个不同的输入，一个输入承载了大量环境刺激或事件的信息，另一个则是导航系统独立于当下输入刺激而计算出的动物位置……当动物（使用环境刺激输入）找到自己在环境中的位置时，海马就能根据动物运动方向和距离计算出动物后续的位置……除了运动过的距离信息，导航系统还需要知晓动物相对于某个环境地标或者是相对于自身参考系的运动方向变化。"然而，只有当动物通过主动探索知道了地标间关系的意义，这样的地图才是有用的。

当乌鸦起飞：导航与自我运动

亚利桑那大学的布鲁斯·麦克诺顿（Bruce McNaughton）和卡罗尔·巴恩斯（Carol Barnes）通过精心设计的实验和对现有数据的重新解读，把静态的地图表征联系到了动物巡航上，迈出了重要一步。他们的一个重要的创见是头朝向信息是导航系统不可或缺的一部分。另一个创见是，自身行动是导致空间特异性神经活动的主要空间信息来源[23]。换句话说，视觉地标以及环境中的其他刺激正是在行动中才产生了意义（见第 3 章），虽然他们并没有明确说出这种关联。

多项实验为行动对导航的重要性提供了依据。第一，位置细胞的发放频率与动物的运动速率是相关的。第二，在同一条轨道上，某个位置细胞可能在动物从左向右运动时有稳定的位置野，但在动物反向运动时则不响应。也就是说，位置野并非严格地描述环境坐标，它们也受情境影响，比如大鼠朝向的方位以及头朝向对内嗅皮层-海马地图的影响。第三，在某些特殊情况下，相同的空间可能在不同条件中由不同的位置细胞群体所表征。比如，把大鼠在黑暗中放进熟悉的环境中时，可能会出现新的位置野，新的位置野响应甚至会持续到开灯后。因此，位置野可以不依赖于视觉地标而出现，虽然地标可以影响位置细胞的表现。第四，不改变地标的位置但改变地标的特点会影响地图的结构。比如，把对称场地（比如圆柱形场地）中的白色标识换成黑色的，大鼠的位置细胞相对于圆柱对称轴的坐标分布不变。但是，在连续几次来回更换白色和黑色标志时，一些神经元的位置野会变得在两种条件下不同，因为动物学会了区分这两种标志[24]。第五，当大鼠被反复拨转后再放入有地标的

22. Andersen et al.，2007，第 11 章，499 页。

23. 麦克诺顿和他的长期合作者卡罗尔·巴恩斯是奥基夫实验室的博士后。他们着眼于自身导航定位中局部线索及身体产生的信号的重要性，并为此提供了可靠证据（McNaughton et al.，1996）。关于计算方面的争论，Redish 和 Touretzky（1997）也强调了独立于认知地图的路径整合器的重要性。参见 Gallistel，1990。

24. 有几个实验为不同视觉信号会极大影响位置细胞提供了可信证据。例如，当行为学装置的墙壁重新排列时，位置野的形状和大小可能会扩大、延展甚至将位置野一份为二（Muller and Kubie，1987；Kubie et al.，1990；O'Keefe and Burgess，1996；Wills et al.，2005；Leutgeb et al.，2005）。

圆柱形场地中时，它的位置野会更加不稳定。第六，当开始点与目标点之间的距离改变时，只有一部分细胞的位置野仍然是相对于远处标志的，大部分细胞都会按照到起始点或目标点的距离进行重新排列[25]。

这样的证据可以一直往下罗列下去。这些研究背后蕴含的重大意义让麦克诺顿、卡罗尔·巴恩斯以及他们的同事推演出了一套"路径整合器"系统的假说。这种整合器是一种基于身体内在反馈信号的导航机制，其依赖的信息包括局部的视觉和躯体感觉信号、身体反馈的本体感觉（如肌梭）、步数统计、前庭觉输入（水平及旋转加速度）以及自身运动引起的伴随发放。通过整合自身的运动信号，动物即使在没有清晰地标的环境中也能一边记住起始点一边走过整片场地。路径整合器系统可以在没有空间参考先验知识的情况下，甚至是完全黑暗的环境中通过计算运动距离和转向次数来维持运行。

路径整合也可以称为**航位推算法（dead reckoning）**，这种方法是航海中最古老的导航方法之一。从基地出发后，船长根据船的朝向、速度和航行时间计算运动情况。将速度和时间相乘就得到了航行距离。航行距离和每次转向被依序标在一张图上，这张图可以用来计算直接回到基地的路线。这一方法在地中海被沿用了几个世纪，直到葡萄牙水手开始使用地图和地标（更准确地说是"天标"或者星标）来导航[26]。

从直觉上想，路径整合器导航的想法就很吸引人[27]。不光是水手，其他的动物也可以不用地标就找到路。沙鼠妈妈可以在完全黑暗的圆形场地中用内在的方向感把孩子叼回窝里。如果把平台缓慢旋转，慢到不让沙鼠妈妈发现，她还是会回到原地，虽然家已经转到别处去了。但是路径整合器也会遇到一些挑战。每次速率或是方向的改变都会累积误差，而每次对位置的估计都是基于前一个位置的，这样误差就会越累积越大。

从路径整合器刚被提出时，其具体涉及哪些脑结构就一直存在争议。首先，海马很可能参与其中，有电生理记录和损毁实验支持这一点。随着网格细胞的发现，

---

25. Redish et al.，2000；Gothard et al.，2001；Diba and Buzáki，2008。

26. 克里斯多弗·哥伦布（Christopher Columbus）用航位推算法发现了新大陆并安全地返航。"**路径整合器（wegintegration）**"这个词由 Mittelstaedt 和 Mittelstaedt（1980）提出，用来表示从起点开始持续更新的朝向、距离信号更多反映了"**自身运动（idiothetic）**"产生的信号，而非间歇性的、不持续出现的视觉导航信号。这些作者也写到，在主动运动时更新的位置信息比被动移动时要准确得多。我们应该很熟悉，车上乘客对环境的感觉总是比司机要差。在 Mittelstaedts 和 Mittelstaedt（1980）研究沙鼠之前，Wehner 和 Srinivasan（1981）报道了沙漠蚂蚁可以在出门上百米后从最短路径回家。也可参见 Whishaw et al.，2001。

27. 一个盲人孩子也能从大房间中的某个点分别走向三个物品（地标）并立即找到这三个点之间的路，虽然她从没有走过这些路线。要找到任意两点之间的联系，她首先要用航位推算法编码三个目标的位置，记住对应的路径，并从两条记住的路中推测出一条新的路来。这个例子证明认知地图可以从航位推算法来独立地构建（Landau et al.，1984；Wangle and Spelke，2000）。

内嗅皮层成为最受大家欢迎的脑区。虽然大部分网格细胞都出现在背内侧内嗅皮层的第 II 层中，许多更深层的神经元也响应头朝向，甚至其中的一部分也表现出网格的反应特点 [28]。动物奔跑的速率和部分位置细胞，以及大部分抑制性中间神经元的发放频率存在相关性。这样，内嗅皮层中同时响应位置、方向及转向信息的神经元群体可能可以像假设中那样在基于自我运动的导航过程中更新网格坐标的信息。但是，单是相关性可能也不够充分，因为内嗅皮层从多个来源接受头朝向和速率的信息。为了支持这一观点，实验证明损毁头朝向的主要中心——丘脑前背侧核，就会导致网格细胞不再改变。此外，位置、速率、头朝向甚至距离信息，都在海马以及相邻的下托神经元有所编码。顶叶和压后皮质中的神经元可能也会参与到动物相对于环境的运动及身体信号的计算中来。这暗示路径整合器涉及多个系统 [29]。

导航系统只有在为身体提供向导时才有作用。海马中的认知地图又是怎样引导身体选择其中正确的路线的呢？海马区最密集的投射汇合在一个叫做**外侧隔区**（**lateral septum**）的皮层下结构，外侧隔区转而投射到大脑的冲动核心——下丘脑，同时也会反过来投射到海马。实际上，动物的空间轨迹信息也存在于外侧隔区的神经元集群 [30]。因此，外侧隔区把抽象的地图阐释并转化成积极的行动。

以外在事物为中心的（**allocentric**）地图表征和**以自我为中心的**（**egocentric**）路径整合器共同工作，并由环境条件决定哪种策略更占主导。在信号丰富的环境中，表征信息可以经常被感觉输入所更新。当环境中缺乏稳定的地标或处于完全黑暗中时，路径整合器成为默认选项。地图和路径整合机制需要使用不同的神经网络吗？又或者它们是不同表征，来自同一群或者有交集的不同群神经网络？我们只能猜测，导航时我们会充分利用这两个系统的优势。如果目标是要产生一个通用的解决方法（从任何一处到任何一处），在有地标的情况下地图会更好地描述路径。在地图中规划路径，需要在脑中产生自我的心理图像并把它定位到以外在事物为中心的地图上。我们可以从机器人的导航学习中获得一些灵感，看看这样的过程如何实现。

机器人导航

和动物一样，导航机器人也得在环境中找到自己的定位。机器人自动导航领域

---

28. 那些发放特性与环境无关的网格细胞暗示了他们只是路径整合器空间表征系统的一部分（Hafting et al.，2005；McNaughton et al.，2006）。

29. Alyan and McNaughton，1999；Cooper and Mizumori，1999；Leutgeb et al.，2000；Whishaw et al.，2001；Etienne and Jeffery，2004；Parron and Save，2004；McNaughton et al.，2006；Sargolini et al.，2006；Samsonovich and McNaughton，1997；Winter et al.，2015；Acharya et al.，2016。即使海马受损，一个人也可以学会简单的、直接的路径。但是，当在两段路程中插入间隔或者需要从两段已经记住的路线计算新的路径时，海马就不可或缺了（Kim et al.，2013）。

30. Tingley and Buzáki，2017。

的突破来源于一项共识——完善机器人的传感器对导航帮助不大。只有当机器人可以主动控制传感器从环境中收集运动产生的感觉反馈信息时，传感器才有用。当构建地图和自我定位被合并成一个问题时就好办了。这种方法的精妙之处就展现在了下边这个词中：同步定位并构建地图（simultaneous localization and mapping，SLAM），这种方法结合了从运动出发的路径整合以及从感觉出发的地标检测（图 5.5）。机器人的运动轨迹以及所有地标的位置都可以在没有先验知识的情况下持续更新。在此过程中，机器人可以通过整合从各个位置观察到的信息来构建地图，并且利用这个地图来推断自己的位置。其对自己当前位置估计的精确度只受到地图构建质量的影响[31]。机器人运动得越多，就对地标之间的关系估计得越精确。因此，机器人的表现会随着探索而提高。概念上来说，机器人自动导航这一问题已经解决，虽然在实际使用中还存在实现更通用解、提高速率和精度，以及泛化到多种环境之类的问题[32]。

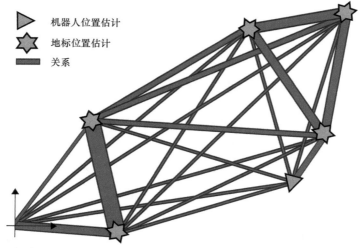

图 5.5　弹簧网络类比。弹簧连接了各个地标并描述了它们之间的关系。随着机器人在环境中到处移动，弹簧的强度或者叫关系变得更强（连接变得更宽）。随着地标被观测并修正其位置估计，这种改变会在弹簧网络中传递。这种持续更新的关系就被机器人所学会或"内化"了。这种关系可以在递归神经网络中有效地建立，比如海马 CA2/3 系统
蒙许可重印自 Durrant-Whyte and Bailey，2006

　　机器人自动导航领域的这一惊人进展可能会让它很快成为我们生活的一部分。

---

31. **弹簧地图模型（spring map model）**会让人想起 Muller 等（1996）提出的"认知图"，"弹簧"等价于认知图中海马 CA3 神经元间的突触强度。

32. 解决概率性 SLAM 问题需要为观测模型（地标导航）和运动模型（航位推算法导航）都找出合适的表征，要能够高效计算先验和后验分布（Durrant-Whyte and Bailey，2006）。基于图的 SLAM 由稀疏图模拟，其中的节点代表了地标以及每个即时状态，每条边代表运动或者一次测量。图 SLAM 的优势在于它能够量化环境，所以能从小的环境中迁移到类似的大环境中（参见 Brooks，1991）。近期发展出了很多新的非线性控制系统，在一系列诸如航天器或车辆的自动驾驶系统以及高级机器人和空间系统中找到了实用场景。

已经有很多的可移动机器人在室内甚至是地标不完全固定的户外进行测试了。机器人必须持续地更新自己和其他移动物体的位置关系。现在的机器人甚至可以在人来人往、宠物横行的城市中心相对自动地导航了[33]。这些技术进步从格雷·沃尔特（Grey Walter）的"推理机"（见第 1 章）开始走过了漫长的发展道路，但其在移动中收集信息的概念仍然没有改变。

如果只有几个微处理器的机器或者只有很小脑子的昆虫都能解决导航问题，那为什么哺乳动物需要这种复杂到有几百万个神经元相互作用的导航系统呢？公平一点说，自动机器人还不够完美，无人驾驶的载具也强烈依赖于 GPS 的辅助（也就是人的帮助）。大部分昆虫都在相对固定的环境中生活，所以它们也不需要构建太多彼此独立的地图。它们看似惊人的导航能力都基于死板的计算法则。蚂蚁和蜜蜂都可以通过组合长程向量来从一个食物源直接走到另一个食物源[34]。但是，当需要在不同地图间进行明确的比较时，它们常常失败。哺乳动物的导航系统不仅可以表征更多的环境特征，而且还可以对这些特征灵活地组合和比较，以符号化或范畴化事件、物体及生物[35]。

将路线与地图内化以进行心理导航

为了研究哺乳动物是如何出现这种组合能力的，我们得再次提起那句名言——结构决定功能。在海马系统中尤其如此。没有任何结构上或联结上的证据表明海马单是为了导航而生的。存在大量平行连接的颗粒细胞群和有着密集的往复连接的 CA2/3 兴奋系统，这两种迥然不同的设计模式，看似正适合对空间位置和物体的分离与整合。但是，大脑中很多活动都可能会用到整合和分离这些基本功能[36]。因此，为空间导航演化出的海马系统可能也会参与到其他任务中去。

---

33. 无人驾驶技术已经被广泛研究。这些工作大多得到了美国国防部高级研究计划局（Defense Advanced Research Projects Agency，DARPA；Seetharaman et al.，2006；Urmson et al.，2008；Rauskolb et al.，2008）、谷歌公司（Google，Inc，2012）和欧洲陆地机器人试验（European Land Robot Trial，ELROB）的资助。要跟上这个快速发展的领域非常困难（Schneider and Wildermuth，2011；Adouane，2016）。

34. Wehner 和 Menzel（1990）的综述中总结了无脊椎动物、啮齿类动物和人的空间认知能力。相反观点请参见 Gould，1986。

35. Etchamendy 等（2003）表明有海马损伤的小鼠无法像健康小鼠一样灵活地比较先前学习到的迷宫岔路与奖励的关系。

36. 相似即不同！两个东西是相似还是不同取决于你观察的角度（分类器）。如果没有预设的目标，就不能进行有意义的分类，或者分类过程会产生大量琐碎的差异，没有目标就无法对这些差异进行解释。海马就是这样的一个分类器，其计算结果（即传回的分离后的对象）则由新皮层来解读。

一个环路，多种（表面上的）功能

海马-内嗅皮层系统与广大的新皮层有着拓扑有序的双向连接。在啮齿类中，新皮层中的一大部分负责处理运动输出以及感觉输入。相反，在灵长类中新皮层的大部分用于处理复杂的功能[37]。在哺乳动物演化过程中，随着新皮层的增大，海马负责越来越多的非感觉信息的表征（图 5.6）。因此在大脑发达的动物中，处理空间信息可能只是海马职责的一小部分[38]。这意味着，无论海马从哪一部分的新皮层接收到什么信息，海马都会进行类似的计算操作。换句话说，海马根本就不关心输入的模态和

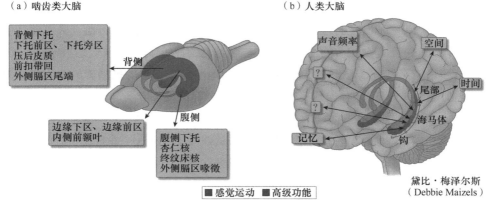

图 5.6　人和大鼠大脑中的同源海马脑区。 腹侧只占啮齿类海马的四分之一，在灵长类海马中则不成比例地扩展了，以适应灵长类新皮层中负责高级功能的部分越来越多。灵长类海马中只有相对较小的尾部与视觉空间区域有联系。灵长类的海马尾部与啮齿类的海马背侧和中部同源。图中标出了隔颞轴上各部分发出和接收到的不同连接。啮齿类海马中的大部分记录和操纵实验都是在背侧进行的［译者注：图例中感觉运动和高级功能部分的标记颜色难以区分，但可以从行文内容推知。］

修改自 Royer et al.，2010

---

37. 因为现在的神经科学家在哲学上追随着英国经验主义的脚步（见第 1 章），就难怪这些中间的、高级皮层区域还被称作"联合（association）"皮层了。

38. 啮齿类海马的隔端（背侧）和颞端中部这三分之二从内嗅皮层背侧接收视觉空间及其他的感觉输入，而颞极主要与下丘脑、杏仁核以及前额叶相连（Risold and Swanson，1996；Amaral and Lavenex，2007）。在灵长类大脑中，海马腹侧不成比例地增大以适应新皮层中间区的扩大，并形成了海马沟和海马体。灵长类的海马只有尾部与视觉空间区域相连。其尾部与啮齿类的背侧海马同源，这也是啮齿类中的大部分记录和操纵所针对的区域。在鲸类中，海马与新皮层的比例非常不同。在海豚以及另外几种海生的哺乳动物中，其海马体积相较于其新皮层本该对应的体积要小得多。另一个悖论是这些哺乳动物在出生后很少或没有颗粒细胞新生（Patzke et al.，2015）。一种解释是地标（或"海标"）在广袤海域中导航时不太有用。大部分情况下你都只能看到水，所以认知地图就没必要了。因此，海马也"缩水"了。在海洋公园中，海豚池被水下的网分隔开，网高出水面上只有 1 英尺（=30.48cm）。我一直很好奇海豚为什么不会从网上跳到其他池子中去。是它们不好奇隔壁池子不想去探索一番？还是它们和陆地动物对空间有不同的认识（Gregg，2013）？

特征，而是无差别地对各个来源的信息进行相同的处理并回传到来源脑区[39]。海马看上去是在处理空间、时间或其他信息，实际主要是取决于实验的设置。

如果海马只负责导航功能，那我是如何在没有任何环境提示的情况下记下我在日本成田机场的路线就成了迷。海马还负责一些看上去不同的功能，比如记忆、规划以及想象，这些都依赖于自我驱动的细胞集群序列活动而非外界或身体驱动的刺激信息。我之后会解释，这些认知功能可以被看作是心理导航，其产生的机制最初用于物理世界中的空间导航。

心理导航的种种形式

从著名的患者 HM（他为了减轻难治性癫痫切除了双侧海马）开始，大家就产生了一种共识——海马及相关的结构是用于产生记忆的[40]。但海马还被认为与导航有关，那导航和记忆又是怎么联系在一起的呢？认知地图理论卓越的推动者约翰·奥基夫推测，"人脑将时间成分叠加到基本的空间地图上就构成了情景记忆系统的基础"[41]。一方面，这种假说隐含着，人与大鼠的海马处理着不同的事情，而且鼠脑中没有"时间尺度"[42]；另一方面，我们完全不清楚为何在认知地图这样一个非自我中心的、依赖于外界的结构中加入时间尺度就能成为情景记忆这样最自我中心的体验的机制。

或许，如果可以将导航系统从环境或者身体相关的信息中剥离出来，其在内心活动中的作用就能支持记忆功能了。类似于空间导航，我们可以区分出两种依赖于海马系统的记忆，即个人经验（情景记忆或对特殊事件的记忆）和对事实的记忆（语义记忆或关于统计规律的记忆）。我们都能意识到这两种记忆并能口头描述它们，所以它们被合称为**陈述性记忆（ declarative memory ）**。我们常在指代非人动物中类似的记忆时使用类似于"类情景"或"灵活的"这样的词[43]。

---

39. 例如，腹侧 CA1 锥体细胞的一部分相对选择性地投射到前额叶皮层、杏仁核及伏隔核。这些细胞根据任务特性偶尔会被激活（比如焦虑或目标导向的行为，Ciocchi et al.，2015）。但是，海马在每次这类行为中都运行着相同的"算法"。参见 Aronov et al.，2017；Terada et al.，2017。

40. Scoville 和 Milner（1957）最先报道了双侧海马损毁导致的遗忘症。Nielsen（1958）也通过研究大量案例独立发现了不同的大脑系统参与到不同的记忆中。其中一个系统包含时间成分 [与**时间特异的遗忘（ temporal amnesia ）**有关]，负责个人生活经历相关的记忆；另一种记忆关系到习得知识，即与自我无关的事实 [与**类型失忆（ categorical amnesia ）**有关]。参见 Milner et al.，1998；Corkin，2013。这个领域有几篇全面的综述（Squire，1992a，1992b；Cohen and Eichenbaum，1993；Milner et al.，1998；Eichenbaum，2000）。

41. O'Keefe，1999。

42. Tulving（1983，2002）反复声称只有人有情景记忆，因为只有人能"感知"主观时间，从而推动了这种论调。他著名的患者 KC 不能回忆任何自己经历过的事件、情景或境遇。KC 不能进行心理上的时间旅行，但是他可以使用地图。他的语义知识还是相对正常的，而且他也知道很多关于自己的事实。

43. "语义（semantic）"一词来源于希腊语"semantikos"，意为"有意义的"。"情景（episodes）"一词指事件的组合，来自希腊语"epeisodion"，悲剧中颂歌之间的插曲。在情景间泛化意味着超脱实际情况来抽象出通用的联系。Tulving（1972）基于理论区分了情景记忆和语义记忆，并得到了大量损毁、生理学以及成像数据的支持（Squire，1992a）。

情 景 记 忆

与自己相关的记忆是我们生活的重要组成部分，它让我们感觉到自己的存在，并且是我们个体性的唯一来源[44]。要重新体验这种第一人称（自我中心）的、依赖于环境的情景，我们需要把自己投射回那个时间地点。加拿大多伦多大学的恩德尔·塔尔文（Endel Tulving）创造了"心理时间旅行"这个词来描述这样据信发生在大脑中的操作。心理时间旅行让我们能够身处过去或未来。回到过去也叫**情景记忆（episodic recall）**，而穿越到想象中的未来则可以称作**规划（planning）**。当然，有的人可能会持反对意见，过去和未来当然是非常不同的，而且这其中的区别也应该体现在记忆与规划过程之中。确实，这两个概念往往在神经科学教材中被分在不同章节并分配给不同脑区。但大脑可不见得是这么处理信息的（见第 10 章）。

要解释这个问题，我的第一个观点是大脑中最早为用航位推算法进行空间导航而演化出的机制，可能和用来在"认知空间"中导航以创造或提取情景记忆的机制是一样的。第二个相关的观点是，基于地图的导航，其背后的算法可能在很大程度上和负责创建、储存及回忆语义知识的算法是相同的。我的第三个看法是语义知识（非自我中心）的产生依赖于此前自我相关的情景记忆，类似于通过航位推算探索来建立地图（图 5.7）[45]。

语 义 记 忆

以自我为中心的情景记忆依赖于观察者，与此不同，语义知识与观察者无关[46]。语义记忆给周遭物品、事实，以及事件进行了定义，且这种定义不依赖于时间条件。这和位置细胞及网格细胞定义地图中的坐标类似。古希腊演说家们的做法也为物理导航和心理导航有着内在的深层联系提供了例证。他们通过想象来背诵讲稿，想象自己走过家里的一间间房间，每个房间内都有某一个演讲主题。专业的爵士乐手也会想象出一片由音符组成的景致并沿预先设定的路线走过去。

---

44. 成为"个体"意味着具备唯一感，知道自己不能被分割成几个子系统。

45. 虽然现在科学界广泛接受海马系统在记忆（Milner et al.，1998）和空间导航中很重要的观点，但关于海马基本功能的看法在不久之前还很分裂。认知地图的领袖约翰·奥基夫（O'Keefe，1999）曾说过"我再说一遍，认知地图理论的核心理念是大鼠海马的主要甚至唯一功能是处理和储存空间信息，看上去与此冲突的数据都是被错误解读了。"其他人也推测过啮齿类和人脑中的海马负责不同的功能（如 Tulving and Schacter，1990）。情景记忆和语义记忆系统在演化上分别来源于航位推算法和基于地标的导航这种观点来自 Whishaw 和 Brooks（1999）、Buzsáki（2005）、Buzsáki 和 Moser（2013）。位置细胞和网格细胞的关系可能不局限于空间和物理导航领域，而是代表了记忆、推断、泛化、想象和学习等多种认知计算所需的二维空间所共享的一种组织结构。

46. 哲学家通常将与观察者无关的事物称为**客观事实（objective reality）**，并以此指代物理世界中的事物。另外，很多人类创造的想法也被归类为语义范畴，比如名字、事件、概念（如"空间"和"时间"），以及想象的事物。

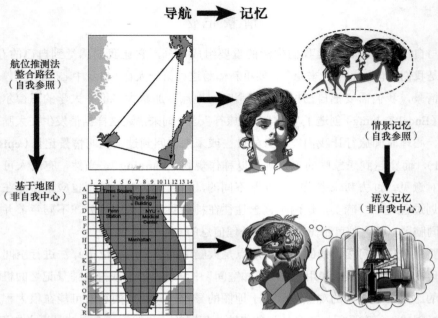

图 5.7　导航与记忆的关系。左上图. 路径整合（航位推算法）基于自我参考的信息：持续记录航行距离（速度乘以时间）和转弯的方向。通过计算自己相较于起始点的位置，我们就能沿最近的道路回家（虚线箭头）。左下图. 地图导航依赖于地标之间的关系。地图是在探索（路径整合）中得到的。右上图. 情景记忆是时间和空间上进行的自我参照的"心理旅行"。右下图. 语义记忆是对生物、物品、地点以及事件进行的外显的客观描述，这种描述不包含时间和环境信息。语义知识可以从包含相同元素的多种情景中获得（如从情景到语义的箭头所示）

图片来自 Buzsáki and Moser，2014

　　与经历一次就记住的情景记忆不同，**语义记忆（semantic memory）**通常是在反复遇到同一事物后才能产生的。原本保存在情景记忆中的信息会逐渐与场景特征脱离，变得更加泛化和外显。这让我们想起了位置野，不管动物从哪个方向进入某个位置细胞的位置野，细胞都会发放[47]。举个例子，如果你足够幸运得到了一些科学发现，这一场景会成为你余生中美好的回忆。但是，如果其他实验室从不同角度得出了和

---

　　47. 欲要进一步了解情景记忆和语义记忆之间的关系，请参见 Tulving（1972）、McClelland 等（1995）、Nadel 和 Moscovitch（1997）、Eichenbaum 等（1999）、Manns 等（2003）、Hasselmo（2012）等文章的讨论。位置细胞明确定义了地图中的坐标。类似的，在因癫痫植入深部电极的患者中，海马和内嗅皮层中的神经元特异性地响应物品或人的图像——这种响应一般与物理属性无关，甚至对应的名称都能激活这些神经元（Heit et al.，1988；Quian Quiroga et al.，2005）。这种响应特性正符合了显性知识的定义。在遗忘症患者上进行的实验结果表明，即使负责情景记忆的脑区受损，人也能获取语义知识。患者 KC 无法回忆起任何个人经历，但他还是可以学会新的事实和关系（Hayman et al.，1993；也请参见 Schacter et al.，1984；Shimamura and Squire，1987）。但是，他学得非常慢，很可能是因为他少了情景记忆系统的助力。也有三位健忘的年轻人虽然有着严重的情景记忆障碍，但他们仍几乎不受影响地获取了新的关于事实和关系的语义知识（Vargha-Khadem et al.，1997）。

你相同的结论，确认了你的发现，这个结论就成了一个事实：一个大家都有着相同理解的、外显的知识，这与发现或者证明的过程就无关了。

　　并非所有人都认为情景体验是编码语义信息的必要条件。确实，人类可以用言语或者脑的其他外化方式来跳过亲身经历快速获取语义信息（见第 9 章）。我们可以直接给物品命名并把这个名字教给孩子。生来就没有海马的患者也可以了解事实并在交流中有效地使用这些事实。但是，即使社交能让我们快速获取知识，这也不能否定在演化上，情景记忆和语义记忆分别来自航位推算法和基于地图的导航。

记忆会迁移吗？

　　事件、物品之间的关系也被称为**语义距离**（ semantic proximity ），其与路标导航中的空间距离关系有着很多相似之处。语义关联性模型使用基于拓扑相似度的测度，这类似于认知地图中地标的空间关系[48]。目前科学界普遍认为陈述性记忆依赖于内嗅皮层-海马系统，但巩固后的语义信息何在还有争议。争议之一在于产生语义记忆和情景记忆的神经环路是相互有重叠的还是完全分离的。

　　另一处争议在于生成好的记忆是留在产生记忆的环路中，还是随时间逐渐从海马系统迁移到新皮层中。如果记忆会发生迁移，已巩固记忆的提取就不再需要最初形成记忆的结构了。这种迁移的想法很可能来源于最初对患者 HM 认知症状的描述。早期的研究认为，他不能学会或记住新的陈述性记忆，但可以回忆起脑损伤前的几乎所有事情。但是，后续的工作发现 HM 和相似患者在双侧海马损毁后失去了叙述能力，也不能向过去或未来"心理旅行"。他们的想象和规划能力受损了，其严重程度等同于他们把自己置于特定时空场景中的能力受损了。相反，他们可以用完整的逻辑能力和语义知识来创造出听上去很合理的场景[49]。举个例子，如果你问起这些遗忘症患者小时候住过的房子，他们回忆起的细节甚至事件会让你感到印象深刻。但是患者还是没法按照合理的顺序描述任何的个人场景，比如和家人一起吃饭、和别的孩子打闹，等等。换句话说，这些患者无法让自己置身回忆中来重演或者重新想象一个包含自身的场景。

---

48. Trope and Liberman，2010。我们描述外显知识的语义类别之间的距离时，用向量的长度来表示词语之间的关系，也反映了其空间来源（Talmy，1985；Navigli and Lapata，2010）。这种距离表示方法也用于"思维导图"和"概念图"。参见 http://wordnet.princeton.edu/。

49. 这种虚构是科尔萨科夫综合征（Korsakoff's syndrome）的一个核心症状，这种综合征最早被描述于慢性酒精成瘾人群。由于酒精、缺乏维生素 B（硫胺素，VB1）、药物滥用、累及双侧间脑的脑外伤，以及双侧颞叶受损，患者的乳头体发生退化，并导致患者无法准确回忆过去（Bayley and Squire，2002；Downes et al.，2002；Squire et al.，2004；Gilboa et al.，2006）。克里斯托弗·诺兰（Christopher Nolan）的电影《记忆碎片》（*Memento*，2000）中的角色莱昂纳多·谢尔比（Leonard Shelby）的记忆问题十分准确地描述了退行性遗忘的症状特点。

较新的"双轨"模型则认为，虽然情景记忆被转移到新皮层中去，海马中仍然保存了记忆的副本。人类受试者的功能磁共振成像（functional magnetic resonance imaging，fMRI）实验支持该观点，这类研究一致表明，即使人在唤起几十年前的记忆时海马也会激活[50]。另一种解释认为虽然记忆不再存储在海马中，但海马网络还是会帮助协调新皮层中记忆元素的次第激活，从而为记忆元素和事件提供以自我为中心的视角（见第 13 章）。

总的来说，对空间导航和心理导航的比较表明，导航网络从外界环境中剥离，可以迁移到内化的记忆操作中[51]。这种看法简化了我们对两种看上去不同的功能背后神经机制的认识。虽然空间导航、记忆、规划和想象是截然不同的话题，但它们的神经基础以及神经生理学机制可能完全一样或者至少十分类似。从大脑的角度来看，行为神经科学和心理学中这些相差甚远的章节可以被统一起来[52]。

行动的内化：镜像神经元系统

大脑从感觉输入和运动信息回传中脱离的另一个精彩实例是镜像神经元系统。与海马-内嗅皮层系统中的神经元在编码和唤起记忆时都反应一样，新皮层中的许多神经元不仅在我们有意运动时反应，在我们试图理解其他人甚至我们宠物的行动意图时也会反应。这些神经元有着双重的功能。

镜像神经元的偶然发现可能是 20 世纪认知神经科学领域最高光的时刻之一了。意大利帕尔玛大学的贾科莫·里佐拉蒂（Giacomo Rizzolatti）和同事们观察到猕猴的前运动皮层（F5）中有些神经元不仅在猴子自己做一些类似于手指捡花生的动作时有响应，也在看到其他猴子或者研究人员做出相同动作时有反应（图 5.8）[53]。这些神经元

---

50. 关于记忆痕迹转移的支持证据请参见 Squire and Alvarez，1995；McClelland et al.，1995；Eichenbaum，2000；Frankland and Bontempi，2005。Nadel 和 Moscovitch（1997）回顾了很多支持双轨模型的实验。

51. 外化的空间记忆可能是内在记忆的前体。一个惊人证据是没有脑子的黏菌多头绒泡菌（*Physarum polycephalum*）可以绕开之前探索过的区域。在掉入陷阱以后，它可以避免再次来到同一区域，就像是它已经构建了环境地图一样（Reid et al.，2012）。

52. 在演化中，功能常常随着条件的改变而改变。从物理到心理的导航只是一个惊人的、被充分研究的例子。类似网格细胞动力学这样的支持以外在事物为中心（类似地图）导航的神经机制可能也是更为复杂功能的基础，比如逻辑推理（Constantinescu et al.，2016）。网格细胞的机制能支持在多个皮层区域中周期性地编码抽象的概念或宽泛的知识架构。

53. 镜像神经元的发现说明了研究中一个训练有素的研究者的重要性。因为我们无从知晓这样的神经元是否存在以及存在何处，实验并没有检验任何先验假设。最初的观察发表于 di Pellegrino et al.（1992），"镜像神经元"一词创造于 Gallesse et al.（1996）一文。镜像神经元方面的全面综述请见 Rizzolatti and Craighero（2004）。镜像神经元的存在也被认为是"心智理论"（theory of mind）的一项生理学证据；心智理论指的是大脑有着从行动中检测他人（或其他动物）的意图、欲求以及恐惧等的能力。

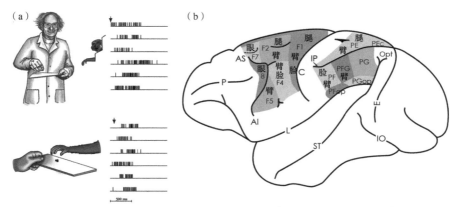

图 5.8　从猕猴前额叶脑区记录到的镜像神经元。（a）神经元在猴子伸手取葡萄干（下图）或看到实验者伸手拿葡萄干时（上图）有着相同的反应。右图竖线代表神经元发放的动作电位。（b）阴影区域显示了记录到镜像神经元的脑区

有着稳定的响应，毫无疑问它们是非常特殊的一类神经元，并且在很多种行动中都有类似的神经元存在。镜像神经元中有一小部分，在观察或自身执行同一行动时的反应相似度很高，无论是从宽泛的行动上说（例如"抓取"这个动作）还是从具体执行的动作上说（例如用某种特定的姿势"精确抓取"）。但是，前运动皮层中的大部分神经元在其所响应的视觉行动和所组织的运动响应之间存在可靠的关联[54]。

　　从人脑中间接观察到镜像神经元之后，这一概念陡然走红。大学生受试者在接受 fMRI 的过程中，有时观看研究者动手指，有时自己做相同的动作。在只观察和观察-运动两种条件下，都能看到两个脑区的反应：额下回（岛盖区）和右侧顶上回的最前端。在被试者根据符号指示进行运动想象时也可以观察到类似的激活。虽然这两个脑区都参与运动模仿，但它们的作用有所不同。岛盖区从目的或规划的角度表征看到的行动，而不关注运动的具体细节。相反，右顶叶表征了运动的动力学特征（比如手指应该朝什么方向抬高多少）。如果这两个脑区在真实运动和观察或模仿的运动时有着相同的反应，人们怎么知道自己是运动的执行者还是仿效者呢？一种可能的方式是顶叶皮层中的信号有运动规划产生的伴随发放副本（见第 3 章），这导致了实际行动和内化行动在发放模式上的某些差异，这就可以让大脑知道"这是我的身体在运动"[55]。

────────────

54. 大脑可以非常快地从运动行为中抽身出来。在一项脑机接口实验中，猕猴开始被训练用自己的手移动杠杆，之后改为用前运动皮层的神经活动，这些神经活动被计算机算法解读并送到控制杠杆的电机中。这样训练几百次后，它就不再动手，完全用神经活动来操纵杆子了（或者你愿意的话也可以说是用意念操纵；Nicolelis and Lebedev，2009）。

55. Iacoboni et al.，1999。这一研究和其他关于外显行动和行动想象的实验一直被一个问题困扰，就是运动通路和肌肉可能会被以一种微弱的方式激活。运动系统和大脑的其他部分紧密地连接着，因此，即使没有结果的意识和情绪也常常体现在肌肉活动中。观察一下狂热球迷在足球比赛中的表现就能理解这点。他们以一种阈下的形式模仿着球员。在 Iabobini 等（1999）的研究之前，里佐拉蒂和他的同事们检测了受试者在观看实验者抓握东西时的肌肉震颤及肌电图。他们通常会发现受试者在观看或进行抓握时的肌电图有良好的相关性（Fadiga et al.，1995）。

人类病患脑中神经元的胞外电生理记录让我们有机会了解到这种细微的模式差异。辅助运动区甚至海马中的很多神经元在受试者执行或观察抓取运动和面部表情时都有反应。其中一些神经元在受试者执行动作时激活，而在其观察动作时抑制。这一发现可以支持某种机制，区分自己或他人行动在运动与知觉方面的差异[56]。

早期的镜像神经元研究，检验了动作执行和观察动作执行时神经活动的相似性。随后，这种想法渗透到了神经科学的其他领域，研究者们开始探究这些神经元如何编码其他人的感觉、意图和情绪。当我们看到一只狼蛛在别人胸口上爬行时，观察者和被观察者脑中相同的脑区是否有相同类型的神经元被激活？ fMRI 实验暗示至少在次级躯体感觉区确实如此[57]。镜像神经元系统可能会把一个动作和对应的意图或含义联系起来，不管这个动作是你自己做的、别人做的，甚至仅仅是脑中模拟的。这类神经元的活动可能构成了我们社交行为部分特征的神经生理学基础。

大脑从运动中剥离的能力有着重要的作用。第一，在内化的状态，运动系统将运动规划置于某种"运动形式"（见第 11 章），从而即使没有真的运动起来，此时记录到的神经元活动和真实运动时也一样。从这个角度，模仿可以被看作是从观察到的运动到该动作的内在模拟的一种转换。第二，送到顶叶皮层的伴随发放信号（见第 3 章）可以导致内隐的"行动"，这让大脑可以评估未来计划的潜在后果。不需要任何外显的动作，镜像神经元系统和伴随发放系统就能告知大脑它是这一内隐动作的主体[58]。

社交是一种行动

最精巧的伴随发放系统之一和眼动有关（见第 3 章），这一系统让新生儿在能够伸手和爬行之前很早就可以探索这个世界。在人类等视觉动物中，面部运动和生物运动尤其能够引起眼睛的运动。有至少两个想法可以解释这点。一种看法是这些信号对大脑来说很特殊，因此可以自动引发某些反应[59]。另一种看法是眼动反映了内在驱动的对行为学上有意义模式的探索，这样大脑可以根据情况使用这些信号[60]。虽然其中的区分可能看起来很细微，但这会影响我们要如何探究和评估其中的机制。在

---

56. Mukamel et al.，2010。

57. Keysers et al.，2004。感到恶心和看到演员做出恶心的表情都能激活前脑岛（Wichker et al.，2003）。

58. 镜像神经元系统的失常可能解释了社交中的出格行为和自闭症中的语言运动障碍（Iacoboni and Dapretto，2006）。镜像神经元的概念也为其他的失常状态提供了潜在的理论框架，例如对行动主体的错误认定、幻觉、主体效应错觉，以及精神病患者中出现的被外星人控制的感觉。镜像神经元系统被认为构成了一个"核心"网络，这一网络包括初级颞叶、后顶叶和前额叶皮层，该网络在执行、观察和想象行动时均有激活（Wolpert et al.，1995；Jeannerod，2001）。

59. 这可能类似于许多动物中本能行为的行动展开模式（Tinbergen，1951）。

60. Scarr and McCartney，1983；Hopfinger et al.，2000；Treue，2003。

实验室中监测眼动可以让我们知道大脑与世界交互的情况。这种简易的方法不需要口头交流。

　　眼动模式的改变可以用于诊断神经精神类疾病，其中最显著的例子就是自闭症。自闭症一般不是凭其内在的机制确诊的，而是通过社交能力受损和刻板行为做出诊断的。自闭症儿童的父母最早可能会发现孩子很少要求或者回应照料者的眼神接触，这与正常婴儿非常不同。这一区别在婴儿 2 ～ 6 个月大时逐渐明显 [61]。这些孩子的眼动能力并无问题，他们只是在看其他地方。

　　自闭症患者和许多健康的"怪人"区别不大 [62]。相反，从社交中眼神交互的数量看，社交性似乎是个连续的变量，而遗传因素在其中起了决定性的作用。当一对同卵双胞胎幼童观看其他孩子互动的视频时，他们倾向于注视相同的内容。更有甚者，他们会在相同的时间朝相同的方向移动眼睛。换句话说，他们眼动搜寻的模式惊人的一致。这种吻合的模式在性别和年龄方面与之一致的非同卵双胞胎以及非血亲孩子中十分少见，这代表视频场景不是让同卵双胞胎眼动模式一致的唯一原因，基因编码的内在程序非常重要。眼动搜寻的遗传性在看向眼睛和嘴巴时尤其显著。自闭症幼童很少关注这些脸上的关键部位，所以他们不会从其他孩子或试图吸引他们的照料者的笑容或鬼脸中学习到自己行为的社交后果 [63]。

探究"眼白"

　　这些研究，需要承认是从观点各异、矛盾频现的海量文献中被带着一定偏见挑选出来的，提示寻找脸部信息的内在驱动可能是遗传的。我们还不了解响应社交视觉的神经机制，但我可以试着推测一下，杏仁核可能是其中的核心结构。杏仁核及其相关结构组成了感受和表现情绪的系统 [64] 并从面部表情中提取社交信息 [65]。几乎所有的社交

---

61. Jones and Klin，2013。与主动搜寻的看法不同，Markram 等（2007）提出杏仁核可能过度兴奋，因为自闭症患者在看着别人的眼睛时非常紧张。

62. 有人认为科学家属于人群中最自闭的一类。科学家会看着别人的鞋而不是眼睛。而数学家，他们会看自己的鞋。

63. Constantino et al.，2017。

64. Adolphs et al.，1994，1998；Calder et al.，1966。情绪是威廉·詹姆斯（William James）的重要功能列表中的一项。这个充满感情的术语有两个方面。其中一个与运动及身体语言有关，这些信息可以被其他观察者感知和测量；比如呼吸改变、脸红、哭泣或者其他面部改变。另一方面是内在的体验［**感质（qualium）**］，这部分只存在于产生和经历情绪的人（Damasiio，1995）。只有可测量的部分能够客观研究（LeDoux，2014）。脑成像研究也证明了杏仁核在面部情绪的视觉处理中起重要作用。正电子发射体层成像（positron emission tomography，PET）显示，恐惧的面部表情可以引起左侧杏仁核、左侧丘脑枕核、左侧前脑岛，以及双侧前扣带回的信号改变（Morris et al.，1998）。我无法对这个领域大量的研究进行评判，但我可以推荐一些好的总结（Damasio，1994；LeDoux，2015）。对于情绪的传统观点请参见 James，1890；Papez，1937；MacLean，1970。

65. 自闭症的感知模型认为其背后机理是对社会情绪过度敏感。

都涉及情绪。相比于大脑正常或没有杏仁核损伤的患者，双侧杏仁核受损的患者难以根据他人的表现来确认其可靠性。双侧杏仁核损伤的被试者也无法辨认恐惧的面部表情[66]。

我们通常认为这些实验和动物上的大量实验暗示了杏仁核是情绪（尤其是恐惧）的中心。但教科书上这一观点可能具有误导性。首先，对面部表情失去评判能力并不会累及对他人口头描述的反应。其次，与实验室中通过观察静态的脸来观察情绪不同，杏仁核损伤的患者在实际生活中并不一定会对不可信的人做出误判。第三，这些患者可以从语言交流中轻易分辨出恐惧的情绪。第四，当要求患者关注图片的眼睛时，他们的判断变得和对照组受试者非常接近。

临床上的发现和动物实验都支持另一种解释——杏仁核在行为学中的主要作用是让眼睛关注社会行为相关的信息。对灵长类来说，这些信息主要在脸上（包括猴子的耳朵）。生理学实验也支持这一观点。

一种普遍的共识认为生理学上对神经元更重要的刺激应该能诱发稳定的反应。但是，杏仁核神经元在大部分情况下的发放频率是出了名的低，在恐惧学习实验中也是如此。也许实验中导致恐惧学习的条件并不是杏仁核神经元真正关心的内容。但与大脑中的其他神经元一样，杏仁核可以在适当的情形下变得非常活跃。在一个具有启发性的实验中，实验者记录了猴子观看陌生猴子自然行为的影片时杏仁核神经元的反应。当实验猴和视频中的猴子有眼神接触时，许多神经元的发放频率提高了好几倍。当影片中的猴子望向实验猴视网膜边缘区时，只有很少的神经元继续反应。一个重要的结果是从猴子视线接触到神经元反应的潜伏期是 80 ～ 140ms，这比处理其他视觉刺激的潜伏期短了几十毫秒。因此，这一实验认为杏仁核神经元并不响应某种视觉模式，而是在审视陌生人的时候选择重要的观察部位[67]。我认为这些研究说明，我们传统从感觉角度认知的情绪可以从运动角度重新评估。我们可以试着跟随前文大脑从环境中脱离的假说来理解情绪。

关于情绪最早也是最有影响力的理论是由威廉·詹姆斯（William James）和丹麦生理学家卡尔·朗格（Carl Lange）提出的，我们今天称其为詹姆斯-朗格情绪理论[68]。

---

66. 在自闭症合并癫痫的患者杏仁核上进行的神经元记录表明其神经元反应与非自闭症患者总体来说是没有差别的，其对整张脸的反应也无区别。但自闭症患者中的某些神经元会对眼睛异常得不敏感，或对嘴巴异常得敏感（Rutishause et al., 2013）。

67. Mosher et al., 2014。处于支配地位的猴子盯向别的猴子的眼睛，发起视线接触，并等待它们把眼睛转过来。相反，处于服从地位的猴子会避免直接对视或仅仅短暂对视（Redican，1975）。

68. James，1884；Lange，1885/1912。沃尔特·坎农（Walter Cannon）（Cannon，1927）反对过詹姆斯-朗格理论，但他仅仅检测了从迷走神经和脊髓传递的感觉信号。最近的理论认为情绪是一类认知阐释，大脑从自主神经系统的反应中，结合先验经验和社会信号得到意义（Barrett-Feldman，2017；LeDoux，2014，2016；Ledoux and Daw，2018）。

这一理论认为情绪来自对心跳、呼吸等我们平常不太注意的身体信号的生理反应。我们并不是因为害怕熊才逃跑，我们是因为逃跑才害怕。按詹姆斯的话来说，"相反，我的论点是，身体上的改变会紧随着刺激的出现而发生，我们对于某种改变发生时的感受就是情绪。"毫不意外，詹姆斯的解释是"自外向内"的；正是身体产生的信号经由大脑诠释产生了恐惧。这一理论在 20 个世纪被反复批评，但却延续到了今天。

纽约大学的情绪专家乔·勒杜（Joe LeDoux）最近讨论了大脑检测危险信号并反应的机制和产生有意识的恐惧的机制之间的区别。前者可以通过在动物上建立地点和电击的联系并检测该过程中的神经反应来研究，但意识上的"恐惧"是一种主观体验，并不能仅仅通过把神经活动和对应这些信号的外显反应关联起来就算确定了。我同意这点。但是，我们可以将认知的机制和情绪的机制进行对照。正如我们在这章中早先说到的，认知是大脑从运动系统中的脱离。类似的，我们可以从概念上将情绪系统理解为是大脑从自主运动系统中的剥离。这两种情形下的基础生理学机制都是伴随发放；在情绪的例子中，这指的是从大脑的内脏控制系统到杏仁核和新皮层的重传入联系。虽然情绪系统在系统发生上来说可能也基于自主运动系统的外显反馈，更复杂的大脑可以让自己从中抽身，因此感觉可以内在地产生而不需要真的脸红、流汗或发生瞳孔、呼吸的改变。总的来说，将情绪作为詹姆斯-朗格理论中外显感觉反馈的内化，是理解和研究情绪的一种可能的思路。

语言建立在内化的行动之上

在社会交流中，每个个体都要试着去理解其他个体的姿势、发声及意图。如果镜像神经元系统表征了同物种个体的动作和情绪，我们可以推测在语言的神经生理学机制背后有类似的框架来将肢体、耳朵以及面部肌肉的姿态交流系统和语言交流系统连接起来。这可能是语言和姿势有内在联系的演化上的原因。观察一下在飞机上打电话或看电视的人，他们其实没有必要挥手、微笑或者做出其他姿势，因为对方没法儿看到他们，但大脑就是忍不住要用一用自己的身体。

非人灵长类的 F5 脑区和人脑负责语言的布罗卡区（Broca's area）同源，这为姿态交流假说提供了解剖学上的证据。布罗卡区可能是在动作的镜像系统基础上演化出的结构，它提供了一个产生和读懂言语中运动序列的基础。类似的，顶叶的镜像系统可能是韦尼克区（Wernicke's area）这一"感知"语言区的前身。通过这种演化上的发展，这些负责手势和体态及其无尽可能组合的系统就为最初语音交流的产生提供了支撑，并最终发展出含有复杂语义与语法的语言。观察-执行匹配系统可以将行动与社会交流联系起来，终于发展出了包含语法的语言，于是行动者和观察者之间可以建立起有效的发出信息和接受信息的关系[69]。

与这种假设的演化路径一致，动词作为行动在语言中的象征，构成了句子的中心。不了解动词在某种语言中的含义，你就没有可能掌握该语言。动词表达了意图，并包括了行为的含义。作为句法的核心，动词在句子中可以有许多附加属性。动词可以给动作或事件赋予具体含义、描述运动相对于某个参考点的轨迹、表明动作是已经完成或是正在进行，或指明某个人在行为中的角色。动词在很多语言中（虽然并非是所有语言中）都有时态，来表明过去、现在或未来。动词不光可以表明意图，还可以表明情绪。比如，我们可以用不同的动词来表现走动具有的不同速率、情绪、意图、方向，以及走路的姿态——本质上这都是为了让听者能够想象这一动作[70]。

这种赋予动词意义并把它们和行为以及真实体验联系在一起的过程称为"摄取语义意义"（见第 3 章）：一段本没有实际含义的声音模式对听者有意义了。在学习到含义之后，当这段声音再次出现在脑中时，它都会让我们回想或构建起同样的事物或情景，即便这个事物或场景没有出现。

名词等词语如何摄取语义意义的神经机制我们还不甚了解，但这跟我们与环境接触的特殊方式有关。比如，在大多数语言中"上"和"下"还分别有正面和负面的意思，可能是因为很多带来奖赏的动作都涉及向上的姿势来与地球引力相抗衡。"她起床（wake up）了"、"他入睡了（fell asleep）"、"我情绪低落（feeling down）"、"他的收入很高，我的就低多了"、"实验室的工作正在下滑"，或者"她提不起兴致来"。语言中有无数基于行动的比喻。"消化一下这些文章""他枪毙了我的想法""爱因斯坦的理论推开了新时代的大门"[71]。

人类幼崽早期的学习往往发生在主动探索世界的过程中。"婴儿不是被动地看着堆在地上的玩具，而是用他们的头、手和眼睛等身体部位来选择并从视觉上分隔出喜欢的东西，从而降低了感觉层面的模糊性"[72]。当然，"降低感觉模糊性"这种想法是从行动基础角度的描述，或者用维特根斯坦（Wittgenstein）更雄辩的话来说："我们的话语从其他行为中获得意义。"用手指着或用眼睛盯着东西可以让参与交流的人们都

---

69. 类似的匹配机制还可以出现在人类发声动作特征的识别中（Gallesse et al.，1996）。Rizzolatti 和 Arbib（1998）与 Arbib（2005）这两篇文献进一步发展了这一理论，并将其起源归于"语言感知的运动理论"（Lieberman et al.，1967），这一理论推测词语的运动模板在语言感知中是必要的。

70. 例如，走、跑、靠近、离开、蹦蹦跳跳、行进、跋涉、经过、搭便车、飘移等词汇都表明了不同的运动模式、情绪、速率和方向。在诸如匈牙利语这样动作导向的语言中，有 200 多种描述走或跑的动词。

71. Lakoff and Johnson，1980。

72. Yu and Smith，2012。Pulvermüller（2003）也指出了语义与行为之间的联系。看到"踢"这个词也会像实际做出踢的动作一样激活运动皮层的对应部分。

把注意力集中在同一个事物上[73]。

心理物理学、损毁、记录，以及经颅磁刺激（transcranial magnetic stimulation, TMS）等研究表明，运动皮层和躯体感觉皮层参与到了词语和基本含义的连接之中，而下额叶、颞叶及下顶叶皮层则负责编码行动相关词语中更抽象的部分[74]。

和口语一样，在演奏乐器时获得听觉反馈也是学会动作与预期结果关联的必要条件。前运动皮层早在声音反馈到达之前就发送出行动计划的副本。只要伴随发放的系统被调校好了，即使没有声音反馈我们也能想象到。这可能解释了为什么很多学会说话之后失聪的人可以说话、唱歌甚至作曲，尽管他们可能难以调整音量和声调。贝多芬在 44 岁时几乎完全聋了，但是他还是在余生中继续创作了许多卓越的音乐作品[75]。相反，我们至今还没发现任何生下来就耳聋的作曲家。行动系统的伴随发放反馈回路必须在使用前经过正确的校正。

概括一下，镜像神经元系统让我们得以通过身体语言读懂他人的意图。行动系统延伸到口头语言中让我们得以理解言语——言语可以被看作行动的象征形式，并借此建立广泛有效的交流系统。语言的发明加速了大脑功能的外化，并创造了族群的集体记忆（见第 9 章）。

为了实现认知上的操作，大脑应该有区分、整合神经信号的机制，这与语言的句法规则类似。下一章的主题就是神经环路是如何产生这种操作功能的。

小　　结

我们讨论了大脑网络从外界输入中脱身从而完成认知操作的例子。其中关键的生理学机制是类似伴随发放的系统，这一系统让大脑不需要外显行为或者肌肉感觉信息的回传就可以解读行动环路的活动。在这个内化的世界中，大脑网络可以推测想象中行动的后果而不需要真的去做一遍。相反，动作的结果可以借由之前学到的知识来进行检验，从自组织的大脑活动中产生新的知识。

为了简便，我把外在驱动的脑活动和内在驱动的脑活动描述为演化中先后出现的功能。实际上，这些过程只是抽象的。这一框架的内在逻辑并不是小的脑只能依

---

73. 用手指向和用眼神盯向某处是人脑功能外显化的例子（见第 9 章）。在家犬以外的其他动物中没有观察到类似的行为。Miklósi 等（2003）认为这种读懂对方意图的能力是人和犬协同演化的结果，其在狼甚至是非人灵长类动物中都不曾出现。但是，所有动物都有主动交流的能力。大鼠用呼吸来交流食物的安全性。只要有"先吃螃蟹"的大鼠告诉其他的大鼠某种东西是能吃的，这些"无知"的围观鼠对该食物偏好性就会持久增强，尽管它们并没有看到过最早的那只大鼠吃这种食物（Galef and Wigmore，1983）。

74. Damasio et al.，1996；Tomasino et al.，2008；Pulvermüller，2013。

75. 还有其他几位作曲家在完全失去听力后继续创作。斯美塔纳（Bedrich Smetana）在 50 岁完全失去听力后还创作了流芳百世的作品《沃尔塔瓦河》（The Moldau）。

赖外界刺激而大的脑就会转向内向模式。相反，这两个过程天然是纠缠在一起的，而且同一个环路可以同时完成依赖输入和不依赖输入的操作[76]。比如，头朝向系统可以随时切断和环境及身体信息的联系，并通过内在机制推测想象世界中的头朝向。空间导航，尤其是航位推算法，需要使用某些记忆。大号的大脑可能有更强地处理内在信息的能力。但是，即使在非常复杂的大脑中，外在信息也可以提高回忆的表现。当说话卡住时，一个简单的提示就非常有用，这就是大家会在演讲时准备关键词列表的原因。另一方面，即使小号的大脑也有内在处理的部分（"认知"），但是随着神经网络复杂度的提高，内在计算的占比和效率都会提高。因此，相比小号的大脑，大号脑中的复杂神经网络包含无数相互作用环路，可以在更大的时间尺度上和更复杂的环境中预测行动的后果。

---

76. 实际上正如在第 3 章中讨论的，自组织的大脑活动可能是最基本的大脑操作，它可以在不需要感受器的情况下产生有意义的运动输出（如胎动）。外界扰动对这种自组织模式的调节，可以通过把预先存在的神经模式匹配到行动-感知来为行动提供"意义"（见第 13 章；Buzsáki, 2006）。发育中雪貂的实验表明视觉皮层中自发活动和视觉诱发的活动会随着发育越来越相像，这表明大脑的自组织活动可以适应周围环境的统计特征，在此过程中产生**内在模型**（**internal model**）（Fiser et al., 2004）。类似的，构建"自我"作为特殊实体的内在构建也通过处理环境信息的同时重新处理内在信息来完成。

第6章

大脑节律为神经句法提供框架

发散因节律而一致，断续因旋律变得连贯，不协调的音符也因和弦而变得相容。

——耶胡迪·梅纽因 [1]

语言是自由创作的过程；它的规则和原理是固定的，但其生成原理的应用方式是不受约束的，并且变化无限。

——诺姆·乔姆斯基 [2]

简而言之，我将诗句定义为节奏创造的美。

——埃德加·爱伦·坡 [3]

那时我在匈牙利读中学，业余无线电课上第一次听到莫尔斯电码（Morse code），就深深为之着迷。老师利用发射器通过虚空发送了信号，然后告诉我们有个新西兰人对他的发报做出了回应。地球那一端的发报员给我们讲了他们那里的晴好天气、接收信号的条件、他的设备的型号、用了什么样的天线，等等。让我真正感到惊讶的是，我们的老师既不会说英语，也不懂毛利语，新西兰的发报员大概也并不懂匈牙利语。事实上，他们是用一些点（短脉冲）和短线（长脉冲）相互交流，并使用了一种叫 **Q 码（Q-code）** 的全球通用的中介语言。这种全球语言中的所有单词都由三个字母组成。想要加入这样一场特别的对话，我只要去学莫尔斯电码，掌握 Q 语言，学一点点电子学相关的知识，通过一系列考试，获得一个证书，制作一个发射

---

1. http://en.wikiquote.org/wiki/Yehudi_Menuhin.［译者注：耶胡迪·梅纽因（Yehudi Menuhin），美国小提琴家。］

2. http://www.famousphilosophers.org/noam-chomsky/.［译者注：诺姆·乔姆斯基（Noam Chomsky），美国哲学家，麻省理工学院语言学的荣誉退休教授，亚利桑那大学语言学荣誉教授。］

3. 引自爱伦·坡的《诗歌原理》（*The Poetic Principle*），2016 年由创作空间（CreateSpace）独立出版平台出版。［译者注：埃德加·爱伦·坡（Edgar Allan Poe）：19 世纪美国诗人、小说家、文学评论家。］

器和接收器，并且在我们和邻居房子的烟囱之间拉一条线型天线。然后我就可以和全世界所有的业余电台交流了。我真这样做了，结果从那时起编码的问题就一直困扰着我。

　　学莫尔斯电码的时候，我遇到的最大困难是从浩瀚的点、线、停顿中辨认出字母来。信息之间的分隔在任何编码系统中都是最重要的，无论是口语、书写语言、计算机语言，还是脑中的神经信号发放。莫尔斯电码中，字母之间用一个点长的短暂静默进行分隔，而单词之间至少有两个点的长度：[.. - -- .- -.- ... ... - . ....]包含信息（翻译为："it makes sense"，"说得通"），[..___.._._. . .... . ._....]这一段代码有着完全相同的点和短线的序列，但是却没有每个字符之间的空格，代码就变成了一串没有意义的符号。类似的，如果现在这一页文字变成了一个长长的单词*，阅读和理解内容就变得非常困难，尽管不是完全不可能，因为解码三十个字母的独特组合比解码两个字符的组合要容易得多。而神经信息的情况只会更加麻烦，因为每个动作电位几乎都是相同的，它们就是点而已[4]。

　　人类的语言也是通过组合各种元素产生的。比如,特殊顺序排列的字母组成单词，产生了在字母单独存在时没有的含义。控制这种组合的规则，叫做"句法（syntax）"。句法指引离散元素（比如字母或音符）如何通过排列组合和时间演进变为有序的和有层次的相互关系（如词语、短句、长句，或和弦、旋律音阶），使大脑能够解释它们的含义。按语法对语言基本要素进行分割或组块[5]，利用在音乐语言、人类语言、手语、身体语言、人工语言、机器语言甚至是数学逻辑中的少量规则，可以从有限的词汇要素中生成几乎无限数量的组合[6]，仅用约三十个字母（或发音）和四万多个单词，我

---

　　* 译者注：指原书中的这一页英文字母全部连在了一起成为一个单词。

　　4. 原则上，单个动作电位发放和一串电位发放可以被理解成点和短线。实际上，也有实验证据表明突触后神经元能够有效区别单个动作电位和成簇发放（Lisman，1997）。神经科学家中也不乏业余无线电爱好者。我遇到过一些，比如已逝的 W. 罗斯·阿迪（W. Ross Adey，加利福尼亚大学洛杉矶分校）、约翰·霍普菲尔德（John Hopfield，普林斯顿大学）、特里·谢诺夫斯基[Terry Sejnowski，索尔克（Salk）研究所]和弗里茨·松梅尔（Fritz Sommer，加利福尼亚大学伯克利分校）。我也和一些名人有过无线电联络，包括尤里·加加林（Yuri Gagrin，UA1LO）、美国参议员巴里·戈德华特（Barry Goldwater，K7UGA）、约旦国王侯赛因（JY1）和他的王后努尔（Noor，JY1H）。飞行员霍华德·休斯（Howard Hughes）也是无线电爱好者（W5CY）。Q 码也被用于海事通信。除了 Q 码，无线电爱好者还使用一些更加特别的编码，包含一些人为定义符号[例如，88 代表爱与亲吻（love and kisses）]，和其他的简化英文单词[例如，vy 代表非常（very）、gm 代表早上好（good morning）、r 代表是（are）]。

　　5. 分割或组块常常被认为是基本的感知和记忆活动。根据 Newtson 等（1977）的理论，分割是自下而上的感知过程和自上而下的推理过程之间的相互作用。观察者提前形成的预期图景，有助于选择预期事件或活动及其变化的独特特征。对于事件边界的识别将连续的事件流划分为离散的单元，并且为搜索和提取信息的再定义提供了基础。这一"被执行的预期图景"可能对应于大脑的节奏。参考 Shipley and Zacks，2008。

　　6. 先前的一些思想家已经考虑过需要大脑规则来支持语言语法的需求；例如 Port and Van Gelder，1995；Wickelgren，1999；Pulvermüller，2003，2010。也许是卡尔·拉什利（Karl Lashley，1951）第一个明确认为类似"固定行动模式"或"行动句法"背后必然存在有次序、有等级关系的神经元组织结构——这些行为是由具备行为意义的信号激发的，然而无论动物是否有经验，后续都将依照各种物种特定的规则展开（Tinbergen，1951）。

们就可以有效传递人类所有的知识了。这就是组合带来的非凡创举。用于编码、传输和解码信息的系统中都要用到句法[7]。这一章中，我将尝试说明，神经节律为大脑提供必要的句法规则，以便从神经元发放模式中生成无限的组合信息。

大脑节律的等级系统：是神经句法的框架吗？

研究神经节律或振荡的学者创建了贯穿心理物理学、认知心理学、神经生物学、生物物理学、计算建模和哲学的跨学科研究平台[8]。大脑的节律非常重要，因为它建立的等级系统为动作电位的传播提供了句法结构，从神经环路内到神经元环路间，跨越多个时间尺度，而节律的改变总是导致精神和神经疾病[9]。

神经元的跨膜电位能够用电极测量，得到亚毫秒级时间精度的神经元活动。来自许多神经元的电流经过叠加，在细胞外基质中产生相对于参考位点的电位。我们测量"当前"位置和参考位置之间的电势差。我们用一根尖电极测量成百上千的神经元共同产生的细胞外电势差，称之为"**局部场电位（ local field potential，LFP ）**"[10]。**皮层脑电图（ electrocorticogram，ECoG ）**在脑表面或包裹着脑的硬脑膜上放置更大电极，用它记录更多神经元的信号。最后，把进一步加大的电极置于头皮外，可以记录**脑电图（ electroencephalogram，EEG ）**。各种记录方式针对的是相同的机制和神经元电位，但由于在 LFP、ECoG 和 EEG 等不同类型的记录中使用的是不同大小的电极，它们整合了从数十个到上百万个数量不等的神经元的信号。同样由神经元膜电位活动引起的磁场信号被称为"**脑磁图（ magnetoencephalogram，MEG ）**"[11]。

LFP、ECoG、EEG 或 MEG 记录的信号模式对实验者来说非常有用，因为它们

---

7. 严格地说，"句法（syntax）"（出自希腊文 *syntaxis*）意思是"安排"，在语言中它大约对应的意思是文字的顺序（哪个词出现在语句中的什么位置）。它并不为语句的含义提供什么信息，因为这属于语义学的范畴。有时候句法和"语法（grammar）"的含义近似，尽管语法比句法具有更广泛的意义。语法为词语根据范畴、时态、数量和词性设置了联结的规则。

8. 针对这个话题，我写了一本书《大脑的节律》（*Rhythms of the Brain*，2006）、一篇专题文章（Buzsáki，2015）和几篇综述（例如，Buzsáki，2002；Buzsáki and Draguhn，2004；Buzsáki and Wang，2012）。又见 Whittington et al.，2000；Wang，2010；Engel et al.，2001；Fries et al.，2001；Fries，2005。

9. 在脑和其他系统中，等级的定义是指向上和向下的连接的不对称关系。

10. 局部场电位（LFP）其实是一个遗憾的误称，因为其实并没有所谓"场电位"这样的物质。电极测量到的是细胞外的电压（V_e；一个以伏特为单位的标量）。V_e 的负向空间梯度就是电场，它是一个用伏特每米来测量幅度的向量。所有的跨膜离子流动，从快速的动作电位到胶质细胞中慢速的电压波动，在脑组织中的任意一个时间点叠加起来成为这个位置的 V_e。所有的可兴奋性膜结构（神经元的树突棘、树突、胞体、轴突和轴突终末）和任意类型的跨膜电流都对场电位的产生有所贡献，包括从胶质细胞到毛细血管周细胞的慢性活动。V_e 幅度和信号源与记录位置之间的距离成反比。LFP 和 EEG 波形（通常以幅度和频率测量）取决于多种来源的贡献比例和脑组织的各种特性。细胞外电场记录的一个重要的优势在于，和其他研究网络活动的方法相比，它的各种测试指标的生物物理学机制都较为清晰（Buzsáki et al.，2012；Einevoll et al.，2013）。

11. Hämäläinen et al.，1993。

提供了相互合作的神经元之间关于时间的至关重要的信息。就像在足球场记录到的噪声一样，这些技术并不能提供个别对话的信息，但是可以精确地确定潜在重要事件的发生时间，比如球场内的进球，或是大脑中发生的某个同步模式。记录 LFP 或磁场是目前识别大脑状态变化的最佳方法，它们忠实地记录了例如脑节律这样的神经元群体活动模式的动态变化。

一个有节律的系统

大脑有很多种节律，从每秒大约 0.02 到 600 个循环［单位为赫兹（Hz）］，覆盖了四个数量级的时间跨度（图 6.1）[12]。人们几十年前就知道了这些离散的脑节律，但是直到最近才认识到，这些振荡频段在线性频率坐标轴上构成几何级数的序列，或者说是在自然对数坐标轴上构成线性级数，从而导致至少十个频率的自然分离[13]。相邻的频段有一个大致的恒定比例 $e=2.718$——自然对数的底[14]。由于各种脑节律之间的这种非整数关系，因此不同的频率永远无法完美地互相同步。相反，它们之间的干涉会引起亚稳态，即不稳定状态和瞬态稳定状态（如海洋中的波浪）之间的永久性波动。使用非线性动力学的说法，网络节律间的持续干涉永远不会限定在一个稳定吸引子附近。这也是为什么脑电图持续变化。

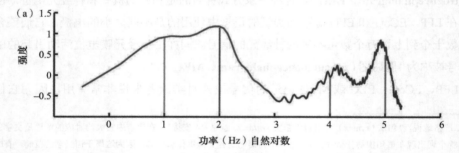

图 6.1　多个振荡器在大脑皮层中形成一个层次系统。(a) 分别在睡眠和清醒状态记录的小鼠海马区脑电图的功率谱。注意四个峰值（1、2、4、5），对应于传统的 δ、θ、γ 和快速（"纹波"）波段，都是自然对数的整数次方

---

12. 节律是整个脊椎动物门的神经系统中普遍存在的现象，是由专门的机制产生的。在简单的系统中，神经元通常具有起搏器电流，其倾向于产生特定频段的节律活动和共振（Grillner，2006；Marder and Rehm，2005）。

13. Penttonen and Buzsáki，2003；Buzsáki and Draguhn，2004。大脑节律的多重时间尺度构成与印度古典音乐很相似，用多层嵌套节奏结构的"塔拉（tāla）"概念来描述作曲。塔拉大致对应于一个节律框架，并且定义了用于重复音乐短语、主题和即兴创作的广泛结构。每个塔拉都有嵌套了多个其他更快节奏的独特循环。

14. 常数 e 有时被称为"纳皮尔常数（Napier's constant）"（见第 12 章），而且可能是除了 π 以外最著名的无理数。而这个常数的符号 e 是用来纪念定义了这个常数的德国数学家莱昂哈德·欧拉（Leonhard Euler）。如果你有兴趣知道为什么命名事物和挣得成果的首发荣誉常常成了历史的怪相，可以读一下这些有趣的关于数学历史上荣誉分配争议的故事：Maor，1994；Conway and Guy，1996；Beckmann，1971；Livio，2002；Posamentier and Lehmann，2007。

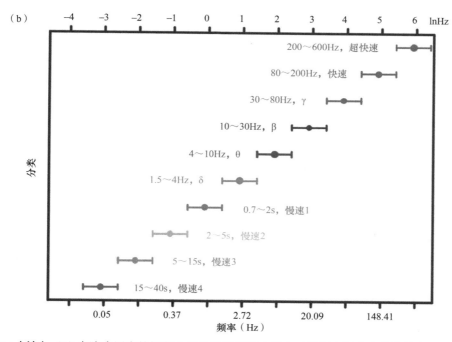

图 6.1（续） （b）大脑皮层中的振荡分类显示出频率分类在对数刻度标度上的线性变化。每个类别中的频率范围（"带宽"）与相邻级别的频率范围有重叠，所以频率覆盖超过四个数量级

经许可改编自 Penttonen and Buzsáki，2003

　　通常，频率波段用希腊字母来标注[15]。几种节律可以同时存在于相同或不同的结构中并相互影响。它们的相对关系决定了大脑的各种状态，例如睡眠的阶段和唤醒时的不同觉醒水平。皮质网络中产生的不同振荡显示出等级关系，通常通过各种节律之间**跨频率调相（cross-frequency phase modulation）**来表示。这个术语表示慢速

---

　　15. 希腊字母并不代表频率的逻辑顺序，而是大致依据各个频率被发现的顺序。汉斯·贝格尔（Hans Berger，1873—1941），人类脑电图的发现者，首先在实验参与者闭上双眼时，观察到枕叶皮质区 8 ～ 12Hz 的节律模式，他称为 α 波（alpha wave）（Berger，1929）。当双眼睁开，α 波消失，幅度较小、快速振动的波出现，被命名为 β 波（beta wave，13 ～ 30Hz）。最大幅度的波动出现在深睡眠阶段，被称为 δ 波（delta wave，0.5 ～ 4Hz）。我们已经讨论过 θ 振荡（4 ～ 10Hz），它在海马中最为显著。γ 振荡（gamma oscillation）的故事非常有意思。可能是 Jasper 和 Andrews（1938）最早使用 γ 波这个名字称呼 35 ～ 40Hz 的频率。将 40Hz 振荡认为是"认知"节律可能始于亨利·加斯托（Henri Gastaut）（Das and Gastaut，1955），他描述了在三昧（*samadhi*）冥想状态的瑜伽士头皮脑电记录中观察到的 40Hz 波形。Banquet（1973）也在超然冥想的第三个深度阶段观察到了丰富的 40Hz 波形。Giannitrapani（1966）观察到，在正常的被试者进行复杂的乘法问题之前，脑电中 35 ～ 45Hz 信号增加了。接着，丹尼尔·希尔（Daniel Sheer）在他的很多篇有关生物反馈的论文中反复提及了 40Hz 的概念（例如，Sheer et al.，1966；Bird et al.，1978），他认为这基本上就是一种高频的"β"机制。"γ 节律"这个概念在 20 世纪 80 年代流行起来。根据现已过世的沃尔特·弗里曼（Walter Freeman）所说："我在 20 世纪 80 年代创造了这个词，当时的流行说法是'40Hz'……那时史蒂夫·布雷斯勒（Steve Bressler）刚刚开始在我的实验室做研究生，所以我安排他做了文献的搜索，寻找嗅球活动频率和大小之间的反比关系。贝格尔命名了 α。我忘了谁用了 β，贝格尔也有参与。（转下页）

振荡的相位会调节快节奏的振幅，这意味着其振幅在每个周期内可预测地变化。那么，节奏越快，调相的速度就越快，依此类推。这种等级机制并不是大脑独有的。春、夏、秋、冬是一年的四个时期，"调节"了一天的幅度和长度。于是，每天的不同时段也与日月位置的移动相关联［即，锁相（phase-locked）］，这移动也调节了海洋的潮汐强度。

由于频率间的耦合，较快事件的持续时间也受到了较慢事件的"允许"相位范围的限制。最快的振荡被锁相到局部神经元的发放，并且由于跨频率的耦合，被锁相到整个结构中所有较之更缓慢的节律中。例如，海马中的超快速振荡的"纹波（ripple）"波动（5 ~ 7ms 或 150 ~ 200Hz）同时锁相到锥体细胞和多种抑制性中间神经元的发放，并且短时程的纹波事件（大约 40 ~ 80ms）的幅度是被丘脑皮质睡眠纺锤波的相位所调节的，而纺锤波进一步被皮层 δ 波调控，δ 波被嵌套在全脑的超慢振荡中（图 6.2 中的慢速 3）[16]。大脑节律的嵌套性质可能代表句法规则所需的结构，既可以分离信息（例如，包含细胞组合的 γ 振荡周期；见第 4 章），又可以将其链接为神经元的词和句。

（接上页）与粒子物理学类似，下一个就轮到 γ。我发现 'γ' 并没有出现在过去的脑电研究中，所以我和史蒂夫就决定取这个名字了。我们把文章的初稿送给了长期担任《EEG 杂志》编辑的莫莉·布雷热（Mollie Brazier）。她回信说会将我们的命名提交到国际脑电学会术语表。一个月后，她告诉我们学会的委员会不支持使用这个术语，所以，除非我们将这个术语删除，否则她无法发表我们的文章。史蒂夫需要发表一篇论文来获得基金的支持，所以我们同意了。当这篇文章面世（Bressler and Freeman, 1980），标题中却赫然写着 'EEG 中的 γ 节律'。我忘记删除了，根本没人注意到，包括莫莉。这就是这个术语是怎样第一次出现在印刷杂志中的。我继续在演说中使用这个术语，坚持 γ 节律是一个波段，而不是单一的频率，就这样这个概念被保留下来了。就像无数科学中的成功发现一样，现在已经很少有人知道它的由来了"（引自我与沃尔特·弗里曼的往来电子邮件，2011 年 4 月 3 日）。后来，史蒂夫·布雷斯勒给我发来了一份原始手稿的复印本（他竟然保留了 30 年！）。看，题目就是"EEG γ 波：猫、兔、大鼠的嗅觉系统脑电的频率分析"。在介绍部分，他们承认"Jasper 和 Andrews（1938）使用了 γ 波的名称，"但是沃尔特不记得这个具体的细节了。撇开不可避免的记错来源，我们必须感谢沃尔特·弗里曼重新引入了 γ 振荡的概念。沃尔夫·辛格（Wolf Singer）和他的同僚认为 γ 节律可能是感知结合问题的罗塞塔石碑，在此之后 γ 节律一跃成名（Gray, 1989）。

16. Sirota et al., 2003。不同（脑）结构和物种中有许多跨频率耦合的例子（Buzsáki et al., 1983；Soltesz and Deschênes, 1993；Steriade et al., 1993a, 1993b, 1993c；Sanchez-Vives et al., 2000；Bragin et al., 1995；Buzsáki et al., 2003；Csicsvari et al., 2003；Chrobak and Buzsáki, 1998；Leopold et al., 2003；Lakatos et al., 2005；Canolty et al., 2006；Isomura et al., 2006；Sirota et al., 2008）。实际上，根本没有人见过例外。关于这个问题有几篇精彩绝伦的综述，参考 Jensen and Colgin, 2007；Axmacher et al., 2010；Canolty and Knight, 2010。然而，在量化跨频率相位耦合时应格外小心，因为波形失真和不稳定性常常会引发寄生耦合（Aru et al., 2015）。避免失真耦合的一种方式是首先确定所检查的网络中存在两个独立的振荡。

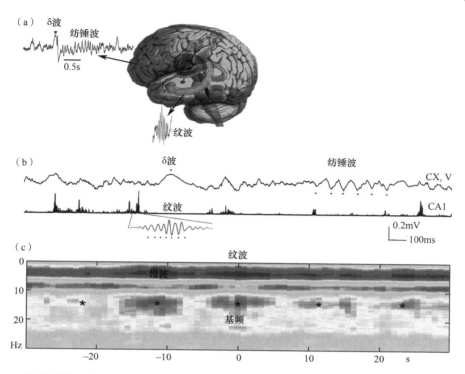

图 6.2　海马的快速纹波、新皮层的慢波和睡眠纺锤波通常在时间上是耦合的。（a）事件与结构的图示。（b）猫的新皮质区和海马 CA1 区局部场电位（LFP）记录实例曲线。（c）海马纹波峰值诱发（0 点）的新皮质频谱图。注意慢速振荡和睡眠纺锤波与海马纹波的功率的相关性增加。
* 新皮质和海马活动受到的超低频（0.1Hz）同调

转载自 Sirota et al.，2003

用抑制性信号实现神经信息中的断句

　　兴奋性锥体神经元（也被称为主细胞）被认为是皮层中神经信息的主要载体。它们被抑制性中间神经元抑制而不至于发放失控：15% ～ 20% 的皮层神经元含有抑制性的神经递质 γ-氨基丁酸（γ-aminobutyric acid，GABA）。这些神经元的主要功能是协调神经网络中的兴奋性的流动。有几种具有特殊功能的抑制性中间神经元。其中一组选择性地支配锥体细胞的轴突起始段，因为这里是动作电位产生的位置，对这个位置的抑制会影响动作电位发放的时机。另一组抑制性神经元支配了围绕细胞胞体的区域，能够以电流分隔树突和轴突。第三组抑制性神经元对树突进行抑制；他们的主要功能是减少或"滤除"不同树突分段上的兴奋性输入。支配树突的中间神经元的作用相当于使树突分支或整个树突短路，因此可以动态地改变这个被抑制的主神经元的生理学特性。还有另外一组抑制性神经元只抑制其他的中间神经元。中间神经元从周围的锥体细胞收集兴奋性输入，并且对远端的兴奋性神经元或携带各种神经调质的皮层下神经元有同样有效的响应。进而大多数中间神经元的轴突仅仅分布在局部的位置，为其周围的锥体神经元群提供抑制。最后，还有一小群重要的抑制性神经元将他们的轴突投射到较远的结构，被称为"**长程抑制性神经元（long-range interneuron）**"。

尽管在各个中间神经元类型之间并没有一致接受的职责描述，他们的整体功能类似于大城市里的交通管制员。阻止兴奋性传递或使其减速，沿着所需要的方向引导兴奋性的流向，这些能力对于复杂的环路来说至关重要。为了高效执行功能，这些不同类型的"交通管制员"在各种功能中需要很好的时间协调[17]。对兴奋性神经元的抑制可以被认为是解析和分割神经信息的神经句法中使用的标点符号。

我们通过一个神经元来展示神经振荡信号的分割或门控功能，这个神经元的膜电位在动作电位阈值附近波动。神经元兴奋性输入的结果取决于神经元的状态。如果膜电位与阈值非常接近，一个微小的兴奋性电流就足以激活整个细胞。但是，如果兴奋性输入正好在超极化（就是当膜电位比静息状态更负的时候）的状态到达，这个输入就会被忽略。因为中间神经元的轴突支配多个主神经元细胞，抑制性的输入就能有效地使这些主神经元的活动同步化。如果中间神经元的发放在时间上相互协调——例如，在振荡机制的作用下——许多环路中的锥体细胞就可以进行同步的输出，并且，与非协调的或者非同步的发放相比，能够对他们的下游目标产生更大的影响。总之，中间神经元的协同作用使得兴奋性信息的传递发生在正确的时间，并朝着正确的方向。

抑制性活动创造了振荡

抑制性活动是大脑节律的基础，每一个已知的神经振子都含有抑制性成分。兴奋性和抑制性，两种力量方向相反，它们之间的平衡用振荡的方式来实现是最为有效的。输出阶段允许兴奋性消息的传递，这种传递通过抑制的积累来控制。从能量角度来说，振荡是使任何系统（机械或生物系统）的部件同步成本最低的方法。这可能就是当没有可用的外部定时信号时，大脑网络自发产生振荡的原因。抑制性中间神经元能够同时支配许多神经元，实际上为输入创造机会窗口，以影响受到抑制协调的局部环路。总而言之，振荡的时机可以将互连的主细胞群和未连接的主细胞群都转换为瞬态联合，从而实现了灵活性和动作电位的优化使用。

---

17. 关于皮层中间神经元有很多篇综述（Freund and Buzsáki，1996；Buzsáki et al.，2004；McBain and Fisahn，2001；Soltesc，2005；Rudy et al.，2011；Klausberger and Somogyi，2008；DeFelipe et al.，2013；Kepecs and Fishell，2014）。在皮层中也发现有长程抑制性神经元，并且它们和其他具有很长轴突的抑制性神经元类型相关，比如纹状体的中型多棘神经元，和腹侧被盖区、黑质、中缝核和其他一些脑干区域的GABA能神经元。

振荡协调全脑活动

计算机在相邻的或物理上远距离的组件之间通信的速率相同，而大脑中的轴突传导延迟会限制神经元加入快速振荡周期。于是造成了这样的结果：慢波的幅度巨大并且波及大范围脑区中的很多神经元，而超快速的振荡仅仅是在慢波的漩涡上蜻蜓点水，基本上只影响局部信号的整合。这样的频率间关系造成的结果就是对较低频率的扰动不可避免地影响所有嵌套的振荡。

节律跨频率相位耦合的重要用途是，大脑可以将许多分布式的局部过程整合为全局的有序状态。局部的计算和到下游信号解读机制的多个信号流可以被分布更广泛的脑活动所控制，这在认知科学中通常被称为**执行控制（executive）、注意力（attentional）、语境（contextual）**或**自上而下控制（top-down control）**的机制 [18]。这些概念反映了一种默认的共识，也就是仅凭感觉输入并不足以解释网络活动的全部变化，必须假定存在其他驱动力来源。这些来源可以被视为来自预先存在连接以及大脑本身知识储备的指导信号，感觉输入可以从此摄取其所必需的意义（见第 3 章）。

通过频率间耦合对多个脑区中局部计算进行全局协调能够保证来自各个区域的信息在下游信息解读机制的整合时间窗口范围内得到传达。我们打个比方，在鸡尾酒派对上，很多人会同时说话。如果能看到说话人的动作，两人之间的对话就会变得相对容易一些。产生语言所需要的嘴唇和面部肌肉的运动比声音的发生早几十毫秒，并且运动模式通常与发出的声音是相关的。于是，发声的信息所产生的视觉感知提前准备好了迎接声音信号的到来，并增强了声音的感知。视觉信息到达脑部的听觉区域，正好及时与到达的听觉输入结合。实际上，观看一部演员说话的无声电影片段也能够激活观看者大脑的听觉区域 [19]。理解一个有外国口音的人说话一开始很难，但如果你能够同时结合听觉和视觉信息，就能很快适应。声音和视觉信息之间的时间差可能会引起一些理解上的困难，但人们很快就能学会补偿这种差异。

输入-输出的协调

神经振荡在神经网络中有双重的功能：同时影响输入和输出神经元。在振荡波中，对于一个刺激的响应，时而增强时而抑制。我们可以认为这些阶段是"理想的"或"不理想的"相位。振荡是一种能量高效的解决方案，可以周期性提高膜电位到接近临界点，为神经元的响应发放提供了分散的机会窗口。对这种门控效应的生理学解释是振荡波在不理想相位中主要产生抑制，而兴奋性反应在理想相位占主体。相同原则

---

18. Engel et al.，2001；Varela et al.，2001。

19. Schroeder et al.，2008；Schroeder and Lakatos，2009。

在网络层面也有效：当输入信号到达的时间对应于这个振荡的理想相位，也就是在神经元同步发放的时候发出信息，其效应比在不理想相位（此时大部分神经元是静息的）时到达要低得多。

正如之前所讨论的，抑制性中间神经元的激活可以同时将很多主神经元超极化。对抑制性中间神经元的调用可能来自于传入输入（前馈），也可能来自局部活跃环路中锥体神经元（反馈）。因此，控制输入兴奋信号的机制也同样影响局部环路中很多神经元输出发放的时间[20]。这种同步的细胞活动对于下游的影响比一群相互独立的、没有协同的、发放间隔不规律的神经元要大得多。神经振荡的双重功能正是将信息进行不同长度分块的有效机制[21]。

跨物种的脑节律

大脑是自然界最精密的可缩放的结构之一。可缩放的性质使得这个系统在长大的过程中能够执行同样的计算功能，通常还伴随着效率的提高。在可缩放结构中，系统的一些关键特征被保留用于保持目标功能，而其他方面的特性则要用于补偿这种保守性。

以节律为代表的神经元活动的时序组织，是当大脑体积发生变化时所需要被保留的一种基本限制。其实我认为，可能脑节律最为突出的特性就是它的保守性。无论是振荡的还是断续的，出现在任何一种哺乳动物中的每一个已知的 LFP，都能在其他所有哺乳动物中找到。除了频率波段，振荡活动的时间特性（时程和时序变化），以及最重要的跨频率耦合关系与行为相关性都是保守的（图 6.3）。例如，频率、时程、波形和睡眠纺锤波的皮层定位在小鼠和人类大脑中就非常相似。

---

20. 随机出现的输入会产生由神经网络的振荡相位决定的输出信号，这个想法的出现可以追溯到 Bishop（1933）。他刺激视觉神经并且观察皮层分别在 EEG 波峰和波谷时的不同功能。许多后来产生的振荡模型都是基于这些观察（例如，Buzsáki and Chrobak，1995；Fries，2005）。

21. 脑节律属于弱混沌振荡器家族，并且和谐波振荡器、张弛振荡器具有一些相同的特征。几种脑节律的宏观外观类似于谐波振荡器的正弦曲线，尽管这些波动完全不对称。谐波振荡器的一个优势是他们的长期行为可以通过对他们相位的短期观察来预测。如果你知道今天的月相，就可以精确地预测一百年后月亮的相位。然而这种谐波振荡的精确性也会成为一种不利因素，因为很难干扰变化，最终造成很难协同的结果。神经振荡器的行为功能上类似于张弛振荡器，放电信息在"执行相位"被传播，后面紧跟着不应期。周期内的不应答阶段被认为是摄动，或是"接受"阶段，因为在这个时期，振荡器是"脆弱的"，相位可以被重置。由于信息发出和接受阶段的分离，弛张振荡器可以在单个周期内实现强大而快速的同步，使其非常适合在时间和空间上打包电位发放信息。

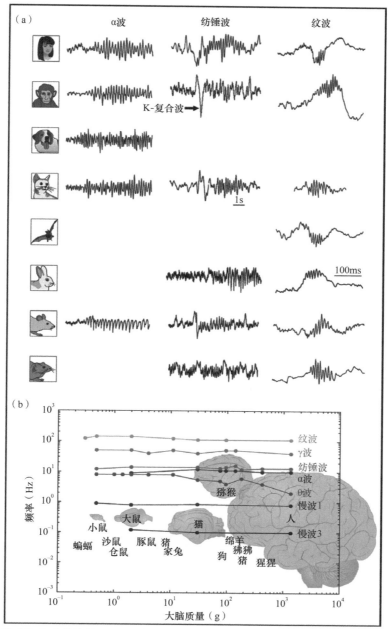

图 6.3　哺乳动物大脑节律的保守性。（a）信号示例：不同物种的新皮质 α 振荡、睡眠纺锤波和海马尖波涟漪。可以看到不同物种的信号具有相似的频率、时程演变和波形。（b）脑质量和不同节律级别的对数关系。我们注意到尽管大脑质量增加了几个数量级，但频率变化仍然很小
转载自 Buzsáki et al.，2013

　　一方面，这可能也在意料之中；毕竟，神经递质与受体、主细胞和中间神经元的膜时间常数，构成振荡基础的这些特性都是保守的。因此，无论大脑大小如何，神

经网络中多个时间尺度的管理都由相同的基本机制支持。另一方面，在体积大小不同的大脑中，不同脑区之间的信息传递的速率的差别是非常显著的，在这样的条件下，节律的保守性就显得出乎意料了。比如，为了多模态输入的感知具有一致性，丘脑和多个初级感觉皮层的局部计算结果，应该在联合皮层目标的整合时间窗口内同时到达。同样的情况也发生在脑的运动区域。我们在第 3 章中讨论过，肌球蛋白（myosin）和肌动蛋白（actin）的基本性质在不同哺乳动物物种之间很大程度是保守的。那么，运动皮层、小脑和基底节的运动指令的计算应该在同样范围的时间窗口进行。然而，这些脑部结构之间的距离因物种而异。于是，所有执行功能所需要的时间常数就必须与大脑体积增大带来的复杂性相协调。这可不是一个无关紧要的功能，考虑到从体型袖珍的树鼩到具有巨型大脑的鲸类，大脑的容量差别达到 17 000 倍。许多大脑振荡及跨频耦合效应在不同物种间的恒常性都表明神经元活动的时间协调具有基础作用 [22]。

大脑节律的物种间保守性

目前看来，至少两种机制既允许神经元网络的缩放，又同时保持稳定的时程控制。第一种机制是通过缩短神经元之间**突触路径长度（synaptic path length）**来补偿神经元数量和巨大的潜在连接数量的增加，突触路径的长度即两个神经元之间最短路径所需要的单突触连接的平均数量。这个问题有些类似城市间交通规划，用高速公路或者航线连接城市 A 到城市 B 时，如何在连接的长度和途经城市的数量之间取得最有效的折中。让任意节点都建立直接的相互连接显然不可能发生在真实世界的网络中，因为连接数量的增加很快就会超过节点本身的数量。在局部连接中插入少量的长距离"捷径"连接，是一种有效的折中方案。大脑增大的同时又保持一致的平均突触路径长度，这种"小世界"结构方案使得缩放成为可能。

尽管这种缩放阻止了体积过快增长，更长的轴突让动作电位传播时间延长。这样会使神经元之间的交流发生严重的问题。于是，系统急需另一种补偿时间延迟的机制。通过在更复杂的大脑中使用直径更大、绝缘性更好和传导更快速的轴突，解决了这个问题。例如，为了在小鼠大脑中实现大脑两半球间的 γ 波段同步，5m/s 的传导速率就足够了；而要保持人脑（大脑半球之间相距 70 ～ 160mm）中相同频率波段的协调振荡，需要更多高速传导的轴突。通过增加直径更大和髓鞘化更好的轴突，使得信号能够在同样的时间窗口传导更远的距离，从而使得时程控制的优势在更大型的脑中得以保留。在人脑中，两脑半球之间连接（胼胝体）的大部分轴突直径比较小（小于 0.8μm），但有 0.1% 的最粗的轴突直径可以超过 10μm。这些粗神经纤维随着脑的大小而增加，而细神经纤维的比例实际上降低了。尽管增加大直径轴突确实

---

22. Buzsáki et al.，2013。这篇综述的补充材料中比较了几百篇记录不同哺乳动物中节律信号的论文。

增大了脑的体积与代谢消耗，所产生的体积增加仍远远小于所有神经元轴突口径成比例增加的结果。大直径轴突带来的小幅度体积增大可能是造成不同物种的脑半球间传导延迟的变化微小的原因 [23]。尽管我们并不清楚大口径轴突的确切神经元类型，实验数据提示至少有一些是来源于长距离投射的抑制性神经元。理论的讨论和建模的结果都表明，长程抑制性神经元对于全脑范围内的 γ 同步至关重要，也可能是其他振荡所必需的 [24]。

总之，时间控制对大脑的功能表现具有根本的重要性，而在越来越大的脑中的节律保守性正好支持这一观点。由于多种嵌套节律在多个大脑系统中并行发生，因此很明显，振荡本身并没有具体的生物学功能。在嗅球中的 γ 振荡与在前额叶环路中执行认知功能的 γ 振荡的意义截然不同。相反，某种振荡的益处取决于支持它的大脑系统的功能。

振荡器约束：追踪语言的时间动态

当两个具有相同频率的振荡器互相影响，产生的结果取决于两个节律的相位。同相的相互作用引起共振，并因此产生放大效果 [25]。相反，反相振荡相互作用可能消除或减弱节律。具有非整数关系的振荡器间会引起持续的干涉。脑节律通常就是这样，干涉机制解释了为什么大脑动态持续不断发生变化，就像海浪中的干涉一样。振荡读取器机制可能会偶尔暂时调整其相位以适应输入信号。这种相位调整是脑振荡器最重要的弹性特征之一。交响乐演奏中音乐家保持节拍的方式和这种机制是类似的。如果第一小提琴加快了一些，其他乐手也会相应调整他们动作的时机。此外，传输信息的主细胞的最强和最弱的电发放活动的相位分离使振荡器成为自然的解析机制。正如之前讨论的，这是一种神经信息的有效分词机制，是句法运算的基础要求 [26]。

---

23. Aboitiz et al.，2003；Wang et al.，2008。关于轴突直径的进一步讨论见第 12 章。

24. 密集连接的局部中间神经元网络辅以一小部分远程神经元连接，有效地缩短了突触路径的长度（Buzsáki et al.，2004），并且允许通过远距离网络发起振荡。长程抑制性神经元具有大直径且髓鞘化的轴突，能够提供快速的传导（Jinno et al.，2007）。大脑中，大部分神经元连接集中在局部位置但穿插远程"捷径"投射（Bullmore and Sporns，2009）。这种结构设计让人联想到数学上定义的"小世界"网络（Watts and Strogatz，1988）。小世界类型的网络让电活动从一个神经元（或者更准确地说是一组神经元，构成"节点"）传播到远处的神经元。史蒂夫·斯特罗加茨（Steve Strogatz）的书《同步》（Sync，2003）定义和描述了小世界网络。关于大脑连接规则，见第 12 章。

25. 单个神经元还能够利用共振和滤波。神经元膜的泄漏电导和电容主要负责神经元的低通滤波（本质上就是电阻-电容滤波器）。相反，几种激活范围接近静息膜电位的电压门控电流充当了高通滤波，使神经元对于快速发放的信号串更为敏感。这些共振荡功能允许神经元根据其频率选择输入来源。高通和低通滤波的神经元能够互相组合起来以构建可用作带通谐振器的神经网络（Llinás et al.，1988；Alonso and Llinás，1989；Hutcheon and Yarom，2000）。各种类型的皮层中间神经元偏好的频率覆盖很宽的范围（Thomson and West，2003），它们的多种频率调谐特性对于设置网络动态非常重要。

26. Bickerton 和 Szathmáy（2009）编纂的文集有许多精彩章节涉及语言和神经元活动相关的句法原则。

语言的节律就是大脑的节律

脑振荡器的选择性和放大特性的一个典型例子是它们对语言的响应。人类语言的节奏在所有的口语语种中具有惊人的相似性，并且我们的大脑非常适应高效地发现和解析这些信息。我们可以很容易地识别出任何语言中的口吃或是其他语言表述的缺陷，因为语言节奏发生了变化。语音的所谓**韵律特征**（**prosodic feature**）（例如语调、重音和停顿）是个人的特色，但它们在所有人之间也具有共同的特征，频率在每秒 0.3 ～ 2 次的范围之间（δ 频段）[27]。音节也几乎是以每秒 4 ～ 8 次的频率（θ 频段）有节奏地重复，而音素和快速切换的特征频率在每秒 30 到 80 次之间。大脑振荡有两个重要特征可以促进有层级组织的连续语言信息的提取。第一是语言和脑节律频率之间的对应关系。它们的频率间相位耦合能够放大声音的特征，协助语言成分的分割。第二，神经元振荡器重置相位的能力可以有效追随口语中半节奏化的时间特征。

我们很自然地希望在由脑节律支持的神经句法和语言句法之间进行平行的比较。脑节律可能会限制我们的运动系统控制发出声音的方式。反过来，口语的"语音句法"，即声音序列，能够影响大脑的振荡信号。注意在对后者的比较中，需要明确言语自身的句法和其编码的句法是不同的。然而无论是由脑构建的句法规则，还是由人类社会构建的，看来经常是相关的。

用 EEG、ECoG 或 MEG 等方法进行的实验已经证明语言的语音包络边缘可以重置右侧颞叶和额叶区域大脑慢波振荡的相位，也证明了语音包络波动与 δ 频段中的幅度变化相关。音节序列随时间的动态变化能够从 θ 振荡的强度以及 γ 活动的积分幅度忠实地追随读取。在患者的颞上回（次级听觉皮层）表面进行高密度 ECoG，可以从神经元信号中可靠地重建连续语音中声音的时间-频率特征，并且可以用统计方法分离许多单词和类单词。类似的，当播放歌曲片段给研究参与者听时，可以从高频 γ 振荡经平滑处理的功率变化中识别出特征性的随时间变化的声音模式。时间错位的语句测试实验说明了需要通过脑节律追踪语言的时间动态。当语音被压缩，但仍能理解时，语言的时间包络和记录的脑信号之间的相位锁定和幅度匹配仍然存在。然而，当语音压缩幅度过大，脑的振荡波不再有效跟随语音时，理解的程度就

---

27. 韵律特征描述了超越单个音素的语言听觉特征。韵律短句由音素、音节、语素串联起来，反映了语言在分段以上特征，用嗓音、节奏、重音和音量的音调和语调来描述。**音素**（**phoneme**）是一种抽象化的声音特征，可以用来区分两个单词（如"house"和"mouse"）。**音节**（**syllable**）是含有一个元音的发音单元。**语素**（**morpheme**）是一个单词或单词的一个部分，是最小的有含义的语法单元。例如，information［in-for-ma-tion］这个单词含有四个音节和一个语素。

大大降低了[28]。

"自外向内"的观点可能认为语言和大脑振荡之间的动态关系是由于语言模式强加于大脑模式而造成的。换言之,语言刺激"训练"大脑,使它有效地分割和解析语言的内容[29]。这个论点难以证实,因为在所有哺乳动物中神经元振荡都是相同的,并且在不同的人类文化中语言节奏都是相同的。相反,我认为听觉系统的编码策略应与内部形成的脑节律相匹配。这个观点有证据支持,当大鼠听到复杂的声音,比如音乐或宽频粉红噪声 *(pink noise),听觉皮层表层的丘脑皮质模式也被分割成每秒 2 ~ 4 帧。与人类一样,大鼠中这些事件在声音刺激的特定时间可靠地重置了局部场电势的相位。总体而言,跨物种大脑节律的保守性支持了人类的语言建立在预先存在的大脑动力学基础之上的观点。

大脑振荡系统进行的句法分割、分组和解析

到目前为止,我们已经讨论了脑节律可以有效地分割和解析连续的自然声音,听觉皮层的调控能力与语言动态之间的匹配是发生理解的先决条件(尽管这肯定不是充分条件)。然而,脑对于声音包络的反应不仅仅是一种振荡耦合,也同时包含了特征的提取。和无意义的语音信息(同一段语音倒序播放或者将语音中的各个部分随机打乱)相比,在倾听者理解语言的情况下,θ-γ 相位耦合更强。这种现象很好地支持了前述的观点[30]。换言之,跨频率耦合强度的变化可能承载了语言的意义。

---

28. Shannon 等(1995)是一篇重要的背景研究论文,证明一般而言,语言模式的识别同时利用了空间和时间的信号。其他几项研究工作也表明,语言的句法规则,或显性或隐性的,与神经句法相关(Buzsáki,2010; Bickerton 和 Szathmáry(2009)编纂的文集中的章节也讨论了这种可能的联系)。要了解在语言分割中脑振荡作用的生理证据,参考 Ahissar et al.,2001; Lakatoes et al.,2005,2008; Howard and Poeppel,2010; Ding and Simon,2012。在脑肿瘤或癫痫患者(患者对此类测试表示知情同意)中使用硬脑膜下电极阵列记录了珍贵的皮层脑电数据(Pasley et al.,2012; Sturm et al.,2014)。

29. 振幅包络的概率分布和所有自然声音的时间-频率相关性都非常相似。在此基础上,动物发声和人类语言还具备由低频调制大多数频谱的特征。幅度包络的分布表现出自然界声音特征性形态,以及发声幅度对数的相对均匀的分布(典型的呈现频率倒数的形式,如 EEG 信号一样)。因为这些原因,Singh 和 Theunissen(2003)提出听觉系统是针对处理与行为相关的声音演化的。在这个假设之下,声音的时频幅度包络的统计,对于听觉脑区提取声音特征至关重要。

* 译者注:粉红噪声是一个具有功率谱密度与频率成反比特征频谱的信号或过程。

30. 功能磁共振成像(fMRI)间接地支持了脑电/脑磁实验的数据。无论是有意义还是无意义的语音都能引起听觉皮层血氧水平依赖(blood oxygen level-dependent,BOLD)的磁共振成像信号的增强。在颞部语言区域(如布罗卡区,布罗德曼 45、47 区),需要句子水平的连贯信息来引起血流变化,而顶叶和额叶区域(布罗德曼 39、40、7 和 22 区)的反应只在呈现完整的有意义的语音段落时才出现(Lerner et al.,2011)。大脑中和语言相关的主要区域有两个:一个背侧系统和一个腹侧系统。背侧系统包括布罗卡区(特别是布罗德曼 44 区),和颞叶后皮层一起,支持有层次的句法意义的加工和复杂句子的理解。腹侧系统(布罗德曼 45/47 区)和颞叶皮层支持了词汇语义和概念信息的处理(参考文献例如,Hagoort,2005; Berwick et al.,2013)。颞叶神经元能够对(转下页)

鸡尾酒派对中的脑节律

鸡尾酒派对是一个很多人可能同时在说话的场合，我们的语言系统能够帮助我们将这个复杂的听觉场景进行分组隔离不同的"对象"。通过将脑节律锁相到某一个人的语音上，可以提取出能够辨识的言语。这是选择性增益控制（见第 11 章）的一个恰当的例子，因为一个人发出的声音（即听觉的目标对象）会通过相位重置和共振得到放大。同时，来自其他说话者的语言信息会被过滤和抑制，因为他们的语言信息到达的时候正好来到遇到了倾听者大脑节律中的"忽略"相位。

真实的鸡尾酒会场景中，说话的人身处不同的位置，所以有人可能会说他们的空间位置可以通过双耳听声的方式进行三角定位测量[31]。然而，空间定位机制的影响在实验室的条件中是可以被避免的，实验要求倾听者只用一个耳机，选择性地留意两个同时说话的人之一（通常是一男一女）。这个实验的结果表明，对说话人的选择取决于所选说话人声音和倾听者的低频（δ 频段、θ 频段）脑磁/脑电活动在频率域和时间域上调制波形的匹配程度。将神经振荡器的相位调整到与首选说话者的韵律和音节速率相匹配，是实现这种选择性的提取机制，因为在有意义的范围内改变竞争说话者的声音强度并不会影响对首选说话者讲话内容的理解。

对健康的人类被试者使用非侵入性质的记录（脑磁图和脑电图）所观察到的现象，也从癫痫患者后颞上回（较高级的听觉脑区）的高分辨率多电极表面记录中得到了补充。实验人员从高频 γ 节律（$75 \sim 150s^{-1}$）的包络中重建了混合的多人语音，对这个混合语音的频谱分析显示，与其他竞争者相比，被注意到的发言者的声音触发了更强的脑电频谱和时间特征。这些发现表明除了声音特征，对说话人的有意选择也能够通过锁相振荡的方式被更好地识别[32]。在有来自竞争发言者的干扰的情况下，基于

（接下页）语义类别进行反应，或者被照片、素描，甚至是一个熟悉的人的名字激起反应，提示它具有很高程度的语义抽象能力（Quian Quiroga et al.，2005）。识别词语定义的速率取决于"语义的丰富性"。神经元集群的不同组合形式可以用来进行许多的单词表达，语义有相关的单词能够被理论上互有重叠的神经元集群进行编码（Li et al.，2006；Sajin and Conniene，2014；Friederici and Singer，2015）。

31. 声音源头的定位也可以使用时程信息。一个站在你右侧的人，他的说话声音会先到达你的右耳，片刻延迟后才到达左耳。这个时差可能比听觉神经中单个动作电位持续的时间（小于 1ms）还要短。当然，两只耳朵听到的声音还会有轻微的响度的差别。来自加州理工学院的马克·小西（Mark Konishi）和他的同事们发现仓鸮**内侧上橄榄核（medial superior olive）**神经元对于时程差异有选择性反应。这些神经元是"同时发生探测器"：一些神经元选择性地进行 20ms 延迟，或者选择 50μs、75μs、100μs 等。他们的动作电位发放输出就给出了声音来源方向的信号。双耳之间声音强度的差别也能协助计算声源的距离（Knudsen and Konishi，1978）。

32. 词语的声学和语义特征常常被认为是独立的，即使可能从苏格拉底开始，许多语言学家就猜测对那些褒义的词具有符合它们词义的声音。近来一些大规模的研究通过展示在一些语种中的这种联系，重新激活了这场古老的争辩。不同语言中有着相似的比如模仿动物的叫声（"哞"，moo）。人们被问到"bouba"或"kiki"这两个词到底哪个是变形虫（amoeboid）或星形（尖形）形状的意思，说不同语言的人们都会做出正确的猜测（他们会选kiki）。"sand（沙子）"这个词在四千多种语言中都含有/s/的发音。元音/i/常常用来形容东西很小，/r/用来形容东西圆圆的，而/m/的发音在完全不相关的语言中也常常指妈妈或者乳房（Blai et al.，2016；Fitch，2016）。

一个发言者声音样本所训练出来的计算模型（一个人工分类器）仍可以识别所关注对象的用词和身份。行为错误的发生也会反应在振荡调谐的劣化中。总体而言，皮层活动不仅表现出对听觉刺激的反应，而且还可以识别语音的更复杂的方面，包括倾听者的目标对象[33]。

在这一章中，我们了解了神经元和细胞集群是如何受到它们的集体行为所支配，从而表现为脑波振荡。所以接下来我们需要了解脑波的振荡是如何协助将细胞环路组织到更长的序列中的，及其相应功能。是不是很好奇？那就进入第 7 章吧。

小　结

从语言句法和脑节律的类比关系中，我做出了一个假设，脑波振荡的层级结构可以解析和分组神经元活动，以分解和打包在不同脑区间交流的神经元信息。因为所有的神经振荡都基于抑制性，它们能够解析和连接神经信息，这也是任何解码机制的前提。跨频率耦合节律的层级结构特性能够作为一种将神经"字母"组合成"单词"，进而从"单词"到"语句"的支架。在所有哺乳动物中都以相同的形式存在的脑波振荡，代表了运动模式、语音和音乐创作等神经计算的最基础的方面。神经元振荡器很容易相互调节，使大脑区域之间能有效地交流信息。我推测语言和音乐句法的根源也来自这种原生的神经句法，因为帮助语音和音乐生成的相同的大脑节律也同时负责它们的句法分割和整合[34]。

LFP 或脑电信号中所检测到的脑波能够揭示信号转化的一些特性，因为实验者可以同时观察外在（语言语音）和内在（脑波振荡）发生的事件。然而，正因为大脑并不使用场电位或脑电波来进行交流[35]，大脑网络是否以及如何使用这种包装机制以达到自己的目的还有待证明。信息包的语义内容可以仅从神经元发放中读出，但是要真正成为信息，发放模式需要发送方机制和接收方机制都知道的语法规则。脑波振荡是一种可能的解码器，因为它们在所有参与交流的成员的所有脑区都存在。

---

33. Schroeder and Lakatos，2009；Ding and Simon，2012；Mesgarani and Chang，2012；Zion Golumbic et al.，2013。其他研究人员强调语言分割中低频振荡的作用。EEG 结果显示听觉皮层中 4～8Hz 的电活动对于目标说话者连续的语言内容的理解非常重要。顶叶位置的 α 频段（8～12Hz）的半球间不对称性能够预示听觉注意力的关注方向（Kerlin et al.，2010）。尽管大脑有效地解决了听觉对象的分离问题，自动语音识别的算法依然是一个巨大的挑战（Cooke et al.，2010）。

34. Singh and Theunissen，2003；Buzsáki，2010；Pulvermüller，2010；Giraud and Poeppel，2012。

35. 也有例外的情况。由相邻神经元同步活动产生的电场能够影响这些神经元本身的膜电位，并且进一步提高同步性。这种局部的"旁路"效应在高神经元密度和有规律的结构（如海马）中特别有效（Anastassiou et al.，2010）。

第 7 章

细胞集群的自组织演化轨迹

城市……实际上是由建筑界定出的一系列空间。

——贝聿铭 [1]

诗人把熟悉的语词换个顺序重新写出来。

——布赖恩·哈里斯（Brian Harris）[2]

当初我以为，只需要测一次基因组，就足够了解人类生命中大部分内容了。现在我们看到基因组多么富有变化和适应性，正因为这些我们这个物种才得以生存演化。

——克雷格·文特尔 [3]

美国神经科学学会的年度会议是全世界脑科学与脑健康方面新鲜思想的主要来源。年会设立了"神经科学与社会对话"环节，过去十年里邀请了演员格伦·克洛斯（Glenn Close）、舞蹈家马克·莫里斯（Mark Morris）、经济学家罗伯特·席勒（Robert Shiller）等知名人物。2006 年亚特兰大年会，邀请的是弗兰克·盖里（Frank Gehry）来讲建筑与神经科学的关系。演讲之后，听众里有人问他（实际上是我问的）："盖里先生，你是怎么进行创造的？"他的回答既明白又有趣："（我大脑里的）齿轮转啊转，点亮了灯泡，打开了某个地方，让这只手活动了起来，然后拿起笔，随便抓一叠白纸，就开始涂抹勾勒，画出草图。草图不知怎么地就跟脑子

---

1. https://www.brainyquote.com/authors/i_m_pei.［译者注：贝聿铭，美籍华裔建筑师。］

2. 如 Aggarwal（2013）中所述。

3. https://hbr.org/2014/09/j-craig-venter.［译者注：克雷格·文特尔（Craig Venter），美国生物学家。］

里的想法关联着。" [4]

盖里的回答，借比喻完美地描画了神经元集群的演化轨迹这一概念：以某种方式启动大脑中一群神经元的活动，这些活动的内容传递给另一个集群（"从齿轮到灯泡"），第二个集群再传递给第三个，依此类推，直到产生肌肉活动或思想。创造概念就是这么简单。为了有效地支持认知操作，大脑应该自动产生大量的细胞集群序列。

跟盖里一样，我早就知道，能够写出这一章，唯一的原因就是我大脑中持续变化的神经元集群在沿着一串链条持续演进。实际上，在解释内在产生的行动与思想方面，这种猜想是当前仅有的选项。然而，我不得不花费了数十年来追踪这种内在产生的细胞集群序列（或者简称为内生序列）。我在第 5 章里通过简单勾勒的模型提出，内生序列是认知的基础。本章将会讨论这种序列如何在大脑中产生。

细胞集群（神经字母）构成轨迹

莫尔斯电码通信跟人类对话有些相像。参与者轮流说话，通常每个时刻只有一个人在说。如果有译码本，解码就很简单。但试试看破解"并行莫尔斯电码"里嵌入的信息呢（图 7.1）？尽管包括视觉系统在内的许多解码机制都可以轻松发现图片中隐含着一些独特的模式，但如果只是这么看着，没有译码本，那看多久都解读不出里面的讯息。然而，如果把这些模式转化为声音，大部分人都会马上听出来这是一首曲子，有经验的耳朵还会听出来是贝多芬《c 小调第五交响曲》的片段。能够这么"听出来"只是听觉系统具有所需的译码本，而视觉系统没有，除非是训练有素的音乐家。并行的音符序列看起来复杂，但是一旦有了对应的读取机制，可以传递的信息就丰富得多。观察图 7.1 的右半部分，就明白为什么了。每个时间窗都包含比例各异的音符组合（即一个群体向量；见第 4 章），从一个时间窗到另一个时间窗的变化也各不相同。音符群体向量具有独特序列，就是凭这种独特性让之前熟悉这段交响乐的读者能够基于短片段补齐模式，从而解码出整段交响乐。大脑中细胞集群序列也是类似构建的，也可能以相仿的方式读取。

但是事情要复杂得多！设想看电影时只关注屏幕上几个像素的变化。至少在特定情况下，这些像素的变化序列可以提供部分信息，然而关注范围有限，采样不足，会让电影难以欣赏。莫尔斯电码是典型的串行通信。相反，神经元通信更像演奏复调音乐的交响乐团，而不像语言 [5]。多个神经元通过在短暂时间窗内（γ 振荡周期）同步发放，形成细胞集群（见第 4 章）。并行同步信道使得神经元通信的带宽很宽。即

---

4. 请访问 http://info.aia.org/aiarchitect/thisweek06/1110/1110n_gehry.htm。

5. Pesic（2018）对复调音乐及其与脑活动的关系作了轻松宜人的介绍。

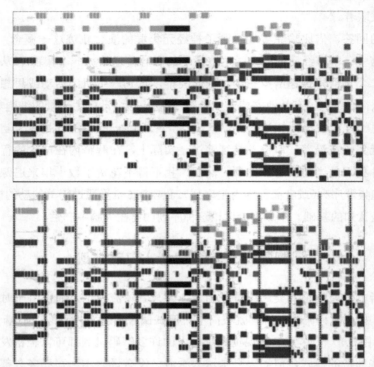

图 7.1　复调音乐中的模式在不同时间尺度上同时展开。上图．贝多芬《c 小调第五交响曲》，第一乐章。图像记谱法。下图．按时间窗划分。每个时间窗中的模式组合都不相同，尽管可以或多或少地猜到其中的内容
蒙 YouTube 上的斯马林（Smalin）频道惠赠

使是执行基本行动，比如在公园里散步，我们都需要协调视觉、听觉等多个来源，以及既往经历的神经活动。这些不同模态的神经元集群信号，只有以有组织的方式传递到目标读取神经元，才会**成为**信息。神经元网络几乎总是多信道并行的，但交互连接的大脑环路中的信息传递比图 7.1 中的更为复杂。

　　任何系统的演化都可以在数学上描述为多维空间中移动的向量。在该空间中次第经过的各点构成**轨迹（trajectory）**。在大脑中应用这个思路，神经元轨迹对应着神经元群体向量在时间和空间上的演化序列。轨迹形状反映了两种因素的组合，一是引发序列的输入，一是向量在其间移动的大脑网络所构成的约束。通过一些神经元集群序列及其功能的具体例子，更容易理解这一抽象概念。

鸣啭的神经句法

鸣啭的神经元轨迹基础可以想象为一种神经词语[6]。不同于诱发的神经词语,鸣啭产生过程并不间杂任何刺激。面前有雌性斑胸草雀(*Taeniopygia guttata*),足以让雄雀产生鸣啭。鸣啭包含一簇簇发声(音节),音节之间(间隙)不发声。音节序列是独特的,持续不到 1s。产生鸣啭的关键脑区是称为"高级发声中心(high vocal center)"的核团。麻省理工学院迈克尔·菲(Michale Fee)实验室发现,这个脑区神经元稀疏的活动序列产生了鸣啭的时间结构。大约两百个神经元形成连贯的集群,只在鸣啭中一个时刻短促地放电一簇。这可以被视为神经字母。若干这样的字母次第活动则可以想象为词语,在一次鸣唱中重复许多次,变化轻微[7]。下游脑结构**弓状皮质(arcopallium)**的神经元接受簇状放电的影响,进而驱动运动神经元,后者支配发声器官**鸣管(syrinx)**。每只雄雀的词汇表只有一个句子,各不相同,足以与其他同类区分各自身份。

鸣啭的组织形式简洁地阐明了,固有的神经句法如何促成编码有变化的韵律内容[8]。学习鸣啭可能出自不经意,而非经过仔细考虑的。年幼雄雀最初"囵囵"出某些声音,通过模仿父亲鸣啭,逐渐在这些自己产生的音节基础上完善运动功能。最终产生的鸣啭与其父亲的既相似又不同。与此类似,人类婴儿牙牙学语,可能也反映了一种内在自组织的动态过程。发出的声音接近某个词语时,开心的父母就把它当作那个词。通过对应的事物、动作或现象强化自发的发声,最终这种发声对于婴儿有了意义。利用出现语言之前即存在的大脑自组织模式,比起从白板开始,是一种更为有效的模式形成机制(见第 13 章)。

把斑胸草雀交给白腰文鸟(*Lonchura striata*)养大,幼雀就会模仿白腰文鸟的音节。然而,学会鸣啭之后,其韵律仍然保持着斑胸草雀鸣啭中特有的不发声间隙,显著区别于白腰文鸟鸣啭中的较短间隙。因此,句法结构是物种特异的模式,承袭自遗传——与哺乳类大脑中的节律相仿——而音节、词汇的内容可变,是通过经验获得

6. 关于神经元轨迹,另一个重要的例子来自昆虫上的研究。吉勒斯·劳伦特(Gilles Laurent)在加利福尼亚理工学院进行了一系列漂亮的实验,研究了嗅觉在蝗虫触角叶所诱发神经元序列("神经元词语")的时空模式。呈现嗅觉刺激,在触角叶上诱发短暂的 γ 振荡,每个 γ 振荡周期中有不同的一小群触角叶神经元发放。嗅觉刺激起始后,群体向量的演化序列(轨迹)持续数百毫秒。相继多次呈现同样的刺激,会诱发类似的神经元轨迹表征这一气味,而不同气味与各自不同的神经元序列或词语相关联。参见 Laurent, 1999;MacLeod et al., 1998;Broome et al., 2006;Mazor and Laurent, 2005。

7. Nottebohm et al., 1976;Fee et al., 2004;Hahnloser et al., 2002;Long and Fee, 2008。

8. 一般来说,鸣啭是组合性的但缺少语义组合。不同于雀类鸣啭单调,新疆歌鸲(*Luscinia megarhynchos*)有上千个单元,可从中组合出长达 200 首的曲目单。研究新疆歌鸲鸣啭如此多变的神经生理学基础,可以帮助我们了解如何在一定情境中恰当地构建和提取那些集成序列(句子)。

的。模式与内容在鸟类大脑中由不同的神经环路进行处理。听皮层中，放电缓慢的神经元主要对声学特征敏感，比如音色和音高。反之，放电较快的神经元编码鸣啭中的不发声间隙和节奏，对声学特征不敏感——这些神经元可能是抑制性的，继承了作为句法的时间模式，内容则更灵活，这种分工可能也类似于人类言语的组织方式[9]。

歌唱时错了一个音，我们立刻就会发现，因为这偏离了预期目标。我们是怎么知道自己错了的呢？毕竟没有哪个音节本身是特殊的。一种说法是内在产生了一种目标模式传递到听皮层（也就是现在熟知的伴随发放，见第3章），与歌唱发声形成的听觉反馈进行了比较。与之类似，幼年雄雀鸣唱时，利用听觉反馈来检验发声是否与内在的鸣啭目标一致。有一群多巴胺能神经元提供纠错机制，帮助雄雀学习鸣啭节奏。在实验室中，实验人员可以使鸣啭的部分音节失真或偏置，使雀鸟误以为唱错了音节。鸟脑检测到这种不一致后，多巴胺能神经元的活动降低。同样，如果实现了内在产生的目标，多巴胺能信号增加。因而，这种活动对于持续监测鸣啭正确性是关键的[10]。

理毛的句法

鸣啭大多数时候都在简单重复音节或词语，因而并不完全满足神经元语句的标准——该标准要求次第激活不同的神经词语进行组合。有几类刻板定形的行为模式可以作为神经元语句的例子，通常称为**固定行为模式（fixed action pattern）**。固定行为模式可以由具备行为意义的刺激诱发，或者在没有外在刺激时自发产生[11]。

啮齿类自我理毛这种行为序列被研究得相当充分。理毛与鸟类鸣啭不同，这种行为模式很精细，持续时间长。典型的自我理毛行为中，至少有二十个行为字母和音节串联在一起，构成行为句法链条，并分四个不同的阶段，每阶段可以视为一个行为单词。理毛从双侧前肢沿着鼻子附近椭圆轨迹的一串抚动（第一阶段）开始，跟

---

9. Araki et al.，2016。跟鸣啭中一样，人类言语的音节长短变异很多并且呈偏态分布，而音节间隙则较短，变异也少。不过，鸟类鸣啭和人类语言之间的相似度是有限的（Fisher and Scharff，2009；Bolhuis et al.，2010；Berwick et al.，2011）。

10. 多巴胺能神经元位于腹侧被盖区（ventral tegmental area，VTA），其中一部分投射轴突到前脑 X 区——已知该结构对于学习鸣啭很重要。腹侧被盖区神经元还与其他多个脑区相联系，其可能在那些脑区的目标行为中同样负责"纠错"。与此类似，小鼠黑质区的多巴胺能神经元稳定地响应时间上的不一致。给小鼠听两遍同样的声音刺激，间隔长短随机，训练小鼠判断这一时间比标准值短还是长，多巴胺能神经元的活动会随着估计的时间长度变化。如果用光遗传学手段激活（或失活）这些神经元，动物就会低估或者高估时间长短，表明多巴胺能神经元对主观评估时间是重要的（Soares et al.，2016；第 10 章）。

11. 固定行为模式通常定义为"本能"的行为序列，一旦诱发，就会进行到完成。行为序列是固定的，响应一定的触发信号而产生，即使该动物第一次遇到这类刺激时也是如此（Tinbergen，1951）。性行为、母性行为、攻击性都是典型的例子。最早可能是卡尔·拉什利（Karl Lashley）提出，复杂的序列行为来自层级组织的神经活动（Lashley，1951）。

着是单侧抚动（第二阶段）。下一阶段双侧前肢一次次地在头上同时抚动（第三阶段），最后转动、舔舐躯体以结束整串动作（第四阶段）。自我理毛在所有哺乳动物上都出奇地相似，比如对比一下你淋浴时清洁自身各部位的顺序。

理毛行为被描述得如此翔实，其生理关联却少有研究。我们对自我理毛行为相关神经环路的了解大都来自损毁研究。去大脑动物失去了前脑与后脑、中脑之间的联系，该动物仍能够执行每阶段的理毛，但很少把这些不同阶段整合成正确的序列，也很少完成全部四个阶段。皮层-纹状体环路在动作序列的执行中可能起着重要作用。背外侧纹状体前区被损毁后，大鼠永久丧失了完成这一整串句法链条以给自己理毛的能力。如果损毁扩大到中脑，大鼠就极少再发起理毛行为，执行单个阶段也存在困难[12]。理毛行为难以诱发，研究者又无法预测动物自身什么时候要理毛，因而我们需要长时间、稳定地记录多个脑区的神经元活动，才能研究这种组织精细的行为的神经关联。这种研究结果对于从机制上描述理毛行为所涉及的神经活动是必需的。

细胞集群的自组织序列

有两种方式可以产生神经元序列。其一，随时间变化的神经元活动可以反映外界刺激所诱发的自外向内式的响应。比如沿着一条路往前走，环境刺激相应变化，激活不同的神经元，构成轨迹。或者，来自躯体的刺激可以"驱动"神经元逐个发放。在黑暗中转一下头，前庭系统做出响应，头朝向神经元逐个激活。环境和自身产生的信号，从大脑来看，都可以认为是外界输入。其二，大脑活动可以独立于感觉刺激产生变化。这种自组织活动可能是所有认知功能——包括记忆、推理、规划、抉择和思考——的来源（图 7.2）。

多时间尺度的表征

如第 5 章中所论及的，睡眠时整个系统已经脱离了外界刺激，头朝向神经元会继续表现出有组织的活动。海马位置细胞和内嗅皮层网格细胞的这类自发活动是心理导航的基础。不同实验室的多项实验都表明，海马神经元不只简单响应外界刺激。有个重要的发现，大鼠置身于 T 形迷宫中央臂时，海马和内嗅皮层中有一小部分神经元的发放频率稳定地依赖于大鼠来自何处或者头朝向何处。不论此后是向左转还

---

12. 关于理毛的神经机制，及其作为精神病症状如强迫症、自闭症等模型的研究，可以参考如下精彩的综述文章：Berridge and Whishaw，1992；Spruijt et al.，1992；Kalueff et al.，2016。Cromwell 和 Berridge（1996）的研究揭示了纹状体的作用。小鼠缺少了编码蛋白 Cntnap4 的基因，会发展出强迫性理毛，主要是为同伴理毛（Karayannis et al.，2014）。这个基因参与控制小清蛋白型中间神经元和多巴胺能神经元的轴突终末释放 γ-氨基丁酸（GABA）。

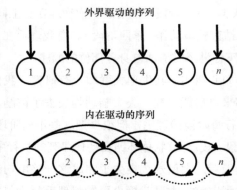

图 7.2　神经元集群（从 1 到 n）逐个激活，可以来自一连串变化的环境地标和（或）躯体本体感受信息（上图）。另一种可能则是基于内在驱动的自组织模式，可以导致次第激活（下图）

是向右转，大鼠在中央臂时的行为是一样的，因此在同一位置放电不同，不满足"位置野"编码的条件。转而将这些神经元放电看成是记忆或规划的神经关联更合适[13]。

另一重线索来自海马位置细胞的时域组织形式。位置野范围比较大，因而可能有多个细胞的位置野在 θ 振荡的若干个周期内相互重叠（图 7.3）。对轨道上那些大鼠即将到达的位置，表征它们的位置细胞的放电活动之间是什么关系呢？这个问题有意思，是因为突触整合发生在数十毫秒内，而轨道中不同位置之间移动需要数秒。在 θ 振荡一个周期内，γ 振荡大约经过七个周期，其中每个周期都对应一个细胞集群，表征空间中某个位置。神经元集群的放电序列预示了大鼠在轨道中已经经过和将要到达的位置的序列，放电迟滞越久，表示距离越长（图 7.3）[14]。换言之，如果"截取"θ 振荡的一个周期，放电序列就对应着动物刚刚经过和即将到达的位置野的序列（图 7.4）。这在很多方面都重要。首先，集群之间持续多个 θ 振荡周期的时间关系，有利于强化演替着的集群间的突触连接。其次，这些突触强度反映了位置细胞之间的距离关系。再次，也是当前讨论中最重要的，这些观察挑战了流行的观点，即位

---

13. 这些神经元被称为"分岔"细胞（Wood et al.，2000）或前瞻/回顾细胞（Frank et al.，2000）。参见 Ferbinteanu and Shapiro，2003。

14. 这个实验（Dragoi and Buzsáki，2006）在逻辑上拓展了此前 O'Keefe 和 Recce（1993）的发现，以及 Skaggs 等（1996）的发现。基于 θ 振荡的海马神经元时域组织形式也与吸引子动力系统模型有关（Tsodyks et al.，1996；Wallenstein and Hasselmo，1997；Samsonovich and McNaughton，1997）。然而，这些实验的结果被理解为支持了空间刺激对海马位置细胞活动的控制。速度提高，θ 序列压缩降低（Maurer et al.，2012）。见第 11 章。Jensen 和 Lisman（1996a，1996b，2000，2005）的序列模型则更接近我的看法。这一模型认为，长时程可塑性是这些序列学习的基础，寄生于 θ 振荡周期内的 γ 振荡在可塑性中起着重要作用。Diba 和 Buzsáki（2008）的结果表明，改变迷宫轨道的长度，会改变神经元放电的多种性质，包括放电偏好的位置、放电最高频率、位置野大小和重叠。然而，位置细胞在 θ 振荡尺度上的时序保持不变，表明这些参数限制了海马网络藉以表征环境的机制：在广阔的环境中，空间分辨率更差，位置野更大，重叠更多。由此，海马可以根据环境大小进行缩放。

置野相关放电完全来自 θ 振荡周期中自外向内的地标或其他外界信号。相反，这种关系来自一种内在机制，该机制支持着神经元集群序列的组织。

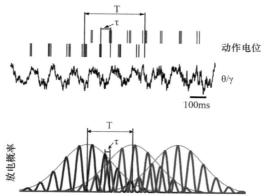

图 7.3　距离在海马中的双重时间表征。上图．两个位置细胞的放电活动和迷宫穿行时具有 θ 节律的局部场电位。大鼠经过两个位置野中心之间的距离所花时间为 T（行为时标）。θ 振荡周期内两个神经元放电的时间差为 τ（"θ 振荡时标"）。下图．理想情形下 θ 振荡频率相同的三个位置细胞位置野的重叠关系，显示了 T 和 τ 之间的关系。图 2.1 展示过许多神经元组对的位置野距离与 θ 振荡时标上时间差 τ 的相关性

引自 Geisler et al.，2010

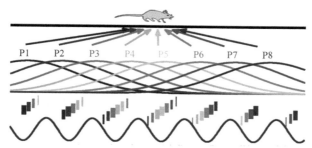

图 7.4　θ 振荡周期内的神经元序列编码距离。从 P1 到 P8 每个位置都由 θ 振荡波谷处放电最活跃的细胞集群来定义。条块宽度代表这些假想的细胞集群的放电率，而集群之间在 θ 振荡标尺上的时间差反映了他们所代表空间位置间的距离。由于每个集群在相继的 θ 振荡周期中多次参与位置表征，每个周期中就有多个集群共同激活。因此，周期波谷处最活跃的集群表征当前位置或对象，嵌入在临近集群构成的时间场景（θ 振荡周期）之中——这些临近集群则表征着刚才经过和即将来到的相邻位置

距离-时间压缩的速度校正

有个问题萦绕不去——当大鼠改变跑动速度时，θ 振荡周期如何保持对细胞集群活动的组织协调？大鼠运动时，新的位置细胞加入 θ 振荡周期中业已存在的集群，大鼠从其位置野中离开了的神经元不再放电。表征前方位置野的神经元在 θ 振荡的

后期放电，而表征适才经过的位置野的神经元活动在早期。因此，动物向前移动，特定神经元在放电序列中的位置从 θ 振荡的上升相（晚期）逐渐移动到下降相（早期）（图 7.4）[15]。这种"一出一进"的调度机制使 θ 振荡一个周期中的细胞集群数目保持大体恒定，表征从适才经过处到即将到达处的一段轨迹。就这样，θ 振荡的每个周期用一段时间流逝（跑动时间）编码一段运动轨迹（距离）。

　　动物奔跑速率不同时，这种距离-跑动时间的关系如何保持稳定呢？如果大鼠花一秒钟穿过某个细胞的位置野，之后再次穿越花了半秒钟，位置细胞的活跃时间就分别是 8 个和 4 个 θ 振荡周期（假定 θ 振荡频率为 8 次/s）。大鼠的速率变了，在每个位置野中发放的动作电位个数保持不变。因此，每次 θ 波周期的动作电位数目基本上加倍了。由于存在放电频率增益——速度提高时神经元接受的兴奋性输入增强，周期间的相位偏移程度随速度等比例增加。因此，速度增益补偿了在每个位置野中耗费时间较少这个因素，导致相位与空间位置的关系不变（图 7.5）[16]。这番逻辑步骤繁多，如果感到困惑，只要记住海马动力学的基本组织方式是时域的，θ 振荡周期作为"比例尺"，就足够了。因为大脑一直都可以从躯体和前庭系统获取速度信息，经历过的时间和距离就可以互相换算（见第 10 章）。

内生神经元序列支持认知

　　如第 5 章所论及的，环境中路径的表征机制跟情景记忆中序列内容的表征机制非常相像。依赖于线性路径中所处位置的神经元序列放电，跟情景记忆任务中任意内容的序列，本质上都是单一维度的。情景记忆中把内容串联起来，跟通过 θ-γ 耦合把位置细胞串联起来类似，可以解释记忆唤起的两项重要原则：**不对称性（asymmetry）**——即向前的联系比向后的强，和**时间连续性（temporal contiguity）**——即回忆某项内容，如果有附近同时出现过的另一内容被呈现或自发唤起，就会变得更容易[17]。本章中我还补充了如下信息：海马和内嗅皮层的神经元网络可以与外在世界脱耦，自发生成持

---

15. 动作电位相位的偏移通常称为**相位进动（phase precession）**（O'Keefe and Recce，1993）。动作电位与 θ 振荡的相位关系，与大鼠在轨迹中奔跑的空间位置密切相关。由于存在这种关系，奥基夫（O'Keefe）用他的发现进一步支持了以外在事物为中心的巡航地图模型。然而如第 5 章所讨论的，以外在事物为中心的地图不需要时间。

16. Geisler 等（2007）发现，位置细胞表现为速度依赖性振子，其振荡频率由动物穿行速度决定。每个位置细胞的振荡都比当前的局部场电位 θ 振荡更快，造成其动作电位的干扰或相位进动（O'Keefe and Recce，1993）。由于位置野的跨度（即其活动的"存续时间"）反比于神经元振荡频率，相位进动的斜率决定了位置野大小。换句话说，振荡较快的神经元其位置野更小，表现出更陡的相位进动。由于靠近海马尾端（颞侧）的神经元对速率更不敏感（Hinman et al.，2011；Patel et al.，2012），它们振荡得更慢，位置野更大，相位进动更缓（Maurer et al.，2005；Royer et al.，2010）。

17. Kahana，1996；Howard and Kahana，2002；Kahana，1996；Howard and Kahana，2002。

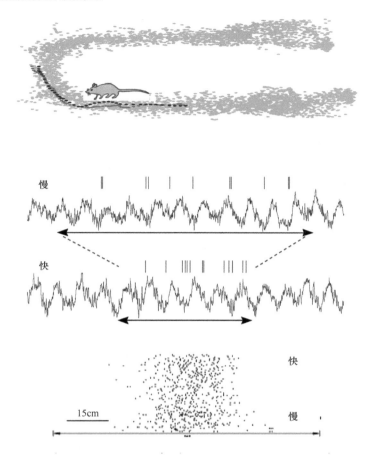

图 7.5 海马中距离-时间压缩的速率-增益补偿。上图．大鼠轨迹图，以不同速率两次穿过同一个位置野。中图．一个位置细胞的动作电位（竖线）和对应的 θ 节律，来自与上图同样的两次穿行。双箭头水平线段表示大鼠穿过该细胞位置野所花的时间。下图．该神经元在位置野中发放的动作电位数目，在慢跑和快跑情况下相仿。不同次跑动的记录依速度从最慢到最快排列
引自 Geisler et al.，2007

续变化着的神经元集群序列。

　　如果海马神经元只是以自外向内的方式响应地标或躯体信号，受地图指导的巡航理论（见第 5 章）就预示着，当大鼠头保持在固定位置时，会有一小群神经元（位置细胞）持续放电，而其他所有锥体神经元都保持静默。相反，如果神经元集群序列来自内在机制，神经元活动就会一直变化。我实验室设计了如下的实验来检验这些猜想[18]。

　　想象动物游走过程中被"定"在了某个位置但仍然保持着 θ 振荡。为了实现这种

---

　　18. 伊娃·帕斯塔科娃（Eva Pastalkova）当时在笔者实验室进行博士后研究，是这些实验的主要完成人（Pastalkova et al.，2008）。

情况，我们训练大鼠在一种变形的 T 形迷宫中交替奔向左臂和右臂。大鼠很容易做到这点，因为一次任务中在左臂末端喝到水，就告诉了它下次任务中会在右臂末端有水，反之亦然。这类实验已经在啮齿类动物上做了几十年了。我们的任务不同以往之处在于，在迷宫中央臂的出发处加了一个转轮。大鼠需要在转轮上保持大致不变的速率跑 10 ～ 20s，每次跑动时头都朝向同一方向。加入这个步骤是为了这样两点：首先已经知道，在做选择之间引入延迟，会使这个任务依赖于海马。其次，采用训练好的行为确保了跑动过程中来自环境和躯体的信号都保持不变。因此，动物无法利用这些信号维持关于选择的信息，而只能依赖于上次选择的记忆。利用这一任务，我们得以区别来自路径整合假说和记忆内化机制的不同预测（见第 5 章）。

实验结果支持第二种预测（图 7.6）。大鼠在转轮上跑动期间，记录的数百个神经元中没有任何一个以固定频率持续发放。相反，在这期间神经元的活动持续期只有 1s 左右，和迷宫中位置细胞的"活动时间"一样长。有些神经元在跑动初期发放，有些在中间，还有些接近跑动最后阶段。如果同时记录的神经元足够多，转轮上跑动的每一阶段都至少有一个神经元在发放。每次在转轮上跑动，锥体神经元都在其各自对应的特定时刻发放。简言之，一次实验中的转轮上跑动过程，与特定的一段神经元轨迹相关联，而构成这段轨迹的细胞集群在跑动中持续变动。动物在转轮上跑动，躯体和头都没有改变位置，因而此时活动的神经元并不满足位置细胞的标准。相反，持续演变的神经元轨迹必然反映了某种认知内容。

内在化了的认知内容，包含关于过去成功选择或未来目标的信息。根据大鼠将要选择的迷宫臂（左侧或右侧）来归类各次实验，我们很容易看清这点。选择向左和向右的实验中，神经元轨迹截然不同，这表明成功判断的奖赏位置设定了初始条件，决定了神经元轨迹的模式（图 7.6）。读者或许会问，也应该问，神经元轨迹反映的是关于既往选择的回溯记忆，还是关于未来的前瞻计划。动物出错的那些次实验有助于厘清这些不同可能。在大多数出了错的实验中，神经元的轨迹都和做对的那些次实验中的相类似，而且是从刚刚跑上转轮时就一样（也就是说，如果应该转入右侧臂而左转了，转轮上的发放模式与左转实验中的类似），说明动物"相信"自己的计划是正确的。

稍作总结，这些实验表明，在把规划中的行动付诸实施之前几十秒，持续演变的神经元轨迹就已经可靠地预测了动物的选择，无论选择是对是错[19]。这些发现支持了如下观点：规划是延迟了的行动。这个实验还有个有意思的地方在于，海马神经元

---

19. 从神经元活动预测迷宫臂的选择，在最初几秒内最为精准——此时神经元发放最为密集。这又与记忆相似了，记忆也是随着时间越来越模糊的。转轮上跑动期间神经元轨迹的组成，是特异于初始条件的，也就是说轨迹可以编码"内容"。同样的序列也记录着跑过的距离和逝去的间隔，因而它们与情景记忆的主要特征——**内容、位置、时间**——都有关系。

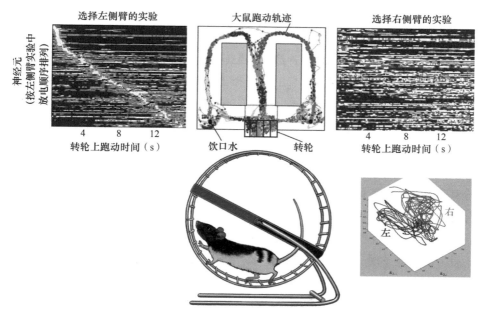

图 7.6　情景记忆任务中神经元集群的次第激活。中图. 两次实验中的等待期间，大鼠需要在转轮上跑动，同时记住上次选择了迷宫的左侧臂还是右侧臂。选择与上次相反的臂可以得到水作为奖励。叠加在迷宫上的点（中图上部）代表同时记录的海马神经元有动作电位一起发放。左图. 大鼠在转轮上跑动期间的神经元放电频率轨迹，已经过归一化处理。每一行对应一个神经元，按照各神经元发放频率峰出现的潜伏期长短排序。在这部分实验中，大鼠选择了左侧臂。右图. 同一群神经元在选择右侧臂的实验中的发放频率，按照与左侧同样的顺序排列，业已经过归一化处理。只要在转轮跑动期间任一时刻看一下神经元集群的活动向量，就很容易发现将要选择左侧臂还是右侧臂有什么区别。右图下部. 同一群前额叶神经元的神经轨迹，降维表示于三维"状态空间"。每次实验都开始并结束于同样的初始状态，对应奖赏位置，而离开此状态的方式根据选择左侧臂还是右侧臂而不同

神经元集群的次第激活来自 Pastalkova et al.，2008

神经元轨迹蒙埃丝特·霍勒曼（Esther Holleman）惠赠

的放电模式，包括其序列组织、发放频率、持续时间，还有 θ 振荡时间压缩，在转轮上和在迷宫中都十分相似。我们可以就此总结，真实世界或精神世界里的导航都建立在同样的海马机制上[20]，这支持了第 5 章的主要论点：脑与外在环境相脱离，可以产生认知。

---

20. 地图导航假说还预测，如果环境输入不变，动作电位的相位也保持固定。与此相反，转轮上跑动期间，次第激活的每个神经元都表现出相位进动。与位置细胞类似，情景细胞的 θ 振荡频率比场电位 θ 节律的频率高，相位进动的斜率反比于情景场的长度（Pastalkova et al.，2008）。多种对照实验表明，神经元轨迹并非受光流或触觉刺激流，或是转轮上跑动步数之类驱动，而是来自记忆负载。

神经元轨迹预测行为

在行为决策之前 15 ～ 20s，神经元轨迹就能可靠地预测动物的选择，这大概让读者吃了一惊。然而这是可以解释的。选择正确的实验中，群体活动不仅预测了动物将来的选择，也后测了［postdict，即回忆（recall）］上一次选择[21]。从得到强化那一刻起，一条连续的神经元轨迹就被选定了，它表征着从饮水处到转轮、转轮奔跑期，以及迷宫内穿行等各个阶段。轨迹只依赖几项条件：初始条件、初始时刻的脑状态、大脑此前遇到这种初始状态的经验。初始状态决定后，每次的轨迹都相似，除非海马检测到了预期与实际经历之间有什么不寻常。神经元轨迹有些有意思的特点。并没有明确的标志点说明过去已经过去，未来即将开始。对未来的信念系于对过去的。"当下"、现在，这样的概念在神经元轨迹上并没有明显的标记[22]。

后来的实验发现，对内生自组织的海马神经元轨迹和记忆引导下的空间行为来说，θ 振荡是必需的。比如，已知内侧隔区到海马的投射完整性是 θ 振荡所必需的，通过局部药理学操作抑制这一投射[23]，神经元在转轮上的发放野变得无序，动物在转轮上跑动期间这些神经元几乎是在随机地低频放电。相反，神经元在迷宫中的位置野大体不变，大概是因为在空间地标的控制下位置细胞的放电得以维持。不过位置细胞的性质也不都是完好的，它们在 θ 振荡周期中的时间顺序完全错乱了。因此，θ 振荡是神经元在数十毫秒尺度上产生时序组织的前提条件[24]。

总之，这些实验表明，短时间尺度上的神经元序列组织离不开 θ 振荡。因为迷宫中的位置野及其在行为时间尺度上的序列都保持着，这些发现也提示神经元序列可以由两种完全不同的机制产生。其一，海马的内在动力学在记忆内容引导下产生

21. 犯错的那些次实验可以厘清这种情况，是因为在大多数犯错时，神经元发放序列正确地代表了行为选择而不是大鼠刚经历的迷宫臂。比如，大鼠在某次左转后错误地又转向了左侧臂，神经元轨迹就可靠地预测了它将在 T 形交点左转，而不能正确编码上一次的经历（左侧臂编码成了右侧臂）。然而，这种厘清只对实验者有信息。从大鼠的角度看，犯错的那些次实验并非错误。我们有理由认为它坚信自己的选择一直都对，根据自己的信念行动，直到得不到奖赏才发现犯了错。

22. 我们可以通过量化 θ 振荡周期中的动作电位数目，把任意一段时间设定为"当下"（Csicsvari et al.，1998，1999；Dragoi and Buzsáki，2006）。在 θ 振荡下降相发放的细胞集群对应过去，在上升相发放的细胞集群对应未来，而最活跃的集群占据了 θ 振荡的波谷（图 7.4），可以被认为是此时、此地的表征。

23. 由于 Petsche 等（1962）的开创性工作，我们知道，损毁内侧隔区以后，海马区和周围脑结构中的 θ 振荡完全消失。［译者注：值得注意的是，在离体海马标本中，没有内侧隔区的输入，却仍然可以记录到 CA1 区的 θ 振荡（引自 Goutagny R, Jacksen J, Williams S (2009) Self-generated theta oscillations in the hippocampus. Nature Neuroscience 12:1491-1493）。］

24. Wang et al.，2015. 利用钙成像检测海马 CA1 区锥体神经元的活动，Villette 等（2015）发现，在完全黑暗中，没有奖赏，跑动于其上的平板也不提供任何外界信号，还是可以出现各种长度的神经元序列。跑动距离（持续时间）分布在这些序列所涵盖范围的整数倍上。作者推测，内在产生的海马神经元序列触发了自发的跑动，并跟随指示跑动时间。

序列。其二，环境或其他刺激本身具有时序性的话，也可以产生与行为速率一致的神经元序列，再压缩成 θ 时间尺度的序列。当记忆任务中的内生序列被干扰时，比如遇到很显著的信号时，神经元轨迹会发生"跃变"，之后要么回到原来的轨迹，要么出现新的轨迹[25]。这一过程类似讲故事时发生的对话。可能有人提问题打断原来的讲述，之后故事可能继续，也可能因为插入的内容而偏离到新方向上。因此，神经元轨迹的演变，通常由自组织网络内生机制和外在影响的相互作用所引导，二者的相对重要性时时变化，有时变动还很强烈。

学习和记忆唤起时的神经元轨迹相似

　　2007 年我在耶路撒冷的希伯来大学做访问教授，遇到了加利福尼亚大学洛杉矶分校的神经外科医生伊扎克·弗里德（Itzhak Fried）。伊扎克在清醒的癫痫患者脑中进行长期生理记录，是这个领域的领袖。通常在这些患者的海马-内嗅皮层植入电极，以确定他们癫痫灶的位置。有些电极可以记录到单个锥体神经元，在等候癫痫发生以进行诊断时，许多患者志愿参与认知实验。我向伊扎克讲述了我们在大鼠上做的转轮跑动实验，他则向我描述了记录到的神经元如何响应电影片段。

　　他的团队进行人脑记录，可以做我们在啮齿类受试者上实现不了的实验。人脑记录只能采集几个细胞的信号，但实验人员可以在短时间内播放大量电影片段。如果某个神经元选择性地只响应某个片段，可以认为它是编码该电影片段的神经元集群序列的一部分。在大鼠实验中，我们有确凿的证据表明神经元轨迹编码了特定的心理旅行事件。然而，我们无法检验自由回忆——虽然其是情景记忆的关键测试——因为啮齿类受试者无法口头报告它们的体验。但是人类被试者可以。自由回忆是指可以有意识地从长时程存储中唤起的记忆，不需要任何触发信号。在伊扎克的实验中，不同神经元响应电影片段中不同的名人行动或事件。播放全部片段之后，实验人员问志愿者一个关键的问题：你刚刚看到了什么？志愿者报告经历时，在他说出演员名字**之前** 100ms 左右，响应特定电影片段［比如汤姆·克鲁斯（Tom Cruise）在奥普拉（Oprah）访谈中著名的跳沙发事件］的那个神经元就开始活动了。这个实验在两个方面很重要。首先，它表明编码和回忆某个情景时会形成类似的神经元轨迹，说明可以由主动回忆设定初始条件。其次，在编码阶段，信息从外在世界向新皮层进而向内嗅皮层-海马体系统流动。回忆阶段，可能也包括想象时，信息流动方向相反，活动起始于海马，传播到新皮层[26]。

---

25. 在一个 θ 振荡周期内就可以发生这种细胞集群轨迹的跃变（Zugaro et al.，2004；Harris et al.，2003；Jezek et al.，2011；Dupret et al.，2013）。

26. Gelbard-Sagiv et al.，2008。根据猴子上进行的实验（Miyashita，2004），有两种提取信号可以激活皮层中的表征：一种是来自额叶皮层的主动（需要努力的）提取信号（自上而下的信号），另一种是来自内侧颞叶的自动提取信号。

　　这些神经生理学实验，回应了人脑成像研究中的类似发现。被称为**多体素模式分析**（**multivoxel pattern analysis**）的先进技术从概念上拓展了细胞集群或群体向量的思路。体素是功能磁共振成像（fMRI）可以分辨的最小单元，每个体素包含有10 000 个左右的神经元。由于一次扫描会成像许多体素，其可能的活动组合数目高达天文数字。其中的某些活动组合可以与某种输入模式或是可能的运动模式匹配起来。在一项开拓性实验中，研究者确定了学生观察名人、物体或场所的图片时的群体体素模式。之后，当参与者回忆学会的材料时，类别特异的体素组合在外显响应之前就重新出现了。比如，参与者回想起某个名演员的肖像之前，皮层中负责面孔识别的颞叶部分跟其他脑区的许多体素就一起激活了，展现出与学习阶段相同的模式[27]。这些成像实验支持了如下观点：起初处理情景或语义信息的神经元集群，与回忆或想象同样信息内容时激活的那些相似，或者重合。

　　还有实验更直接地支持了海马对情景信息很关键的读取模式。在一系列精细设计的实验中，麻省理工学院的利根川进（Susumu Tonegawa）标记了恐惧条件化任务中激活的神经元。海马神经元响应恐惧信号，触发了一种光敏感蛋白质的表达。随后他们把大鼠换到其他鼠笼，再给予那些标记了的神经元激光刺激。尽管大鼠在这里没受到任何恐惧，还是像在受过电击的鼠笼里一样僵住不动了[28]。这些实验再次表明，学习过程中活动的神经元与回忆经验、发起恰当行动所需的神经元有关。

其他脑结构中内在产生的细胞集群序列

　　自组织的神经元序列并非海马特有的。在记忆任务中记录内侧前额叶的神经元时，可以检测到以类似方式演化的神经元轨迹（图7.6）。在这个实验中，大鼠在迷宫的等待区域（这次不是转轮）接受巧克力或者奶酪的气味，它们必须学会这两种气味分别指引它转向左侧臂或右侧臂。跟在海马中记录到的一样，跑动之前在等待区和跑动之后在迷宫中央臂，神经元的轨迹都根据大鼠将做的选择而存在显著区别[29]。进

---

27. 参见 Polyn et al.，2005。

28. Liu et al.，2012［译者注：这是刘旭等人 2012 年的工作］。在 2010 年美国神经科学学会的年会上，迈克尔·胡塞尔（Michael Häusser）实验室已经展示过用同样的分子生物学方法在海马齿状回进行的类似实验，但他们的结果一直没有发表。对这类扰动实验，很有影响的一种批评意见是：在恐惧学习范式下，涉及的行为只是颤抖与否，只需要很少的重合就可以引发。因此，被标记并被重新激活的神经元，其所代表的可能并非经验的精确复制。其他实验表明，随着时间的流逝，最初经历时激活的神经元只有一小部分还保持着（Ziv et al.，2013）。

29. 已知这种有延时的样本比对测试既需要内侧前额叶又需要海马的参与（Fujisawa et al.，2008）。Ito 等（2015）确认并拓展了这些发现。除了前额叶神经元，他们还在连接核发现了特异编码行动轨迹的神经元——这个丘脑核团把前额叶输出联结到海马的 CA1 区。他们提出，依赖于行动轨迹的活动起源于前额叶，经由连接核传递到海马。不过，动物即将做出的选择，也可以从颗粒细胞和 CA3 区锥体细胞的发放模式中预测得到（Senzai and Buzsáki，2017）。

而，神经元集群持续存在了 0.5 ～ 2s，提示具体某个神经元或某组神经元可以持续活动多久是由相似的机制决定的[30]。

在认知中起着关键作用的还有另一个皮层区域，就是后顶叶皮层。通过光学成像钙活动——基于激光技术的这种神经活动记录方法已经广为采用——人们探索了该脑区浅表层的环路动态。在测试中，小鼠头部固定，但可以在一个聚苯乙烯塑料球上跑动，自主穿行在虚拟现实环境中——投影出来环境场景并由小鼠在球上的运动控制场景切换。单个顶叶神经元的反应表现为短暂的钙激活信号，反映了某种程度的放电活动。一个接一个活动的神经元形成激活序列，贯穿整个任务期。根据动物目标位置的不同，不同次实验产生了各自独特的神经元序列。在包括运动皮层在内的其他脑区也观察到了神经元集群序列，这表明自组织产生神经元轨迹是大脑环路的普遍现象[31]。严格地说，此前讨论的所有神经元轨迹及其句法组合，都可以看作"简单"情形，因为只使用了序列活动的一阶信息。神经元句法是否也会利用高阶的嵌套结构，还有待发现[32]。

神经元网络如何产生自组织序列？

尽管内在产生的神经元轨迹对我们称之为认知的每件事都极其重要，产生神经元自组织序列活动的具体机制我们还了解得不够。原理很简单，必要条件只有两项。第一是包含竞争过程的网络。第二是某种短时程适应特征。实验观察表明，神经元集群通常维持 1 ～ 2s，这个时长限制了可能的机制数目[33]。这对于支持神经元序列可能用到的生理机制提供了一些线索。

想象兴奋性联结和抑制性联结比较对称的二维神经元网络（"神经箔"）。如果兴

---

30. Fuster 和 Alexander（1971；另参见 Kubota and Niki，1971；Funahashi et al.，1989）的经典工作发现，在工作记忆任务的等待期，灵长类背外侧前额叶的单个神经元持续发放。数十年来，单个细胞持续放电被视为跨越等待期、在心智中保持信息的主要模型。我们的实验记录表明，所有这类神经元都是快速放电的抑制性中间神经元。看起来，"持续"活动是由逐渐演变中的神经元集群维持的，而不是靠一小群特定的神经元持续放电数秒至数十秒。

31. Harvey 等（2012）的工作描述了顶叶皮层的内生神经元序列。这类序列在规划和执行自主运动时广泛存在于运动皮层（Shenoy et al.，2013），在内嗅皮层（O'Neill et al.，2017）和腹侧纹状体（Akhlaghpour et al.，2016）也有报道。

32. Gao and Ganguly，2015。口头语言中，一阶句法或者叫串行句法指的是声音序列；即如何产生离散的声学单位，又如何把它们组合起来从而得到丰富的表达（例如，所有格递归：我父亲的弟弟的妻子的女儿的狗）。嵌套式的高阶规则可以进一步增强丰富程度（例如，被猫咬了的那条狗把奶喝了），这种嵌套在全世界六千到八千种语言中普遍存在，提示其背后的大脑机制中利用了神经元序列之间的高阶关系。

33. 在由多个神经元群串联成链的模型中可以诱发序列活动，而不需要神经活动自我维持。这种"同步发放链（synfire chain）"中（Abeles，1991），序列活动来自兴奋性作用的单向传播。尽管该模型与皮层网络并不相似——后者充满了交互联结和反馈（Buonomano and Maass，2009），对于神经元活动在不同层或不同区域之间如何传播，同步发放链模型引发了有益且严肃的思考（如 Ikegaya et al.，2004）。

奋性联结较抑制性的距离短，一点兴奋性活动萌发，就会产生局部的活动高峰，周围是抑制。把兴奋波和抑制波画在图上，波谷环绕中间的波峰，看起来像一项墨西哥草帽。这样的联结矩阵常被用来模拟神经活动的空间扩布。在这些模型的最简单版本中，活动峰保持平稳或者只移动有限距离。按照网络建模方面文献里的说法，这种峰被称为吸引子，其可以防止活动扩布。然而，如果加入"适应性"的成分，情况就会有巨大的变化[34]。比如，如果兴奋性神经元发放的阈值随着发放强度增加，活跃区域（吸引子）的神经元就随时间变得越来越难发放，它们的放电活动降低了自身的兴奋性。阈值这样自我提高，导致活动峰迁移到邻近的竞争区域——该处神经元发放阈值较低。兴奋性活动扩布的速率由放电阈值产生适应的时程决定，在皮层锥体神经元中约为 1s[35]。

现在，如果联结矩阵占据的不是二维箔片，而是面包圈的表面（术语称为圆环面），神经活动可以回到起始点，也可以一直在圆环面上蜿蜒下去（图 7.7）。活动的具体空间模式（即神经元序列的轨迹）只依赖于其从何处起始。如果从另一个地方开始，轨迹就会不一样。相反，如果反复激活同一个位置，就会引发同样的神经元轨迹。

在转轮跑动实验中只存在两种初始条件：大鼠要么从左侧臂返回转轮要么从右侧臂返回。然而在模型中，活动可以从任意位置起始，因而可能的轨迹数量很大，且会随着圆环面矩阵的尺度扩张而急剧增加。如果系统没有严重的噪声影响，同样的初始条件可以在数十秒至数十分钟内稳定产生类似的轨迹。这些轨迹中每一条都可以被归到某个学会了的事件（比如生活中某个片段）。然而，大量初始条件产生出许多各不相同的轨迹时，就有越来越大比例的神经元参与多条轨迹。可以认为这种多任务的神经元，是对矩阵需求增加所必然带来的噪声。换个角度，也可以视之为有效的连接，把不同事件拼接起来。无论怎么看，如果事件可以由多个神经元随时间演化的轨迹表征，网络中可能的组合就变得极多。比如啮齿类海马中大约有 10 亿个突触、50 英里（约 80km）长的轴突，可以由神经轨迹表征的事件数目高达天文数字。同理，钢琴上面十根手指可以演奏的和弦数目是有限的。然而，在数十秒内次第按键所能弹奏出的旋律变化数目就高得多得多[36]。

---

34. 神经元集群序列可以视为动力系统中的异宿吸引子：噪声水平足够高，驱动轨迹跨越两个邻近吸引域之间的位势垒从一个吸引域移动到另一个（Redish et al.，2000；Rabinovich et al.，2008；Afraimovich et al.，2013）。根据不同条件，从一个吸引域到另一个，可以有规律地转移，也可以随机转移。如果外部信号强，就可以把轨迹移到新的方向。Itskov et al.，2011；Howard，2018。

35. 参见 Henze 和 Muzsaki（2001）的活体工作和 Mickus 等（1999）的离体标本工作。

36. 若干年前，我到加拿大多伦多郊区恩德尔·塔尔文（Endel Tulving）的家中拜访了他。我解释说，我实验室在海马和前额叶皮层中发现的内生序列（Pastalkova et al.，2008；Fujisawa et al.，2008）可以作为情景记忆的基础。当时我们在他家后院里享茶点，塔尔文正喂着常驻家里的浣熊。他把注视点暂时从浣熊鼻子转到我这说道："你指望发现别的什么东西吗？"虽然他没有做过任何大脑的实验，却精确地预测了假想中的神经元动态会有（转下页）

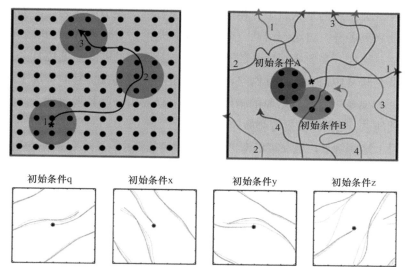

图 7.7　自组织神经轨迹的模型。左上图．神经元处在具有周期性边界条件的"箔片"上，因而顶部与底部的边重合，左侧与右侧的边重合。轨迹"包绕"在"箔片"上（图中箭头"离开"所在平面后从另一侧返回，正如圆环面或面包圈上会发生的）。没有适应的情形下，网络活动快速收敛于"波峰吸引子"（圆形阴影区域），不能迁移出这个区域。峰的中心用星号表示（位置 1）。然而，存在适应的情形下，活动峰绕着圆环箔片连续迁移，永不停歇。黑色曲线绘出了峰中心位置通过三个吸引子的轨迹。右上图．初始条件的适应变量不同，导致各不相同的活动峰迁移轨迹。适应了的神经元更少发放，是以初始条件 A 导致活动峰先右移，而初始条件 B 导致活动峰上移。下图．四种不同初始条件下的轨迹（即起始细胞集群组合不同时的后果）
引自 Itskov et al.，2011

　　适应性还有一个重要的来源，就是突触可塑性。动作电位密集到达突触前终末，神经递质释放的概率以及在突触后神经元上造成的响应（兴奋或抑制）既可能提高也可能降低。锥体细胞与篮状抑制性中间神经元之间的突触是衰减型的，意味着锥体神经元相继发放的动作电位在篮状神经元上引起的响应逐渐减弱。当众多锥体神经元构成集群，它们"役使"篮状细胞，后者通过侧抑制来压制那些竞争性集群。然而，起主导作用的集群只能短暂维持其霸主地位，因为篮状细胞的反应性随时间降低。当篮状细胞对集群的保护作用衰减后，会有一个与之竞争的集群暂时胜出，依此类推。集群的存续时间对应着突触的短时程可塑性，在活体动物上为 1s 左右[37]。

　　这些简单的生物物理学适应机制解释了为什么每一个特定神经元集群的主导地位只维持有限时间，为什么没有任何外在刺激时大脑中的知觉活动仍然正常。自组

（接上页）怎样的生理运作，让我吃了一惊。他做出了这些有效的推测，可能是因为他有着连贯的理论。我也问他关于"情景"的定义："是书中的一行、一段或者一章？还是整本书？"稍作停顿后，他回答说："所有这些。"

　　37. Royer et al.，2012；Fernandez-Ruiz et al.，2017；English et al.，2017。

织活动是神经元网络的默认状态。相同的初始条件产生类似的序列，而不同的初始条件产生的序列各异。自组织活动一个重要后果是网络对输入扰动的响应可以持续到其结束后。比如，实验中观察到的不寻常现象会在我的脑海里萦绕良久。有许多环路，尤其是海马中巨大的交互网络，可以在没有任何外在信号的情况下产生大量神经轨迹。即使是培养皿中培养的脑组织，也能诱导出一些自发事件。这正是神经元环路的功能[38]。它们并未坐等刺激。

基于以上这些例子，现在可以考虑这么一种可能性：学习并不是从外向内施加的过程，并非是一次次新奇的经验建立了新的神经元序列。相反，学习可能是从内向外的匹配过程：从众多可能轨迹中自发产生的某一条，恰好与一项有益的行动同时发生，这条轨迹就对大脑有意义了。经验愈丰富，有意义的轨迹比例越高，但总是还有大量备用的模式。在这种备择模型中，轨迹序列的数目对于经验丰富的大脑和假设的天真无经验的大脑应该是大体相同的。这种自内向外的方案，优势在于多种多样而相互依赖的轨迹组成宏大的集合，可以给网络带来稳定性，也不用怕学习新东西会破坏既有的轨迹[39]。我们将在第 13 章中回到这个问题。

读取神经元轨迹

神经消息只有能解读才有用处。集群序列及其"表征"要有什么生物学意义，只有通过某种读取机制才能摄取到证实——读取机制要能够区分相互重叠的多种序列模式。如果存在某种读取机制，对集群序列是甲、乙、丙、丁还是甲、丁、丙、乙具有不同的响应，就能让它们之间细微的差别对大脑来说产生了显著意义。我们可以自信地认为序列读取机制必然存在于神经元环路，因为我们可以毫不费力地区分多种声音序列，分辨出手掌上从左向右或从右向左触觉刺激的差异。不过，我们对解码细胞集群信息的生理机制尚不十分了解。若干不同的读取机制可能同时监测着同一集群的活动模式，从中提取完全不同类型的意义。比如，一种解读追随特定时间窗内神经元群体的放电强度，另一种解读则提取集群中个体之间的时序关系[40]。

---

38. Li et al., 1994。在几乎所有被认可的认知操作中，神经元序列都发挥着作用（如记忆、规划、抉择、推断、预测、想象、白日梦、沉思）。认知的大脑模型（如预测编码、前瞻编码、统计、概率推断、贝叶斯推断，还有生成模型）也假设存在神经元序列（Pezzulo et al., 2017）。

39. **干涉灾难（catastrophic interference）**的问题一直徘徊在人工神经网络领域，学习新东西可能会清除有价值的既有信息（Ratcliff, 1990）。

40. 弱电鱼［埃氏电鳗属（*Eigenmannia*）］在躯体周围产生正弦波电势场以检测物体和其他鱼（"拥堵回避行为"）。两条埃氏电鳗所产生电场的频率差异造成系统性的相位与幅度变化，被用来定位临近的同类（Heiligenberg, 1991；第 3 章）。在海马中，动作电位的相位可能把穿越距离或逝去时间告知下游读取机制，而放电频率反映了动物的即时速率（McNaughton et al., 1983；Hirase et al., 1999；Huxter et al., 2003）。

　　最简单的情况下，神经元群体所有可能的时间模式按照环路的物理连接特征汇聚到一大群彼此独立的读取神经元上[41]，但还有其他机制可以解读序列。单个神经元，甚至单个树突都可能对兴奋性输入的时序敏感。这种情况下，假如树突或局部环路存在某种非线性特征有助于分辨激活的顺序，单个树突上的相邻突触按不同顺序次第激活就会在胞体产生不同的响应[42]。另一种可能的机制利用了侧抑制的时序效果，前文提到过，这种效果与细胞集群间竞争有关。这种情况中，上游的输入非均匀地支配下游读取。响应上游序列中最早输入的神经元会发动侧抑制，降低其余神经元的响应，后续的第二、第三项输入可能会激活新的神经元，但激活概率和输入强度都会降低。新加入的神经元再发动更多抑制，进一步降低剩余神经元对后续输入的响应概率。因而，哪路输入先到，哪路的效果就更强。在这种时效优先模型中，重要规则是先后次序[43]。

　　讨论完理论上的这些可能，我们来看个具体的例子。外侧隔区的目标神经元通过与发放频率无关的相位编码机制读取海马中位置细胞集群序列。这些神经元比较海马 CA1 区和 CA3 区位置细胞集群的活动，将其活动比例编码为动作电位对 θ 振荡周期的偏好。因此，在外侧隔区，放电的 θ 振荡相位，而非外侧隔区神经元的放电率，会从跑动开始到结束系统性地变化。一群隔区神经元能够精确地断定过去、现在的位置，预测计划轨迹中的将来位置，并把这一压缩过的信号传递给外侧下丘脑和控制运动的脑干区域。这可能是抽象的认知地图转变成具体行动的机制[44]。

神经信息的丰富程度依赖于读取者多少

　　可以解读出多少种序列模式呢？在前述各模型中，各种不同的群体模式会诱发一个或少数几个解读细胞的放电。给定的读取神经元可以学会对其输入层特定的一系列神经元放电做出响应，而在其他模式出现时保持静息。要使另一种模式具有生物学用途，就必须有另一个读取神经元选择性地响应这第二种模式。学习分辨多种模式需要很多选择性读取神经元（图 7.8）[45]。比如，要分辨与两种不同选择相关的海

---

41. MacLeod 等（1998）发现，在蝗虫的嗅觉系统中，触角叶神经元集群之间通过时间差所编码的信息汇集到蘑菇体的单个神经元上。因而可以认为这些神经元解读着上游信息发送神经元的群体活动序列。

42. 计算模型表明，时间序列比依赖于速率的变化更易读取（Rall，1964）。实验中，从树突分枝向胞体的树突棘次第激活，或者从胞体向树突末梢激活，皮层锥体神经元的放电响应对方向敏感。不同的响应来自大多数神经元所具有的两种基本生物物理学特征之间的相互作用：突触上 N-甲基-D-天冬氨酸（N-methyl-D-aspartate，NMDA）型受体的非线性激活与树突分枝上的阻抗梯度（Branco et al.，2010）。尽管这种突触机制可以区分 10 ~ 200ms 的输入序列，但不大可能解决秒级尺度上细胞集群的序列读取问题。

43. Thorpe et al.，2001；vanRullen et al.，2005。

44. Tingley and Buzsáki，2018。

45. Masquelier 等（2009）发表的读取机制计算模型与这一段讨论的框架一致。基本上，蝗虫的蘑菇体中 5 万个肯扬细胞（Kenyon cell）可以响应 5 万种气味组合（Jortner et al.，2007；Perez-Orive et al.，2002）。

马或前额叶神经元的两条轨迹（集群序列）是项相对简单的任务。另一方面，要分离出足够的轨迹以表征毕生收集的所有情景记忆，需要复杂的机制和众多专门的读取神经元。新皮层可以被设想为巨大的模式分离结构，具备读取机制以学习分类和分离有重叠的海马输出模式，或是存下来作为记忆，或是转化成规划和外显的行为响应。然而，并非所有读取机制都是一样的。有的可能会响应多种模式，我们称之为**通用读取（generalizer）**。有的可能选择性地仅响应一种模式，我们称之为**专门读取（pecialist）**。这些通用的和专门的读取构成了一个大范围的分布，具有分布严重偏倚的特征。第 12 章会展开讨论神经元这种非均等特征的意义。

接收方：配置后有意义的模式

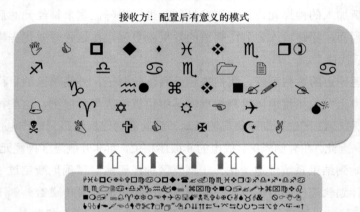

发送方：既有模式

图 7.8　把既有模式匹配到经验。即便在没有任何经验的情况下，发送结构（如海马）可以产生极其大量的既有模式（此处用抽象符号代表）。这些模式中大多数对大脑都没有意义。但其中一部分可能通过联系到某些与经验相关的重要事件获取意义，并被接收结构（如新皮层）阐释为有意义的。信息的丰富程度并不是由发送结构中潜在神经轨迹的多样性决定的，而是相反，由接收结构通过行动把某些模式联系到关键的行为事件的能力所确定。高等哺乳动物的新皮层尺度增加，可以读取更多的海马轨迹

大脑中的发送-接收合作

神经序列的内容要有意义，上游的发送神经元和下游的接收神经元应该具备相匹配的句法规则，从而可以恰当地分割、解码信号。如第 6 章所讨论的，层次组织的大脑节律满足这一用途。振荡不止把信号分块，还在时间上协调发送细胞群体和接收群体的活动以确保信号具有正确的长度，并且由恰当的时间间隔分隔开不同信号。信号从发送端转移到接收端，通常被认为是单向操作：信号源发送信息到随时待命的接收网络。大脑对这一任务完成得显然更有效率。读取端并非耐心等待信息，

而是主动创造时间窗，发送端在窗内激活，读取端可以最有效地接收信息[46]。这有点像老板要求上午 11 点开会收集关于小组生产率的信息。下属（发送端）按时出现在办公室，此时老板（读取端、对话发起人）可以把注意力集中在他们提供的信息上。

　　某种程度上，这种"征召"类似于行动-知觉闭环。第 3 章讨论过，主动感知起始于运动命令，经由伴随发放机制告知感觉系统并且调整感受器。因此，神经元信息得以交换的时间窗是由行动系统设定的。命令信号，如扫视性眼动、鼻子吸气、胡须拂动、触摸、舔舐，或者抽动眼内在肌，可以"重启"或同步化相应感觉系统的大部分放电活动，增强读取端（感觉）系统处理信息的能力[47]。

　　大脑深处的神经元网络远离运动和感觉输入，也体现了这种解读端先发起的交流原则。海马与新皮层之间的信息交换可以作为典型（图 7.9）。在清醒动物身上，海马作为解读端控制新皮层网络动态的 θ 振荡相位，由此发起神经信息传递。海马 θ 振荡可以在新皮层多个位置短暂地促进 γ 振荡。这就使得 γ 振荡波包络中含有的新皮层信息在 θ 振荡周期的最敏感（易扰动）相位到达海马，因而海马网络得以最有效地接收这些信息。在睡眠中，这种偏置沿反方向工作。此时交流由新皮层（解读端）发

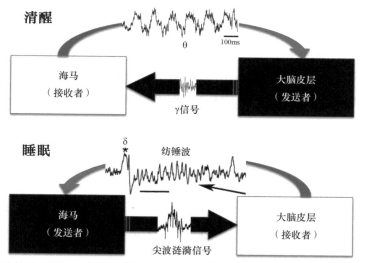

图 7.9　信息交换的"征召"假说。 大脑中的信息传递由接收端较慢的振荡发起。比如，清醒状态下，海马 θ 振荡的相位影响新皮层活动（弯箭头），新皮层（大脑皮层）发送信息到 θ 振荡的敏感（适于接收的）相位，信息由 γ 振荡（直线箭头）承载。在非快速眼动睡眠中，新皮层的慢波和纺锤波振荡（弯箭头）影响海马尖波涟漪的产生，然后海马以较快的涟漪形式发送信号到皮层

---

46. 我实验室的学生暨博士后安东·西罗塔（Anton Sirota）最早记录到了这点（Sirota et al.，2003，2008）；Isomura et al.，2006。

47. 参见 Henson，1965；Halpern，1983；Ahissar and Arieli，2001；第 11 章中有更进一步的例子。

起，其慢波振荡影响海马尖波涟漪的时相。这些超同步压缩信号代表了近期获取的信息，从海马传递到新皮层（见第 8 章）。这一原则看起来是大脑中的通用机制：解读端通过较慢的振荡发起交流，信号则以较快的包发送，如 γ 振荡或尖波涟漪振荡[48]。

编码和读取神经信息都需要分割

这个过程还有一重复杂度。优秀的解读机制并不会立刻合成信息。相反，它们需要等待确切的停止信号才进行阐释。就像言语中，我们必须等待一句话结束才能理解，同样评估神经信号也需要时间。完美同步的系统可以立即提供网络中的全部信息，但神经网络并不是由全局时钟同步的。相反，脑活动在神经元空间中穿行，仿佛池塘中的水波。如海马的 θ 振荡使神经元活动同步，先从隔端开始，渐次影响到接近海马颞端的神经元。脑活动这样扫过海马一次大约要 70ms，差不多对应 θ 振荡半个周期[49]。行波式组织的后果就是，海马下游的静态观测神经元会把隔极、中间段和颞端的位置细胞同步发放，解读为外部世界同一位置的表征。反之，同一位置细胞在 θ 振荡周期的不同时刻发放，通过同样简单的静态解读机制，可以视为表征了动物行迹中的不同位置。两种解读可能都不对。可以打个比方来说明这种令人困惑的情形，从巴黎到纽约的航班有很多，在不同时间起飞和到达（时间段的表征）。反之，前后到达的航班很有可能来自不同的地区和大陆（位置表征）。与之类似，解读机制在海马不同部分或是在 θ 振荡周期的不同"时区"寻找同一位置的表征，必须考虑 θ 行波机制带来的延时。海马神经活动的新皮层解读机制必须考虑每个 θ 振荡周期中从隔端到颞端的整个活动序列，才能恰当地阐释海马信号。这种时间-空间相对性并非海马体系特有的，而是遍及全脑。重要的是，大脑很少为这种关系而困惑（见第 3 章）。困惑通常产生自实验者自身，因为大脑和人类阐释者对序列模式的阐释不同（见第 10 章）。

对分割读取问题，大脑的一种可能的解决方案是，新皮层解读端学会把海马输出的空间穿行过程视为句法单元——语句，从而可以预期，并考虑整个时间段内发

48. 清醒和睡眠周期中发送端和接收端角色互换，也得到了人脑静息态 fMRI 和脑皮层电图的支持。δ 波段活动和超慢波活动在海马和大脑皮层之间沿着相反方向传播，并依赖于脑状态（Mitra et al.，2016），与 θ-γ 耦合的方式类似（图 7.9）。另一个明确的示例来自猕猴的视皮层。这里视觉信息从 V1 浅表层神经元向 V2 颗粒层传递，由约 4Hz 和 γ 频段（约 60～80Hz）的振荡承载，而从 V2 深层神经元到 V1 外颗粒层神经元的反馈由 β 波段（约 14～18Hz）介导（Bastos et al.，2015）。层级关系建立在大脑中前馈联结和反馈联结的不对称性上。这样，表征的时间尺度对解剖层级进行排序，较慢的时间尺度表征了解读端/发起端。进一步，来自高级脑结构的信息通过慢波振荡把情境信息传递给较低级结构（Kiebel et al.，2008）。

49. Lubenov and Siapas，2009；Patel et al.，2012。存在 θ 行波时，在每一瞬间，物理空间的一部分被拓扑映射到海马隔-颞轴上，每一位置并非由时间轴上一点表征，而是表征为海马体的一段。从最早的脑电图同步记录与分析中，已经发现了脑内行波（Hughes，1995；Ermentrout and Kleinfeld，2001）。

生的事件。这一需求可能解释了为什么海马 θ 振荡的频率变动在整个海马-内嗅皮层-前额叶系统内精确地保持一致。

总之，本章说明了神经元模式序列并不总是由感觉输入自外向内地施加于大脑回路的。相反，即便没有外在输入，内在过程可以维持自组织的、协调一致的神经活动。如果这样的话，这种机制就应该在大脑运作与外部信号脱耦时同样起作用，如睡眠时发生的。至于对这种主张的支持，以及睡眠怎么有益于认知表现，请继续阅读第 8 章。

小　　结

自发生成、次第演进的活动，是大多数神经环路的默认活动状态。其所需要的，只是有两种机制相互竞争，如兴奋和抑制，加上适应性成分。有了这些，活动就能不断地移动，其轨迹只依赖于初始条件。大规模递归网络可以产生海量数目的轨迹，且不需要任何经验。每种轨迹都可以用来与经验匹配，以模拟对下游读取机制有意义的事物。

大脑中的发送和解读机制通常是混合在一起的，信息传递方向可以由振荡所调整。读取端通常发起信息传递，通过慢振荡协调多个发送端的信号起始。然后信号以快振荡构成的包的形式到达读取端所产生的慢振荡的易扰动相（即敏感相）。

读取并恰当地阐释神经信号需要时间，像语言中理解词汇、语句一样。除非等到句子结束，我们都可能误会其中的内容。与此类似，大脑中的信息分布于神经元空间，在时间上通过行波相互协调。因此，关键是读取机制要"了解"活动的行波特征。比如，海马不同部位的位置细胞同时发放，可以简单地解读为表征了同一空间位置。相反，更精细的解读机制考虑到海马活动的行波特征，可以正确地推测出海马不同位置上的精确同步发放对应着过去、现在和未来经过的位置。

鸣啭和理毛的变异范围有限，代表了通过相对简单的解读机制就能阐释的神经元轨迹。相反，大规模递归环路可以产生众多轨迹，每一条都可以匹配到经验，成为有意义的模式。信息的丰富程度并不依赖于序列模式生成处，而依赖于读取机制。这可能解释了为什么新皮层（解读端）比海马（发送端）大了许多。

第 8 章

大脑离线时有组织的自发活动

爱丽丝说:"我没法儿回想那些还没有发生的事情。"

"这记忆只能回溯过去,多可悲啊。"红桃王后如此说道。

——刘易斯·卡罗尔 [1]

思考需要忘记差异,而去泛化、去抽象……睡眠就是从世界中抽象出来。

——豪尔赫·路易斯·博尔赫斯 [2]

当社会性动物聚集在一起的时候,它们就不再是独处时的那种动物了,而是发生了本质上的变化。单只蝗虫安静又沉默,毫无生气;但当一只蝗虫和其他蝗虫相遇时,它们开始兴奋、开始变色,它们的内分泌系统发生了巨大的改变,它们的活动越来越剧烈;等到有足够多的蝗虫摩肩擦踵挤在一起,它们就会带着比喷气飞机还响的声音,起飞了。

——刘易斯·托马斯(Lewis Thomas) [3]

易斯·托马斯对群体合作行为的美妙比喻可以用来很好地描述海马神经元的一种称为尖波涟漪的独特群体活动模式——我们只要把例子中的蝗虫换成神经元就可以了。尖波涟漪是随机发生的局部场电位事件,在很多神经

---

1. 引自刘易斯·卡罗尔(Lewis Carroll)所著的《爱丽丝镜中奇遇记》(*Through the Looking-Glass*),第 5 章。【神经小注:刘易斯·卡罗尔有较严重且频繁发作的偏头痛,并至少有两次有据可查的癫痫发作。他的个人经历可能是《爱丽丝梦游仙境》(*Alice in Wonderland*)的来源(Woolf,2010)】。

2. 引自豪尔赫·路易斯·博尔赫斯(Jorge Luis Borges)[译者注:阿根廷作家]出版于 1994 年的《博闻强识的富内斯》(*Funes, the Memorious*)。【神经小注:根据博尔赫斯所说,这篇内容是他为了缓解失眠写下的(Borges and Dembo,1970)。】

3. Thomas,1972。

元从静息态同时开始发放时就会出现。在我做博士后第一次听到神经元群体的嗡嗡声时就被深深地迷住了。这种感觉就像是在听一个交响乐团先是在随意地调试乐器，而下一刻他们就突然开始一起演奏震人心魄的贝多芬《c小调第五交响曲》了。我始终认为这是大脑产生的最美妙的活动。尖波涟漪是哺乳动物大脑中神经元群体同步性最高的一种活动形式，甚至比最强的感觉刺激所引起的活动同步性还要更高。但这种活动却是由海马环路自发产生的。大脑不惮劳苦地产生这样不同寻常的群体反应一定是有原因的，而自外向内的框架则无法解释这种活动的存在。我的第一反应是尖波涟漪可能是某种异常的癫痫活动，它可能是由记录电极造成的创伤引起的。但经过大量的对照实验，我发现恰恰相反，这可能是一种非常重要的生理性的活动形式，其神秘面纱有待揭开。

尖波涟漪的出现并非是被触发的，其不是由任何因素引起的。相反，我们可以说，其是在皮层下神经递质放松了对海马网络的控制时发生的，这种情况常出现在非警觉、放空的清醒状态（比如静坐、喝水吃饭、梳理毛发），以及非快速眼动（non-REM，NREM）睡眠中[4]。尖波涟漪是由海马、海马下托复合体及内嗅皮层中的几万个神经元共同产生的，这些神经元仅在大脑与周围环境相脱离的30～100ms的窗口内发放[5]。任何更高同步性的活动都可能引发癫痫发作。这种神经元之间的协作形式尤其吸引我。同步的活动在相同的能耗下带来了巨大的效力。如果让交响乐中的乐器逐个演奏，那我们永远也听不出协奏的乐章。类似的，如果我们只从仪器中一个神经元一个神经元地听取电极记录到的放电活动的声音（研究人员可以通过音箱监测电极记录到的信号），不管我们听上多久，也不可能检测到尖波涟漪。但当许多神经元一起产生动作电位时，它们的群体活动听上去就像是喷气飞机一样。我很好奇这种群体活动有着怎样的功能。

在20世纪80年代，因为培养皿中人为诱导的神经元突触连接变化被用作记忆模型，很多实验室都在寻找类似这一现象的自然条件[6]。然后尖波涟漪就被发现了。尖波涟漪和导致长时程突触可塑性的电脉冲模式之间有着很多共同特征，如持续时间、高频率，以及作为教导信号所必需的超高同步性[7]。尖波涟漪在目前研究过的每种哺乳

---

4. 尖波涟漪是分离或移植的海马中最常见的群体活动形式（Buzsáski et al，1987）。反过来，当用光遗传学方法激活中隔向海马投射的胆碱能神经元时，突触释放的乙酰胆碱抑制了尖波涟漪的出现（Vandecasteele et al，2014）。

5. 偶尔会有多个尖波涟漪连续出现甚至融合在一起，这代表了超长的神经集群序列（最长可达几百毫秒）。这些长序列最常在新环境中和记忆需求很强的情况下出现。

6. "突触可塑性"常常被用作"记忆"的同义词。但是，改变环路性质也可以通过改变神经元的内在属性和轴突粗细来实现，而并不一定要影响突触的数量和强度。

7. 在早期一次关于海马生理学的会议上，我演讲完后，长时程增强的发现者蒂姆·布利斯（Tim Bliss）当着一位持怀疑态度的听众鼓励我："我认为，尖波涟漪是一种天然出现的现象,它同时符合了高频率和高强度（转下页）

动物中都有发现，且其形式和形状都相同——换句话说，它们有可能起到了相同的作用（图 8.1）。尖波涟漪组成了神经序列活动的最基本单位。早在我的博士论文中，我就大胆地猜测海马尖波涟漪正是人们寻找了很久的信息压缩和可塑性的生物学标记。之后我花了三十多年的时间来尝试揭开它的神秘面纱。这些年来，关于尖波涟漪的理论大大丰富起来。在今天，这种独特的活动模式被认为是在潜意识中探索生命个体可能性的机制，这种机制可以搜寻空闲大脑中已储存的信息并推测其在未来可能带来的后果，是一种将过去和未来整合成连续思绪的大脑机制。

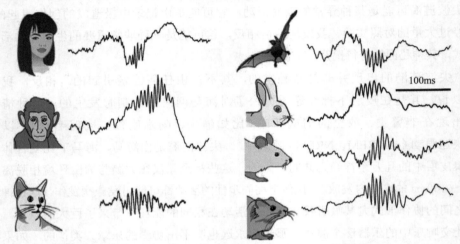

100ms

图 8.1　哺乳动物中保守的尖波涟漪。图示为从多个物种中记录到的信号
转载自 Buzsáski et al.，2013

尖波涟漪中的兴奋性增益促进了神经活动的传输

顾名思义，尖波涟漪包括了两个内容，一个是尖波，另一个是涟漪，而这两者几乎同时但是在不同地方产生（图 8.2）。尖波是 CA1 锥体神经元顶部树突层中出现的大幅度的、负极性的偏转，此处大部分的突触输入来自 CA3 中神经元的轴突。尖波是上游 CA2 和 CA3 区域中许多神经元高度同步发放的指征。因此，测量尖波的幅度是对这种同步性程度进行定量的一种简便方法。作为尖波基础的自组织群体活动，产生于 CA3 锥体神经元广泛的交互连接中强烈的兴奋性作用[8]。进而，CA3 神经元同

（接上页）的特征"（Buzsáski and Vanderwolf，1985，第 395 页）。我最近给神经科学专家同事们写了一篇关于尖波涟漪的专题论文。我们可以在其中找到机制，找到对记忆、规划和疾病的意义，还有历史细节以及关键的参考文献（Buzsáski，2015）。

8. 在 CA3 系统庞大的兴奋性循环结构形成之前，出生后大脑中就出现了尖波。但是，几乎所有的事件都是由身体的某种运动引起的（Leinekugel et al.，2002）。本体感觉的传入引起新皮层-内嗅皮层环路的产生，并反过来引起海马的尖波爆发。在出生后第二周，海马就可以脱离身体引起的信号并产生自组织的尖波了（Valeeva et al.，2018）。CA1 的涟漪在出生后三周与海马神经元序列发放同步出现（Buhl and Buzsáski，2005）。

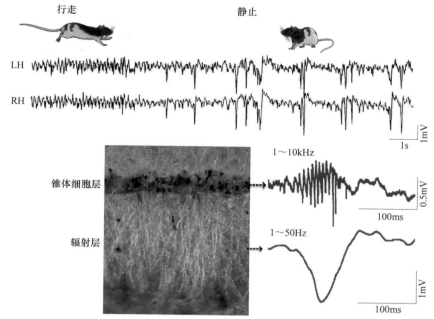

图 8.2　行为相关的海马局部场电位活动。 上图．小鼠从运动状态转变到不动状态时，通过胞外电极在左脑（LH）和右脑（RH）的背侧海马对称位置记录到的活动。注意运动过程中出现的规律的 θ 波和静止过程中出现的大幅度、双侧同步的负波（尖波）。下图．在树突组成的辐射层中记录到的尖波和同时在锥体细胞层中记录到的涟漪

步活动会引起 CA1 锥体细胞和中间神经元的强烈去极化，造成兴奋性神经元和抑制性神经元的拉锯战，也就产生了短暂的"涟漪"。涟漪就是这两群互相竞争的神经元之间的快速振荡同步（140 ～ 200 次/s）（图 8.2）[9]。CA1 的锥体神经元发出海马到皮层的唯一投射，因此这种活动一定有着重要的功能 [10]。我们只是需要弄明白这是什么功能。

其中最有趣的部分是围绕这些事件发展出的神经动力学特征。几乎所有类型的神经元都参与到涟漪中。大部分的神经元在此时都提高了活性，虽然有一些抑制性中间神经元会保持不变或在短暂活动后降低活性。总的结果是，虽然抑制性和兴奋

9. Buzsáski et al.，1992。涟漪的模式在多种物理系统中出现，当很多随机的、独立的事件同时发生时就会出现涟漪。其中最著名的就是宇宙大爆炸，我们推测大爆炸中有许多随机的事件产生了随机的引力波。这些引力波也被称为涟漪，大概是 250Hz 并持续了 100ms，代表了两个大质量的天体相互缠卷到一起（Cho，2016）。

10. 这其实不是十分正确，海马中有一小部分的抑制性神经元也将轴突投射到几个海马外的区域（Jinno et al.，2007）。我们称这种特殊的细胞类型为"长程"抑制性神经元（Buzsásk et al.，2004）来与小世界网络中的"捷径"连接相对应（Watts and Strogatz，1998）。

性成分都在尖波涟漪中有所提高，但兴奋性会比抑制性提高 2 ～ 3 倍[11]。这是海马系统中出现的最高的兴奋性增益，这让尖波的出现特别适合从海马向新皮层传递信息（见第 11 章）。但它又传输了怎样的神经信息呢？毕竟，尖波涟漪是在大脑"离线"状态或者说空闲状态时自发产生的事件。大脑在没有经历外界感觉输入轰炸时还要时不时地这么强地兴奋一下，这看上去还挺奇怪的。

尖波涟漪中有序的放电活动

除了窄峰组成的振荡模式和极高的兴奋性增益，海马尖波涟漪最特别的一点是神经元之间相互回应的动作电位发放模式。它们可以以回文的形式活动，回文是正着读和反着读内容相同的字符。如"上海自来水来自海上"（或者英文的"Was it a car or a cat I saw?"）。回文的出现让人怀疑尖波涟漪是一种编码信息的机制，因为我们也在逆转录病毒分子水平的演化中发现了类似的方法。逆转录病毒可以进入细胞核并把逆转录出的 DNA 永久性地插入到宿主的 DNA 中，从而在宿主的遗传信息中加入新的内容。举个例子，回文 DNA 编码可以像是 GTTCCTAATGTA-ATGTAATCCTTG[12]。尖波涟漪中也有类似的活动，而且这种改变轨迹方向的能力也一定在神经计算中有着特殊的重要性。

回忆一下，我们在第 7 章中提到过，在探索过程中神经元活动序列在 θ 波时程上和行为学时程上同时展开，并且这些序列是路径特异的。例如，在图 8.3 中位置细胞 1-13 在迷宫中的不同地方活动。在运动中的任意时刻，只有一小部分细胞在 θ 波上一起活动。但是，在运动轨迹的开始和结束，老鼠停在原地不动时，几乎所有的神经元都会一起发放。当我们仔细地在更精细的时间尺度上研究这批神经元的发放模式，就会发现它们依然按照次序来发放。这些神经元要么按照轨迹中排列的顺序发放，要么按反过来的顺序发放。但在这两种发放序列中的活动都是加速的，且与场电位记录到的涟漪快速振荡同时出现。这就像是大脑按照正向或反向的顺序快速地回放了小鼠在迷宫中的运动。我们对这种回放起到的功能感到十分好奇，但其具体功能需要进一步的分析。

---

11. 欲了解更多关于增益的内容请见第 11 章。比较矛盾的是，增益的提高可能来源于锥体细胞和中间神经元之间更可靠的活动传递（Csicsvari et al.，1998；English et al.，2017）。因为锥体神经元在某个涟漪中的发放是高度同步的，而且少至一个锥体神经元都能激活快速放电中间神经元，更多锥体神经元在中间神经元不应期（1 ～ 2ms）内发放并不会激活更多的抑制性神经元反应。不应期的存在可能是兴奋性在尖波涟漪中获得更大增益的机制（Csicsvari et al.，1999）。

12. 关于逆转录病毒的工作成就了今天分子生物学中神奇的 CRISPR（Quammen，2018）。CRISPR 意为**成簇的规律间隔的短回文重复序列**（**clustered regularly interspaced short palindromic repeat**），听上去和尖波涟漪的发放特点很像。

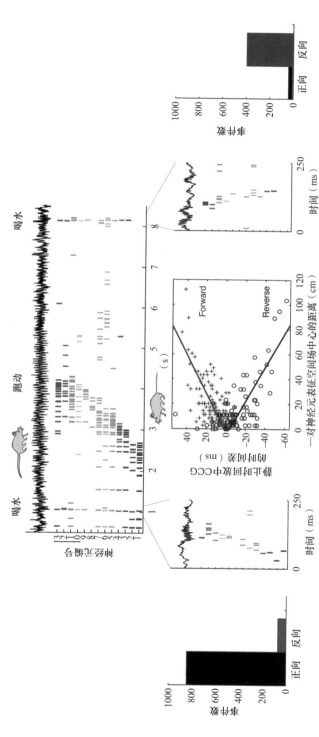

图 8.3 位置细胞序列的正向或反向回放。 上图：13 个细胞在一次跑动前、中、后的发放序列（上方示 CA1 记录的局部场电位）。大鼠从轨道左边跑向右边，且两边都有水作为奖励。小图放大了其中 250ms 的动作电位序列，分别显示了正向和反向的回放。左右两侧柱状图显示 95% 的正向回放发生在开始前，而 85% 的反向回放发生在开始后。中图：神经元对之间的发放时间差（CCG）在正向（+）和反向（o）回放中与两神经元的位置野中心之间的距离相关。

引自 Diba and Buzsáki，2007

　　大部分快速、正向的回放发生在路程的起始处，其发生率在开始运动前稳步上升，就像海马正在排练或计划之后的路程一样。相反，反向的回放主要在路程终点出现，就像是在跑完全程后大脑从尾到头复习一下路线一样。反向回放的占比受到动物在终点获得的奖励量的控制[13]。简单来说，尖波涟漪是对已经发生或者将要发生的一系列事件的压缩。除了忠实保持了次序以外，正向和反向的尖波涟漪都包含了各细胞位置野中心之间的距离信息（图 8.3）。这种距离-时间转换的特点与我们之前第 7 章中提到的 θ 时程压缩类似，但是仍有两点重要不同。第一，尖波涟漪中的时间压缩系数一般比 θ 波中更大[14]。第二，在 θ 波中只能观察到正向序列，而尖波涟漪中可以同时观察到正向和反向的回放。重要的是，尖波涟漪中对事件的快速回放并不依赖于外界或身体的信号。这种压缩的回放就像是快放的歌曲一样，其中的内容都一模一样，只是加速了。

　　虽然尖波涟漪是自组织的事件，其活动内容还是和动物运动时发放模式的实时演变有关。我们可以认为起跑前的正向回放起到规划此后运动轨迹的作用。相反，在结束后的反向回放可能是对迷宫中路径的温习，来让动物记住之前的选择。因此，自发的尖波涟漪中的正向和反向的回放可能起到前瞻和回顾的作用（也就是预测和后测），就像是卡罗尔在《爱丽丝镜中奇遇记》中描写的红桃王后所说的那样。根据我们在第 5 章中的讨论，我们可以推测，对运动轨迹的内化既可以用来温习过去经历过的片段，也可以用来想象、规划未来的活动。毕竟，对生物来说，记忆的唯一作用就是帮助预测未来。

在非快速眼动睡眠中巩固习得经验

　　影响海马中突触强度分布的操作会对网络中类似于尖波涟漪这样的自发性事件造成巨大的影响。人工调整 CA3 神经元之间或 CA3 神经元投向 CA1 神经元的突触强度，可以改变尖波涟漪的波形、产生新的位置野或者擦除已产生的位置野。这些

---

13. 一般来说，参与尖波涟漪的神经元数量比迷宫内的位置细胞多得多。这让比较实时的序列和回放的序列变得复杂。Foster 和 Wilson（2006）创造了一种有效的新方法，将动物在迷宫中的位置细胞序列作为模板并在尖波涟漪中找寻类似的发放顺序。他们只观察到了跑轨上的反向回放，这和之前的预测一致（Buzsáki，1989），并推测睡眠中仅出现正向序列。Foster 和 Wilson（2006）认为，反向"回放很可能通过强化学习模型起到评价之前事件序列的作用"。我也说过类似的话：在尖波涟漪中，"CA3 区域的交互激活以层级方式扩布：最容易兴奋的细胞先激活，之后是不容易激活的，这与动物在探索过程中激活神经元的顺序是相反的"（Buzsáki，1989）。通过提高奖励可以提高反向回放的比例（Ambrose et al.，2016）。在人上也能观察到对学习过知识的压缩回放（Kurth-Nelson et al.，2016）。

14. 相比于 θ 波，尖波涟漪中的距离压缩要强 30% 左右，这与涟漪驱动了更大的网络相匹配（Diba and Buzsáki，2007；Drieu et al.，2018）。尖波涟漪中的回放对应着 8m/s 的速度，这比大鼠跑过这些位置野的速度快了 10～20 倍（Davidson et al.，2009）。这一时程变化来源于大脑内部的状态而非感觉输入。

发现表明尖波涟漪的神经组成可以被海马网络的最新经历所改变。一旦新出现了尖波涟漪相关的神经序列，这个序列就会在由起始条件诱发之后自发重复上很多次。因此，内嗅皮层输入的发放模式可以改变海马内的突触连接，并且这种改变会体现在自发的、自组织的神经元群体活动中 [15]。让我们在这儿放慢一下脚步，体会一下这种序列性的神经事件对海马及下游细胞有着怎样的好处：学习引起的突触-细胞改变可以在之后的自发性神经活动中被读取。这种顺序性的机制，可能为记忆形成的两步模型提供了生理学机制。

记忆的巩固模型包括两步。学习过程中，伴随着 θ 节律，从新皮层-内嗅皮层通路传入信息，短暂地改变了海马 CA3 区以及 CA3 到 CA1 的突触强度，习得信息就此暂存在这些脑区。在第一步后是巩固期，在此期间，学习过程中活动的那些神经元和突触连接会在尖波涟漪中被一遍遍地重新激活。因为 NREM 睡眠中会出现成百上千的尖波涟漪，我猜这对于不稳定记忆巩固成永久记忆有着重要作用。尖波涟漪在睡眠中一遍遍地重复着之前学到的片段。这种拖延的操作完美契合了情景记忆的研究。情景记忆不是某个瞬间的真实映像，不是拿个数码相机咔嚓一下就拍下了某个时刻的照片；相反，情景记忆更像是拍立得，开始微弱的图像需要经过一段时间才慢慢变得清晰。在此过程中，图像很容易被干扰和修改，就像是记忆一样。

第一个让人信服的证据来源于亚利桑那大学的马特·威尔逊（Matt Wilson）和布鲁斯·麦克诺顿（Bruce McNaughton），他们开创性的工作证实了习得经验的回放 [16]。他们检测了小鼠在一个熟悉的旷场中进行搜寻任务前后的睡眠中每对海马 CA1 锥体细胞在 100ms 内同时发放的现象，他们管这种现象叫做共激活。和预期一样，在探索过程中，位置野重合的一对神经元发放有着很高的正相关，而位置野不重合的神经元对则没有表现出显著的相关性。重要的是，感受野重合且在探索过程中发放正相关的一对神经元在之后的睡眠中还会更强地持续一起发放，尽管在搜寻任务前的睡眠中它们的相关性不是很高。多家实验室有大量的实验都证明并拓展了这些发现。一个重要的拓展实验表明，在 NREM 睡眠的尖波涟漪中多次重新激活的神经轨迹（类

---

15. 影响海马网络突触强度分布的操作会对自发网络活动中的神经元组成造成巨大影响。电刺激不同组的内嗅皮层输入轴突会在海马引起各自独特的时空激活方式。在强直性的刺激（可以引起突触的长时程增强）后，这种改变会反映在自发的、自组织的神经元群体活动中，自发的活动会与刺激诱活的反应类似（Buzsáki，1989）。

16. Wilson and McNaughton，1994；Kudrimoti et al.，1999；Skaggs and McNaughton，1996；Hirase et al.，2001。大体上说，这些生理学的发现支持了之前基于海马受损患者的想法，确认了记忆开始是脆弱的并逐渐巩固。但是，虽然心理学实验认为记忆在开始时依赖海马，而被转移到新皮层之后就和海马无关了（Scoville and Milner，1957；Squire，1992a，1992b；Squire et al.，1975；Ferbinteanu et al.，2006；Squire and Alvarez，1995），也有另一种观点认为巩固过程涉及将新皮层中的记忆在海马中进行大致的编号（Teyley and DiScenna，1986；Nadel and Moscovich，1997）。这么看的话，海马的序列激活可以扫描新皮层中语义信息的表征，并在离线状态下把它们串联成虚拟情景（Buzsáki，2015）。

似于图 8.3 中所示），是按照探索过程中的位置野次序激活，而加速了的 [17]。于是，我们就证明了对所学信息的回放确实是存在的 [18]。

两步模型的修正

早期的猜想和实验支持了这样一种观点，即在学习过程中海马中发生了大范围的突触改变，这些短暂变强的突触会在大脑离线状态中变得更强或至少维持其强度（也就是巩固）。然后，学习引起的突触改变被认为可以完全决定神经元在尖波涟漪中会组织成怎样的序列。从某种意义上来说，这种说法可以描述成新的经历可以从头开始构建新的神经轨迹，这符合自外向内的观点。但这些发现，还有我们这里将讨论的实验，也可以从第 7 章讨论的另一种自内向外的角度来解释：即海马可以在没有经验的情况下内在生成无数的可能序列，学习的各个方面都会被关联到这些预先存在的序列模式中的某一些。

根据这种修正了的观点，两步模型的第一步就变成了选择过程，从预先生成的序列中选择一个或几个序列甚至是几个序列的组合来匹配真实的经历。因为所有新的体验都必然有着相似且熟识的元素（见第 12、13 章），大脑可以选择一种能最好地描述当前场景的神经轨迹。大脑总是在猜测；也就是说，大脑在处理最意想不到的情况时也会试着把它和某种已有的神经模式进行匹配。如果需要的话，大脑可以向选出的神经模式中加入或删除神经元来细化这一模式的神经序列，从而更好地适应当前情况下存在的新特征。之后，这些神经元在尖波涟漪中被整合入序列或从中删除（第二步）。虽然这种分为选择和整合两步的修订版模型看上去只和之前的模型有细微的差别，但它其实更加经济。在海马和新皮层之间的连接只会出现少量的改变，因为学习的一大部分是选择过程——将经验匹配到预先存在的神经模式中而不是构建一

---

17. Nádasdy 等（1999）、Lee 和 Wilson（2002）引入了一种基于行为学事件的模板匹配方法，他们将海马锥体细胞在探索中的位置野平滑以作为模板（一种"神经元词汇"）。高阶关系在进行"关联性推理"中很重要。例如，如果 A 和 B 相关，而 B 又和 C 相关，那 A 就和 C 间接相关（在高阶水平上，经过隐变量 B）。这种推理需要完整的海马（Dusek and Eichenbaum，1997；Schacter and Addis，2007；Schater et al.，2007）。在这些早期实验中，对清醒时序列的激活是正向的，这可能主要是因为它们只检测了正向的模板。研究者也可以在睡眠中检测到反向序列（Wikenheiser and Redish，2013），因此证明了反向回放并不是清醒状态下尖波涟漪所独有的（Foster and Wilson，2006）。

18. 这一想法并非无可动摇。Lubenov 和 Siapas（2008）认为回放清醒时的经验只涉及一小部分神经元，因而尖波涟漪中的神经元活动代表了一种从随机到同步的转变。他们认为同步的成簇发放可以导致突触的长时程抑制，并选择性地从海马环路抹掉已经转移到新皮层的记忆。但是，记忆会一直在海马中出现（Nadel and Moscovitch，1997）。尖波涟漪在睡眠平衡中的可能作用在 Grosmark 等（2012）中有所讨论。Foster（2017）质疑了清醒状态下的尖波涟漪在记忆中的作用，并反过来强调了它们的预测性作用。但是，这种观点不能解释在睡眠和清醒中都有正向和反向的回放。Norimoto 等（2018）认为尖波涟漪在下调记忆不相关的神经元活动时保护了记忆相关的神经元活动。

种新的模式[19]。为了进一步阐述这种观点，我们需要涉及神经动态的一些重要的统计细节，我们将在第 12 章中讨论这点，并在第 13 章中重新回顾这种选择假说。

此外，目前讨论过的关于尖波涟漪的实验，证明了在尖波涟漪中按照清醒状态的模式再次激活神经元可能对海马有着重要的作用，但是也仅限于此。如果尖波涟漪中的回放是不规则出现的，而不是可预测的，那新皮层如何才能不用时刻保持待命又能可靠地读取到信息呢？正如之前我们讨论的，新皮层在 NREM 睡眠中成百上千次地从神经活动完全静默的状态（"下降状态"）中重启。如果海马的回放发生在新皮层静默时就如同是对牛弹琴了。除非海马和新皮层有某种办法协同活动。幸运的是，它们真的有。

尖波涟漪与新皮层事件的结合

NREM 睡眠中新皮层主要发生两件事——慢波振荡和睡眠纺锤波，这两者都和海马尖波涟漪有着微妙的联系。交流发生的方向可能取决于睡眠的状态、指向的结构和先前的经验。尖波涟漪中海马高度同步的输出可以把前额叶环路关闭至"下降状态"[20]。反过来，当新皮层纺锤波成功影响到内嗅皮层-海马网络时，就可以设定尖波涟漪的时相。被触发的这些事件可能很重要，因为海马的输出可以进一步激活那些启动新皮层-海马之间交流后仍然活动的神经元[21]。虽然海马在相继的皮层活动中接收到不同的输入，这一过程可以让它找到活跃的皮层区域或对之进行索引。因此，海马尖波涟漪和新皮层涟漪的相互作用产生了促进信息交换的时间窗口。

对尖波涟漪内容进行操纵的实验为这些相关性的实验提供了补充。在一个精妙的实验中，实验者将睡眠过程中位置细胞的活动和奖赏性的大脑刺激在时间上耦合——刺激大脑中的许多位置都会让动物感觉良好并可用作实验中奖赏的替代品。在睡眠涟漪中，可以用对应某个位置野的位置细胞的每一次随机发放来触发对奖赏

---

19. 诚然，这些论述主要都基于推测，其中大部分来自于理论上的思考，小部分基于最新的实验（Luczak et al., 2009; Dragoi and Tonegawa, 2011, 2013a, 2013b; Mizuseki and Buzsáki, 2013; Buzsáki and Mizuseki, 2014; Grosmark and Buzsáki, 2016; Liu et al., 2018）。我会在第 13 章中继续展开讨论这些观点。

20. Peyrache et al., 2011。海马癫痫发作间期的发放可能展示了一种超强的、病理性的尖波涟漪，并持续引起大脑从慢波"下降状态"到"上升状态"的切换，甚至可以在清醒状态下在前额叶产生纺锤波。不正常的癫痫波向新皮层广播了无意义的信息，并在前额叶还没有进入预备状态时引起了纺锤波。因此，三种被推测与记忆巩固有关的模式——海马涟漪、新皮层慢波振荡和纺锤波（Diekelmann and Born, 2010）——在癫痫患者脑中都存在异常，并可能与慢性癫痫患者记忆/认知功能损伤有关（Gelinas et al., 2016）。

21. Siapas and Wilson, 1998; Sirotadeng, 2003; Isomura et al., 2006; Mölle et al., 2009; Johnson et al., 2010; Sullivan et al., 2014。少数实验检测了海马和新皮层中的联合回放（Ji and Wilson, 2007; Peyrache et al., 2011; O'Neill et al., 2017; Khodagholy et al., 2017）。新皮层中的回放也主要是爆发式出现的，持续 100ms 左右，一般出现在慢波振荡的高兴奋性阶段（Takehara-Nishiuchi and McNaughton, 2008; Johnson et al., 2010; Rothschild et al., 2017）。大部分的皮层结构的再次激活和海马的尖波涟漪同时出现。

脑区的刺激。这样一来，等小鼠醒来时，就直接跑到了相应位置细胞所表征的地方，就好像是在寻找奖赏。这种刺激形成了一种新的空间位置和奖赏的关系[22]。为了进一步证明回放在记忆固化中的作用，另一个实验发现在学会穿越迷宫后的睡眠中选择性地抑制尖波涟漪可以降低空间记忆的表现[23]。

两步模型将尖波涟漪作为回放的关键机制，解释了为什么情景记忆可以记住只经历过一次的事情。不必在行为上一遍遍地重复学习的过程，内在组织的尖波涟漪——可能还有丘脑皮层的纺锤波和慢波振荡——起到了重要作用。它们将最近经历的各方面以一种时间压缩、高度同步的方法重复了很多遍，因此新皮层的目标脑区会注意到海马的强力输出[24]。简单来说，尖波涟漪可能让大脑可以巩固新近学习到的内容。但它还有更多的作用。

尖波涟漪的构建性功能

尖波涟漪可以加强发生在"当下"之前的神经联结模式，这样的结论默认了过去和现在有着概念上的区别。但是，最近的思考正在质疑这一传统观点（见第 10 章）。除了巩固记忆，实验发现尖波涟漪还有更多的功能，尤其是清醒状态下的尖波涟漪——这符合"后测"和预测之间存在连续性的想法。在一项有趣的实验中，实验者们将一个长长的迷宫弯弯曲曲地挤在了记录室中。回放序列的时程看上去像是在以一个固定速度描绘行为轨迹；也就是说，回放持续的时间与描绘的距离成正比。这解释了为什么研究者发现过由多个涟漪串联在一起的、长达 700ms 的序列，这一序列排列在弯曲的轨道上，不会跳到物理上接近但不可通过的部分。作为对照，小的迷宫一般只会诱发 50～100ms 的事件。但是，大多数的涟漪会更短，只有跳跃性的表征轨道上彼此不连续的片段。换句话说，回放并不总是表征着时间上压缩的、真实的场景。有些回放是在表征可通行的轨道片段，就像是在评估其他的可能路径；而另一些回放序列则表征了动物从未跑过的轨迹，其起点和终点都与动物的实际行为不

---

22. de Lavilléon et al.，2015。

23. Girardeau et al.，2009。Ego-Stengel 和 Wilson（2010）在一个"车轮"迷宫中的研究进一步支持了学习后睡眠中尖波涟漪对空间记忆的作用。Jadhav 等（2012）干扰了大鼠清醒中而非睡眠中的尖波涟漪。截断任务中的清醒尖波涟漪提高了空间工作记忆任务的错误率但不影响其他成分。另外，特异性地截断在奖励周围出现的尖波涟漪可以让空间地图变得不稳定（Roux et al.，2017）。最后，用电刺激的方式降低皮层活动或用光遗传方式产生纺锤波来提高尖波涟漪和慢波振荡的耦合程度可以提高空间记忆的表现（Maingret et al.，2016；Latchoumane et al.，2017）。

24. 换个表述方式，一次性的经历（偶然的学习）可以被记住是因为"尖波可以事实上压缩时间并允许时间上不同的神经元表征组成一个连贯的整体"，尖波涟漪会反复地回放或"严格按照之前神经网络的表征再次激活 CA3 和 CA1 中相同的神经元群体"（Buzsáki et al.，1994；第 168 页）。Buzsáki，1989，1996，1998，2015；Lee and Wilson，2002；O'Neill et al.，2006，2008；Dupret et al.，2010；van de Ven et al.，2016。

同[25]。因此，类似于在导航中自我中心-非自我中心的区分，尖波涟漪中在这些虚拟路径上的模拟导航也可以是自我中心的（向自己运动或远离自己运动）或者非自我中心的（以其他位置排列事件）。这些实验，以及那些正向回放即将出现的位置细胞序列的实验表明了尖波涟漪的前瞻性或者说建构性的作用。

在多数早期实验中，基于迷宫中位置细胞活动顺序生成模板，通过与之进行比较找到回放序列。本质上来说，这是在稻草堆里找一根针。但是这种方法是有代价的，它丢掉了尖波涟漪中出现的许多序列，也因此不能确定这些被丢掉的序列的作用。在 T 型迷宫中（有一个中央臂和两个可选臂），研究者只会在尖波涟漪中检测两个模板：对应左转和右转的位置细胞序列。在这样简单的记忆任务中，尖波涟漪中出现的神经元序列可能要么是表征向左的要么是表征向右的，看上去就像是海马在思忖合适的选择[26]。但是，在自然的搜索情形中，在旅途中任意一点都有许多可能的选项。正向的回放可能被用于评估几种可能的场景并计算出最好的选项。

实验中为了模拟觅食场景，会让动物在旷场内的许多洞眼中搜寻奖励。在这个任务中，大鼠会慢慢学会找到藏在随机某个洞中的奖励，并回到起始点以期得到下一次奖励。如果在第二天将起始点换个位置，大鼠会在几个试次内记住新的起始点位置，之后它每次从任何有奖励的位置回到起始点都只需要几秒钟。在这个实验中实验者们发现，在动物从任意位置回到起始点之前，其尖波涟漪中的序列通常与当前位置到起始点的位置细胞发放序列高度吻合。在这个二维的探索任务中，正向的神经序列更像是大鼠对未来的估计而非对之前路径的表征。

因此，这些发现证明了之前获得的记忆可以再进行灵活的内在操作，来评估未来可能的路径，以及规划朝向目标的最优路径，即使动物之前没有走过这些路[27]。其他实验也暗示了神经序列通常是尖波涟漪片段表征"缝合在一起"产生的，尖波涟漪中的回放事件有正向的也有反向的。

在结束关于尖波涟漪构建性功能的讨论前，我还得再强调一下，回放并不是对

---

25. Davidson et al.，2009；Wu and Foster，2014；Foster，2017；Karlsson and Frank，2009；Gupta et al.，2010；Liu et al.，2018。θ 振荡序列也可以起到"预测"的作用，尤其是在迷宫的选择节点上，在这里神经元群体的序列发放可以"预见"T 型迷宫的左侧和右侧的选择（Johnson and Redish，2007；Redish，2016）。

26. Singer et al.，2013。在这个任务中，正确实验之前尖波涟漪中重新激活的神经轨迹更偏向于从动物当前的位置出发。

27. Pfeiffer and Foster，2013；Papale et al.，2016；Pfeiffer，2017；Pezzulo et al.，2017；Liu et al.，2018；Xu et al.，2018。这些实验证明了之前基于理论的预测（Schmajuk and Thieme，1992）。Muller 等（1996）的海马图解模型暗示了二维地图中两点的距离是由 CA3 循环网络系统中两个位置细胞之间突触强度的倒数表征的。当一个环境中的主要地标都被投射到海马神经集群表征中后，所有可能的组合（如从任何位置到起始点的路径）都可以被算出来，即使动物从没走过这条路。尖波涟漪曾被假设起到这一作用（Muller et al.，1996；Samsonovich and Ascoli，2005），可能相同的机制也可以用来解决非导航问题（Buzsáski and Moser，2013）。

经历的序列的忠实模仿。相反，新近的经历会被归纳到已存在的网络动态中。网络的大部分动力学特征是在大脑中遗传决定的结构，以及已存在的知识的指导下预先形成的（见第 12 章）。因此，回放序列更多反映了大脑对外在世界中事件的"信念"而不是其完美镜像。我们可以推测尖波涟漪的这种构建性的作用可以帮助我们将那些有关联的路径或事件联系到一起，尽管这种组合并未真的出现过。

动物能意识到尖波涟漪的内容吗？

产生意识需要半秒左右的时间，因此一个尖波涟漪可能还是太短了，不足以产生意识体验[28]。但是从尖波涟漪中拼凑出神经轨迹也可以认为是一种前意识思考的机制。让自己的思维脱缰漫游一会儿，可能是比专注思考更能找到正确答案的方式。我们都有过这样的经验：当我们拼命想某个名字想到放弃后，它可能在不经意间就自己跳出来了。预测未来的动作序列或者解决方案可以通过将一系列的尖波涟漪串联在一起来产生，其中每簇尖波涟漪都对应着可能的路径中的一段。

总的来说，在尖波涟漪中搜寻可能的前行路径可以被认为是在进行内在的试错过程（见第 5 章），你可以随意地想象真实或虚构的选项并从中选取最好的路径或是构建新的推理，而且还不需要真的付诸行动去一一探索这些可能性[29]。因为海马中的神经集群序列不仅负责处理空间信息，还负责处理许多非空间的功能，有着压缩功能和缝合功能的尖波涟漪也可以负责许多对真实世界场景的内在模拟。新学到的知识可以和之前的知识在尖波涟漪的回放中结合在一起来影响选择、规划行动，以及可能也会帮助泛化、抽象以及创造思绪。同样能够支持这一框架的是，在选择前没有回放出正确轨迹可以预测行为上错误的发生[30]。

为了将规划转变成行动，海马需要从尖波涟漪的状态切换到 θ 振荡的状态，在这种振荡中潜意识里已做好准备的环路可以更有效地工作。而对模拟输出是否切中目标和价值的评估发生在海马的下游区域，其中很可能包括外侧隔区和下丘脑组成

---

28. Libet（2005）管这称为"心理时间"。这个时间可能是调集多个大脑结构中的大量资源并让它们充分交流所必需的。

29. Schmajuk and Thieme，1992，顺着 Tolman（1932）的观点，讨论了在迷宫选择点上摆头扫描的动作是一种"替代性的试错"思考行为，来找到最佳的路径（Tolman，1932）。人工智能研究者也从这种两阶段的记忆模型中得到启发。著名的 deep Q network（DQN）可以通过学习将一个像素向量转化为一个选择动作的准则（如操纵摇杆），在许多电子游戏中战胜人类。这一网络将一组训练数据以基于实例的方式储存起来，并在离线时一遍一遍地"回放"，来从之前的成功或失败中再次学习。这种回放对最大化数据的使用效率非常重要（Hassabis et al.，2017）。

30. Ólafsdóttir et al.，2017。这些作者还发现在尖波涟漪中对迷宫中轨迹正向和反向的回放会发生在动物开始跑动或到达目标的 5s 内。如果动物在这些地方停留了更久，海马就会从当前状态中脱离出来，并开始出现对应更远期经历的尖波涟漪回放，与当前的回放掺杂在一起。在这些后发生的事件中，内嗅皮层的深层神经元也会参与。相反，作为海马的输入，浅层内嗅皮层神经元，其回放基本独立于海马的序列（O'Neill et al.，2017）。

的行动通路，或者前额叶皮质、眶额叶皮质和基底神经核[31]。

在之前的 4 章，尤其是第 5 章中，我提出要产生抽象的、语义的信息需要多段经历或者说是多个尖波涟漪，因为只有多段经历才能剥离空间-时间的环境，留下明确的信息。在下一章中，我将解释大脑功能的外化可以加速语义信息的获得，这种外化可以表现为人造物品、语言以及其他的交流形式。这种外化被认为是人类知识指数级增长的关键。

小　　结

海马中的尖波涟漪是哺乳动物脑中最为同步的群体活动。涟漪可以以回文形式产生，因此，在选择某条路径前，位置细胞序列回放会和真实运动时相同，只是速度更快；在路径的终点，相同的序列会被反过来回放，就像大脑在回顾反着跑一遍之前的轨迹。因此，尖波涟漪中的序列可以代表过去和未来的心理旅行。

正向和反向的细胞群体序列至少有两种功能。第一，这种回放可以在大脑从环境中脱身时偶尔回顾清醒时的经历片段。这一过程可能可以巩固情景记忆，并把不连续的记忆串联起来，并由此产生创造性的思维。第二，神经元群体的正向回放可以被看作是内在的试错机制，这有助于在潜意识中选择最优的未来规划。因为相同的神经机理可以完成回顾和前瞻的操作，传统上对于"后测"（记忆）和预测（规划）的区分就需要重新解读了（见第 10 章）。

研究尖波涟漪的机制和其与行为的相关性带来了一个更深层的问题，即行为与回放序列的"因果"方向（见第 2 章）问题。内在产生的每种序列都是由经历"烙印"在海马环路中的吗（即自外向内）？如果是这样的话，回放的序列数目应该与经历的丰富程度大致相同。相反，CA3 中高度交互的网络可以不依赖于先验经验而自主产生大量的序列。在这种情形下，经历的作用就是从大量已存在的序列中选取一些，连接一下，稍作修改，而不需要冒着让大脑动力学失衡的风险了。

---

31. 启动效应（priming）常被当作内隐记忆（Graf and Schacter，1985）或"加工层级"（Craik and Tulving，1975）的例子。Redish（2016）深入讨论了海马系统是如何与基底神经节系统协作来执行行动规划的。Tingley 和 Buzsáski（2018）证明了海马中的空间地图会如何转化为外侧隔区中与发放频率无关而与 θ 振荡相关的相位编码，其是连接海马系统与动机和运动控制环路的重要结构。

第 9 章

外化思考，提升脑功能

生命短暂，而艺术永恒。（Ars longa vita brevis）

——希波克拉底*

给富人提供玩乐的科学是罪恶，给穷人提供生活必需的科学是良善。

——弗里曼·戴森[1]

技术是一种揭示世界的方式，它要让我们用不同的方式思考。

——马丁·海德格尔[2]

在19 世纪英国的纺织工业时期，"编织架"和"剪毛架"的发明大大简化了布料生产的过程，使得工人经过简单的培训就可以进行生产工作。同时，这些革新也对诺丁汉郡、约克郡和兰卡郡那些花费多年精进技艺的纺织工和工匠造成了威胁。这些有着高超手艺的人们将新机器视为他们减少收入和失去工作的根源，所以他们拿起了榔头，趁夜袭入工厂，毁坏机器。一位年轻的学徒，奈德·勒德（Ned Ludd），据说是领头的入侵者，他的追随者自称为勒德分子（Luddite）。在1811 到 1816 年间，勒德分子袭击和烧毁了几十个工厂，破坏了几百台机器。他们还游说英国议会限制自动织布机和编织框架。但政府支持了工厂主，镇压了反对分子，并且判处反对活动领导者绞刑，将其追随者流放到了殖民地[3]。反对活动虽然被镇压，而"勒德分子"这个"反对改进工作方法"的代名词却保留了下来。如今，它作为一

---

* 译者注：希波克拉底（Hippocrates），古希腊伯里克利时代的一位医师，西方医学奠基人，这句话据说来自于他。

1. Dyson，1997。[译者注：弗里曼·戴森（Freeman Dyson），美籍英裔数学物理学家、数学家和作家。]

2. Heidegger，1977。[译者注：马丁·海德格尔（Martin Heidegger），德国哲学家。]

3. Sale，1995；Binfield，2004。

个笼统的术语来描述那些技术恐惧症患者，他们认为工业化、计算机技术或其他新技术带来的并不全然是幸福。技术发展和消费主义来势汹汹，破坏了部分人口的生计，而勒德运动可以被看作是对这些技术和消费主义的无可奈何的抵抗。

尽管勒德分子采取了破坏机器的行动，而他们的真正目的，更像是要阻止那些机器的拥有者，也就是那些推动工业革命的激进的新制造商，让他们不要使用廉价劳动力。勒德分子清楚地知道是谁拥有那些让他们担忧的技术。而如今的我们，却已经不再确定到底是谁控制了技术，谁在推动持续创新的需求。我们究竟从中有多少获益，则成为一个更加复杂的问题 [4]。美国总统富兰克林·罗斯福（Franklin Roosevelt）于 1938 年签署了《公平劳动标准法》[又称《工资与工时法》（Wages and Hours Bill）]，自此开始，每周五个工作日，40 小时工作时间在美国成为大多数工人的工作常态，后来许多其他国家也纷纷效仿 [5]。技术发明不断发展，我们是否可以借此进一步减少工作量并将更多时间用于娱乐？工厂和办公场所可以关门，甚至对季节变化依赖的农业生产也可以通过轮班的方式来操作。那么，原则上来说，我们可以决定自己工作的时间长度。

如果人为做出了糟糕的决定，那它应该有被撤销的可能性。历史上发生过多项底层运动，试图减少人类的工作量。经过一些合理的计算，发现现代的技术发展状态下，工业发达国家的人每周工作 3 ~ 4 天就可以维持 20 世纪 60 年代的生活标准。这种工作时间的缩短解释了很多问题，比如失业、高碳排放、社会不公、家庭照料和个人幸福感，等等。然而，在过去的几十年中，世界上更多的人不仅没有减少工作量，反而延长了工作时间，并且女性的全职工作有所增加 [6]。

技术神奇地降临到我们身上，这到底是怎么发生的？谁来对此负责？看起来好像没人在主导指挥，也没人可以阻止它的发生。相反，我们每个人都在为这个混沌的系统不懈努力，给自己身上不断加重工作的负担。我们被技术带来的短期利益和其他人势利的嫉妒心所驱使，反而忘记了利用那些创新为人类创造长远的福祉。当

4. 西奥多·卡辛斯基（Theodore Kaczynski）是哈佛大学毕业的数学家，加利福尼亚大学伯克利分校助理教授，也是臭名昭著的"炸弹客"。正是对技术的毫无理性的敌意助长了卡辛斯基的炸弹恐怖行为。他的行动宣言[《工业社会及其未来》（Industrial Society and Its Future）]，作为他所要求的赎金条件的部分被发表在《纽约时报》。宣言中说："工业革命本身和它带来的后续影响对于人类来说是一场巨大的灾难。"【神经小注：一位法院任命的精神病医生宣布卡辛斯基患有偏执型精神分裂症，但卡辛斯基将这一评估斥为"政治诊断"。】

5. 巴比伦人认为太阳系有七个行星，所以就随性地将七天时间组合在一起作为一周，最后用对神的崇敬纪念一周的最后一天。穆斯林、犹太教和基督教的信仰传统中分别将星期五、星期六和星期日定为安息日，这反映了在不同的信仰中大家都相信神要在第七天休息。脑本身无法"感受"一周时间的长度，外在世界中也没有明确的线索来定义七天周期。在当今的城市地区的工作日和周末之间空气污染差异很大，所以这可能是一个例外，能让人感受到时间的周期。

6. 我无法妄论技术的社会学、经济或政治意义。所以在本章中，我将重点放在外部创新对大脑的影响上。

每个人都参与了这种分散的过程，谁还能代表我们做决定[7]？

在本章中，我试图解释脑功能的外化是如何影响我们和其他人的大脑的。有些内容可能看起来更像是偏离了这本书主要讨论的话题。但是，如果不触及这些问题的话，就无从了解为何人类的情景记忆和语义记忆与其他动物相比如此截然不同[8]。我得出的结论是：人造仪器和其他人工制品已成为行动-感知闭环的延伸，也是一种媒介，抽象思想可以凭借他们迅速出现并且传播。通过这个过程，人类使用大脑的方式让其他动物无法企及。如果不考虑外化的过程，我们无法理解人类如何创造出复杂的思考与观点，尽管在结构上，人类大脑和其他物种中具有接近体积的动物大脑相比并没有复杂很多。

思考就是行动：精神操作的外化

大脑的输出形式是多种多样的。首先能想到的是控制身体的肌肉活动和相应的感受器。第二种输出是通过支配我们体内的器官和腺体的自主神经系统来作用的。第三种输出是从垂体分泌的激素支配着生长、血压、性激素、甲状腺、代谢、体温、分娩、泌乳和肾脏的水/盐浓度。大脑输出的第四种形式就是思考，尽管我们直觉上并不会把思考当作一种行动。我们可以把**思考**想象成一种被延迟行动的缓冲（见第5章），只有在它对大脑的主人有益的时候才有用[9]。

想象力和思想很大程度上取决于海马和前额叶皮层的功能。前额叶皮层在神经构筑方面类似于运动皮层，可以被认为是其内化的分支。运动和更高级的前额叶皮层区域（分为内侧前额叶皮层、眶前额叶皮层和岛状区域）接收到的输入非常相似，它们向目标脑区继续给出的输出也相似。主要的区别在于初级运动皮层向脊髓发出直接的投射来控制骨骼肌，前额叶皮层则是投射到自主系统和边缘系统的，包括基

---

7. 两次世界大战以后，人们自然而然会抱怨技术带来的大屠杀。我这一代人，特别是那些在越南见证过凝固汽油弹的恐怖的人，也被这种对技术的仇恨笼罩着。科学所带来的邪恶的一面也很大程度上推动了嬉皮运动的发展。技术的使用就像《第二十二条军规》（Catch-22）一样进退两难。小部分人大大受益于技术，而更多的人获益很少或者根本没有。就算技术确实全面提高了生活的质量，对技术创新的控制却为那些实际掌控社会的人带来完全不成比例的巨大利益。这把经济的剪刀总是让大多数人**感觉**自己就算有点好处也仍然是被剥削的草根。

8. 第5章中，我们讨论了情景记忆和语义记忆系统从演化上起源于基于航位推算和依靠地标的两种导航形式，并且语义知识需要多个情景事件，而在这个过程中事件的时空特性被剥离了（Buzsáki, 2005；Buzsáki and Moser, 2013）。Mishkin等（1998）科学家研究人类大脑的早期海马损伤，却得到了截然相反的结论。他们认为，语义信息是首要的，在依赖海马构建情景的过程中不可或缺。重点的不同可能正是这种"捷径"机制：人类通过心理表征的外化快速获取语义信息的能力。

9. 佛教教义中强调"形神合一"，也就是肉体与精神（思考）的行动是相互关联的。"业力（Karma）"这个词从字面意思来理解就是行动的意思。我很感谢莉塞特·梅内德斯·德拉普里达（Liset Menendez de la Prida）指出了这个关系。

底节、基底外侧杏仁核、丘脑、海马和下丘脑外侧区 [10]。这些投射可以看作是伴随的回路，通过这些回路，前额叶区域可以将尚未完成的动作计划告知下游脑区，其中包括其他高级皮质区域、与动机或动作准备相关的区域，这和运动皮层将正在进行的动作告知感觉区域的方式很相似。通过类推，我们可以断定，前额叶皮层的投射将悬而未决或潜在的动作及其预期后果与记忆中的信息及期望的目标进行比较。这种假设的更高级的伴随环路机制并不直接评估行为，而是比较并评估脑的内在功能，从而在任何实际的动作之前先形成了分步骤的行动计划。

　　在人类和其他灵长类动物中，多个前额叶脑区的第五层都包含一种大神经元，即**梭形细胞（spindle cell）**。这些大神经元与初级运动皮层中投射到脊髓的同样很大的第五层贝茨细胞（Betz cell）非常相似，这也再次印证前额叶脑区环路可能具有较为一致的结构。这些外形特殊的梭形细胞最初是在人科动物中被观察到的，让很多研究人员认为它们对于认知和情绪控制具有特别的功能 [11]。然而，在其他物种中也发现了它们的存在，比如在鲸类（其梭形细胞密度高于人类的）和大象中，某种程度上猕猴甚至浣熊也有。这些神经元具有高度髓鞘化的长轴突，满足大型动物中动作电位迅速长距离传播的需要。这些解剖学上的考虑解释了运动和前额叶皮层为何有着许多相似的解剖学特征。主要的功能差别在于，在运动皮层中动作电位引起即时的行为动作，而前额叶皮层的动作电位可能只能模拟行为，也就是我们所谓的**计划**或者**想象**。

人类真的更高等吗？

　　许多研究人员都尝试通过解剖学特征去解释智人（*Homo sapiens*）"更高等"的特质，比如大脑的体积、神经元的数量和密度、轴突的连接、特别的细胞类型，或者轴突传导速度。他们什么都没找到。我们的近亲，5 万年前曾与我们有过交集的尼安德特人（Neanderthal），具有比现代人更大的大脑 [12]。和我们相比，他们当然有着一些特殊的能力，但这么多的神经元到底让他们更擅长什么事情？现在还无法解释。

　　5 万～ 20 万年前的现代人类行走在这个星球上，就已经具备了和现在的我们同

---

10. 从大鼠的内侧前额叶接受明确投射的目标脑区，还有外侧中膈的内侧部、中央导水管旁灰质背外侧部、腹侧被盖区、肱臂旁核、孤束核、腹外侧延髓喙端/尾端，甚至到脊髓胸段，在下边缘区（25 区），前边缘区（32 区）和扣带前区背侧部（24b 区）存在一些显著差异。其中许多连接是双向投射的（Gabbott et al.，2005）。

11. 梭形细胞也被称为**冯·埃科诺莫神经元（von Economo neuron，VEN）**，以康斯坦丁·冯·埃科莫诺（Constantin von Economo）的名字来命名（von Economo and Koskinas，1929）。Allman 等（2002）在多个物种中详尽研究了这种神经元。

12. Henneberg and Steyn，1993；Ruff et al.，1997；Bailey and Geary，2009。Herculano-Houzel（2016）对人类大脑与其他动物的演化比较进行了精彩的描述。

样的声带、双手和大脑[13]。想象一下，一个 5 万年前的新生儿和现在的新生儿无差别
调包了。一个出生在纽约的婴儿穿越时空到过去，是不是能成为以采集和狩猎为生
的原始社会中的有力成员？反过来，一个从几万年前穿越到现代的原始宝宝，如果
被一个普通的美国家庭领养，是否也和我的女儿有同样的机会考上大学？对这个问
题，我会毫不犹豫地说"是的！"我认为我们的祖先具有与我们一样的认知和交流能
力，我也敢说，他们和我们有着几乎一样的大脑环路联结和动态变化[14]。如果在这个
问题上你我能达成一致，那我们可能也能同意智人能成为世界的主宰绝不仅仅是因
为大脑的解剖学差异。在我看来，解剖学意外的因素中很重要的一点就是现代人学
会了外化他们的思想，他们先制造工具，后来发明语言、文字，还有不断精进的艺术。
在这个过程中，他们将自己重新塑造成一个可以合作，知识共享的物种[15]。

外 化 概 览

150 万年前，能人（*Homo habilis*）和直立人（*H. erectus*）已经在制造双面手斧，
以从骨头上刮肉并猎捕大型动物。他们的技术在 100 万年的时间里基本维持在同一
水平，很少有大的改进[16]。当气候转暖，我们的祖先迁徙到中纬度的亚欧大陆，相比
非洲大陆，这里季节分明，食物的来源也更丰富。更加分散的食物来源要求人类具
有更巧妙的地形勘察、记忆和计划的能力[17]。狩猎和采集活动逐渐朝农耕转变，人们
建立稳定长久的居住地，并且发明更多精巧的手工制品，包括武器、绘画、雕塑以
及乐器。其中许多手工制品不再停留在对现实世界物体的模仿和表现；制造者在动手

---

13. 在摩洛哥杰贝尔依罗（Jebel Irhoud）山丘最新发现的头骨可以追溯到 30 万年前。头骨的遗骸中有五个个
体具有现代的脸部轮廓，不过他们的颅腔更长，脑容量略小一些，而且不像现在人类的一样圆。杰贝尔依罗人被
认为是已经掌握了火和石器的原始人类（Hublin et al.，2017）。几乎同时期，生活在今天肯尼亚的早期原人制造
了具有"中石器时代"特征的剑和长矛，精度和复杂度更高。这些武器比那些依然保留了原来石块模样的早期手
斧和刮肉片要更加精炼。制造新工具所残留的石屑被用来绘制那些创造者们的形象，作为他们个体或群体身份的
象征（Brooks et al.，2018）

14. 其实我们不需要真的回到过去，我们的星球上仍然居住着一些与世隔绝的人，就和 5 万年前他们的祖先
一样生活着。居住在印度和马来西亚之间安达曼群岛的北部桑提内尔人（North Sentinelese）至今不知道如何使用
火，还在使用矛和箭来打猎。

15. Boyd et al.，2011。

16. 从直接使用剥落的石块，到熟练掌握锋利的双面手斧，需要很多步骤，以及预先的思考。工具所展现的
正是加诸在那些杂乱无章死气沉沉的材料上的思维的模板。从西非奥杜威峡谷中发现的大量手工制品正体现了逐
渐精细化的连续过程（Toth，1985）。在巴西塞拉多地区，卷尾猴使用石块和木桩分别当作锤子和砧板来敲开棕
榈果当作食物。一些猴子把石块互相敲击，弄出了石头碎片。这样看来，想要有主观意图，更大的脑子也不是必
需的（Proffitt et al.，2016）。

17. 一些观点认为这样的气候因素对人类大脑的体积构成了严峻的演化和选择压力（例如，Parker and Gibson，
1977；González -Forero and Gardner，2018）。

之前就需要想象好它们的样子。手工制品就是思想外化的形式，反映了沉思，同时也是一位创作者与其他人交流个人知识的一种方式，即使创作者本人有一天不在人世，这种交流也不会停止。器具是语义实体，可以被独立地标记和记忆。行动和感知之间互为镜像的根源可能就建立在类似于主动感应的机制和它的伴随环路上（见第 3 章）[18]。这个行动-感知闭环中的反馈并不是大脑中一个特化的环路，而是行为制造的产物与它们在大脑中产生映射之间的一系列事件[19]。

这些外化的精神产物最终离开它们创造者的大脑成为实体，进而成为永恒的社会记忆，丰富了集体思想。工具制造这种创造性的行为可以被看作是口语发展的序章。多配件组合而成的工具（比如石头和木棍绑在一起可以做成斧子）的诞生，需要一种具有等级结构的算法，这就是语言句法的自然前身。对于后续的书写能力来说，工具制造所需的手部的灵巧性也是必需的[20]。器具可以轻松地将一个大脑中的语义信息传达给许多大脑，而不需要需每个个体都进行一次烦琐的情节探索（见第 5 章）。发展到后来语言也可以这样传递。仅通过他人的指引或者认可就可以摄取意义。外化的信息被清晰地表述出来，然后语义的知识就快速传播开了。然而这种能力并不是轻而易举就能获得的。我们往往在没有亲身经历的情况下就接受了事件和现象的定义，积累并使用了大量的词汇，而其中包括了许多我们并不理解真实含义的单词（见第 1 章）。

城 市 革 命

从 1.2 万年前狩猎采集转变到了农耕畜牧，人的知识就以不可估量的速度在增长。农业需要劳动力的分工、专业化、等级化，并且发生交易，这些都和人口增长的加速密切相关。6000 年前的苏美尔城市乌鲁克（Uruk）和舒鲁帕克（Shurupak）聚居着好几万人口。住房问题的压力催生了几何设计，比如屋子里长方形或正方形的地板，这完全是思想外化的产物。人口密度逐渐增长，城市应运而生，外化思想的集体共享爆炸性地扩增。一个由 10 000 居民组成的城市作为相互协作的一个整体，能够比

---

18. 考古学中的很大一部分就是"神经考古学"，用化石记录的思想（Malafouris，2009；Renfrew et al.，2009；Hoffecker，2011）。人造的物件不仅记录了早期人类的迁徙，还为我们提供了研究古人类行为意图、生活方式和认知能力的丰富素材。然而，工具只对那些共同拥有"译码本"，并且能够设想它们用途的人才有意义。

19. 这个循环类似于我们在实验室做实验的方式。我们通过做实验（如给大脑制造一点损伤）来实践一种想法，然后观察并解释由于我们的实验手段干预而产生的结果。

20. Greenfield（1991）提出了一个假设，同样的神经元结构，同时为多步骤的物体制造和语言构成提供了必要的句法。尽管类人猿的大脑有和人类布罗卡区很类似的结构，但它们只能达到相当于两岁的人类制造工具、使用符号的能力水平（Holloway，1969）。

100 个由 100 个人组成的小社群以快得多的速度累积多得多的知识[21]。智人历史中的这个阶段，被称为**城市革命（Urban Revolution）**，书写和数学就出现在此时[22]。国王、法老王和他们的官僚从属们出现了，他们创造的文字由此获得了权威。最早的象形文字或者会意文字逐渐变化，经过一千多年，形成了苏美尔人的楔形文字，最后成为现代西方书面文字的形式。象形文字主要作为一种符号载体辅助口语语言，可以解释却不是用来阅读的。他们有点儿像我在阅读的书本上随手涂鸦的批注和标记。如果不去读一下相关的原文，我自己要解读它们可能都会觉得很困难。但象形文字对于储存大脑外化的想法却是非常有用的。这些外化的思考是一小撮有权势的人的共识，成为了这片土地上世世代代的规则。写下来的文字时时刻刻提醒社会中的成员，他们必须服从这些法律，违反了法律他们就将遭受惩罚。统治者发明了货币，这样不同种类的服务和劳动产品就可以进行交换。这些外化的价值标准让劳动进一步分层，也让更多人在一起分工合作。

认 知 革 命

通过外化的物体、符号、文字和典章可以了解其他个体的独特想法，这种能力让人类的演化进入了认知革命阶段。这种信息又回到大脑中对环路产生非常显著的影响。在一项现代实验中，对学习如何读写母语（印地语）的印度文盲妇女们的大脑不断进行成像。经过六个月的语言培训，她们大脑的多个区域发生了结构变化，包括丘脑甚至脑干[23]。

再来看约翰内斯·古腾堡（Johannes Gutenberg）所发明的西方活字印刷术，它使印刷书籍在 15 世纪得以生产[24]，然后发展到 19 世纪的轮转印刷机，使印刷技术上升到了工业生产规模。书面的语言、数学方程，还有图片，都是人脑的集体认知能力的外化产物，而它们寿命无穷。人们得以以书为鉴，审视比较那些在不同环境下萌生的

---

21. 除了人类，动物的认知能力也随着社群的体量增加而获益，包括非人灵长类（Humphrey，1976）和澳大利亚的黑背钟鹊（Ashton et al.，2018）。

22. 因为书写和数学差不多同时出现在美索不达米亚，有几位学者推测它们需要同样的认知过程，也可能是同样的大脑脑区。但这可能不完全正确。中美洲的印加人（Inca）建立了与埃及旗鼓相当的文明，利用复杂的数学和几何学建造了金字塔，还发明了一种用绳结记录事件的方法，但他们却没有发明书面文字（Ascher and Ascher，1981）。

23. 过去的研究主要集中在早期视觉系统的变化（Carreiras et al.，2009；Deaene et al.，2010）。在 Skeide 等（2017）的研究中，读写学习的效果也延伸到了 V3 和 V4 区，丘脑枕核和中脑上丘。皮质下结构与 V1 到 V4 区视觉区域的血氧水平依赖信号的耦合，在掌握基本的读写技能后会有所增加。印地语的天城体是一个同时在音节和音素水平上表示声音的元音附标书写系统。阅读文字的时候，要将视线固定在相关的文字段落，必须在扫视眼动开始的时候进行微调，上丘区域的参与可能就是这个微调的结果（Dorris et al.，1997）。视觉空间运动技能可以用来预测儿童的识字和阅读学习的效果，这也同样证明了行动系统的重要性（Carroll et al.，2016）。

24. 无论做任何事，做第一总是很难的。在古腾堡之前的好几个世纪，中国和韩国就开始印刷书籍了。

想法。渊博的大学教授忙忙碌碌，书籍却可以毫无保留地给读者长久的陪伴；读者可以随时查阅。只需要拥有解码的能力，就可以将字母和单词的抽象规律转化成有组织的神经元活动，进而创造出大脑中的奇思妙想。脑功能的外化让想法的创造者不需要永生，就可以将复杂的想法、意图、情绪甚至希望广而告之，重复扩散到一个又一个大脑中。凭借语言句法的等级性、生成性和递归性，及其几乎无限的表达范围，人们找到了通往上帝或那些禁忌思想的道路，提出新的假设，并发表翻天覆地的发现。

外化与内化是互补的过程

正如第 5 章中所讨论的，大脑从所处的环境中脱离并且能够操控外部世界在想象中的模型，是认知功能的前提。外化推动了这样的操作：内在产生的想法要通过行为创造的产品来检测，这些产品作用回原始的想法，作为一种验证性的、提供意义的过程。这是一个长时间的行动-感知镜像循环。我们通过以一定方式行动会导致所观察到的事物发生变化来验证某个想法的可行性。外化是一种对内在思考的精心测试。通过人为创造的产品，比如书籍，我们可以和很多其他的大脑来交流想法。这种实践能在一定的社区范围内就抽象概念或语义知识的认识达成一致。于是人造的物件成为让语义知识和抽象概念能够迅速传播的载体[25]。如果不曾和其他人的大脑进行过交流，想法或概念就是无效的。当一群人共同拥有了同样的想法，这个想法才有了意义，"我的想法没那么出位。"因此，一个概念只有通过外化过程摄取了意义才成为概念，其过程离不开与其他大脑的相互作用。对认知的这种延伸观点意味着认知只能被理解为超越个人大脑的一种社会现象[26]。

数字的发明

可以交流的抽象概念是如何创造出来的？没人知道最初是怎样发生的，但我们可以尝试还原一个可能的场景。比如一个聪明人想要为村庄办一场聚会，他宰杀了一只又一只羊，每杀一只就在一块骨头上划条线；这就是在美索不达米亚的城市建立之前，符号计数的雏形。这样的过程出现过多次以后，这个聪明人忽然意识到五条计数符号正好像是五个手指。有了这样的认识，下次就不需要再用划痕了；他开始用一根手指来表示一只羊。他或他的后代沿用了这种方法，很有可能就把五只羊称为"一把（a handful）"。在这个阶段，还存在着符号和它们所代表的实体之间的对应；而这个重大的抽象化过程可能也已经花了几百年的时间。

---

25. 拉丁语中的动词 *abstracte*，意思是"移除、脱离或拉开"。洞窟壁画或其他非实用性的艺术品通过分离具体事件发生的条件，将多个具体条件下的核心特征融合在了一起（见第 5 章）。

26. "意识（con-sciousness）"一词的字面意思是共享知识，并且在许多语言中都是这样。

自此，考古学能够帮助我们重构外化思想的演化。数百年的时间里，人们用随意选定的数字系统计算不同类别的事物，例如动物或者一袋袋的谷物，计算其他事物又使用不同系统[27]。居住在不同城市的人们也有着不同的计数符号系统。抽象化的下一个层次是认识到数字其实普适于所有事物。当这种泛化概念建立以后，计数符号即使在根本没有任何实质指代的情况下也能被运算。通过这种心理操作，这些符号脱离了产生它们的环境，并且成为明确的知识内容。于是数字不再依赖于它对应的物理存在。回想起来，这种思想转变非常类似于通过探索的经验绘制地图，或者通过个人的丰富经历来创造语义知识的过程（见第 5 章）。于是，通过工具和物品的方式外化的想法能够帮助产生其他新颖的想法，这些想法可以被内化到其他人的头脑中。起始的过程可能经历了漫长的一千年，但后来日渐庞大的城市需要许许多多的个体不断反复同样的活动，大大加快了这个过程的发展。获得这种能力完全不需要大脑硬件在基因层面的变化。

通过观察我们的孩子，我们可以见证抽象思维的加速演化。刚刚入学的孩子可以数五个苹果、五支铅笔，摸一摸、拿一拿就可以数出五个别的什么物体。然后他们学会了"5"这个数字对应了"五（five）"这个单词，常常会问"五个什么呢？"就像在寻找各种事物以摄取"5"的意义。增加具体事物时，如果孩子们可以操纵它，任务就相对简单。在内化的阶段，数想象中的苹果时，他们会先学会使用手指，然后逐渐将"5"当作一个对象，最终成为一个抽象的数字。整个过程的加速不仅仅因为大脑变得成熟，更是因为教授数字知识的成年人都已经拥有了抽象的数字概念。

许多数学家和物理学家想象数字和数学是宇宙的基本组织者，这样我们才可以不依赖外部世界，从我们精神世界的想象中轻松地推断数字和数学[28]。在这一章中，我尝试证明一个相反的过程。如果没有外化，没有人工制造的器具，数字和算术的概念可能连出现的机会都没有。

时钟同步了人类合作

也许没有任何外化的产品比钟表更能影响我们的思想了。关于空间和时间的模糊概念比精确测量的工具出现得更早，主要用来解释周遭世界的广阔以及我们所占

---

27. Clegg，2016。

28. 罗杰·彭罗斯（Roger Penrose）认为，数字"看起来仅凭想象就可以唤起，而且显然为想象所用，这个过程可以完全不涉及物理宇宙本质的细节"（Penrose，2004）。马克斯·泰格马克（Max Tegmark）（2014）却认为"我们的物理世界不仅仅是用数学来描述，它本身就是数学……我们生活中所有的一切都是纯粹的数学——包括你我在内"（Tegmark，2014）。然而我们并没有其他办法来量化这个世界。于是，数学作为工具，不能证伪。数学基于**公理（axiom）**，这是些不证自明的基本假说。数学也常常做出一些真实世界无法容纳的预测。

据的一方小小空间。

　　季节交替对不同食物来源的可获得性和农业生产的收成有着可以预期的影响。除此以外，昼夜循环也影响了所有生物的活动规律。早期人类通常使用天文"计时器"，例如太阳和月亮的相对位置，但是如果能分隔出更短的时间段，就可以在这些自然时间窗口内更好地安排生产活动。从古埃及流传下这样的方法：从日出到日落的白天和从日落到日出的黑夜应该被分成十二个小时。对于数字十二的起源有着很多不同的解释。一年大约有十二个月相周期，整个过程对应于地球绕太阳轨道完整的一圈，还有十二星座。另外，除拇指外的四根手指每根都有三节指骨。当世界上的物体和我们的身体部位形成对应关系而产生数字的时候，用指骨计数就成了一种很好的方法，用一只手就可以把十二个数字都数出来了。古巴比伦人使用了一个十二进制和一个六十进制的系统。他们选择六十的原因不是很明确，但它确实是一个可以进行完美"分解"的数字（它的因数有 1、2、3、4、5、6、10、12、15、20）。此外，在几何学中，六十进制的系统比十进制更实用。现代的钟表还是基于 12/60 的分割方式的 [29]。

　　时间与运动和几何紧密相连。然而，要准确分割日出到日落过程来计算时间很困难，因为它的长度会随着季节和地点发生变化。在广袤的罗马帝国土地上到处都有日晷，用这种古老的方法测量得到的正午时间和一个小时的长度在不同地区都是不一样的。古希腊人意识到了这个问题，他们就以昼夜平分的春分日那天得到的一小时时间为准。这样的天文时间单位被用于校正投影日晷。但这个方法还不能解决在不同经度上时间的压缩和延长的问题。

具体的时间和时程

　　滴漏和日晷几乎是同一时期发明的，但发明的目的与日晷的不尽相同。它们被用来测量某些神圣或官僚活动的持续时间，而不是一天中的某个时间点。在古希腊的法庭，滴漏（滴水钟，被称为 klepsydra，因为水源来自雅典卫城的克列普西德拉泉水）被用来限制代表被告人辩护的时间 [30]。它们作为校正的工具，解决了不同季节昼夜长短不同的争议。很久以后，当人们了解了容器中水位高低和体积的几何关系，水

---

29. Dohrn-van Rossum，1996。

30. 神圣的仪式中还使用了油灯。灯体中的油量决定了仪式的长短。教堂里还有这样的传统，燃烧的蜡烛记录着可以祝祷的时间。油灯、滴水钟和其他一些类似的装置只能用来记录时间的长度，过了很久才与一些天文事件相同步，有了确定一天中时间点的功能。一个被告人在法庭上因为证词困扰苦无头绪又眼睁睁看着时间流逝，会大声要求"让水停下！"（Hannah，2009a，2009b）。其实，"水（hidor）"这个词是时间的近义词。当然，滴水钟并不能测量时间本身，而是测量从容器中流出的水的体积。这个体积可以被其他方式测量矫正，随后转化成时间的单位。最后，可测量的体积为抽象的时间长度提供了意义。

钟就被用来校正"小时（horos）"的长短了。

在中世纪的欧洲，教堂里建造了钟楼，吸引信徒来做弥撒[31]。修道院成为最早使用机械钟的机构，这有助于组织其复杂的官僚机构。在穆斯林文化中，穆安津（清真寺里的宣礼员）每天会在几乎同一时间站到宣礼塔上吟诵宣礼词。很大程度上因为有了这些活动，"时间"同时获得了两种实际的含义：既是时间长度，又代表一天中的时间点。在经历了很多个世纪，很多次创新发展之后[32]，机械钟表的精度终于能够把小时划分为分钟，再划分到秒。现在的原子钟是基于铯原子指定次数能量跃迁所需的时间。然而，仪器计时和天体运动的时间之间的差异至今仍然存在。我们还是需要时不时加入"闰秒"来补偿两者之间的偏差。

外部时间的内化

测量工具的广泛运用和精确度的不断提高改变了人们的时间概念。埃及和其他一些早期社会没有将时间看作单向飞行的箭矢；而将时间的变化看作了宇宙的周期（图9.1）。天上周而复始运转的日月星辰就代表了时间。尽管他们也一定意识到人类和动物的个体有生有死，物种却是永恒的。在古埃及近三千年的漫长时间里，这种观点与维持现状的主流意识形态相一致。强大的社会没有发展出历史性解释，而是创造了一个神话，它的内容同等地适用于过去、现在还有未来。过去的许多事物，比如天地开辟，都被想象成神明的杰作，但过去与将来之间的区别却变得无关紧要。古希腊的柏拉图坚持认为世上再无创新，因为灵魂早已洞悉真相，一切都只是回忆（anamnesis）。"万事世间多反复，太阳之下皆旧闻"（传道书1：9）。

线性前进时间的概念深深根植于犹太教-基督教的观念中，以及在13世纪后，随着欧洲农业生产率和人口密度的上升，对体力劳动和实践创新的鼓励[33]。对工业时代的产生起到关键作用的技术就是机械钟表。教堂接纳钟表，让祈祷有了时间的计划。几乎每个教区都装上了大钟，这些人造的装置创造出一个"让每个人都各司其职的专断的时间矩阵。它们逐渐成为精神上日常景观中不可或缺的部分"[34]。钟表和其他一些

---

31. 1456年，匈雅提·亚诺什（János Hunyadi）领导的匈牙利-塞尔维亚军队战胜了围攻贝尔格莱德（那时名叫Nándorfehérvár，是古匈牙利语）的奥斯曼帝国土耳其人。这次胜利至关重要，因为它阻挡了奥斯曼帝国的扩张足足七十年。为了纪念这次伟大的胜利，教皇加里多三世（Pope Callixtus III）命令所有的教堂都要在每天中午敲响大钟，召唤信徒为贝尔格莱德战役中的英魂祈祷。当然，在古代欧洲的不同国家中午的时间也是不一样的。教堂正午鸣钟的传统一直保留至今。

32. 英国钟表匠约翰·哈里森（John Harrison）的故事有很多个版本，他发明了船用天文钟，解决了在海上使用航位推算航行中经度计算的问题。我最喜欢的版本是达瓦·索贝尔（Dava Sobel）写的（Sobel，1995）。

33. 那些持有异议的人受到了惩罚。无神论者朱利奥·塞萨里·瓦尼尼（Giulio Cesare Vanini, 1616）写道："人类历史不断自我重演。如今有的，很久以前也都已经有了；以前如何，将来还如何。"因为这些观点，他被教堂处死（引自Wootton，2015）。但基督教也保留了一些关于"循环"的元素。礼拜仪式是为了纪念基督那无尽循环的生命。

34. Hoffecker，2011。

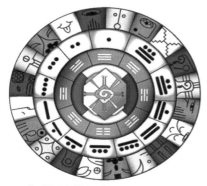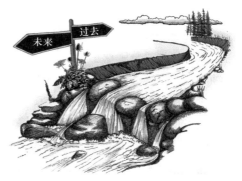

图 9.1 变或不变的概念化。左图．玛雅历。生命是一个周期，万物永恒，所有事物都在周期性地重复。印度教、佛教和埃及文化中都是这样认为的。右图．时间会流逝，没有什么能保持不变（*panta rhei*，拉丁语，每日都在变化），秉持这一观点的有阿兹特克人、基督教、犹太教和伊斯兰教。上游是过去；下游是未来。相对的位置决定了时间的流逝

有人为刻度的装置都成了宇宙的隐喻，并推动了中世纪的机械世界观的形成。这种对世界的新解释与以采集和狩猎为生的社会的世界截然不同，那里充满着永恒的幽灵和神明[35]。经过漫长的几个世纪，线性时间的概念潜移默化，但却从根本上改变了欧洲人的观念。在"光阴如箭，一去不回"的思维框架中解释历史的习惯还是一个相对比较新的现象[36]。

讲到这里，我们来总结一下在人类历史上经历了巨大发展的时间的概念和意义。脑功能的外化促进了概念的产生和抽象想法的传播。越多人开始使用量具，那些基于抽象的测量单位概念就会变得越真实。通过测量长度和时程，我们对空间和时间都有了更加确实的概念[37]。这就是说，新兴的社会知识能够塑造个人的概念形成。九岁以下的儿童自然而然就能领会速度的含义，却无法把握时间的概念。一辆玩具火车比另一辆开得快，但如果开了同样的一段时间，孩子们常常会觉得开得快的那一辆开了更长的时间。速度的概念在年幼的时候是自然产生的，而空间和时间则学自成人[38]。

人类投入了巨大的努力只为计时设备功能的精益求精。钟表成为人类思想的终

---

35. 首先将这种联系阐述清晰的是戈登·蔡尔德（Gordon Childe，1956）。【神经小注：蔡尔德饱受社会性焦虑的困扰。】尽管古埃及社会的贵族们在建造金字塔的过程中已经惯于用量杆来测量距离，并用滴水钟将一天的时间分隔为小时，普通平民直到中世纪时期才有机会接触到这些发明。以纯粹的机械论为基础，存在着一种表述明确的宇宙哲学，它是所有物理科学的起点（Mumford，1934）。

36. Collinwood，1946；Lévi-Strauss，1963；Hannah，2009a。

37. "钟表的使用让时间从概念变成实物"（Einstein and Infeld，1938/1966）。

38. "时间看似与速度同等"（Piaget，1957）。让·皮亚杰（Jean Piaget）认为在发育过程中，时间概念的掌握比空间概念要晚得多，而速度的意识在很早就出现，"儿童对时间关系认知的建立很大程度上取决于成人告诉了他们什么，而不是他们自己经历了什么"（Piaget，1946）。

极外化同步器，极大地影响了我们看待世界的方式和我们的活动（见第 10 章）。如果没有精确的时钟，我们根本无法想象在如今全球范围内进行旅行、交流和合作。

与此矛盾的是，从工业革命开始，"钟表是人类的仆从"这个观点从根本上发生改变。钟表成为衡量生产力和控制劳动的工具，通过这个过程，时间与价值联系在了一起。时间的抽象概念成为实实在在的金钱。但是，工人感受到的时间和被工厂主的时钟记录的时间总是在发生激烈的抗争。时钟的暴政这种东西我们并不完全理解。用时钟和日历所规定的要求，从清晨的闹铃声到基金申请的最后期限，都在给我们的日常生活施加沉重不堪的压力。过去的一个世纪里，时间在推动技术进步中可能是最重要的因素，也同时成为人类进步的头号负担。诡异的是，我们知道其实无论大鼠、猴子还是人类——可能其他物种也是这样——他们在有时间压力的时候的行为表现其实是更糟糕的。

信息革命阶段

通过事物、书籍和交流媒介等形式外化的思想，能够让个人的知识传播给很多人。这个过程是相互的，因为很多人的知识也能传播给单个个体。书籍、计算机和互联网交流在一个巨大的尺度上外化了脑的功能，并为人类积累的知识提供了无限的储存空间。然而，就像图书馆里的书本，这些知识如果遥不可及，那就毫无价值。还在学生时代时，我去查阅和学习有关的参考资料，通过馆际互借订阅论文。当那本书或者杂志在几个月后终于到我手中，我还必须提交书面的申请才能够复印这些资料。如今这个过程已经变得非常便捷，但由于每个人都可以非常快速便捷地获得资料，我们给自己施加的要求也随之成比例地增加。

1992 年的时候，用硬盘 80Mb、内存 10Mb 的二代苹果电脑来进行信号滤波和计算单通道脑电图（EEG）的傅立叶变换，我感觉要花好几个世纪的时间。如今，谷歌公司的 DeepMind 能够进行自我学习如何在围棋和雅达利游戏中击败人类[39]。FaceNet 人脸识别系统能够从 100 万张脸中识别出特定的某一个。类似的系统可以定位世界上任何地方的街景，比经验丰富的向导还要可靠。IBM 公司的 Watson 系列人工智能系统经过训练，甚至比经过几十年疾病诊断实践的医生更强[40]。到 2020 年，全世界 80% 的成年人口都将拥有一台可以访问人类几乎所有知识的智能手机。自动驾驶的

---

39. 见 Silver et al., 2016。Hassabis 等（2017）撰写了一篇关于深度学习和类脑人工智能的精彩综述。关于这个话题的展开阐述见 Sejnowski, 2018。

40. 苹果、微软和脸书（Facebook）公司的现金流比每年美国联邦政府拨给生物医学研究的预算多上十倍（Insel, 2017）。这些快速的变化带来了劳动力的巨大转型。如今，只有 2% 的美国人口在农场工作，20% 在工厂，剩余的人口在服务业，而那些和"数据"打交道的人数正在增长（Harari, 2017）。

机动车即将投入使用。可穿戴设备可以监控超过 500 万注册用户的活动，这个数字还在与日俱增。监测几百万用户在浏览网页时敲击键盘的习惯，追踪我们的眼动轨迹、瞳孔大小和心率，产生了前所未有的数据可用来分析和量化。当你在面试一份工作或阅读这一页文字的时候，那些感受器能够收集你的信息，与你的反应、健康状况甚至是生理需求有关，也产生了不可估量的生物特征数据，而这些数据最终都被你完全不认识的人所拥有。人工智能（artificial intelligence, AI）技术将会影响到生活的方方面面，从农业和医药到交通和经济。未来的人工智能能够自我学习，在无法预知的领域媲美人类，辅助人类的大脑。

互联网正在成为世界交流的语言，全球范围内交换外化知识的集市。字、词句和谚语几乎已经可以即时被翻译成任何语言，翻译程序的功能日渐精进。我们可以用一种前所未有的速度内化新的知识，不用离开我们的椅子就可以思考和探索"如果……会发生什么呢？"在这个过程中，还会有新的发现。但这样的全球化也伴随着均质化。我们不自觉地跟随着同样的潮流和品牌，在美国或菲律宾，都一样。受着很多公司的诱导，我们为了一些微不足道的短期利益，在互联网上自动自觉地暴露个人信息和私生活，而那些公司正因为了解我们的需要、目标和收入水平而日进斗金。

神经技术：下一场革命

作为脑功能外化的高潮，科学可能已经成为社会变迁的最强推动力。也许人类演化的下一个新时代就将是神经技术，开发出时空精确度都非常高的监测和控制脑环路的非侵入式设备。在一个相对比较低的速度间接地获得大脑中神经元活动的信息，这已经可以通过功能神经成像来完成。由大量浅表皮层神经元产生的电磁信号的快速高通量记录也是司空见惯的。下一步的发展，以单个动作电位的分辨率记录有足够代表性的大量神经元的活动，并逐一或分小组地操纵足够数量的神经元，还面临着阻碍。但是，一旦得以成功，这种将大脑活动高速外化的方法，就将让设计反馈致动机制变得可能，从而可以重塑由疾病改变了的神经元集群的放电模式，或在大脑修复中替代缺失了的神经元的活动。

代表大脑从状态到意图的任何信号都可以传递到其他许多大脑，绕过了现在这种"缓慢"的通过语言进行的脑与脑的交流。在对话中，同一时间只有一个人说，而其他人逐一接受和反应。而在直接的脑-脑交流中，我们可以同时下载许多个大脑的想法、意图和情绪，并将它们传到许多别的大脑，实现集体思考和统一操控。推特（Twitter）和 Instagram 上收发的信息其实已经是接近实时的多脑交流的前体了。磁场、红外和紫外光，或者放射等新型信号，都可以被大脑所接收。这种"心灵感应"式的交流现在听起来还像天方夜谭[41]，物理学定律可没警告说这不可能。反而，更大的问题应该是，谁需要这样的技术，以及这样的技术能带来什么。这些技术的发展方向很可能取决于其推动因素，具体是出于科学好奇心、疾病的治疗还是商业利益[42]。

大脑重置

当亚历山大图书馆被烧毁，不计其数的来之不易的知识永远消失了。想象一下某天清晨醒来发现所有存在计算机里的知识都不见了。那样的损失，会让人类外化的知识退回到苏联人造卫星时代之前的水平。几乎没有人能从头开始制造一台计算机或设计一个搜索引擎。如今的技术需要很多受过高度训练的人的协作，而这些人的机敏都得益于那些外化的人类大脑产物唾手可得。

那么，非洲萨瓦纳草原上依赖多种技能生存的普通采集狩猎者，和拿着智能手机可以呼叫出租车、找到每家星巴克还能在空调办公室工作完成后叫外卖的纽约人，到底谁更聪明呢？我们如此轻易地获取人类积累下来的海量知识，创造了一种假象，好像我们的大脑在这5万年的发展中变得更好用了。然而，我们的大脑本身硬件不变，里面包含了各种各样的知识，可以根据当前需求进行更新。当我们寻找智人的大脑比其他动物的优势时，需要明白除了神经元数量、连接的密度以及连接规则，还有人类大脑外化以学习他人的经验。一个群体思想的外化知识带来了有效的内化，这是我们重塑自我的前提。

获得这些是有代价的。尽管人类的知识因为许多大脑以扩增方式交流而几何级数地增长，个人的相对份额却在急剧下降，导致劳动分工的增加。我作为一个系统神经生物学家，并不是分子或神经免疫或人工智能研究方面的专家，我对神经系统中不计其数的疾病种类的了解有限。即使在单一学科范围内，现在已经很难成为多面手了。而这种情况也不代表我们不能去尝试成为多面手。知识一直在等待被学习和吸收。

也许我的一些想法是被误导的。面对一种新型的机器人，它在平衡能力、记忆力或其他认知游戏方面强过人类，我们发现自己处在悲喜交加之中。但是，这并不是一种公平的比较。机器人或者超级计算机是集成百上千人的大脑智慧通过交流制造出来的；能击败单个的人类并不奇怪。我们经常混淆人与机器知识的比较和人类知

---

41. 这些有趣的未来主义的观点来自 Harari（2015）与 Tegmark（2017）。

42. 近来，新技术发展的推动力已经逐渐从科学的好奇心转变成商业利益。特别是在应用和转化科学的项目中，决策团队中有了越来越多的经理和商业运作者，他们更倾向于支持的方案，都是和他们自己一样富有的客户会消费的技术（Dyson，1997）。

识与机器之间的比较。但话也可以反过来说。我们的知识如此丰富不仅因为人脑的功能强大，更是因为这个星球上有 74 亿个大脑，他们中有相当部分能够依赖互联网有效地交流。也可能有人说机器人可新制造数十亿个机器人，每个机器人都可以与人类的大脑相提并论，而这似乎并不现实。

这也并不是说人工智能不会经历一场惊天动地的壮烈革命。对基于大脑的智能，几乎没有什么领域不曾以这样或那样的方式受到人工智能的挑战。就在十几年前，用机器实现人脸或场景的识别似乎不现实。如今，在这个方面机器已经完全超越了人类中最好的专家。能够在国际象棋和其他游戏中击败最强的人类，已经证明了机器的"推理"能力。

想象力和创造力呢？嗯……这些能力到底是什么？撰写这本书需要阅读不计其数的其他人的工作，提取和综合已知的信息，用我的大脑来创作一个全新的故事。人工智能能做到这些吗？似乎没什么可以反驳的。人工智能已经能写出有趣的故事，将文字和语音互相转换，语言翻译的能力超过了很多人类，谱出悦耳的乐曲，还能画出富有美感的绘画作品。这些成就中有许多被认为是受人的大脑启发的。这种启发也不外乎是一种类比或是比喻，因为机器算法在计算机中和人类大脑中的硬件实现方式有着天壤之别。如果硬件条件如此不同，那么算法的不同也可以理解了。另外一点，大脑同时拥有智力和情绪。情绪在大脑中的形成不是孤立的，它需要身体其他部分。我们可能觉得想象起来很有趣，但其实根本没有"人工情感"。因为这个简单的原因，机器和算法对任何事情都没有第一人称视角。机器人是没有时间计划的。现有的人工智能设备在一定程度上是自我封闭的，它们无法从行为中读出我们的意图或推断出我们的想法。即使未来的机器可以读心和回应，他们并不能从"自我"的角度来理解这些信息。他们仍然是顺从的同伴，就像训练有素的导盲犬。

正因如此，我一点也不害怕自我组织的人工智能机器像科幻电影里面那样对我们反戈相向[43]。对机器人来说，欢乐、孤独和痛苦都是荒谬的概念。它们没有自我复制的愿望，没想过和其他机器人和我们人类一起工作，也没有暗暗策划反抗人类。就算万一它们真的这样做了，我们也只需要拔掉电源而已，他们马上就会变成没有生命的无用的物件。机器并不危险，人类才危险。

外化脑功能的关键在于测量设备的发明和测量的抽象单位的概念化。这些仪器设备，比如钟表，加速了新概念的形成和交流，并且影响我们看待世界和自身的方式。空间和时间，是我们现在的世界观的根本，它们与大脑活动之间的关系是我们接下来要讨论的。

---

43. 未来主义的预言家常常在他们的预言中包含时间轴，这显然是个错误。亚瑟·C. 克拉克（Arthur C. Clark）在 30 年前预测，到 2017 年，我们将能在空间站里一直以一个少年的力量和精力活到老年（Clark，1987），但是他却没能预测互联网的出现或苏联的解体。

小　　结

　　负责产生计划与想法的大脑脑区和运动皮层在细胞构筑和输入输出连接方面具有许多相似性。主要的区别在于前额叶皮层并不直接支配运动环路，而是被统称为内部行动系统，所以计划和想法都可以被认为是内化的行动模式，作为延迟的外显行动的缓冲。想法只有能驱使行动才有意义，就算那些行动要几天或几年以后才付诸实际。这些脑区和工作机制也同样负责让思想以手工制品、语言、艺术和文学的形式外化。进而，外化的物品，作为抽象思维的有形产物，能对创造者和其他人的思想产生深刻的影响。于是，外化的脑功能促进了前辈历经辛苦而获得的知识向全社会传播交流，使语义知识的快速有效传播得以实现。

　　不是特殊的脑环路连接，也不是神经系统的其他特点，而是脑功能的有效外化解释了为什么我们人类能成为这个星球的主宰，和潜在的终结者。人类的认知演化始于工具的制造和语言，历经城市革命转变到如今的信息时代。这个过程中，人类集体知识平均到每个人的体量急剧下降，驱使合作共赢的需求与日俱增。如果没有深度合作和外化的产品，我们的知识就将倒退到采集狩猎祖先的水平。

第 10 章

大脑中的时间和空间

空间和时间概念之间存在明确无误的差别。

——亨德里克·洛伦兹[1]

时间是一种抽象，我们可通过事物的变化感受它。

——厄恩斯特·马赫[2]

空间和时间是一回事。

——埃德加·爱伦·坡[3]

解释并讨论完自内向外框架的优点，我们再回到詹姆斯的目录（见第 1 章）。我希望至少已经有部分读者同意，为这些人造术语寻找脑机制并不是推进神经科学的最佳路径。但是应该放弃哪些术语或重作定义呢？詹姆斯的目录中有两个突出的概念——时间和空间，不仅在神经科学，而且在日常生活中，都是无可回避的。没有视觉、声音、气味或触碰都还能生活，但我们所做的每件事似乎都发生在时间和空间中。这些概念是我们语言和思考的一部分。我们体验到自己与他人有区别，很大程度上是因为我们拥有自己的情景记忆，在特定时间发生于特定空间。这一框架隐含着预测，经验被拆解为内容、地点和时间的成分，这些成分再一起重现原来的情景。因此，我们如果想要了解自身，不仅必须了解大脑如何储存"内容"，还要了解与这些经验相关的位置信息和时间标记是如何被处理、存储和提取的。

---

1. 如 Canales（2015）中所记载。[译者注：亨德里克·洛伦兹（Hendrik Lorentz），荷兰人，近代卓越的理论物理学家、数学家，经典电子论的创立者，诺贝尔物理学奖得主。]

2. Blackmore，1972。[译者注：厄恩斯特·马赫（Ernst Mach），德国物理学家和哲学家。]

3. Horgan，2015。

然而这个三角关系出于假定，有些可疑之处。本章将邀请读者以一种开放的方式来思考时间和空间。可以同意也可以不同意，但至少你将会体验到一种不同的角度。并且，要是我能够说服你时间和空间都是人造的概念，也许我们就可以开始类似地思考詹姆斯清单中其余项目了：这些项目是人脑构建来的，而非人脑对外在客观事物的"表征"。

《心理学原理》的目录节选（James，1890）

语言中时间和空间可以相互替换

讨论时间和空间，通常都会引用哲学家康德的话，他认为这些概念是**先验的**（priori），不能直接研究。"空间实际上是外在感受的全部表象的形式……先于一切实际知觉，即预先存在于心智中，并且……能够在任何经验之前，包含决定事物关系的原理"[4]。因此时间和空间就是宇宙的公理，相互独立，与其他一切都无关。这种分离对于情景记忆也很有经济意义。如果大脑必须存储一生中每项经历（也就是**内容**、**时间**和**地点**的每种组合），所列的清单将会长得出奇。编码这份清单就需要出奇大的存储容量，回忆这么多记忆也会变得很复杂。博尔赫斯笔下博闻强记的富内斯，有着完美的记忆，可以回忆起前一天每一个行动时刻，但这么做又要花去他一整天[5]。另一种存储办法是分别存储内容、时间和地点成分，通过把内容重新置于时间和空间之中来重新建构原有的情景。从这个角度看，情景记忆的神经科学应该聚焦到大脑中的时间和空间机制。不过，我们真的知道自己在寻找什么吗？

大部分文化中基于普适的时间和空间观念来对比宇宙之广阔绚烂和生命之短暂。日常对话中，这两个维度常常可以互换。很多语言中距离和行动时间是同义的："我实验室离家一小时远"，或者"这次会议很短。"地球按经度分为**时区**，因为不同国家、

---

4. 引自康德《纯粹理性批判》（*Critique of Pure Reason*），剑桥版《康德全集》第71页。对康德来说，时间和空间并不是概念，而是预先存在的独特"架构"：整个宇宙中只有唯一的时间和唯一的空间。概念并不预先存在。概念是一些人创造出来并解释给他人的。

5. Borges，1994。［译者注：加利福尼亚大学尔湾分校的詹姆斯·麦高（James McGaugh）教授研究了超级记忆者高度发达的自传性记忆（highly superior autobiographical memory, HSAM）及其神经基础。］

不同大陆的正午出现在不同时刻[6]。距离的单位由时间定义：真空中光在 1s 内经过的距离定义为 1 光秒。今天，我们对置身何处的了解大部分都来自全球定位系统（global positioning system, GPS）的数据，该系统根本不度量距离。GPS 通过信号传播到不同接收卫星的时间差来计算位置[7]。

进一步来说，并不是所有人都需要康德的基本范畴。有的文化中没有时间流逝的概念。实际上，世界上有将近一半的语言没有时态（比如汉语）。语言学家考察过的各种语言中，大部分时间相关的词，其本义都是空间方面的。亚马孙的阿莫达瓦（Amondawa）部落直到 1986 年才为外人所知晓，他们根本没有时间相关的语言结构。他们不止没有抽象的时间概念的词，也没有词汇来表达更具体的月或者年。阿莫达瓦人从不谈及年龄，也不过生日，而是每次达到社群中不同位置时改换名字[8]。与此类似，在澳大利亚内陆维多利亚大沙漠里的原住民看来，创世的概念同时存在于过去、现在和未来。他们不信任明天，因而不蓄财产。如果食物从某天留到了下一天，他们就直接丢弃，即便沙漠中食物稀少。今天就是今天，并非昨天的延续。他们一代一代地传唱歌曲或者"歌途（songline）"，讲述创世者穿越大地的旅程。歌途描述了创世者的道路，包括山岳、水泽、界标和边界的位置，因而可以作为口传地图用来导航[9]。另一个澳大利亚原住民部落，当被要求摆放一系列展示时间进程的图片时，他们的部民并不会跟我们平时一样把图片从左摆向右，而是从东摆向西。也就是，面朝南方时，图片从左向右放置。相反，面朝北方时，图片从右向左放置。面朝东方时，图片渐渐趋近身体[10]。因而，虽然这些人没有时间观念，他们能够理解排序、事件先后或布置安排，尽管没有独立于其他一切事物或作为事件发生背景的时间概念。

曾经住在美国加利福尼亚萨克拉门托谷地的温图（Wintu）印第安人，不区分以自我为中心的空间和以外在事物为中心的空间。他们不会说身体左边还是右边，而是根

---

6. 有铯原子钟之前，民用和天文用的官方时间都基于太阳和月亮运动的动力学理论，用它们的轨道位置来校准，称为**星历表时间（ephemeris time）**。

7. GPS 包含一群卫星，其轨道离地面约 2 万 km，轨道周期约 12h。每颗卫星的本地时间由纳秒精度的原子钟计算得到。根据广义相对论，卫星上的钟比地面上的块（每天超前 45ms）。如果不考虑这一超前时间，每天累积的错误几乎有 10km，GPS 实际上就没用了。

8. 当然，这只意味着阿莫达瓦人生活在事件序列串成的世界里，而不是把事件视为嵌入在连续的时间里（Sinha et al., 2011）。

9. 本质上"歌途"就是辽阔荒原的口头地图，保证导航技能在没有书面语言的文化中得以传承（Wositsky and Harney, 1999）。

10. Boroditsky（https://www.edge.org/conversation/lera_boroditsky-how-does-our-language-shape-the-way-we-think）。

据正在向南走还是向北走——山谷里的两个主要方向——说河畔或山边[11]。相反，芬兰人住在湖泊密布的平原上，有专门的词指代基本方向（南、北、东、西分别是 *etelä*、*pohjoinen*、*itä*、*länsi*）和斜角方向（东南、东北、西北、西南分别是 *kaakko*、*koillinen*、*luode* 和 *lounas*）。远离芬兰的澳大利亚北部，约克角城西郊住着库库塔耶奥里（Kuuk Thaayorre）原住民，他们也采用绝对方向，甚至在讨论个人空间时也会说："你东边那只耳朵上有蜘蛛"。所以，如果你是库库塔耶奥里部落一员，还得知道面朝的是哪个方向才能确定蜘蛛在哪[12]。

种种文化差异显示，时间和空间可能并非神经计算中不可或缺的成分，而是大脑经过相应训练才会表征的精神构造。我们的记忆概念需要时间和空间，因为我们的思想需要放置在想象出的坐标体系中。但这些坐标可能只存在于我们想象的世界。

如果时间和空间是无形的，大脑中又没有特化的感受器来感知，它们怎么能在大脑中"造成"变化呢？要合理地回答这个难题，首先需要快速了解一下物理学家眼中的时间和空间。

物理学中的时间和空间

概念上的时间和空间是无量纲的，又无法度量，因而不能直接研究。现代科学改造了这些概念，用可度量的变量——距离与作用时长，代替了抽象的哲学形式[13]。

定义时间和空间

引入了新工具来计算距离和作用时长，我们的祖先得以关注一些重要问题，如："我在哪里？"[14] 和"什么时间了？"然而，距离和位置的关系，或者作用时长和时钟

---

11. 温图文化中，自我和自然之间是连续的；所以"我"永远不会消失（Lee，1950）。实际上，大脑中存在可以编码这种信息的机制。位于小鼠海马下托后部的神经元可以整合头朝向信息和左侧（或右侧）有堵墙存在的信息。我们必须决定的是在得到的时候要做什么。因而，自我中心信息和外在事物中心信息之间的差别是模糊的（Peyrache et al.，2017）。

12. Levinson，2003。

13. 测量工具作为真理的标准只是近代才用起来的。伽利略（Galileo）数自己的脉搏和心跳来确定比萨塔中单摆的节奏，而不是用单摆计时测量脉搏和心跳（Canales,2015）！如理查德·费曼（Richard Feynman）等人所说，"关键不在于如何定义时间，而在于如何度量它"（Feynman et al.，1963）。然而，如果我们承认距离和作用时长都只有靠人造的尺子和钟表才能理解，就否认了其他动物能够感受和使用这些维度。

14. Mishkin、Ungerleider 等（1983）区分了两条视觉处理通路——从视皮层到下颞叶皮层的"腹侧通路"负责对象视觉（即内容），而从视皮层到后顶叶区域的"背侧通路"负责空间视觉（即位置）。两条通路各自具有层级结构，分别行使不同功能。Goodale and Milner（1990）指出这样把功能和通路对应起来存在不足，认为应该是腹侧通路在对象的知觉确认中起作用，而背侧通路则在针对这些对象的视觉行动中介导其所需的感觉运动转换。因此，背侧通路的功能并非提取**位置**（where）信息而是支持操纵对象[**如何**（how）]。

上时刻的关系，本质上就是循环论证。位置是相对人为选定的初始位置的位移终点。类似的循环论证问题也存在于当下或现在的概念，它被定义为相对人为选定的开始时刻后一段时间的终点[15]。于是问题可以重新表述为"到了什么约定一致的时刻了？"，因为时间依赖于谁在度量。我写这一段时，是公元 2017 年 2 月 17 日，对应回历 1438 年 6 月 21 日，犹太历 5777 年 5 月 22 日，波斯历 1395 年八哈曼（Bahman）月 30 日。历法计算的是从人为选定的某个时刻开始后过了多久，因此"现在"的定义取决于观察者的角度。

如果时间和空间需要用不同设备来度量，它们可能存在质的差别。经典物理中，时间轴附加于空间的三个维度上。距离和作用时间只在单一的时空点上彼此交叉。惰性、空旷的时空剧场容许事物运动其中。狭义相对论延续了这一传统，总可以给出粒子的精确位置和速度[16]。

然而，早在艾萨克·牛顿（Issac Newton）之前，物理学家已经认识到了空间和时间通过速度彼此关联起来，速度是距离和作用时长的比值[17]。知道任意两个参数足以全面描述第三个。如第 2 章所论及的，两个事物一直相关，通常可以认为其中一个促成了另一个，或者两者有共同的肇因。是距离造就了作用时间吗？或者反之？还是可以对它们做出共同的解释？经典物理学中的时间和空间独立性受到了很多质疑。如果时间是某种介质，物质穿行其中，那么没有物质就没有时间。要定义时间，必须有粒子在空间中移动。相应的，任何事件都不能不经过时间而发生，或者如爱因斯坦的老师赫尔曼·闵可夫斯基（Hermann Minkowski）所说："没有人观察到过没有时间的空间，或是没有空间的时间。"[18] 时间因物质而被记录。

---

15. 海德格尔（Heidegger）在《存在与时间》（*Being and Time*，1927/2002）中提出："如何对时间性的这一到时样式加以阐释？从原始**时间**到**存在**的意义，有路可循吗？**时间**本身是否公开自己即为**存在**的境域？"［译者注：此处译文据陈嘉映、王庆节译本，生活·读书·新知三联书店，1987 年版。］他提出，存在［being、dasein（德语）或 existence］的问题并非关于**内容**（**what**），而是关于**主体**（**who**）。这一存在主义问题让人想起对观察者在世界阐释中的角色的不断探寻。

16. 精准定位某个粒子，这种假设违反了海森堡（Heisenberg）的测不准原理。在量子物理学中，粒子的即时速度独立于其确切位置。由于存在波粒二象性，两种性质不能同时测量。任何测量都会影响粒子态或波动态。由于波在空间（和时间）上展开，不知道频率时相位毫无意义。另一方面，频率只有在一定空间（时间）范围上才能确定。关于局部场电位或者脑电图（EEG）本质上是噪声还是节律活动，争论的主要来源也是这种不确定性——频率和时间彼此独立。某种振荡存在与否只有观测一段时间才能定量地确定。

17. 莫顿平均速率定理（Mertonian mean speed theorem）得名于 14 世纪牛津大学莫顿学院，被认为确立了速度的现代形式，即位移与作用时长的比值。然而，近年来发掘的楔形文字黏土板上，无可辩驳地显示巴比伦天文学家已经采用抽象数学空间的几何方法，通过时间-速度曲线下面积来计算木星的位置了（Ossendrijver，2016）。确切地说，速率并非距离除以作用时长，而是除以某种切实可度量的变化，比如另一种恰当的距离度量或者单摆摆动次数。只有当具备时钟度量时，才能用距离除以作用时长的公式来计算速度。

18. 如 Barbour（1999）中所述。

时 间 之 箭

经典热力学中，热量从热的物体流向冷的物体。每个时刻都是不同的，因为分子的碰撞导致更多碰撞，从而产生摩擦和热。热力学第二定律指出宇宙趋向于越来越高的混乱度，混乱度以"熵"度量[19]，永不反向。按照阿瑟·爱丁顿（Arthur Eddington）的说法，熵的这种单向变化乃是时间向前移动的原因，这解释了"时间之箭"[20]。如果时间是箭，是矢量，就需要有两个度量来刻画：时长和方向。然而应该注意，增加的熵只是一种比方，不等同于时间或时长。重要的是，根据"熵解释时间"这一逻辑，在生物体系中时间应该是倒退的，因为自组织系统的熵在降低。

大爆炸理论也支持时间之箭的观念。大爆炸通常被认为是一切的开始——从这一点开始，宇宙在空间上膨胀，在时间上向前延伸。这一理论在 2016 年得到了重要的推动——天文学家在这一年探测到了可能来自一对中子星或者大质量黑洞的引力波[21]。然而，预先存在的物质并不是在预先存在的空间中膨胀的。相反，大爆炸创造了一切，包括我们所说的时间和空间。因此，可能不需要分别考虑这些，因为空间的膨胀本质上关联着时间的扩张。相反，被称为**暴胀（inflation）**的另一种理论认为，大爆炸之前存在空间和质量指数增长的过程，尽管为时极其短暂。大爆炸时间可能只适用于我们这部分宇宙[22]。还有一种可能性是宇宙经历着无数次大爆炸，在时空膨胀和收缩之间往复循环。当然，有的学者要找寻起始明确的因果解释，这种没有因果的永恒，不大能够吸引他们。

物理学中的时空

在 19 世纪，人们发现光速不变，认识到光违背因果性原则[23]，开辟了通向相对论

---

19. 熵（entropy）——**能量的变体（energy trope）**或转换形式（en-trope）——是系统可以达到的量子态数目的对数。

20. "时间的了不起之处在于永远向前"（Eddington, 1928）。爱丁顿被认为创造了"时间之箭"的说法。赫拉克利特（Heraclitus）说的万物恒流（*panta rhei*）也是同样的意思。然而，近来一项实验表明，在特定条件下，热量可以自发地从冷的量子粒子向热的粒子流动（Micadei et al., 2017）。参见 Zeh（2002）对时间方向的讨论。时间有方向这一特征使之作为矢量区别于作用时长这一标量。参见 Mackey（1992）和 Muller（2016）对于熵和时间之箭关系的讨论与批评。

21. Steinhardt and Turok, 2002。Cho（2016）简洁地描述了引力场。

22. Guth, 1997；Tegmark, 2014。

23. Michelson 和 Morley（1987）的实验否定了作为光和电磁场传播介质的"以太"，并为后续许多研究确认。他们表明，不论沿地球自转方向还是与该方向垂直，测得的光速都是一样的（真空中约为 300 000km/s）。因此光具有特殊的性质，不因其他事物的运动而加速或减速。

的道路，后者建立在距离与作用时长的等价及时间的对称性之上 24。经典模型被广义相对论的时空模型代替了。新的模型中时间是空间以外的第四个维度。爱因斯坦认定事件发生的时刻会影响其位置，反之亦然 25，因此距离和作用时间无法独立进行测量。

　　20 世纪主要的物理学理论都建立在时空连续统一体的假设上。时空没有变化，没有过去、现在或未来。整个宇宙的时空就像包含了所有故事的电影。但我们是通过一道狭缝在观看宇宙，从而产生错觉，我们通过这条狭缝所观察到的就是现在。我们从记忆中唤起的是为过去，试图从过去推断出来的是为未来（见图 2.1）。因此，从人类观察者的视角看，世界处于恒定的运动之中，而从一个极为遥远处的观察者的角度看来，什么都没改变。与此一致，从我目前的角度来看，地球没有移动，而从宇宙飞船上看，是在动的。广义相对论中，时间是对称的。爱因斯坦有句话很有名，"过去、现在和未来的区分，仅仅是一种持久、顽固的错觉，尽管这种错觉非常强烈" 26。

　　时间可以逆转：可以压缩或者膨胀。时间可以用时钟完美地描述，不需要有意识的人脑来维持它 27。不过这里也有一点补充。时钟既不制造时间，也不表征时间。时间对它没有任何意义。如果没有观察者，滴答声毫无抽象的含义。

　　如果时间永远朝一个方向，而粒子可以返回初始位置，位移就没有时间上的对应。这就是说，没有什么事件的发生可以不经历时间。光子永远不会停歇，因为静止时它没有能量，也就不会存在。在相对论中，过去和未来完全对称，因此时间是标量。"现在"的概念根本无关紧要。实际上，就算地球朝反方向转动，或者宇宙反向演化，理论都还成立。正电子会变为时间上反向运动的电子，正如费曼所猜测的那样，正电荷因此只是负向时间带来的错觉 28。

---

　　24. 赫尔曼·闵可夫斯基建立了相对论的严格形式，这里的时间和空间是抽象的四维"时空"的坐标；时间坐标是虚数。在闵可夫斯基时空中，相对时间和空间表现为相对观察者的投影。"因此空间本身和时间本身都注定蜕变虚化，只有二者的某种联合保持为独立的实体"（Minkowski，1909）。在闵可夫斯基之前，时间和空间的结合已经出现在 H. G. 威尔斯（H. G. Wells）的小说《时间机器》（*The Time Machine*）里："实际上有四个维度，其中三个我们称为空间的三个平面，第四个称为时间。"

　　25. Einstein，1989，1997。【神经小注：爱因斯坦的儿子爱德华（Eduard）患有精神分裂症。】关于时间和空间的关系，以及时空概念的含义有许多优秀著作（Canales，2015；Muller，2016；Rovelli，2016；Weatherall，2016；Carroll，2000）。

　　26. 爱因斯坦的这一说法并没有发表在科学出版物中，而是出现在米歇尔·贝索（Michele Besso）去世后爱因斯坦寄给他妹妹的私人信件中。相对论中，光是事实的基础，其他一切都是次要的，与光相关联。

　　27. 我认为爱因斯坦这么说是出于失望，因为他意识到他的听众理解不了新的时空表述。在日常的实际世界中，时钟告诉我们常规事务所需要的时间。

　　28. 广义相对论中，不仅时间流逝是错觉，改变本身也是错觉。有些很好的书讨论了这个有趣的观念，其中的看法包括描述世界的物理学并不需要时间观念之类（Toulmin and Goodfield，1982；Barbour，1999；Carroll，2000；Greene，2011；Tegmark，2014；Rovelli，2016）。相反，李·斯莫林（Lee Smolin）有力地主张宇宙最基本的特征是时间，物理学把时间和空间融合是走错了路线（Smolin，2013）。斯莫林相信物理定律一直在随时间演变。在不同的时间点上引力起作用的方式可能不同，所以过去、现在和将来仍然可以区分。我们还是可能会为下一刻发生什么而感到惊讶。

时间是冗余的么？

相对论和量子力学都是自洽而优美的理论，但它们彼此抵牾[29]。论争的焦点在于世界是连续的还是包含离散的量子单元。已经有多种理论尝试结合这些物理领域，其中最近的有"圈量子引力（loop quantum gravity）"理论[30]。该理论中空间颗粒组成不连续的空间。这种假设让人想起法国哲学家亨利·柏格森（Henri Bergson）的评论，"当数学家计算一个系统在时间 t 结束时将处于什么状态时，没有什么可以妨碍他假设宇宙从这一刻消失，直到结束时刻重新出现"[31]。对柏格森来说，时间不是外在的东西，不能脱离感受它的人。然而，空间颗粒并非简单的量子单元，它们也不在空间中，量子单元本身完全通过相互作用构成空间。描述了空间和物质的相互作用的这一理论并不包含时间，尽管一切都处在持久运动之中。

物理学和时间流逝感之间明显的矛盾困扰了很多人，包括德国哲学家马丁·海德格尔（Martin Heidegger），他归结为物理学触及不了现实的最基础部分。方程仅仅是符号，但现实不是。"一旦把时间定义为时钟上的时间，就没有可能再探得它本来的含义了"[32]。然而问题可能不是海德格尔想的那样，只靠物理学可能没法提供时间和空间问题的答案。而是该由神经科学出手了。

大脑中的时间和空间：表征还是构造物？

目前为止这些讨论，不管是物理学方面的还是物理学与哲学之间的，还都对神经科学没什么影响。相反，神经科学的字里行间全都充斥着牛顿时空[33]。大脑中时间和空间的研究形成了两个独立的领域，各自有一套文献体系，基本忽视了时空等价的可能性。神经科学家继续在经典物理学框架下利用实际的量杆和时钟进行实验。这种途径没有问题，只要我们明白测量是基于人为设计的仪器完成的。但是如果认为与这些测量结果的关联可以指明时间和空间概念，事情就全然不同了。

---

29. 如"物理学中的时间和空间"这部分开头所述，时间是个抽象的概念，在被度量时才成为科学概念。要说明某段作用时间是可度量的**时间**，就需要用其他过程（如单摆摆动）来标定这一段。标定单摆两次摆动之间的时长需要另一个设备，比如更快的单摆或者指针时钟。如此递推。即便最快的原子钟仍然分单元度量时间。按照量子理论，时空是离散的。我们用时钟度量的不是时间本身，而是计数时间单元数目再乘以单元的时长。然而单元时长是通过对更快的时间单元进行计数来度量的，由此递推而**永无止境**。

30. Smolin，2013；Rovelli，2016。

31. Bergson，1922/1999；Canales，2015。

32. Heidegger，1927/2002。【神经小注：海德格尔在第二次世界大战以后经历过一次严重的"神经崩溃"，可能是出自支持纳粹政权的负罪感和他关于存在的不确定性。】

33.【神经小注：牛顿患有今天所说的双向人格障碍，晚年有虚妄浮夸的臆想。他认为是上天指派他来描写世界的真理。】

时间和空间的意义来源

除了严格追随物理学，还有一种选择是思考物理学定律是否适用于"心理"时间。毕竟，描述这些定律的数学也是人类思想的产物[34]。数学是个公理体系，总是从一些假设出发来构建内在连贯的优美理论。也许物理学只是科学的一种，其定律与生物学中的不同。毕竟，熵增是无机世界的规律，而局部熵减在生物学中是常态。预测甚至决定论支配着无生命世界，而生物学中预测变得越来越复杂。

与此相关，哲学家们常用来反对"物理主义"的一个论点是，世界并不自带距离和时长单位。人类发明的仪器既不创造时间或空间，也不度量它们。量杆只是根棍子。时钟滴答，滴答的时刻必须要比对其他变化，比如光在给定单位时间内经过的距离。这种比对或校正需要有第三方——人来完成。因为人定义了量杆和时钟的单位，这一过程不可避免地定义了我们的时间和空间观念。

人类观察者的问题和意义摄取的需要，都与第 1、第 3 章所讨论的神经科学问题相似[35]。

我们生活在其中的经典宏观世界和相对论、量子力学所支配的微观世界之间，看起来有着巨大的鸿沟。我们可以忽略这条鸿沟，也可以尝试着检视这些明显的抵牾来自何处，以及宏观与微观之间的边界何在[36]。

无论选哪条路，我们都至少要面对两个问题。首先，我们必须认识到这两点的区别：某事物的**表征过程**的时间和空间性质，还是时间和空间的**表征**。即便神经元活动与事件的时空序列（以量杆或计时器度量）之间存在可靠的相关性，这种相关并不意味着神经活动计算了距离或作用时间本身[37]。换言之，我们绝不能把事件的描述与事件的主观阐释混为一谈（见第 2 章）。其次，我们需要澄清神经科学实验中讨论的**时间**，对应的是宇宙的时间（物理学）？哲学的"体验时间"？还是时钟测量的"实际时间"？对空间也应该进行同样严格的审查。问题的要点在于，人脑既要阐释其

---

34. 考虑库尔特·哥德尔定理（Kurt Gödel's theorem）可以再进一步深化这一命题。哥德尔定理指出：所有的数学理论都是不完备的，或者温和点说，任何定理或定义集都是不完备的。不能通过逻辑挑战数学事实。这让数学家和科学家都受到了严重打击。哥德尔定理也可以拓展到神经科学。科学的分枝没有哪个比其他的更高级。【神经小注：哥德尔患有双向障碍，物理学家路德维希·玻尔兹曼（Ludwig Boltzmann）、数学家格奥尔格·康托尔（Georg Cantor）和很多最伟大的科学家都患有这个病。】

35. 在有精准测量时间的设备之前，人们认为知觉和记忆都是即时发生的。实际上，不和其他事物比较，就不会有人提出反面观点，因为感觉起来就没有间隔。

36. Rosenblum 和 Kuttner（2008）的畅销作品讨论了量子物理的许多方面，也包括其在人类意识等众多复杂问题中的关联。不幸的是，我读过的复杂物理问题方面的著作，最后几乎全都向宗教、意识之类寻求答案，而不是检验自洽理论之间的不一致产生自何处。

37. Dennett and Kinsbourne，1992。

响应的意义——这是由仪器度量得到的，又要阐释没有独立基础的仪器度量单位的意义。用时钟和量尺度量相对的时间和空间，是在不同实验室的实验之间进行关联和比对所必需的，带来了神经科学的巨大进步。然而这并没有达到问题的核心：时间和空间对大脑意味着什么？

世界上的空间，大脑中的空间

大脑度量时间和空间的机制，不可避免是归纳式的，因为我们有特化的感受器能够感觉到景象、声音、气味、触碰或者自身的运动，却没有时间和空间的感受器。换言之，按自外向内途径的说法，我们追踪不到时空的存在。即便如此，神经科学家最初从自我中心角度定义了空间，这反映了我们的感受器如何感受外在的世界。这种途径促成了如下观点：依所使用的知觉系统不同，存在多个不同的空间域。当躯体和头固定，而眼睛可以移动时，空间就是视野本身了，成为**视觉-扫视空间**（**visuo-ocular motor space**）。如果允许头动，就要面对**视觉-头动空间**（**visuo-cephalo motor space**）。躯体运动产生**视觉-行动空间**（**visuo-locomotor space**）。视觉-运动空间还可以细分为**中央凹视野**（**foveal field**）和**周边视野**（**peripheral field**）。听觉、嗅觉和躯体感觉空间也可以进行类似的划分。手握的物体位于**手掌空间**（**palm space**）。口含的糖果处在**口腔空间**（**oral space**）。手臂可以够到的范围内物体位于**探取空间**（**reach space**）。**设备空间**（**instrumental space**）则可以定义为我们借助设备所能感知的事物。驾驶车辆遇到坑洼时感受到的颠簸，被定位到车辆以外。我们可以通过显微镜把视觉空间拓展几个数量级。

这些早期实验中的空间术语繁复多样，显得相当怪异，然而自我中心空间的研究先驱找到了实验支持，发现了缺失特定类型空间的脑损伤患者。要求儿童只用双手不用眼睛来指认镜像事物，如果胳膊和手腕都不能动只有手指可移动，表现就会比胳膊、手腕可以自由移动而手指不能进行多指触摸时更差。对此结果的解释是，如果知觉能够从其他空间类型摄取意义，指认不对称或对称就会更容易；在这个例子中，手在探取空间中的位置相对于在躯体空间的。类似的，天生的盲童学习阅读双手布莱叶盲文时，常会对那些互为镜像的模式感到困惑，而同年龄视力正常的儿童则较少这样的困惑。可能视觉信息有助于把触摸到的对象同时放置于触觉空间和以躯体为中心的空间 [38]。

后顶叶皮层受损的患者揭示了物体知觉和空间知觉的差别。这些患者难于跟踪

---

38. 雅克·帕亚尔（Jacques Paillard）总结了许多实验，外部世界的心理"投射图"是由躯体自身运动构建得到的（Paillard，1991）。Mertinez（1971）进行了这里提到的盲童实验。这一框架可能受到了尼科莱·伯恩斯坦（Nicolai Bernstein）的模型驱动，该模型认为运动并非由个别关节或肌肉的神经表征所驱动，而是空间表征所引导的（Bernstein，1947/1967）。

运动物体、指向或伸手探取看到的目标、学习路径，或是识别空间关系，但他们的导航没那么多问题。损伤位于右脑半球时，相比位于左脑半球的情形，对个人空间的影响更为显著。这些人忽视对侧躯体空间，刮脸只刮一侧，吃饭时也只会吃光半个盘子。如果请他们临摹一幅画，比如时钟，通常只会画出来一半。意大利米兰有位受过良好教育的患者，被要求想象自己面对着大教堂广场，说出看到的景象。他正确地举出了右侧的建筑但是回忆不出左侧的东西。如果叫他想象自己站在广场对面那边，他就会举出之前忽略的那侧的建筑和结构——此时都位于他右侧了 [39]。这种"单侧忽视"的患者可以知觉也可以回忆事物本身，但不能从想象中加以读取，不能按照正确的几何关系加以描述。视网膜上有图像不足以感知空间。大脑必须知道眼睛和头朝向何处 [40]。

　　猴子上的生理学实验支持了对这些患者的观察。后顶叶皮层及其关联区域形成了以躯体为中心的坐标系，编码事物和躯体的空间关系 [41]。顶叶神经元的群体放电模式整合了来自环境的和来自躯体各部分的输入。然而，这个区域并没有关于躯体或是环境的拓扑投射图。相反，顶叶网络的主要功能是整合所接受的众多输入信息，其中有些输入具备拓扑投射图 [42]。这包括前运动皮层和纹状体壳核，该区域的神经元以头为中心表征面孔附近的视觉区域，以手臂为中心表征手臂附近的空间。

　　顶叶与背外侧前额叶也有密切的联系。前额叶所谓的记忆野具有拓扑组织，当眼睛运动到二维空间中某个记住了的位置时做出响应。对皮层进行微小损伤，就会在记忆中视野的局部区域造成了"记忆空洞"，这漂亮地说明了这种拓扑组织关系。缺少顶叶-前额叶表征的视野中，所呈现物体可以被看到，但不能引导眼睛聚焦其上。

39. Holmes（1918）记录了一战中被子弹穿脑造成额叶损伤的士兵在空间定向上的障碍。Bisiach 和 Luzzatti（1978）的论文首次记录了右侧后顶叶受损的患者不止忽视所见到的右侧视野中物体还会忽视想象到的。参见 van den Bos and Jeannerod，2002。

40. 协调组织手的运动轨迹和其他多关节运动是项极为复杂的任务，然而我们完成得毫不费力。**轨迹（trajectory）**指的是手从起始点直到最终位置的空间构型。在运动过程中向众多肌肉发送距离和时程命令需要非同一般的运算。然而，似乎有高阶的运动模拟计划引导着运动。同一个人签在碎纸片上的名字跟写在大幅海报上的只在尺寸上有差别。这一现象表明轨迹的规划和执行无关于尺寸，如果只靠距离-时程转换而没有归一化过程，很难完成（Flash and Hogan，1985）。

41. 对顶叶损伤导致的单侧忽视患者进行了许多心理物理观察和临床记录，这些结果很难与使用固定坐标系定位物体的假设相调和。然而，如果顶叶神经元模型中同时有多个参照系表征物体，不一致就消失了（Pouget and Sejnowski，1997a，1997b）。

42. 后顶叶皮层的顶内沟外侧壁（lateral intraparietal cortex，LIP）和 7a 区整合多模态信号。视觉、躯体感觉、听觉和平衡觉信号的整合可以表征刺激相对观察者和所处于环境中的位置。背侧内颞上回（dorsal medial superior temporal area，MSTd）整合视觉运动信号与眼动、前庭信号。在确定观察者正在移动的轨迹时，这种整合被认为是其中的关键（Andersen，1997）。许多 LIP 神经元的发放预示着眼动，是运动规划伴随发放环路的一部分（见第 3 章）。

总之，这些以及其他许多实验都表明[43]，感觉输入不止转换为二维图景和孤立物体，也转换成物体与躯体的关系。只有通过主动运动获取了对应关系的意义，才可能建立这些映射[44]。

从生理实验中产生的一项普适原则是，大脑并没有在网络中什么地方编码任何普适、一致的空间。与单一坐标系统主导相反，大多数行为需要多重坐标系和空间结构，由不同脑区以各种形式加以表征，互相关联[45]。下一个要处理的问题是，眼睛和躯体为中心的（自我中心）空间表征如何转换为以客观世界为中心的坐标体系。

空间导航和海马系统

后顶叶区域另一个重要的目标是海马旁回（parahippocampal cortex），该脑区经由内嗅皮层投射到海马环路。海马环路的运算主要关系到空间导航。海马和内嗅皮层的主要神经元具有位置野（place field）和格点野（grid field），这些特征明确定义了二维环境的 x-y 坐标，可以生成地图（见第 5、7 章）。由这些细胞群体定义的位置提供了以外在事物为中心的非向量的空间表征。约翰·奥基夫（John O'Keefe）和林恩·纳德尔（Lynn Nadel）受到康德哲学启发提出了这种空间地图理论[46]。模型中的空间并非外在的独立实体，而是大脑从组件和关系构建出来的。既然没有专门的空间感受器，大脑如何做到这一点呢？距离和时程并非源自第一原理。相反，视觉、听觉、嗅觉和本体感觉被用来推断物体的位置和距离。动物在环境中移动，多重机制产生地图，包括计数走过的步数、自身运动产生的视觉和躯体感觉信号，以及前庭加速信号[47]。

---

43. 这几段内容很短，不足以概括这个庞大且活跃的研究领域。参见 Goldman-Rakic 等（1990）与 Gross 和 Graziano（1995）的综述文章。

44. 转换可以是对称的，保持特征不变，如镜像对称、旋转对称（转动坐标轴）以及平移对称（移动坐标轴），也可以是不对称的（"对称性破缺"），产生新的变量；例如，从感觉信号到与人脸对应的名字之类抽象特征的转换。海马的"珍妮弗·安妮斯顿（Jennifer Aniston）"细胞或称为祖母细胞（Quian Quiroga et al., 2005）跟这些神经元的内在性质毫无关系（它们只是常规的锥体细胞），它们的特性来自与其他神经元的复杂联系。可以参考 Ballard（2015）中转换的普适模型。因此性质主要反映了关系。

45. Graziano et al., 1994。

46. Kant, 1871。在《作为认知地图的海马》（*Hippocampus as a Cognitive Map*, 1978）一书中，奥基夫和纳德尔探讨了康德的空间观念，以及康德观念如何关系到以外在事物为中心的空间定义（该书 23~24 页）。

47. 耳石器和半规管中各种活动组合特异地编码了躯体的每种平移和转动（Angelaki and Cullen, 2008）。这一信息与来自视网膜的信号互补。有一部分神经节细胞对方向敏感，专门检测图像运动，称为**光流（optic flow）**。这些神经元主要编码的两个运动轴是行为高度偏好的：躯体轴和引力轴。平移运动（"头的方向"）引起的光流在动物周边空间一点发生分叉并沿着全视觉空间的经线流动。转动光流沿着纬线流动，环绕视觉空间中某个点。方向敏感的神经节细胞中各亚类的偏好性对应四个基准光流域中的一个，编码引力和躯体轴——这些由大脑解码为平移和转动成分。双眼细胞集群产生全景视觉，其活动组合传达动物升高、降落、前进或后退的信号（Sabbah et al., 2017）。这个系统是固定联结的，跟前庭系统协调运作。运动产生的躯体感觉刺激，如墙壁激活鼠类胡须，也会产生有价值的信号，称为**触觉流（haptic flow）**。前庭信号补偿眼睛和头的运动，稳定视网膜图像。乘车、船、飞机、过山车或者接受虚拟现实刺激时视觉和前庭信号之间的偏差会导致晕动症。

世界上的时间和大脑中的时间

我们的旅行和回忆，感觉起来都涉及时间[48]。时间在大脑计算中真的关键吗？有很多实验探索了可能支持计时的大脑机制。我们常认为计时对于真实世界中的生存是关键的。捕食者掌握好挥出利爪的时机可能意味着一顿午餐到嘴，被捕食者适时一跃则可能保住性命[49]。估计逝去的时间（持续时长），对于事件预测、奖赏预期、决策筹划、行动规划和工作记忆的结构组织，都是必要的。时间研究者常常会把亚秒尺度的知觉-运动计时和认知介导的秒以上时间间隔检测区分开来，关联到不同的机制：小脑机制支持短时程，基底神经节与前额叶、运动皮层、顶叶等区域构成网络，支持较长时程。

研究时间流逝有三个步骤：估计事件的持续时长、生成时间间隔、复制时间间隔，如同一个切分节奏的任务。动物实验中，实验者编辑实验装置使得受试动物以 10s 为间隔可以获得食物。动物把响应集中在目标间隔的末尾，以此种策略报告它们学会的规则。许多动物精于此道，从而造成一种印象，它们的神经系统具有特化的计时机制。训练足够多之后，平均响应间隔会趋近目标间隔。响应相对于平均间隔的离散度，在所有研究过的物种上都正比于目标间隔长度：间隔短的目标造成小误差，而间隔长的目标相应地误差更大。响应的平均间隔和错误响应的分布离散度（用标准差量化）之间这种严格关系被称为间隔计时机制的**标度性质（scalar property）**。怎样的脑机制负责计算时间间隔呢？

大脑中的计时器？

人们设想了两种跟随表示时间的脑机制，分别可以比作摆钟和沙漏：**神经元时钟（neuronal clock）**和**累积计时器（ramping timekeeper）**。神经元时钟的候选机制之一是大脑节律，可以产生相对离散的"嘀嗒"，频率范围跨越几个数量级（图 10.1）。累积机制可以举多个神经元动作电位的累积或积分做例子。动作电位随时间的积分可以类比于沙漏中沙子流淌。可以在任何一点（即预先设定好的临界点）重启积分，传

---

48. 我预期读者的第一反应是说"整合要花时间。"但是，不论这种关系听上去多么自然，整合是一种顺序性的操作，没有时间也一样。积分不需要时间因子。积分的物理实现需要次第关系但不需要时间。整合可以快可以慢，但是这个速度参数也不是时间本身，并且可以用工程术语代替，比如"增益"，或者序列加快或减慢的变化率（见第 11 章）。Hoerl 和 McCormack（2001）所写书中好几章都对时间和记忆的关系进行了有趣的讨论。

49. Gallistel 和 Gibbon（2000）提出时间计算由某个假定的大脑环路负责，代表了认知的一个基本成分。其实，大脑节律也可以实现同样的目的，在时间上把不同结构的神经事件协调起来，不需要专门的计时机制（Buzsáki，2006）。然而，参与大脑振荡的神经也全都参与着其他的功能计算。这里需要重申计算的宽泛定义，即算出并描述算法步骤之间的关系。

送命令到响应系统，积分从头开始。因此，积分模型可以得到多种真实的时间段，就像堆积的沙子量，而时钟嘀嗒不连续，只能得到嘀嗒之间的各种虚拟间隔。所有的计时机制都遵循这些基本特点，尽管会有些差异。通过计数动作电位来进行的时长估计，会随着时间而模糊，因此，任意时刻的估计误差与开始积分以后经过的时长成正比（见第 12 章）[50]。

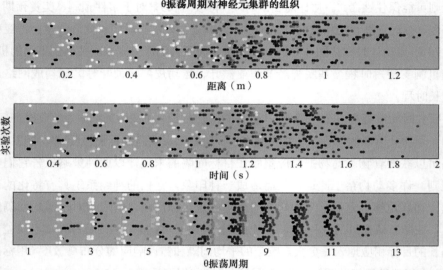

图 10.1　大脑中的时钟时间与变化率的关系。 海马中位置细胞集群由 θ 振荡组织起来（"大脑时间"）。每一行的点代表了一次记录中十个位置细胞的放电活动（不同灰度对应不同细胞）。上图. 相对迷宫中穿行距离绘图。中图. 相对起始后时间绘图。下图. 神经元在相继的 θ 振荡周期中表现出锁相活动

蒙伊娃·帕斯塔科娃（Eva Pastalkova）和卡丽娜·柯特（Carina Curt）惠赠

　　大脑的计时器在哪？总是有人问这个问题。有两个答案。早期认为存在把"嘀嗒"传播到各个脑区的中枢时钟[51]。然而，还从来没有人发现负责从毫秒到分钟时间间隔的大脑命令系统[52]。更现代些的思路是，大脑每个系统根据局部的需求自行创造

---

50. 我知道这短短几句话只能对计时行为的心理测量与神经科学研究进行简短总结。所幸感兴趣的读者有不少精彩的综述文章可以参考，例如，Church，1984；Michon，1985；Gibbon et al.，1997；Buonomano and Karmarkar，2002；Mauk and Buonomano，2004；Ivry and Spencer，2004；Nobre and O'Reilly，2004；Buhusi and Meck，2005；Staddon，2005；Radua et al.，2014；Mita et al.，2009；Shankar and Howard，2012；Howard et al.，2014；Buonomano，2017。

51. Church，1984。近年来对这种内在时钟理论的发展是，纹状体产生节奏并按需求分发到其他脑区（Matell and Meck，2004）。然而，大脑不像有通用的中枢时钟在总揽全局。和物理学中一样，时间是大脑每种结构和功能的普遍的局部现象，与其他度量如时钟时间相参照。时间是事件之间的关系。

52. 极少有神经元机能追随显示从分钟到小时尺度的时间。有人认为这么长的计时依赖于外在机制，如饥饿、困倦、光和温度。

时间[53]。这样，时间无处不在，局部校准，需要时再跨网络进行协调。如第 7 章讨论的，任何网络，只要能够支持神经元集群产生自我维持的次第激活，都可能对时间流逝进行跟随表示。然而，局部计时器模型存在自身的问题。生理学、药理学和损毁实验不可避免地面临着一个问题，把表征的时间序列和时间、时长的表征本身分开。如果行为序列和时间如此密切地纠缠在一起，一个总能预测另一个，行为序列为什么需要时间标签呢？我们来检验外在时钟控制下行为如何受到调整。

行为填满了时间

间隔计时实验中，动物总会做点事情。它们想办法通过刻板行为打发时间。啮齿类着魔似的转圈、抓挠笼壁或喂食器、频繁地后腿站立，或者用其他行为让自己忙碌起来，以免没到时候就去按压控制杆，不按时的行动会受到惩罚时更是如此。如果有机会可以跑转轮、挖刨花、爬梯子，或者钻隧道，它们的计时表现比在没什么可做的环境里会好非常多[54]。人也没什么两样。等待脑子里冒出想法时，我们挠头、咬指甲，或者呷咖啡。在餐馆里排队等位时，我们会跟陌生人搭话、翻看手机，或者不耐烦地打扰店主人。再看看医院里等着叫号时抖腿的青少年。计时任务当中总是需要做点什么。

导航记忆系统中的"时间细胞"

如果没有标尺，可以通过时间产生机制结合即时速度来计算距离，就像 GPS 系统那样。用来计算路程的所有因素，包括速率、时长和方向，海马-内嗅皮层系统中都有表征。这些结构中有许多神经元受到速度的调谐，而方向输入来自头朝向系统（见第 5 章）。

可以用时间测量装置为参照，通过累积神经元集群序列的放电来跟随显示逝去的时长。例如，内生演进的神经元轨迹保持着过去记忆和规划目标的信息，不需要动物发生空间位移，时间的流逝已忠实地记录在这些轨迹中（图 7.6）。从这样的神经元集群序列估计时长，误差不会随着时间成比例地增长，而是即便过去几十秒仍

---

53. 人类脑电研究中，最广为人知的时间累积机制是**关联性负变**（contingent negative variation，CNV）（Walter et al.，1964）和与之相关的**准备电位**（Bereitschaftspotential）（Kornhuber and Deecke，1965），即次级运动皮层的脑电信号逐渐累积，在自主运动之前数秒钟达到峰值。由于这种电活动出现于受试者本人察觉到运动之前，触发了关于自由意志的激烈讨论（如 Libet，1985）。海马中 θ 振荡的距离-时间压缩机制实现了纠错。每个 θ 振荡周期，反复回放巡行距离的片段以及记忆和规划的片段，相互交叠。这些片段在多个 θ 振荡周期中反复回放，每个周期大约回放 7 个片段，接下来每个周期丢失 1 个旧的，获得 1 个新的（Lisman and Idiart，1995；Dragoi and Buzsáki，2006；Diba and Buzsáki，2008）。这是一种有效的纠错安全机制。

54. Staddon and Simmelhag，1971。

然保持相对渐进准确[55]。基于 100 个海马神经元活动进行估计，15s 后的误差可以低至 20% 以下。这样的计时器听起来并不出色，至少不能跟人类精雕细琢数百年的时钟相比，但是增加记录的神经元数目可以显著降低估计误差。而且，这种精度对大脑来说足够好了，因为当计算持续数十秒时，这么大的误差被容忍得很好。

为什么计时是海马的重要功能呢？典型的回答是海马和相关脑区负责情景记忆，后者从定义上就必须置于时间和空间之中。假定情景记忆需要嵌入时间之中，神经元集群能有效地跟随显示时间，这两点促使波士顿大学的霍华德·艾肯鲍姆（Howard Eichenbaum）把海马和内嗅皮层神经元称为"时间细胞"[56]。他的研究组设计了一系列实验试图分开作用时间编码和空间距离编码。他们训练大鼠完成依赖于海马的记忆任务，在平板上跑动预设的时间或者预设的距离。大部分海马和内嗅皮层神经元既响应时间又响应距离；就是说，在前后相继的若干次实验中，这些神经元总在跑动开始后相同时间，或在离起点相同距离处发放，重复性很好。一小部分神经元相对偏好平板上跑动的时间，同样一小部分则与跑过的距离更相关。这些结果促成了如下假说：活动与作用时长相关的神经元可能是情景记忆中缺失的重要成分[57]。研究距离编码和作用时间编码的关系之所以重要，是因为这些实验使得神经科学家可以在神经元机制范围内直面时间和空间的概念。然而，我们对时间及宣称的脑机制探究得越仔细，产生的谜题就越多。

存在专门负责计时的神经元网络？这种假设的合理性难以证明。即使可以排除与外显运动的关联，神经元集群也总是被发现不止跟随表示时间，还计算其他内容。例如，在猴子顶叶皮层，神经元动作电位被认为与时间判断有关。同时，这些神经元也计算速度和加速度、度量距离、编码空间注意、规划运动，并为抉择做准备。因此，这些标签主要反映了实验者的看法和问题，而不是表明神经信息分成不同通路传递至下游解读机制。实际上，抉择计算模型采用的逻辑，和时间间隔机制的累积-阈限模型中的逻辑基本一致[58]。我们一再发现作用时间的计算关联到其他过程。

总之，神经元序列活动可以跟随表示前后相继的事件，这些事件可以与时钟单

---

55. Pastalkova et al.，2008；Fujisawa et al.，2008；Itskov et al.，2011。

56. 当然，合适的术语应该是"作用时间细胞"，因为神经元集群追随指示的是作用时长而非绝对时刻。

57. Eichenbaum，2014；MacDonald et al.，2011；Kraus et al.，2015；Tiganj et al.，2017。然而，一旦以高分辨率监测速度，跑动的距离和时长自然就相同了（Redish et al.，2000；Geisler et al.，2007；Rangel et al.，2015）。

58. "积累"证据，通过比较先前的知识而确定达到阈值，这就是抉择（Leon and Shadlen，2003；Janssen and Shadlen，2005）。"某项内容"的积累需要相对时钟单位进行校准，可以称为时间（Machens et al.，2005；Lebedev et al.，2008；Finnerty et al.，2015）。这类过程的一个例子是神经元电活动（证据）的积累：在若干兴奋性突触后电位开始累积，达到阈值爆发动作电位。拟人化地看，这就是神经元做出的抉择。在条件化训练的延时间隔中，群体活动逐渐增加，可以视为一种时间信号（McCormick and Thompson，1984；Thompson，2005）。或者可以认为这种放电活动的累积是为响应做准备（Leon and Shadlen，2003；Janssen and Shadlen，2005）。

元相对照以置于时间线上。然而，这并没有表明神经元活动真的计算时钟时间或者作用时长。现在还不清楚大脑中是否有什么地方的神经元环路，其唯一功能就是计算时间而不参与其他，还是相反，神经环路负责计算其他功能，这些功能随时间次第演化，因而导致神经环路活动与外在设备的"嘀嗒"运转相关。

时 间 扭 曲

爱因斯坦指出，有喜欢的人相伴时间就过得飞快，厌烦时就慢了下来[59]。实验支持这种直觉。主动性强的状态、不确定性、新环境，以及认知集中都与低估时间有关。相应的，恐惧或厌恶的环境、疲劳、困倦，则与高估时间有关。醒脑药可以加速主观的时间感觉，镇静药则会减慢或扰乱。调节多巴胺能信号转导的药物强烈影响计时行为，可能是通过基底神经节发生作用，这是估计时间间隔的关键脑区。黑质和腹侧被盖区释放多巴胺的神经元在预期有奖赏的时间激活，如果奖赏不出现或者偏离预期时间，其发放则会降低[60]。针对小鼠多巴胺能神经元进行瞬时激活，足以减慢对作用时长的判断，而抑制这些神经元则效果相反[61]。

"感受时间"和"回想时间"之间存在差异。在感受和回想时主观时间的扭曲发生在相反的方向。我要做30分钟的报告，到40分钟时被主持人客气地打断了，我就难以相信。感觉过得太快了。但是回想这次报告时，我就纳闷要讲的东西这么少，30分钟怎么会没讲完[62]。

大脑不只会在作用时长的判断上欺骗我们，时间点判断上也会。用脚趾尖碰鼻子来测试一下。看起来是同时碰到的，没错吧？眼睛看到了鼻子和脚趾同时碰到，视觉系统记录了这件事。另一方面，脚趾的触觉信息经过脊髓到达大脑比鼻子的触觉信息要多花几倍的时间，鼻子就在大脑旁边。这样，来自不同部位的信息并不同时到达体感皮层。但是大脑观察一切，学会补偿这种延时差异并包含到神经计算中[63]。

---

59. 脑状态也会影响距离的主观判断。进行深入思考或者与人对话时，走的远路就感觉近（Falk and Bindra，1954）。另参见 Jafarpour and Spiers，2017。

60. 发现多巴胺能信号与奖赏预期之间的关系（Hollermann and Schultz，1998；Schultz，2015）促进了强化学习和机器学习领域的蓬勃发展（Sutton and Barto，1998），最近还把神经科学与经济学、博弈论联系在了一起（Hollermann and Schultz，1998；Schultz，2015）。

61. Honma et al.，2016。光遗传学方法直接操纵多巴胺能神经元不止会影响假定的内在时钟，也会影响运动行为，这就产生了问题：延后或提前的响应，反映的是基本运动效应还是内在的计时机制（Soares et al.，2016）。

62. 判断作用时长和感受作用时长是两回事（Wearden，2015）。

63. 物理学家会说，这只是个参照系选取问题。如果两件事在不同位置发生，可以在一个参照系下判断为同时发生，也可以在另一个参照系下判断为彼此间存在延时。雷雨中两处闪电相距很远，站在中间的观察者会看到同时闪电，更靠近一处的观察者会先看到近的闪电，随后才是远的。注意这种情形正跟鼻子、脚趾与大脑的关系相仿。然而，大脑可以通过行动来学会这种延时，通过运算进行校正。

类似的，打个响指，即便体感信息、视觉信息和听觉信息在不同时刻到达大脑，也会混合成一个同时事件。大脑中基于经验的事件预测补偿了这种物理差异。然而，如果大脑没有准备好补偿，就会产生虚妄的时间错觉（见第3章）。比如，引导受试者按键使物体出现在计算机屏幕上。实验人员在按键和屏幕响应之间引入各种延时，而受试者不知情。大脑会学着补偿这种延时，而维持着因果体验。经过这样的适应性训练，让按键与屏幕响应之间的关系回归正常，受试者就汇报感觉像是屏幕上的事件导致了按键[64]。受试者的时间知觉反过来了。

尽管我们注意不到，每次扫视都会发生主观时间压缩。通常认为视觉是空间探索机制，但视觉也会影响计时。眼球跳动时，视觉刺激的持续时间会被低估大约一半。扫视前后持续100ms的刺激，和眼球静止时持续50ms的刺激，被判断为一样长。这种时间压缩是扫视的神经机制所特有的。如果要求受试者判断事件的时序，在扫视之前一小段时间内（–70～–30ms），其表现会下降，其时序判断往往会反向，后发生的事件被认为先发生[65]。扫视引起的时间压缩相当于假想中用于主观时间判断的神经计时机制变慢了。

还有一个日常例子可以说明事件时序被错误重构。在高速公路上开车，有鹿横闯过来。紧踩刹车。这是你相信的事件发生顺序：看到鹿，因此踩刹车，然后转向。实际上，运动系统的反应时比察觉到鹿所需的更短。在意识到鹿之前你就踩了刹车。和脚趾触碰鼻子、扫视导致时间反转一样，大脑后验地构建了时序和因果性。之所以这样是因为大脑构建的（主观）时间是相对的；既可以向前也可以向后。脑干发起的行动自动发生、潜伏期短，其副本信息被前馈到大脑皮层加以阐释。这种神经阐释造成内在产生的预测"我是这次行动的主体"。于是，审视自我造成了时序和因果关系的错觉[66]。

总结一下，时间估计实验表明主观时间可以因很多操作而变形。爱因斯坦说得

---

64. 当代这些观察，复刻了威廉·格雷·沃尔特（William Grey Walter）在患者运动皮层植入电极的发现。他在牛津大学奥斯勒学会报告了这一结果（1963；见Dennett and Kinsbourne，1992）。[译者注：依威廉·奥斯勒（William Osler）命名的这个学会专注于医学史研究]。在格雷·沃尔特的实验中，患者随意按动投影仪的控制键，向前播放投影的幻灯片。然而，控制键实际上并没有连接到投影仪。患者运动皮层的CNV信号才是真的触发源。由于CNV在行动之前数十到上百毫秒就开始累积，按键之前神经元活动已经开始增加了。受试患者被吓到了，感觉在他们即将按键时已经有什么个体在自行运作了。

65. Morrone et al.，2005。这些由运动引起的时间扭曲错觉让人想起相对论中的"时间旅行者"问题。

66. 这可能解释为什么我们会在次级运动皮层准备电位（CNV）起始后几百毫秒体验到动手指之类的迫切冲动，据信次级运动皮层是自主运动的关键脑区。神经"阐释"需要大约500ms才能被察觉（Libet et al.，1979）。有趣的是，如果我们没有积极地关注某种行动，是否还会注意到运动的冲动？读到这里，你不会感到正穿着衬衫。但是读完了上一句话，可能就会了。内在的阐释可以被看作"注意"。进而，注意的作用及其神经元机制可以被视为意识体验的源头（Graziano，2013）。

没错，时长是相对的。此外，这些观察表明大脑并不忠实效仿物理时间或时钟时间的流逝。大脑中的时间机制在多个尺度上运作，在不同脑区保持相对独立以服务于各自的计算。最重要的是，没有实验无可辩驳地表明存在专门的机制和神经元负责生成时间或者计算振荡周期的数目[67]。尽管所有神经元计算都在同一时间线上展开，主观时间既可以向前也可以向后。

大脑中的时间和空间

时间和空间在概念上深度相似，共享关系结构。空间图式用作时间图式来组织次第发生的事件也同样有效。距离和作用时间看起来是由大脑中相同结构表征的，很可能采用同样的神经元和同样的机制。前述生理学数据表明作用时长的计算与距离计算有关。如果这两类计算在大脑中相关，如同在物理学中那样，它们应该会协同变化。

想象有朋友来看电影。过了一会，我们暂停了电影，要求每个人在一根棒子上标记过了多少时间。在同样长的棒子上做的标记会相似吗？如果每个人拿到的棒子不一样长会怎么样？我猜每个人的标记都会反映差不多相同的比例，而与棒子长短无关。而且，不会有人提出，"喂，我们标的是距离不是时间。"[68] 空间关系有以自我为中心的视角和以外在事物为中心的视角（见第 3、7 章），与此类似，我们理解时间也有两种度量：我们穿越时间，或是时间经过我们。从自我为中心的角度看，观察者在时间线上移动（"我们正接近基金申请的截止时间"）。未来在我们眼前。相反，以外在事物为中心，观察者静止，时间的河流裹挟着各种事物流经观察者（"基金申请的截止时间快到了"）。两个物体运动时，其时序关系建立在它们的运动方向基础上（A 在 B 前还是相反）。由于观念性时间本质上是事件序列，具有这样的二重性，我们常会困惑："从纽约飞到欧洲，应该把表调早 6 小时还是调晚？"[69]

感受持续时间不只依赖于情绪还依赖于其他很多因素。分别呈现两个物体，呈现时间相同，较大物体感受起来持续更久。主观时间的这种延长也发生于一系列熟

---

67. 哺乳动物大脑中下丘脑视交叉上核的神经元被描绘为专门的计时器，产生周期为大约 24.2h 的内生振荡，并与太阳时维持稳定的相位关系。这种节律时钟存在于几乎所有陆生动物和大多数水生动物，使它们得以根据昼夜循环协调其行为。凭借这种循环加上环境调节，动物能够可靠地预测行动的后果，无论称之为计时行为或别的。照这样的逻辑，地球自转产生周期性的变化，也是一种计时器。

68. 这个实验表明我们的猜测是相对此前已经校准（学会）的事物进行比较的。猜测逝去的时间，我们必须看过不少电影才知道它们通常持续 100 分钟。如果请朋友们标记频率扫描信号（如 1 ~ 10kHz）中某个音高的位置，持续时长的猜测也会是一样的。每种情况下，我们都把不同模态的比例进行比较。大脑容易估计比例，与测量单位无关。这种关系是普遍的（见第 12 章）。

69. Lakoff 和 Johnson（1980）指出我们常用比喻来说明时间和空间这些抽象范畴，从具体范畴到更为抽象的，像从情景记忆到语义记忆的转换。

悉刺激中嵌入的低概率"异数"事件（"oddball" event）。新奇的刺激比熟悉的刺激感觉起来持续更久。类似的，重复施加的刺激序列中，第一次刺激会被认为比后续各刺激持续更久[70]。主观时间展开的节奏跟时钟时间的不一样。

主观体验在时间和空间方面的相似性，有一项建筑研究展示得很是精妙。那个实验中，要求建筑系学生想象他们自己是小人国的角色，置身于校园前厅的比例模型中——模型大小为实物尺寸的 1/6、1/12 或 1/24，进行日常一样的活动。迷你的小前厅装饰有刨花板家具和等比例的雕像。实验的关键参数是主观时间：要求参与者在感觉过了 30min 时告知研究人员。参与者发现主观时间加快了。更让人惊讶的是，加速的幅度——由体验到的持续时长与时钟时长之比进行度量，可以通过模型相对实际尺寸环境的比例定量预测。比如，如果参与者在 1/6 比例环境中感觉经过的 30min 在时钟上是 10min，那么他在 1/12 比例环境中主观感受的 30min 在时钟上就只有 5min。这一实验表明主观体验的空间和时间尺度是相关的，空间尺度可能是主观体验时间的主要中介。这种时间-空间相对性意味着，空间和时间的体验指向同一件事[71]。体验时间就是在体验空间。

行动对时间和空间的扭曲

有众多神经元机制补偿扫视过程对运动感觉的干扰。在个别情况下，这些有益的机制造成错觉。扫视不止影响时间判断，也会扭曲空间。扫视刚开始和扫视后分别短暂闪过的物体，出现在了错误位置。它们似乎沿着扫视目标方向移动，在平行于扫视路径的方向上被挤压。结果，物体之间的几何关系暂时扭曲了。这种时间和空间的扭曲并非眼球快速移动的直接后果，因为扭曲开始于扫视之前几十毫秒，持续到扫视之后。相反，它反映了追随运动命令的伴随发放机制（见第 3 章）。

神经元记录也支持体验距离和体验时间的等价关系。猕猴顶内沟外侧壁的神经元看起来既编码作用时长又编码空间距离。这个脑区大约 1/3 的神经元在扫视过程中以可预期的方式改变其编码，人们认为这些神经元的活动与主观体验到的时间和空间压缩有关[72]。

---

70. Tse et al.，2004。

71. DeLong（1981）在田纳西大学建筑学院进行了这些实验。空间尺度是线性维度的，不是立体的。这提示，对人类来说，二维标度与作用时间有关。受试者数量众多，容许了对发现的合理量化，并把这种关系公式化为 $E = x$，其中 E 是体验到的持续时长，而 x 是所观察环境尺度的倒数。参见 Bonasia et al.，2016。

72. 扫视过程中不只是时间和空间被扭曲，数字也会失真（Burr and Morrone，2010），由此有人提出顶叶神经元编码的是幅度而非时间或空间（Walsh，2003）。与此相关，多种认知任务，如心算、空间和非空间的工作记忆、注意控制、概念推理和计时，在成像实验中被发现使用相似的脑结构；因此，它们涉及的底层运算可能是相似的，或许就是所谓"认知劳作"（Radua et al.，2014）。参见 Basso et al.，1996；Glasauer et al.，2007；Cohen Kardosh et al.，2012。

在一项移动实验中，要求正常受试者沿直线行走，然后蒙眼重复之前走的路径。尽管可以精确地复制速度，但走动持续时长受到的影响与距离所受的影响程度相同，提示大脑中时间和空间的计算是密切相关的。这个实验有个更为精细的版本，其中每个受试者被蒙上眼睛、禁止动头，由机器人向前传送 2 ～ 10m。机器人停稳之后，受试者通过操纵杆驱使机器人沿相同方向运动，以图复制此前被传送的距离。测试的传输距离和速度曲线，都按照三角形、正方形、梯形模式组成的随机序列加以变化，受试者却能可靠地进行复制。这些结果表明人类可以仅仅靠平衡觉和可能的躯体感觉信号来复制简单的轨迹，可以存储全身被动线性移动的动态特征，而不必亲眼看到世界 [73]。

考察距离-持续时间这一问题，促使我们琢磨速度在神经元放电中的作用。迷宫中的大鼠以不同速度穿过某个位置细胞的位置野，在位置野各部分发放动作电位的数目大体保持不变（图 7.5）。还有，单个位置细胞放电的振荡频率随着大鼠跑动速度变化而变化，因此，这些细胞被称为**速控振子**（velocity-controlled oscillator）[74]。通过神经元集群序列在位置野中追随反映时间的能力来度量作用时间，通过位置细胞的振荡频率计算即时速度，结合起来就可以持续推导出经行距离和当前位置。大脑如何实现这些运算还有待研究。但是已经有一些线索。

像物理学中一样，大脑中的位移和作用时间也是同一枚硬币的两面，也都由速度联系起来。这种关系解释了为什么大多数海马神经元对时间和空间报告得一样好。如果动物跑过很长的距离或持续跑动很长的时间，每个海马神经元都会成为位置（距离）细胞，也会通过其在神经元轨迹序列中的位置报告作用时长 [75]。如果同样的神经元既作为位置细胞又作为时间细胞起作用，那么下游解读机制就无法区分动作电位表征的是距离还是作用时间。既然没有证据支持分别有不同的下游机制解读距离和作用时间，我们可以总结说：海马细胞既不是位置细胞也不是时间细胞 [76]。

---

73. Berthoz et al.，1995；Perbal et al.，2003；Elsinger et al.，2003。在时长复制任务中，与对照受试者相比，帕金森病患者会严重低估 10s 以上的作用时间，这种低估与纹状体多巴胺转运体水平有关，该转运体主要位于多巴胺能的突触前神经末梢（Honma et al.，2016）。顶叶受损的患者不止会忽视一部分空间还会相当多地低估或高估长约数秒的作用时间。

74. 这个术语是慎重选择的，参考了电子学中的压控振荡器——这种器件的输出频率由输入电压相对线性地控制（Geisler et al.，2007；Jeewajee et al.，2008）。这里的"速"是速率而不是速度，因为记忆任务中的转轮上跑动实验观察到了同样的结果，不涉及位移（Geisler et al.，2007；Jeewajee et al.，2008）。

75. 对作用时长和距离表现出不同敏感度的小部分神经元可能反映了神经元群中速度依赖关系的大范围分布，或者是度量动物移动时即时速率（速度）可能存在的误差（Kraus et al.，2015）。

76. 在空间记忆任务中，在平板上跑动期间，内嗅皮层神经元的序列发放也可以持续追踪表示逝去的时间和经过的距离。格点细胞受作用时间和距离的调谐，比非格点细胞更为尖锐。平板跑动期间，格点细胞通常具有多个放电位置，和旷场环境中周期性分布的放电位置相似，提示距离处理和作用时间处理具有共同而非分开的机制（Kraus et al.，2015）。

距离和作用时间的一致性以及事件演替

我的汽车仪表盘上有好几块显示屏，包括里程表、速度表和时钟。里程表追随显示这辆车行驶过的路程。这一度量本质上是发动机气缸中活塞冲程的累积数目[77]。我的实验室距离家大约有 150 万个冲程远。由于这个数字离开了具体的车辆型号没有什么信息，可以把冲程数对应到轮胎周长。进而，轮胎周长可以对应到某种公认的度量单位，用厘米、分米、米、千米、光年或者随便选定的什么单位表示并显示在里程表上。这样我们就从冲程数目得到了距离。速度表工作是通过贴附在汽车传动轴上的小块磁体和线圈实现的。每次磁体通过线圈（感应器），就会产生一点感应电流，电流幅度被转化为速度表显示屏上的度数。旧式机械仪表也采用同样的转换原则。最终速度表上显示的当前读数反映了发动机气缸中活塞的运动速率。活塞上下运动得越快，汽车跑得越快。如果用速度表上的平均读数来除 150 万冲程，就可以得出上班路上要花多久时间。把这个比值转换到公认的单位，比如时钟"嘀嗒"、沙漏计时器的沙子流量、心跳次数或是其他有关单位，我们就可以称之为持续时间。活塞运动产生的"时间"和仪表盘时钟之间的关系，可能会因汽车的"主观情绪"而变。采用辛烷值高的汽油，车会更"开心"（跑得更快）；猛踩油门更快供油也一样。

汽车这个比方的妙处在于，只要把机械运动联系到人为发明的测量设备的单位上，就可以把完全一样的机械运动（活塞运动及其运动速率）解释为速度、距离或者作用时间。但是汽车本身既不产生距离也不产生作用时间，尽管发动机上活塞等可动部件的机械原理与很多机械时钟的一样。

神经科学家在寻找大脑中配备有速度表、里程表和时钟的仪表盘。但是我们应该接受：虽然有扎实的证据支持存在速度表（平衡觉系统、肌肉重传入、光流等），我们没有任何直接的实验证据支持专门负责计算时间或空间的神经元机制，即便这样的机制魅力诱人。没有"时间知觉""空间知觉"之类——这些不过是詹姆斯清单中的题目（见第 1 章）[78]。可能它们只是人类心智的重要抽象概念，描述大脑运作并不需要它们。我们需要经典物理学中的时间、空间这类比方，是为了我们的心智可以在其中自由穿行、自信饱满。

想象一摆杯盏逐个排开，其中随意放进物体或事件。从事件到事件的转移可以描述成在空间中行进。如果考虑从某个杯子到下一个的行进时长，这就是在时间中

---

77. 当然这样描述发动机运作是过度简化了。四冲程循环发动机的每个运作循环要完成 5 个冲程，包括吸气、压缩、点火、动力和排气。4 缸、6 缸或 8 缸发动机的活塞运动需要协调。

78. 这个想法其实有 2000 年的历史了。"时间本身并不存在……切不可宣称谁不通过事物的运动或静息就可以感受时间"（Lucretius，2008，卷一）。

穿行[79]。如果知道了杯盏之间转移的速率，时间中的整个行程就与空间中的一样，因为可以推算出杯盏间的距离。反之，如果结合杯盏间距离和速率信息，空间中的行程就与时间中的等价。换言之，我们可以直接把行程称为轨迹或者转移序列。这种简化描述的优势在于，可以使外在世界的序列与大脑中神经元轨迹之间建立起一对一的关系，无需牵扯到人造工具的度量。如第 7、8 章讨论过的，大脑动态产生极其大量的这种轨迹，这些轨迹可以通过多种方式分解开或者连接起来，从而为习得经验与神经元轨迹的匹配造就了灵活多样的可能。这种灵活的机制保证了不需要牵扯时间也能建立高阶连接。时间总可以用时间以外的物理学术语进行解释。通过精密仪器测量时间，只是把这些参照从想象中的变为实际，以便比较两个或多个体系中先后发生的事件[80]。

当然，读者可能会说，"好吧，变化只是时间的另一个叫法。"然而它们之间存在本质差别。变化总是代表某种事物（"某种事物的变化"）。相反，时间被定义为独立于其他所有的。时间和空间一起，被断言为独立于其他任何事物的，这种所谓的独立性使得它们具备强大的概念组织能力。

运动、时间和空间

是否可以从第一原理定义大脑中事件的演进呢？在现实空间和心理空间中巡行都对应到事件演替。在最宽泛的意义上说是一种运动。照物理学的定义，运动是相对的——至少发生在两个物体之间，并且一直由速度来描述。

尽管我们没有感受器直接感受时间或空间[81]，我们的确有前庭感受器检测速度变化（即加速度），还有头朝向系统计算矢量位移。运动本身可以通过光流或触觉流以及伴随发放被直接感受，不需要感受时间或空间[82]。

---

79. 理论学者可能会把这称为**鞍点吸引子-排斥子态矢量**（saddle point attractor-repellor state vector）。改变可以是连续的或者离散的。在极端平坦的高速公路上开车是连续的。大部分乡村公路经过山岭和峡谷，相对而言开车就离散化了。在概念空间中，这样的山岭和峡谷分别叫做"吸引子"和"排斥子"，它们动态变化，决定转移的变化速率。

80. 这一认识或许应该归功于卡尔·拉什利（Karl Lashley）（Lashley，1951）。他在动力学理论发扬光大之前就思考了这些问题："记忆几乎一直表现为时间序列，包含前后相继的语词或行动。因此看来大脑活动中空间顺序和时间顺序几乎完全可以互换。从记忆痕迹的空间分布转换到时间序列，似乎是次序问题的基本特征。"

81. 视交叉上核的节律时钟跟人造的时钟在这点最像，它也"绕着表盘"振荡。然而，振荡和时间是两回事，互不相关（重点在相位和作用时长）。振荡的事件总是回到零相位，与无穷尽的时间之箭大不相同。相位可以清零、可以超前或者延后。时间永远向前。大脑中的节律时钟、自主神经系统、肝脏和肠道自行运作，大体上彼此独立，但是它们可以被光照、饥饿或其他变量重置，或被同步，因为这些输入具有对应的感受器。

82. 通过步行对距离度量进行校正之后，可以从初级视皮层、后顶叶皮层中偏好双眼视差的神经元放电活动中提取出以自我为中心的距离（Pouget and Sejnowski，1994）。光流对格点细胞和空间度量是关键的（Chen et al.，2016）。

作为序列发生器的海马

在现实空间和虚拟空间中巡行，本质上都是一系列事件。可能海马的作用就是编码无关于内容的或者内容有限的顺序结构，不涉及具体事件的细节。实际上，对本章讨论过的实验进行简化总结，顶叶皮层和海马-内嗅皮层系统都是通用的序列发生器，持续填充那些需要连接的事件之间的间隔[83]。

用实验来支持这种非主流的观点，这个实验阐明了序列和表面上的时间-空间表征之间存在的对立。一组海马受损的患者和一些健康人一起跟随向导游览了加利福尼亚大学的校园（图 10.2）。根据实验人员的预先安排，游览中发生了许多事件，比如扔杯子、锁自行车、买香蕉、找硬币、从喷泉里喝水等。游览最后，参与者回到实验室，完成三项测试。第一项要求参与者在 6min 内描述路上见过、还记得的一切。第二项测试中，实验人员对每个事件进行提示（"自行车怎么了？"）并要求参与者在 1min 内提供能回忆的全部细节。第三项测试强制要求对事件相关的一些问题做出选择（"我们发现的硬币是四分之一美元还是十美分？"）健康参与者在一个月后还要再参加一次同样的测试。

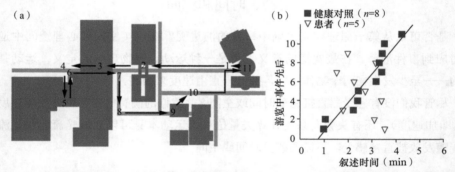

图 10.2　海马受损患者的主要缺陷在于他们不能按照事件发生的顺序进行叙述。（a）校园导览期间发生的 11 次事件的位置。走廊示以浅灰色，楼宇示以深灰色。箭头指示游览过程中走的路径。（b）游览中遇到的事件在 6min 叙述中的顺序。对照组（灰色方形）倾向于按照发生顺序描述这 11 次事件。患者（空心三角形）描述事件的顺序与事件发生的顺序无关
转载自 Dede et al.，2016

跟预期中一样，海马受损的患者在大部分测试中表现得都不如健康对照组。在记得的事件数目和作用时长判断等度量方面，游览后立即进行测试的患者，跟一个月后测试的健康对照参与者表现得一样好（除了一位脑损伤最严重的患者，可能伤及海马、海马旁区域和额叶）。尽管记忆受损了，这些患者回忆起了大量空间和知觉细节，比

---

83. 当然，其他很多脑结构可以内在产生序列。然而，海马这个巨大的皮层单元情况特殊，因为它的序列可以影响新皮层活动。

如自行车"车前有灯"。对照参与者记得最牢的事件也是患者记得最牢的。然而两组参与者之间有显著的差别。患者回忆事件的顺序无关于实际发生的顺序。相反,对照参与者即使在一个月后也有效地回想起了事件顺序 [84]。

我再举一个实际生活中的例子。伦敦有位出租车司机的双侧海马受到了持久损伤,他保留了关于城市地标及其粗略位置的大量知识,但是没法把这些位置整理成新的序列路径。海马受损的大鼠对气味刺激顺序的记忆受到了相似的损伤,相反,识别出新近接受气味刺激的能力得以保存 [85]。这些实验支持了如下观点:海马是神经序列发生器,可以生成序列事件的次第顺序,并在回想时重现该顺序。

无论以时间还是空间做参照,海马系统的序列可能只是按照学习过程中经历过的顺序指向存储在新皮层的事项(**内容**)。这样的分工类似于图书馆(新皮层,存储语义知识)中的图书管理员(海马,负责指点事项)[86]。因此,海马系统可能负责构建信息组块序列,而组块内容存储在新皮层,可以从中提取。

海马作为序列发生器这一概念,其优点在于对假想的时间-空间中的物品和事件分别编码,如本章开始所讨论的。不再有巨大的记忆仓库通过个别的状态来存储经历过的每个序列,大脑可以分别存储序列于海马,保藏内容于新皮层。不再储存每一个可能的神经元语句,皮层可以分别存储所有的词汇,而海马把它们按照序列规则串联起来。新皮层神经表征(**内容**)的这种有组织获取方式(嵌在神经元轨迹中)形成情景信息 [87]。情景记忆也就是若干"**内容**"的规则序列。

关于未来的记忆

神经元轨迹和它们所起到的排序索引的作用可以同等地表征过去、现在和未来。只有体验过自身行动的后果,把成功和失败的尝试后果都存储下来,才能预测未来。因此,我们可以预期,后测校正和预测的神经元机制并无不同。实际上,人脑成像实验显示,传统上被认为属于记忆系统的很多脑结构,都是规划、想象和行动系统

---

84. Dede et al.,2016。关于支持序列编码的功能磁共振成像结果,见 DuBrow and Davachi,2013,2016。

85. Fortin et al.,2002;Maguire et al.,2006。

86. Teyler 和 DiScenna(1986)把海马计算比作索引。索引或目录(海马)代表了一本书的精要总结。然而,这份索引理的"单元"并非"指向"皮层模块的个别索引,而是一系列索引项("多路复用型索引"),由此,海马系统负责把新皮层的信息组块串联成序列,用于编码和提取,这通常发生于 θ 振荡周期(Buzsáki and Tingley,2018)。

87. 2016 年 1 月,匈牙利科学院的华美大厦里,卡尔·弗里斯顿(Karl Friston)和我先后做了报告。对听众来说,仿佛我俩生活在两个不同的世界(他讲的是贝叶斯大脑,而我讲内在生成序列和对数分布;见第 12 章)。但对我们二人来说,似乎我们的思想发生了共鸣,我们想在午餐时讨论可能存在的联系。友好讨论了几个小时后,我们带着基本完成的文章离开了餐桌,文章讲的是次第生成的优点。弗里斯顿挑重担撰写了大部分文稿(Friston and Buzsáki,2016)。这次午餐讨论也使我得以观察天才的大脑是如何工作的。

不可或缺的[88]。在实验动物上，神经元集群序列看似代表了过去记忆的活动，却也反映着未来行动的规划。通过有序的神经元序列进行表征，可能解释了记忆和规划相关的脑结构、脑机制为什么会表现出如此强的重叠。后测校正和预测之间的区别可能类似于物理学中过去、现在和未来分开的错觉。

时间、空间，到底有没有？

不要误会。我不是在建议神经科学家抛弃时间和空间的概念。物理学把时空公理化，也没有放弃时钟。恰恰相反，物理学和其他科学越来越多地依赖于测量仪器的精密度来校正实验观察。神经科学中也不会变。实际上，本书剩下的章节会继续在通常意义上使用这些术语，只是要记住它们必须与仪器的单位进行比较才会有意义。不应该把这视为前后不一致，只是避免使一般读者感到困惑。时间和空间的概念还是有益于组织思想的。

既然不主张做激烈的具体改变，为什么还要花如此多篇幅来审查大脑中时间和空间的表征呢？答案在于，观察到神经元活动演化与事件随时间演替存在可靠的相关性（"表征的时间序列"），并不意味着神经元活动在计算时间（"时间序列的表征"）。仪器设备和大脑都不创造时间或空间[89]。然而它们还都是有用的概念，没有它们几乎没办法进行复杂思考。不过应该记住，把脑活动演变与时钟比较是一回事，而设计研究项目以寻找时间、空间或其他心理构筑在大脑中的"表征"又是另一回事。

如果读者觉得这样想法太过极端，这里要提醒一下，我不是第一个这么想的怪人。希腊哲学家亚历山大的斐洛（Philo of Alexandria）在两千年前这样写道："时间只不过是日与夜的交替，这些事物必须联系到太阳绕着地球运动。但是太阳是宇宙的一部分，因而时间必须被视为是晚于世界的。所以应该这么说，并不是世界创造了时间，而是时间因世界而存在。因为宇宙的运动决定了时间的本质。"

---

88. 规划可以视为"构建"记忆（Schacter and Addis，2007）或者"关于未来的记忆"（Ingvar，1985）。参见 Lundh，1983；Schacter et al.，2007；Hassabis and Maguire，2007；Buckner and Carroll，2007；Suddendorf and Corballis，2007；Pastalkova et al.，2008；Fujisawa et al.，2008；Lisman and Redish，2009；Buckner，2010；Gershman，2017。这些新发现正开始打破人造术语和真正大脑机制之间长久的隔阂。感觉起来规划和回想不一样：一个关系到主观的未来，一个涉及主观的过去。然而任何形式的规划都需要获取既有的知识（Luria，1966）。同时，"规划"要被纳入记忆，规划的行动才得以执行，直到其完成为止。双侧海马受损不止关系到回想过去，也损害对个人未来的思考（Atance and O'Neill，2001）和对新的虚幻经历的想象（Hassabis et al.，2007）。

89. Bergson，1922/1999；Dennett and Kinsbourne，1992；Ward，2002；Friston and Buzsáki，2016；Shilnikov and Maurer，2016。从伽利略以来，时间在多个经典物理方程中都是关键——神经科学中也如此，比如 dv/dt。然而在当代理论的方程中消失了，很是可疑。现代理论都是关于改变和关系的。可能大脑的数学理论最终露面时，其方程中并没有 t。

这种自内向外认识时间和空间的方法可以被拓展到詹姆斯清单上的其他术语，这些术语几乎全都只存在于我们的心智之中。作为神经科学家，我们面临的挑战是如何进行实验思考大脑机制，而不依靠这些预设的观念。

讨论序列和作用时间的关系时，有一件事没有提及，就是演替率。次第顺序只有结合了变化速率才可以取代时间。大脑中的转移节奏是由通称为"增益控制"的脑机制支持着的——这种脑机制十分普遍，下一章会讲到。

小　结

本章用时间和空间为例，阐明了即便这些看起来无可回避的术语，也能够以大脑为中心另作考虑。在牛顿物理学和康德哲学中，时间和空间彼此无关，独立于其他一切。世间一切事物存在于空间之中，发生于时间线上，仿佛空间是一个巨大的容器，时间是一支箭。牛顿可以想象空的世界，但想象不出没有时间和空间的世界。然而空间并非宏大的剧院让我们填入事物——只能向心智中填。我们只能从运动的物体推测时间和空间。

时间和空间的科学发端于测量仪器的发明，这些仪器把无量纲的概念转化成为具有精准单位的距离和作用时间。这个过程给神经科学带来了特别的问题。如果时间和空间与选择测量的变量有关，我们就会好奇如果没有仪器，时间和空间意味着什么？还有，不会读这些仪器示数的其他动物怎么看？

当代神经科学仍然置身于经典物理学的框架之中。我们的情景记忆被定义为"特定时间和地点，我遇到了什么"。这种定义要求确定存储"内容"的大脑机制，这里的"内容"与时间地点的坐标无关。这是典型的自外向内途径：假设了概念，在大脑中寻找其所在之处。相应的，神经科学研究者勤恳地寻找着定义时间和空间的大脑机制。关于空间已经确定了两个重要节点：负责以自我为中心进行表征的顶叶皮层和负责以外在事物为中心进行表征的海马系统。关于计时的研究大体上独立于空间研究。起初，争论的是大脑是否有中央时钟——类似于计算机中的情形，还是每个脑结构为了自身需求而生成计时信号。小脑和基底神经节被青睐为中央时钟。最近的工作强调顶叶皮层和海马-内嗅皮层系统是时间知觉和时间生成的基础。这些观点引发了激烈的讨论，是否某些神经元的唯一功能就是处理时间或空间，还是它们一直都在计算着别的内容。与此类似，关于"位置细胞"和"时间细胞"的争议，其主要来源植根于经典物理学内在的矛盾。动物的速度使距离表征和作用时间表征可以转换，造成了位置细胞和时间细胞的等价。

语言学家和物理学家都为时间和空间的独立性进行过辩论。经典物理学表明距离和作用时间由速度联系起来：知道任意两个变量可以确定第三个，所以总有一个是冗余的。当代物理学，特别是广义相对论，造就了我们当前的时空图像，时间和空间等价，既不同于时间也不同于空间。这种观点教给我们世界并不**包含**事物；世界就**是**事物。

　　研究神经科学是否可以不必诉诸这些"陈腐"的概念？或者，我们能否支持物理时空本质上不同于"体验"时空这样的哲学立场？主要问题在于大脑并没有时间或空间的感受器——但是有头朝向和速度的感受器。大脑和时钟都不创造时间。与此类似，大脑和量杆也都不创造距离。我建议采用测量仪器，把观察结果联系到仪器单位，像过去一百年所做的那样继续研究神经科学，这没什么危险。然而，宣称某些脑区或者某些脑机制表征时间或空间，或者在计算距离或作用时间，是有问题的。

　　我们归结为大脑中时间的一切，都可以通过神经元集群序列或者神经元轨迹实现。海马受损的失忆者在估计和回想距离、作用时间方面都很少有问题，不像回忆事件次序时一样。

第 11 章

增益与抽象化

普遍性蕴含于具体事物中这样的想法具有深远的重要性。

——侯世达[1]

抽象就是选取一个视角,从一个特定的角度去观察事物。所有的科学都由他们的抽象概念而区分界定。

——富尔顿·J. 施恩[2]

爱是一种抽象。之后就有了无数的孤独夜晚,我缱绻在枕头中而不是你的怀中,我听着各种脚步声但那却不是你。我无法施展魔法让你出现在我的面前。我只能转而在心中保有你。

——大卫·利维森[3]

欧亚草原的游牧者,匈奴人、马扎尔人、蒙古人,和美洲平原上的土著,都靠搭弓射箭来狩猎和打仗。随着火枪的使用,弓箭逐渐演化成了一种传统武术。想象一下,当你胯下的战马正以 50km/h 的速度飞奔,而你需要射中远处正在移动的敌人。或许没有人比拉约什·卡萨(Lajos Kassai)更懂得从飞驰的马上射箭了,在匈牙利乡间,也就是我的老家,他被称为箭术大师。在马上,卡萨就是超人,他从不射偏[4]。他说,真正的大师都会在几十年的训练后拥有瞄准的直觉。

---

1. Hofstadter,1979。[译者注:侯世达(Douglas R. Hofstadter),美国作家。此书中文版为《哥德尔、艾舍尔、巴赫:集异璧之大成》,1997 年由商务印书馆出版。]

2. https://www.diannasnape.com/abstraction/. [译者注:富尔顿·J. 施恩(Fulton J. Sheen),美国罗马天主教主教、教育家、作家。]

3. Levithan, 2011。[译者注:大卫·利维森(David Levithan),美国作家、出版人、编剧。]

4. 你可以在这里看到他:http://www.youtube.com/watch?v=a0opKAKbyJw; http://www.youtube.com/watch?v=2yorHswhzrU. 卡萨在电影《长城》中训练好莱坞动作明星马特·达蒙(Matt Damon)射箭。

射箭涉及手眼协调、肌肉发力模式、箭的飞行轨迹以及潜意识里对目标距离的计算。如果你想在 20s 内射中 10 个靶子,这期间就有太多的东西需要你去仔细计算和思考。射手的眼睛、头和躯干;颠簸马背上的身体;马的身体、头和眼睛。这些部位都有着独立的坐标系。把这些再乘上敌人拥有的相同的自由度,你才能算出他运动的角度和方向。

骑马、移动眼睛或是探索环境也都利用相同的协调原理。每个坐标系都是一种不同的视角(见第 10 章)。在每个坐标系中,信息都是先泛化再按照某种以观察者为中心的新的分类器分割成不同的种类。要有效完成运动-感觉行动,解读信息的下游网络应该根据它们自己的需要从中提取信息[5]。增益这种机制就可以用来完成这种坐标转换和抽象的问题。

增益的原则和机制

转动收音机上的音量旋钮就可以调节音量大小,这是一种增益调制机制[6]。增益调制需要两个信号源,一个是放大器,另一个是调制器(图 11.1)。相比于将两个源相加(或相减),将这两个源相乘(或相除)所得输出信号的幅度更大或更小(增益为负的时候)。这种非线性的增益调制在大脑中随处可见,并有着深远的影响。在单个神经元内、突触间和大尺度的神经网络中都有着不同的方式来完成增益调制,暗示这是一种关键操作。增益调制还可以决定一连串的事件在神经轨迹上是快是慢。因此,理论上来说,增益调制的神经序列变化速率可以代替时间的概念(见第 10 章)。在此,我列出了神经环路中的一些增益调节方式。如果对这些细节信息不感兴趣,你大可以直接跳过接下来的几节。

神经如何实现增益调制

从深夜到晴天,照射在视网膜上的光强有 9 个数量级的变化(相当于 10 亿倍)。有许多外周的机制可以在强光中有效降低视网膜神经节细胞的光反应以及送到视觉系统中的信号,包括调节瞳孔直径、视锥细胞和视杆细胞的化学适应等。但视觉皮层的细胞仍然需要应对极大动态范围的信号。其方法是不响应输入的绝对值,而是

---

5. 人工智能算法也面临着层级抽象的问题。表现最好的 deep Q network(DQN;Minh et al.,2017)可以探索画面局部的关联并通过转变视角和尺度来完成任务。这个程序的直接任务是选择某个操作来让奖励最大化。因此,其基础是(模仿的)行为输出。

6. 在电气工程中,增益通常被用作信号放大或提高的同义词。放大器的增益是用分贝(dB)来衡量的,这是一个对数值。输出比输入增大 10 倍对应着 10dB;大 100 倍对应 20dB(或者说分别是 10 的 1 次方和 2 次方)。局部场电位(LFP)和脑电图(EEG)的功率谱通常用增益来描述。

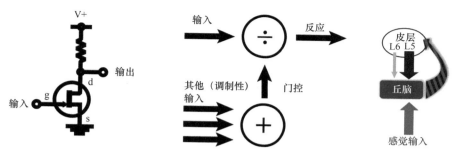

图 11.1　左图 . 在电路中的增益调制。半导体中从源极（s）到漏极（d）的电流强度可以被施加在栅极（g）的微小电流所调制。在栅极（g）微小的改变会引起输出电压（V_{out}）的巨大改变。中图 . 通用的增益操作。输入和输出之间的转换由一个除法或乘法器调制，其受到另一个门控输入的调制。诸如去甲肾上腺素、乙酰胆碱之类的所有的皮层下神经调质都通过这样的方式来调节增益。右图 . 皮层对来自丘脑的感觉输入的增益调制。向皮层投射的丘脑神经元，汇聚了来自皮层下结构（灰色箭头）以及来自皮层（来源于第 5、第 6 层）的输入信息。第 6 层的输入很少直接激活丘脑皮层的神经元，但可以促进其对感觉输入的响应，从而实现增益调制。第 5 层输入可以有效激活向皮层投射的丘脑细胞并在感觉输入后维持向皮层投射的丘脑神经元的持续激活。丘脑的输出用弯曲的黑灰条纹箭头表示

丘脑部分图片来源于 Groh et al.，2014

对强度的相对改变，即**对比度（contrast）**，进行响应。神经元可以同时接收到平均的背景强度信息和相对此平均的波动信息，于是就可以计算出任何光强下的对比度。从统计学借鉴一个术语，这一操作是典型的标准化，其本质就是除法[7]。

<h2 style="text-align:center">分　　流</h2>

有许多机制可以让神经系统拥有这么宽的感受范围。第一种机制就是调节单个神经元的增益，可以基于一个神经元接收到的其他输入来改变其对某一个刺激的响应。每个神经元都会接收成百上千个来自兴奋性或抑制性神经元的突触传入。这个神经元是否响应某个信号以产生动作电位，依赖于其总体接收到的兴奋性和抑制性输入比例。但神经元接收到了 5 个兴奋性和 2 个抑制性神经元的输入，或是 500 个兴奋性和 200 个抑制性神经元的输入，还是有所不同的，因为神经递质会打开离子通道，本质上就是在细胞膜上临时地开个小孔。当许多通道一起打开时，细胞内外环境间的阻抗就减小了。换句话说，因为离子可以随意在神经元内外流动，细胞膜的电导增高了。这一状态术语上称为**分流（shunting）**，因为这些打开的离子通道就像是短路。这有点像你同时打开暖炉、烤箱以及洗碗机，电路因为电阻并联而跳闸一样。因此，许多通道一起开放时，即使膜电位保持不变，如兴奋性和抑制性输入

---

7. 标准化是增益调制的一个特殊实例，其中标准化所用的分母是神经响应信号的一个超集（Carandini and Heeger，1994，2012）。在这个例子中，一个神经元的某个输入信号会受到送往同一神经元的其他许多输入的影响。

成比例增加的时候，电导增高（短路状态）使突触电流功效降低，因而输入对神经元的影响减小。本质上来说，任何一个突触造成的影响都会除以同一时间这个神经元上的其他所有输入的组合效应（或者说被标准化了）[8]。增益调制可以在不改变神经元选择性或区分度的情况下，改变其变化敏感性。增益，或者说是突触效能，被神经元群体的背景活动以乘法（或除法）的方式，而不是加法（或减法）方式，放大或缩小[9]。

抑　　　制

调制增益的第二种机制是抑制，通过 γ-氨基丁酸（GABA$_A$）受体在抑制性突触中起作用[10]。这些受体对氯离子通透，氯离子的平衡电位和神经元的静息电位接近。因此，激活 GABA$_A$ 受体很少会改变活动相对较少的神经元的膜电位，而是会使神经细胞膜出现分流从而负调制（除法）兴奋性输入的增益[11]。这一机制对细胞集群的稳定性非常重要，因为细胞集群通过侧抑制来相互竞争。这种增益调制机制可以通过影响动作电位的产生来影响其在神经元间的传播。

短时程突触可塑性

第三种增益调制的机制发生在神经元的输入上。当一个树突周围的许多输入一起激活时，它们会相互放大，因此其效果会比它们的代数加和更大[12]。更加选择性的、针对单个突触的增益调制可以通过突触强度的短时程可塑性来实现。突触前神经元一个动作电位对突触后神经元的作用并不是一成不变的，而是会有很大的起伏。接收一系列动作电位时，有些突触会增强［**突触易化（facilitatory synapse）**］或减弱［**突触抑制（depressing synapse）**］对靠后部分动作电位的响应[13]。突触抑制是皮层

---

8. 这一标准化的作用是欧姆定律导致的，在特定膜电位 V 下的电流 I 会受到膜电导 g 的影响，其中 $I=gV$。再乘以某个系数会改变输入-输出关系的斜率，或者叫增益，这就相当于是上调或下调了反应性。

9. 神经元增益的提高对应乘法，下降对应除法。Silver（2010）对神经元的算法做出了很棒的总结。

10. Alger and Nicoll，1979；Kaila，1994；Vida et al.，2006。

11. 更多细节请参见 http://www.scholarpedia.org/article/Neural_inhibition。如果抑制性突触是在兴奋性突触与动作电位起始点之间，其抑制效果会更好。不管是兴奋性还是抑制性突触的分流作用，其在空间上的效果都是局部的，因为兴奋性和抑制性的突触后电流都是由膜上离子通道打开而导致膜上泄露。分流造成的增益调制作用在很多细胞一起受到影响且兴奋性和抑制性在很短的时间窗口内均衡升高时会显得更明显。这种情况会在 γ 振荡中出现。均衡的背景活动会对兴奋性输入产生大致是乘性的增益调制（Chance et al.，2002）。

12. 鲁道夫·莱纳斯（Rodolfo Llinás）最早发现树突并非只是被动地整合输入，而是具有主动的电压敏感通道可以有效增强神经元计算能力（Llinás，1988）。另参见 Mel，1999；Magee，2000。

13. 频率依赖的短时程突触增强（short-term potentiation，STP）会在突触前膜囊泡快速耗尽或者突触后膜受体快速脱敏时发生。短时程易化作用也会同时有突触前、突触后对应的机制（Thomson and Deuchars，1994；Markram and Tsodyks，1996；Zucker and Regehr，2002）。English 等（2017）描述了锥体细胞和中间神经元间动作电位传播的多种机制，可以在不同时程上实现滤波和放大。这些灵活的机制可以在没有外界影响的情况下实现神经元集群的转换。

锥体细胞间短时程突触可塑性的主要形式。当输入神经元缓慢发放时，每次的突触后响应幅度都差不多。但是，当神经元快速发放时，突触后响应就会随着时间减弱。输入的动作电位之间时间间隔越短，突触就越被抑制。当一串动作电位结束后，基础反应的恢复可能需要 1s 左右，这个数值是不同类型突触的特征常数。在短时程抑制的突触上，因为动作电位输入频率越高突触传递效率越低，这类突触就可以看作是神经传输的低通滤波器。相反，短时程易化的突触就是高通滤波器。因此，突触后神经元并不会反映前膜神经元的平均输入频率，而是反映其输入频率的变化。由此，短时程突触可塑性把神经元变成了一个"比值器"。短时程突触可塑性的非线性通过负调制增益来改变输入-输出关系 [14]。因此，虽然机制不同，增益调制的操作可以同时发生在单个突触和单个神经元上。通过突触动态变化实现增益控制，可以在神经元序列的神经元之间调制变化率，这可以在概念上被看作是时间扭曲的一种方式（见第 10 章）。

神 经 调 制

在神经网络中，增益调制可以通过影响大量类似神经元的机制来实现。神经网络的交互兴奋是一种常见的非线性放大的机制。皮层下的乙酰胆碱、去甲肾上腺素、血清素、多巴胺和组氨酸等神经调质有一个共同点：它们在很大程度上是通过影响电导来影响目标神经元的兴奋性，从而对神经元输出的发放频率施加乘性的增益影响。除了兴奋性，神经调质还可以通过靶向离子通道来影响突触的特性及非线性的细胞膜性质之间的平衡。有几种神经调质也会靶向突触前膜。突触前受体可以调制释放到突触间隙的神经递质数量，并借此影响突触传递效率 [15]。因为皮层下的神经调质一般会同时影响许多神经元，其在神经网络的增益调制中有着重要作用 [16]。

电导的改变、$GABA_A$ 受体介导的分流、侧抑制、突触抑制、树突增强、交互兴奋以及皮层下的神经调质，普遍存在于在皮层网络中。这些机制中的每一种，或者是其中几种的组合，都可以调节神经网络的增益，从各种方面来影响输入-输出的转换。神经调质也可以影响冲动在神经元集群间的传播速率，这或许可以解释为什么神经调质和影响神经调质生理功能的药物可以导致主观时间的加速或减缓。

---

14. Abbott et al.，1997；Rothman et al.，2009。

15. 离子通道的调节通常涉及神经调质和 G 蛋白偶联受体，以及其后第二信使的激活，虽然离子通道也可以被其他机制所调控。双孔钾通道家族在多神经元中产生大部分的漏电导，而皮层下神经递质可以有效调节漏电导（Kaczmarek and Levitan，1986；Bucher and Marder，2013）。这两者对网络动态都会产生巨大的影响。

16. Aston-Jones 和 Cohen（2005）对去甲肾上腺素在增益调节中的作用进行了全面的回顾。

输入幅值的标准化

　　或许增益调制最直观的例子就是感觉系统对自然环境中不同强度的刺激的响应，如之前提到过的对光强度的适应。初级视觉皮层中的锥体神经元是皮层中接受丘脑信息输入的第一站，其中神经元发放频率的动态范围很小，这让它们只能对有限的对比度范围做出不同响应。但是，接受丘脑输入的神经元也接受其他许多皮层细胞的输入。这种结构就可以通过其他神经元的兴奋性反馈来提高电导，从而按比例降低丘脑输入的影响（图 11.2）。这本质上还是个除法。

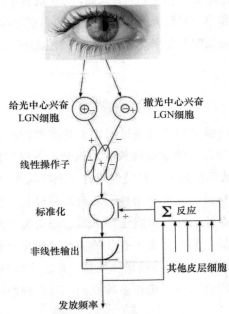

图 11.2　神经元标准化的图解。外侧膝状体（lateral geniculate nucleus，LGN）线性整合来自视网膜的互补输入。视觉皮层细胞将给光中心兴奋细胞的反应加起来（这些神经元响应视觉输入）并减去撤光中心兴奋细胞的反应（这些神经元的感受野在给光兴奋性细胞感受野的外面）。这是线性操作。两侧的抑制区是通过兴奋和抑制反向叠加的方式得到的。之后大量皮层神经元反应的加和，通过分流，对线性操作得到的反应进行标准化。这一步是非线性的
转载自 Carandini and Heeger，1994

　　抑制介导的竞争也是一种类似的机制。某个初级视皮层神经元对其所偏好朝向刺激的响应，可以被叠加的非偏好朝向刺激所抑制。这是因为响应非偏好朝向的细胞激活了抑制性中间神经元，并借此转过来抑制了这个细胞对偏好朝向刺激的响

应 [17]。气味的浓度和声音的强度也会常常改变，可能也采用类似的机制来计算强度的变化。这一切只需要两个输入，一个特异性地激活神经元，另一个产生除性的标准化作用 [18]。

通过转换坐标系改变视角

现在，让我们来看看增益调制机制是如何被用在信号转换上的。当你开车时，你的目光集中在前方的道路上。如果你想把收音机音量调小一点，你会抬手去摸音量旋钮。从效果来看，你是在多线程工作，一边维持视线注意着前方的车流，一边用余光注意音量旋钮。因为人眼会到处移动，眼睛、手和躯干的关系就在时时刻刻地改变。因此，视网膜的输出以及视觉系统中以眼睛为中心的视网膜映射表征对伸手摸索起不到多大帮助。视网膜图像必须先被转换到以头或者躯体为中心的坐标系中 [19]。

感受野和增益野

视觉系统中的神经元对视野中特定位置，即对应视网膜中特定位置的刺激有最大的响应（峰值响应），这个位置就称为这个神经元的**感受野**（receptive field）（图 11.3）。当被试主动把眼睛盯在某个位置时，我们可以通过在视野中各个位置相继呈现光点来快速测量其感受野。神经元的反应峰值与周围的下降沿共同构成了一个圆锥形的响应模式，即为感受野 [20]。

视觉区域及后顶叶皮层中的许多神经元都有这样具有视网膜映射关系的感受野。一般来说顶叶中的感受野会比初级视皮层中的更大。但是，顶叶神经元还会携带眼睛位置的信息，如加利福尼亚理工学院的理查德·安德森（Richard Andersen）在一项

---

17. 虽然大家对标准化机制的存在有原则上的共识，但关于这种除法的效果到底是由电导改变、抑制还是其他机制所产生的，争议一直不断（Carandini and Heeger，1994，2011；Murphy and Miller，2003）。视网膜中也被认为存在标准化的作用，双极细胞和神经节细胞的输出会被周围区域光照对比度引起的其他神经节细胞的活动所标准化（Normann and Perlman，1979）。

18. 果蝇触角神经叶的嗅觉信息处理中，有竞争性标准化的报道。其中，投射神经元接受两个不同的输入：从嗅觉感受器来的兴奋性输入以及从其他投射神经元来的抑制性输入（称为"前馈"或"侧抑制"）。当一种气味和其他气味混在一起时，一个神经元被其所偏好气味激活的强度会因为其他气味激活了其他许多神经元而减弱。这种除性的标准化与嗅觉神经元群体的激活程度有关。增强投射神经元群体的激活不仅可以减弱单个神经元对所偏好气味的响应，还会使响应更短暂（Olsen et al.，2010）。

19. 对视网膜相对躯体运动的补偿机制是一种伴随放发（见第 3 章）。

20. 其观点是视觉中的感受野和海马位置细胞的位置野相类似（见第 6 章）。"感受野"一词是感觉系统研究的核心。除了位置，视觉细胞还响应光刺激的其他许多特征，如运动速度、运动方向和朝向。对感受野内刺激的响应强度会受到诸如脑状态等许多因素的影响。神经科学的各个领域都可靠地观察到，睡眠与清醒间脑状态的改变会对响应的幅度有着巨大的影响，这经常也会影响到神经响应的选择性。

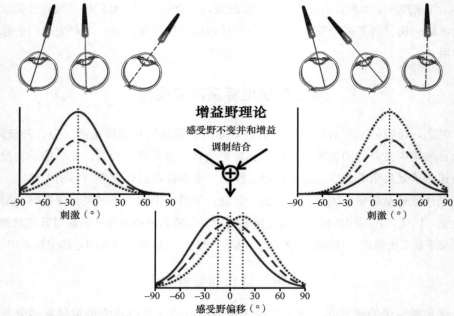

图11.3　顶叶中的增益野机制。上图显示了假设的两个由眼球位置调制增益的神经元的感受野。图中的三条线代表了在三种视线下测量出的视觉感受野。我们可以用光扫描整个视网膜，这里只画出了其中一个的位置（感受野中反应最大的区域）。注意，在两个神经元中眼球位置都会调控反应强度，但是两个神经元各自的感受野还是不变的。但是，将这两个受到增益调制的神经元的响应相加就会造成输出的感受野随着眼睛位置而改变

引自 Zipser and Andersen，1988

标志性实验中展示的那样。他和同事训练猴子盯着屏幕上的一个小十字，并同时记录其顶叶神经元。在用一个点作为刺激测量完感受野后，移动注视点来带着眼球运动。刺激点也会跟着一起移动来让它一直处于细胞感受野的中央。因此，在实验中对所偏好的视网膜中位置的视觉输入一直保持不变，但眼睛的位置在系统地改变。顶叶神经元的反应会随着眼睛位置的改变而改变。在某些位置，细胞反应更大，而在另一些位置神经元反应更小甚至消失了。这种对发放频率的调制有其空间模式，安德森称之为**增益野**（**gain field**）（图11.3）。神经元的发放频率可以用感受野特性算出的发放频率乘以由眼睛位置产生的因子来估算，也正是因此它的名字叫做"增益"。这一开创性的工作表明顶叶皮层神经元对视网膜特定位置上物体的响应受到眼球位置的乘性影响[21]。

---

21. Andersen 等（1985）在猕猴顶叶 7a 区的这些观察，被其他大量实验室在别的脑区中反复证实，包括顶内沟腹侧区（ventral intraparietal area，VIP）。受头位置调控的神经元在顶内沟外侧壁（LIP；Brotchie et al.，1995）被发现。手位置神经元在顶内沟内侧壁（MIP）被发现，这一区域称为**顶叶手臂运动区**（**parietal reach region，PRR**），因为 PRR 神经元在空间上特异性响应被作为手臂运动目标的视觉刺激（Chang et al.，2009）。

后续的实验表明顶叶神经元的视觉响应还受到头位置和手位置的影响。这些眼睛和手的增益野并不是独立的，而是有着相等的强度和相反的方向，因此眼-手增益野在皮层处理的同一个步骤中将参考系转换和动作规划结合在一起。总的来说，这些顶叶中的机制保证了无论用眼动还是头动调整视线时视线信息都能被用于增益调制 [22]。

视网膜视角和运动坐标

这些神经机制可以解释我们在开车时是怎样摸索到收音机音量旋钮的。正如我们在第 10 章中讨论过的，顶叶的神经元同时响应视觉、听觉和触觉的运动刺激的方向和速率，因此这一脑区很可能会参与到这一任务中来。通过与前运动皮层的连接，顶叶可以编码多模态的参考系，并在不同的参考系间进行坐标转换。要正确完成调节音量的任务，顶叶神经元或者其下游神经元必须计算出当前视线角度和伸手目标即收音机旋钮之间的关系。

一般来说，规划运动轨迹需要将信息从感觉系统的坐标系转换到适用于眼睛、头、手和躯体的坐标系中。为了简化，我们先不去考虑顶叶的所有神经元，只考虑其中的 4 个（图 11.4）。我们的目标是在视觉的控制下引导手臂伸向旋钮，忽略视线角度

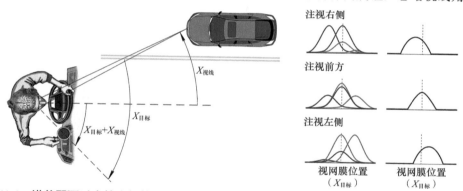

图 11.4　增益野可以支持坐标转换。左图. 开车时基于视觉系统进行的空间转换。开车时，你可能会在保持视线不动的情况下伸手去够收音机音量旋钮。旋钮相对于身体的位置可以用两条虚线的夹角表示。为了简化，我们假设手一开始就放在身体的位置旁边，即坐标系原点上。不管司机在看向何处，伸手的动作应该朝着旋钮的方向，即与 $X_{视线}$ 无关。旋钮在视网膜坐标中的位置（即相对于注视点的位置）记做 $X_{目标}$，其会受到视线影响。但是用 $X_{视线}+X_{目标}$ 来表示目标相对于身体的位置就不受视线的影响了。通过这种机制就完成了以眼睛为中心的视网膜坐标到以躯体为中心的坐标的转换。右图. 将若干受到增益调制的神经元的反应加起来得到的神经响应会随着视线移动。左半图显示了 4 个理想化的、受到增益调制的顶叶神经元对刺激位置的反应；右半图的曲线是 4 个神经元响应的加和，可以代表对下游读取神经元的信号输出
受启发于 Selinas and Sejnowski，2001

_____

22. 除了眼睛、头和手的位置，其他类型的信号也可以产生增益野，包括瞳孔的聚散、目标的距离、色彩对比度以及对感觉信号的期望概率，这表明对神经活动的增益调制是一种普遍的计算机制。

的影响[23]。因为身体和旋钮之间的位置关系可以当作不变量，我们只需要计算视线和身体的关系就可以了。正如我们说过的，顶叶神经元"知道"眼睛在眼眶中的位置，这一信息可以被加到物体的视网膜坐标中。通过计算 4 个顶叶神经元的反应之和，下游的读取神经元就能推测出视线和身体之间的关系。这些下游神经元的响应幅度随着视线角度的改变而改变。因此，目标旋钮的空间坐标就可以在视线移动时持续更新了。

不幸的是，这样完美的叙述是基于理论模型的，而不是基于真实的神经元群体活动和对转换的详细生理学研究。但通过神经元增益调制来实现坐标转换，其所采用的原则阐明了一种可行的机制。幸运的是，有实验支持这种假设的读取神经元在坐标转换中确实存在。顶叶和前运动皮层中都有某些神经元编码物体的水平方位和高度，并且这种编码与视线无关。因此，这些神经元编码的是以头为中心参考系中物体的位置[24]。

坐标系转换是一件非常难的事情，涉及从新的视角来对最重要的信息进行抽取并丢弃掉其他次要的信息。但至少在我们的例子中，视觉-顶叶脑区的下游区域只需要知道眼睛在看什么以及要将手伸向哪里就可以了。伸手的动作需要经过大量的运动训练来习得，坐标转换的神经模式可以从这些训练中摄取意义[25]。没有了行动输出和行动带来的反馈，神经元对上游输入的响应对大脑来说就无法理解。

从不同坐标系中进行抽象

神经系统只需要增益调制这一种机制就能完成从以眼为中心到以躯体为中心的坐标系转换，这种能力实在让人惊叹。如果这么简单的机制可以在一种坐标转换中起效，或许也能在其他环路中起到相似作用。换句话说，接受顶叶输出的下游神经元，其以躯体为中心的信息也可以在后续计算中通过相同的增益调制操作进行进一步的变换。沿着这个思路，视网膜信息中更加复杂的特征都可以被提取出来[26]。当一个物

---

23. 在此，我们忽略了运动轨迹的组织。神经科学中有一个庞大的分支在研究这个复杂的问题（Shenoy et al., 2013）。

24. Duhamel et al., 1997；Graziano et al., 1997。Fogassi 等（1992）证明了猕猴前运动皮层的神经元（6 区下部）产生了稳定的以躯体为中心的参考系，这对规划视觉引导的行为是必需的。

25. 虽然有这些区域的解剖学连接作为基础，关于身体各部分的关系、相互之间的距离（见第 3 章）以及它们与周围环境关系的信息都需要通过学习来获得，并依赖日常的使用来维持。经验可以通过乘性的增益调制，通过本体感觉和伴随发放信号来为感觉信息提供意义。新手驾驶员常犯的一个错误就是随着转头打方向盘。这是大脑的自然反应。操作汽车这样一个巨大的外部工具并不是大脑本来的生物学功能。

26. Salinas 和 Sejnowski（2001）与 Salinas 和 Abbott（1995）两篇文章，可能最早假设了增益调制是通用的坐标转换机制，其观点从 Zipser 和 Andersen（1988）一文的早期观点发展而来。他们的模拟显示，往复连接的神经网络中，调谐曲线相近的神经元之间的兴奋性连接和调谐曲线不同的神经元之间的抑制性连接，可以对加性的突触输入执行乘方操作。在计算机中对之前描述的增益调节发放频率的机制进行建模，损坏其增益调制机制，可以导致半边视野忽略患者（Pouget and Sejnowski, 1997a）中实际出现的多种功能缺失。因此，增益调节可能是不同形式表征之间的译码本。

体被从不同角度看到、接近和触碰时，这多段经历可能会剥离掉其中物体感知的特定条件，只留下最关键的特征，而不管该物体出现在视野中何处。这被称为**变换不变性（translation invariance）**，其本质就是一种抽象[27]。

注意力造成的增益调制

前面所说开车的场景也可以在实验室中进行模拟，我们可以训练猴子学会盯着一个十字（对应车流）同时注意视野中的某个可能会有东西出现的特定位置（对应音量旋钮）。这可以通过大量训练和一些果汁奖励来完成。在顶叶视觉区域找到一个具有朝向选择性的神经元并确定了其感受野后，就可以进行生理学测量了。这一区域的许多神经元被称为**朝向选择性（orientation-selective）**神经元，因为它们对沿某个特定方向运动的黑白条纹（光栅）响应最大。实验者沿各个方向移动光栅来测量神经元的调谐曲线。这一测量可以在两种条件下进行。第一种是训练猴子检测神经元感受野中某种刺激的出现（将注意力集中到这里，就像我们开车时在不转头的情况下用余光引导手够到旋钮一样）。第二种是让动物注意另一侧视野中出现的刺激（就像我们要用余光注意左侧反光镜一样）。这两种情况在物理上是完全一样的，因为猴子一直注视着屏幕中间的一个十字，只有注意的位置有所差别。和预期中一样，两种情况下测到的调谐曲线很相似，但是当猴子注意到神经元的感受野时反应幅度会增大很多。其中最大的区别出现在感受野的中心；在感受野之外，两条曲线就一样了。简单来说，选择性注意使神经元的响应乘以了一个常数，或者说进行了"增益调制"，而不影响神经元响应的调谐特征。注意力引起的增益调制在后顶叶视觉系统的所有区域都有出现[28]，也很可能出现在其他脑区中。

注意力的自主神经关联

注意力这个鬼魅一般的主观术语，是詹姆斯列表中重要的一项（见第 1 章）。因

---

27. 猕猴颞下回（inferior temporal，IT）中的神经元（对应人脑的颞中回和颞下回）对任何背景中的任意位置出现的物品有着相同强度的反应，有些细胞对面孔反应也是如此。特异性识别面孔的神经元在颞上沟中更常见。响应某个面孔的神经元可能对相同位置出现的物品或其他面孔没有任何响应（Desimone，1991；Miyashita，1993；Logothetis and Sheinberg，1996）。人类内嗅皮层中的神经元表现出对物品和面孔的高度特异性响应，如对著名的演员詹妮弗·安妮斯顿（Jennifer Aniston）。这些神经元编码了高度抽象的特征，因为即使是这名演员的漫画或者是手写的名字都可以激活这些神经元（Quian Quiroga et al.，2005）。这种假想的坐标转换操作让人联想到从情景经验产生语义信息的过程（见第 5 章）。

28. 注意力介导的增益调制是 Moran 和 Desimone（1985）发现的，他们记录了 V1、V2、V4 和 TEO 中的神经元。他们的发现很快就在 MT（Treue and Martinez-Trujillo，1999）和 V2、V4（McAdams and Maunsell，1999）中被重复了出来。后面的这些工作也发现注意力会通过一个固定的增益因子对神经元活动进行乘性调制。Reynolds 和 Heeger（2009）的综述讨论了注意力介导的增益调制的许多方面及其优势。

为其作用是内隐的，注意力没法被直接探究，除非我们能在大脑中同时植入无数的电极。但即使我们保持身体不动眼睛也不动，当我们把注意力集中在某处或某个事物时还是会发生可以观察的变化。正如先前所讨论的，神经调质在增益调制中起到重要的作用。其中的乙酰胆碱和去甲肾上腺素这两种神经调质也会影响瞳孔直径。当我们兴奋时，去甲肾上腺素水平更高，神经增益提高，瞳孔缩小[29]。因此，瞳孔直径可能是注意力的一个客观读数。

有实验研究了这种可能性，参与实验的人类受试者被训练来辨认具有许多视觉和语义特征的图片。他们不知道,视觉特征和语义特征中各有一个预示着最后的奖金。一些被试更偏向于注意视觉特征，另一些更偏向于注意语义特征。这样，研究者们就能用功能成像来研究对应脑区的反应了。瞳孔反应与被试学习表现受到视觉或语义特征的个体倾向所影响的程度密切相关,也与脑区间关联活动的强弱有关[30]。因此，我们可以使用瞳孔直径或者其他的自主神经系统反应作为去甲肾上腺素水平的指标，这样就可以在人脑中研究神经增益了——至少我们可以间接地研究了。尽管还有不足，这些研究还是说明了注意力和增益调制有着外显的行为表现[31]。我们可以猜测那些支配瞳孔控制神经元的输出命令也向顶叶送出了伴随发放，这可能决定了视觉输入的增益调制。

速度引起的增益调制

对发放频率的增益调制也是海马-内嗅皮层系统中实现与速度无关的位置编码的一种重要机制（见第 7 章）。每个主要投射神经元都至少接受两种输入。一种代表各个新皮层区域送来的复杂信息（外界信号），另一种携带了来自速度系统的信息（内部信号）。因此，海马和内嗅皮层神经元受到双重的调制。收到两种信息，其中之一是运动相关的，另一种信息就可以从中摄取意义了。

---

29. 瞳孔直径与蓝斑核去甲肾上腺素能神经元的强直活动水平相关。蓝斑神经元的瞬变性短暂活动与瞳孔直径负相关。瞳孔直径曾被推荐作为追踪注意力和神经增益的线索（Aston-Jones and Cohen，2005；Gilzenrat et al.，2010；Reimer et al.，2016）。

30. Eldar et al.，2013。

31. 这里有一个显著的缺点是我们无法区分总体的注意力和局部的注意力，虽然视觉和语义特征相关的血氧水平依赖（blood oxygen level-dependent，BOLD）信号的差异可以被用来反对总体觉醒水平提高的说法。这种总体的改变在压力下发生，而压力也会和瞳孔缩小有关。还有一个重要的缺点是，由皮层下神经调质引起的增益调节必然很慢，因为 G 蛋白偶联受体的反应就很慢，但在其他机制中的增益调制会发生得更快。这些较快的机制可能也在注意力中起作用。

许多位置细胞的发放频率都会随着动物运动速度的提高而升高（图 11.5）[32]。这一效应在位置野的中心最强，沿动物进入位置野或离开位置野的方向而逐渐减弱。在位置野之外时，速度就对发放频率没有影响或只有很小的影响了。和其他脑区一样，这两种输入的影响相乘。因此不同的运动速度不会影响位置野的大小，但是会很大程度上改变神经元的发放频率。虽然前庭系统很可能是速度调制的一个来源，但它绝不是唯一的来源。当动物被固定住头部，在滚轮、跑步机或者球上跑动时，神经元发放频率也会受到跑动速度的调制，或许这是受到了光流或者是肌肉活动反馈的影响[33]。

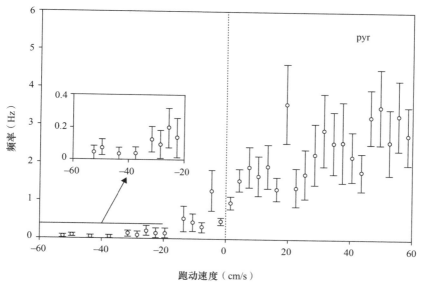

图 11.5　跑动速度对海马锥体细胞（pyramidal cell，pyr）活动的调制。运动速度的正负代表滚轮中的跑动方向（向左或向右）。当大鼠面对所记录细胞的对应区域时，神经元的发放频率会提高，当大鼠朝向相反方向时活动会被抑制。局部放大图强调了速度对发放频率的抑制作用。这种对神经元活动的调制类似于注意力对视觉皮层神经元感受野的调制

速度信息对位置细胞可靠地表征位置和距离非常重要。假设在慢跑时某个位置细胞的发放频率峰值是 10 次/s。当动物跑得更快时，其峰值频率可能提高到 15 次/s。换句话说，当动物偏离响应的中心时神经元每秒发放 10 次。如果海马下游神经元需

---

32. 每个位置细胞都有相对独特的速度调谐特性。有些是随着速度提高单调上升，有些随着速度提高先上升后下降。同一个神经元在不同的位置野中可能有不同的速度调谐特性，这暗示了某个神经元集群的组成神经元可能是由速度输入的特定分布所驱动的（McNaughton et al.，1983；Czurko et al.，1999）。并非所有的位置野都被速度线性地调控。相反，某个跑动速度可能对应着最大的发放速率。有少数位置细胞是被速度负调控的。

33. 前庭输入和光流都不是必需的，因为即使在完全黑暗的环境中，小鼠头部固定不动，速度也会影响神经元集群间的时间偏移（Villette et al.，2015）。

要仅从发放频率中解码动物当前的位置，那它可能会得出不同的答案，因为 10 次/s 的发放频率在不同速度下对应着不同的位置。即使下游神经元是从一群位置细胞获得输入的，用发放速率编码的问题仍然存在。要正确解码动物在跑道上的位置，下游读取神经元需要在快速跑动时把接收到的输入除以 1.5 [34]。

这种标准化的操作让我们回想起了本章开头说到的那些在不同强度刺激下反应不变的感觉神经元，它们同时使用了抑制和群体反馈响应的机制。因此，有一种可能是，在快速跑动时某个位置细胞的发放频率会被有着重叠位置野的、同样受速度影响的其他神经元的反应所标准化 [35]。另一种可能是除性抑制。当在实验中选择性地减弱对某个位置细胞胞体附近的抑制，其在位置野中的发放频率就提高了，而且在位置野的中心影响最大。在位置野之外减少抑制则没有多大效果。因为中间神经元也受到速度调制，这一操作表明抑制的变化至少是导致增益变化的因素之一 [36]。

速度影响距离表征

运动速度不光会影响到位置细胞的发放频率，也会影响到位置细胞之间的时间关系。你或许还记得我们在第 7 章中说过，神经元集群序列先是在 θ 波周期的后半部分表征动物已经经过的位置，后续集群的放电则在 θ 周期的早期表征将到达的位置。因此，每个 θ 振荡周期都表征了从过去到未来的一段场景，或者说是从动物背后到动物眼前的一段距离。其中向前的表征部分被称为"预测未来"。因此，距离被转化成了 θ 波上的时程。我们在第 7 章中已经讨论过这种距离到时程的压缩 [37]。为了解释速度信号的重要性，我们可以先假设它在海马计算中不起作用。在这种情况下，一个 θ 波内两群神经元之间固定的时间差，应该与动物从 A 点跑到 B 点的不同的跑动时程有关。因此，对两点间距离的表征可能随着跑动速度的改变而发生变化。速度信号对增益的调制避免了这种扭曲。实际上，实验证明速度可以调整一个 θ 波周期内细胞集群之间活动的转换时间。在更高的速度下，一个集群到下一个集群的转换也会变得更快。因为神经元集群转换的增快，一个 θ 振荡周期内就可以塞下更多集群。换句话说，跑得快时每个 θ 波周期可以表征环境中更长的一段路程。

---

34. 另一种方法是使用当前位置细胞和周围有着重叠感受野的细胞的发放频率的比值。不管是哪种方法都需要进行除法操作。

35. 在第 7 章中，我们讨论过海马位置细胞是受到速度控制的振荡器，其放电在 θ 波上的相位随着跑动速度而发生成比例的进动，以此来保证 θ 波上位置细胞发放的相位与位置无关。因此，如果下游细胞有了 θ 振荡的相位信息，那相位解码的方法会比频率解码的方法更清晰。

36. Royer et al.，2012。有一些其他实验表明，在大多数情况下，抑制施加除性而非减性的影响（Murphy and Miller，2003；Carandini and Heeger，2011；Wilson et al.，2012）。

37. Skaggs et al.，1996；Tsodyks et al.，1996；Samsonovich and McNaughton，1997；Dragoi and Buzsáki，2006；Diba and Buzsáki，2007；Geisler et al.，2007；Johnson and Redish，2007。

　　因此，海马中的距离"表征"（请允许我为了方便使用这个词）并不怎么随着动物的行为而改变[38]。由于速度增益，我们可以不用管运动速度而只对距离做出判断；比如在开车跟着其他车的场景中。这一机制可以解释骑在马上的射手是如何计算与目标的距离的。我们可以将速度增益机制想象成伴随发放概念的延伸，其目标是告知大脑，神经元活动的改变来自其所在个体的行动而不是环境变化。

从速度到注意力：增益调制的内在化

　　像注意力这样的主观机制是如何使用这些增益调制机制的呢？在现实世界中导航时，神经元集群序列的变化率是受到动物躯体的速度或眼睛运动所调节的。正如之前我们所讨论的（见第 5 章），随着大脑复杂度的增加，很多环境驱动的功能都变得内在化了。例如，导航变成了心理旅行，采用相同的神经机制执行了看上去不同的功能。海马系统中自组织的集群序列，以及其与外界世界脱耦的特点看上去完美适用于记忆、想象和规划，但负责增益调制的内化机制还不清楚。

　　我们可以假设注意力是一个备选机制。作为速度的替代，注意力可以调节神经元集群活动序列的转换率。这一想法在对视觉系统的观察中得到了证实。几个实验室的实验者都惊奇地发现运动速度甚至对初级视觉皮层神经细胞的发放率都有着稳定的影响，这表明运动对神经增益有着广泛的影响[39]。这种速度相关的增益调制是一种特殊的抑制性中间神经元所介导的，它们抑制靶向树突的其他类型神经元[40]。其总体作用就是降低了锥体细胞的抑制，提高了它们的活动。这些中间神经元可以被皮层下的神经调质所激活，如来自基底前脑的乙酰胆碱能输入。此处的乙酰胆碱能输入不光会在运动中提高活性，还会在动物注意到刺激时提高活性。不过注意力和皮层环路是如何激活乙酰胆碱能神经元的，这点还需要更多解释[41]。

　　如果我们暂时接受注意力作为一种乘性的增益调制机制，可以替代速度，那我们就能解释位置细胞、网格细胞以及其他类型细胞的内化功能是如何在没有运动的情况下影响认知活动的动态过程的了。虽然其中的机制还不甚明确，但这一想法有

---

　　38. 可以用位置距离（实验者的外界度量）和 θ 振荡周期内位置细胞发放的变化率（内在机制）之间的比值来度量细胞群体序列的压缩。Maurer 等（2012）计算出序列在动物低速运动时压缩更多，在高速运动时压缩程度降低，直到大鼠跑到 40cm/s。压缩系数出现天花板，一个可能的解释是即使在高速运动下，海马也需要一定的时间来计算出下一个位置。

　　39. 这一发现只在视觉感知框架中才让人吃惊，因为其中没有运动什么事（Niell and Stryker，2010）。

　　40. 这种特殊的中间神经元是表达**血管活性肠肽（vasoactive intestine peptide，VIP）**的亚类，其可以通过尼古丁型胆碱能受体被乙酰胆碱所激活，也可以通过 5-HTa 受体被血清素激活（Rudy et al.，2011；Fu et al.，2014）。这些 VIP 神经元介导的去抑制环路可能构成了通用的增益调节机制，可以被运动和注意力所激活。

　　41. Geilow and Zaborszky，2017；Schmitz and Duncan，2018。

个优点，即神经网络中注意力增益调制的演化来源和行为学意义可以被归结为行动对大脑的反馈[42]。前庭系统监测自身运动的速度和加速度，可以提供行动改变率方面的事实基础。虽然我们不知道怎样的神经机制参与其中并代替了前庭的信号，但我们知道这种替代机制确实存在，因为头朝向细胞即使在睡眠中也保持了它们的相互关系，它们的变化速率受到大脑内在动态的控制（见第 5 章）。

如果作为增益调制和标准化基础的除法或者乘法操作能对行为和认知产生如此深远的影响，如前面讨论的那样，可以猜测它们在不同的神经架构层级中行使着重要的功能。事实也确实如此，我们将在下章讨论这些内容。

小　　结

增益和标准化是简单但是基础的机制，可以支持大脑中的许多功能。这些功能有着许多名字，如坐标系转换、地点标定、抽象和注意力。它们具有根本的重要性，大脑中存在着包括除性抑制、短时程突触可塑性以及皮层下神经调质等诸多增益调制的机制就说明了这点。增益调制的机制让视网膜输入，以及眼、头和手的位置信息得以影响到多个脑区对视觉输入的响应幅度，尤其是顶叶皮层。增益调制机制可以让坐标表征发生转移，如从视觉空间到头空间再到手空间，或从不同角度认出同一个物品。坐标转换和对象不变性的机制是抽象的神经基础——这个过程忽略非必要特征来确认实体。增益调制在海马系统中有着重要作用，保证了对距离的判断与速度无关。注意力可以被看作是一种内化了的增益调制。

---

42. Krauzlis 等（2014）也曾主张注意力是一种效应而非因果上的主体。是以基底神经核为中心的环路的副产物，该环路参与对动物当前状态和环境的估计。大脑中负责注意力的机制早在新皮层出现前已经存在。

第 12 章

万物皆是关系

非平均主义的对数标度大脑

我们只用了大脑的十分之一。[1]

对数表的计算中包含多少诗意，你一无所知。

——卡尔·弗里德里希·高斯[2]

为一物不变，万物皆变。

——朱塞佩·迪·兰佩杜萨[3]

那些纽约的朋友们是一群有着"我们啥都见过"态度的聪明人。你走过大街的时候可以穿着随意，甚至不穿。你可以异装，或者有匈牙利口音，大多数纽约人眼都不会眨一下。但是如果一个矮小如鼠的男士挽着一位高大的女士走进大都会剧院，肯定会引起一些人的注意，并不是因为有丑闻的气息，而是这个景象过于出乎意料了[4]。物种内如此之大的体型差异是不常见的。但是在大脑

---

1. 这句神经科学名言（BrainFacts.org）的具体出处已不可考。匈牙利犹太人魔术师尤里·盖勒（Uri Geller）在1996 年写过："实际上，我们大多数人只用了 10% 的大脑。"【神经小注：盖勒患有暴食症和神经性厌食症。他相信自己拥有外星人赋予的超能力。】美国国防部高级研究计划局为了调查心灵学家这种无稽之谈，白白花费了不计其数的资金（Targ and Puthoff, 1974）。10% 的说法可能来自于威廉·詹姆斯的一句话，"我们只调用了精神和身体资源的很小部分"（James, 1907；第 12 页）。当然，10% 可能指的是脑容量、神经元发放、突触强度，等等。

2. http://lymcanada.org/the-poetry-of-logarithms/.【译者注：卡尔·弗里德里希·高斯（Karl Friedrich Gauss），德国著名数学家、物理学家、天文学家、大地测量学家。】

3. Di Lampedusa, 1958.【译者注：朱塞佩·迪·兰佩杜萨（Giuseppe Di Lampedusa），意大利作家。】

4. 这种情形在实际生活中可能性不高，但在理论上也不是完全不可能。人类的豢养让家犬在所有物种中有着最大的体型大小差异，从只有 5 英寸（12.7cm）高的吉娃娃犬到 7 英尺（2.1336m）高的大丹犬应有尽有。身体和大脑的体积大小差别在所有自然物种中均呈现正态或钟形（高斯）分布。

中，无论我们关注神经联结还是动力学，跨越几个不同数量级的分布都是常态。幅度或倍数的差异很容易凸显，因为都是基于比例或者相互关系的判断。接下来的两章将会解释，对比例的判断是由大脑计算方法决定的自然功能。

乘法、除法、分数、比例、归一化和增益这些术语在之前的章节[5]中频频出现，因为它们是大脑环路中的普遍运算。所有这些运算都用到了比例，或者对数（拉丁语 *logos*）。本章的主题就是大脑中的对数标度[6]。我希望说明大脑中的连接不是随机的，大脑的可塑性特征与假设的"白板（拉丁语 *tabula rasa*）"一样的大脑并不一致。相反，高度有序的连接阵列支持了偏态分布的神经动态，这种动态控制着神经元群如何反应，如何支持自组织神经活动。为了能够有效发挥功能，大脑的生理运作必须在彻底静息与完全同步之间占用很大的动态范围。为了使大脑中很多相互竞争的特点能够共存（如冗余、恢复力、简并性、稳态、可塑性、可演变性、稳健性和稳定性），这种动态范围是必需的。这些特性持续不断地彼此竞争[7]。简单来说，大脑环路必须同时应对强和弱的输入。弱刺激需要被放大，而强刺激需要被衰减。同时，神经环路要维持判断输入信号差别的能力。也就是说，环路既要敏感，又要稳定。如果这些互相竞争的特性不能达到合适的平衡，环路就会变得过于兴奋而发生癫痫放电，或者进入永远的沉寂。这些动态特征之间的微妙平衡通过很多不同的组件达成，这些组件的性能又有数量级上的巨大差异，并且用乘法的方式结合。具有这样特性的系统往往高

---

5. 不同文化中都讨论过加法和乘法的关系。中世纪的欧洲，基督教学者认为读了圣经并使用了逻辑就找到了通向上帝的知识之路。这是一种偏好乘法的观点，认为如果不阅读圣经，再多的逻辑也于事无补。如果圣经知识为零，整体知识也为零。相反，如果逻辑值为零，就算你记住了圣经上每一页的内容，知识还是为零（Harari, 2017）。与此类似的逻辑，中国哲学中阴和阳是两种密不可分而相互对立的力量。单独的阴或阳无法形成知识或平衡。相反，加法却总能产生一些知识，即使你根本不读圣经，或者你对"阳"的存在一无所知。

6. "对数"有着多重含义，但在数学背景下，它指的是**比例（ratio 或 proportion）**。"对数（logarithm）"的意思是有比例的数字，其中 *arithmos*（希腊语）意为数字。对数的问题始于天文学观察，其中涉及求解球面三角法中的比例关系，如角的正弦、余弦、正切和余切。联系到对数，就必须说到斯科特·约翰·奈皮尔（Scot John Napier），他贡献了一种实用工具（对数表）。奈皮尔认识到两个正数变量的乘或除，可以分别通过对数值的相加或相减得到和或差，然后取反对数得到结果。对数可以有不同的底数，决定概率计算的方式。底数为 2 的对数定义了"点（bit）"的信息（就是你抛硬币得到国徽的概率），底数为 10 的对数定义了"位（dit）"（十进制数字；骰子落在十边形转盘一个边的概率）。自然对数（e 的指数）的信息是用"自然单位 nit 或 nat"来衡量的。奈皮尔不知道的是，瑞士的钟表匠约斯特·比尔吉（Jost Bürgi）早已制成了这样的对数表，约翰尼斯·开普勒（Johannes Kepler）就用过（Clegg, 2016）。【神经小注：开普勒的母亲曾被指施行巫术，而且他的好几位家庭成员都有精神问题。】

7. 对大多数读者来说这些术语可能有些陌生。**稳健性（robustness）**指在有外界干扰下依然功能持久。可能有点相关的是**恢复力（resilience）**，描述的是一种从任何挑战中恢复的能力。**冗余（redundancy）**指的是有些组件可能一时对于指定功能而言并不重要，而在其他组件发生故障的情况下，它们将发挥至关重要的功能（von Neumann, 1956）——有点类似于一扇门除了门锁还加了一条链锁。**简并性（degeneracy）**所说的是一系列不同的机制实现相同的功能。例如，不同的结构-功能组合方案可以产生相同频率的节律。**稳态（homeostasis）**是系统维持平衡的能力（例如，通过振荡或者其他方式维持抑制性和兴奋性之间的平衡）。**可演变性（evolvability）**是一个系统适应新环境的能力。有人也称之为**"学习"**。学习、稳态平衡和适应干扰的功能都是通过可塑性来实现的。

效节能,并且对于组件失效具有很高的容忍度[8]。这样的系统是如何建立和维护的呢?

多样性带来有趣的系统特征

参加美国神经科学学会年会总让我觉得焦虑。这种感觉来自一种特别的不确定性:如果我不参加这个盛会会有什么不同吗?我有 25 000 位辛勤工作的科研同行在这个会上展示他们的研究成果。所有的演讲都有值得一听的内容,其中有些很有趣,也总有一些内容不容错过。真正有意思的发现常常来自某几个顶尖实验室,年年如此。我大胆猜测,可能全世界一半的神经生物学知识仅来自 10% ~ 20% 的实验室。然而,这也意味着,剩余的一半来自其余那 80% ~ 90% 的研究人员。这样一分为二的知识如果没有彼此是无法有效运作的[9]。我们来说说原因。

通过多样化实现劳动力的分工,可能是生物系统中最为普遍的规则。大脑也不例外。它由不同类型的神经元和非神经细胞构成。在复杂系统中,这被称为**组件多样性(component diversity)**。打个比方,电路中也有不同类型的组件,比如晶体管、二极管、电阻器和电容器。但是,具有非线性放大能力的晶体管如果没有了平平无奇的电阻器的重要作用,也是无法大放异彩的。就算同种组件,也有着很大的变化。例如,晶体管的增益可大可小,电阻器的电阻可以在好几个数量级的范围内变化。同样的,在大脑中同一类型的神经元、突触和环路,其量化特征可以在几十倍、几百倍,有时甚至上千倍的范围内变化。

当多个相同的组件以叠加的方式相互组合,我们可以通过宏观观察充分了解它们的平均表现。例如,我们并不需要知道每个气体分子的位置和速度,只通过测量温度就可以描述该气体的特征。随着相同组件数量的增加,计算通常会更为容易[10]。相反,对于物理学来说,描述单个原子的精确行为还是一个巨大挑战。然而,最难评估还是数十个具有不同性质的组件的相互作用。这就是神经科学目前面临的情况。这类似于乐团,不同乐器的相互作用实际上产生了无限种组合。

在无脊椎动物的神经系统中,如螃蟹的胃神经节,只有少数几个神经元,但它

---

8. Mitra et al.,2012;Ikegaya et al.,2013;Helbing,2013。电子电路和生化系统中,对数线性计算都具有能效方面的优势(Sarpeshkar,2010;Daniel et al.,2013)。这个原则对大脑环路应该也同样适用。

9. 可能有人会问,我猜测的这种创造力偏态分布与智力系数[intelligence coefficient,IQ;出自威廉·斯特恩(William Stern)的《智商》(*Intelligenzquotient*)一书]的正态分布(一种完美的钟形曲线)(Herrnstein and Charles,1994)有何关系。IQ 分布曲线是对称的,是因为设计了满足特定标准的检测。它不能衡量创造力,只适合评估匹配特定工作的倾向。

10. 这种方法是有用的,因为同样种类的分子之间无法区分。我们不能逐个标记和识别它们。神经元却不同,每一个都是独立的个体,和我们人类一样。实际上,每个神经元都携带着独一无二的"条形码",研究人员可以追踪它一生的命运(Kebschull et al.,2016;Mayer et al.,2016)。

们每个都不一样。虽然这个小小环路的整个"连接范式"已经确定，我们还是不知道具体是怎样的机制让这些细胞间相互作用产生了发放的时空序列模式进而产生了节律性输出[11]。同样，体型较小的大脑中神经元数量相对较少，但其细胞类型的多样性却很高。不同物种中细胞多样性的变化并不大[12]。相反，锥体神经元等少数几种神经元类型，在更大型的大脑中数量成倍增加，就像在乐队中增加 100 万个第二小提琴手一样。好消息是，如果一个系统有十种不同类型的神经元，其中一种数量是其余的百万倍，和只有十个各不相同神经元的一个小型大脑相比，研究的难度也没有更高[13]。挑战依然严峻，虽然不是完全绝望的，因为，即使在相同细胞类型内部，可以量化的差异也非常巨大，这在之后会进一步讨论。我们先来借认知方面的一个老问题来讨论一下偏态分布，并尝试为它找到相应的神经机制。

感知的对数规则

现代神经生物学，就像之前的物理学，努力使用数学公式来解释和浓缩观察到的现象。和物理学相比，神经生物学只有很少数的定律[14]。但是，其中一个，**韦伯定律（Weber law）**，或者称为**韦伯-费希纳定律（Weber-Fechner law）**，就具有令人惊叹的简单性和通用性。这条定律的命名来自两位奠定人类心理物理学基础的德国科学家的名字，这是一个针对物理刺激和其引起的精神状态之间关系的量化研究。恩斯特·海因里希·韦伯（Ernst Heinrich Weber）是一位医生，对触觉差别的感知问题有兴趣。在经过大量实验后，他总结道："在观察比较事物之间的差异时，我们不是感知事物之间的差异，而是感知这种差异与所比较事物之间的大小比例。"例如，如果你拿着一个 100g 重的物体，那么第二个物体至少要有 110g 的重量，才能让你感觉出两者质量上的差异。如果这个物体有 200g 重，那么另一个物体需要超过 220g 或者轻于 180g，才会让人感觉到差别。差异的阈值，被称为**韦伯系数（Weber fraction）**，也叫**恰好可分辨的差异值**[15]。

---

11. Harris-Warrick et al.，1992；Marder et al.，2015。这一环路的简并性非常丰富，相近物种之间，或是同一物种的不同个体之间，可以有几百种环路方案生成同样的节律（Prinz et al.，2004）。

12. 例如，哺乳动物中 GABA 能中间神经元的类型是保守的（Klausberger and Somogyi，2008）。不同物种之间，大脑皮质各细胞层的主细胞也有着很高的相似性。像黑猩猩和鲸鱼中发现的"梭形细胞"这样的新型神经元类型时有报道，但它们更多被视为例外，而不是新的规则。

13. Gao 和 Ganguli（2015）也表达过类似的看法，他们认为实验中需要记录的神经元数量与神经元任务复杂度的对数成正比，尽管这项工作并没有明确解释细胞多样性的作用。

14. 当然，大自然没有什么定律或规则。按照牛顿最早的用法，定律指的是由外部个体主导或引起的事件。他认为一切定律来自上天，从不改变。实际上，只是存在可靠的规律性，看似遵从某些虚构的定律，如万有引力定律、欧姆定律，或者心理物理学的韦伯-费希纳定律。大脑利用这些可靠的规律性、世界中的循环再现，来预测未来。

15."恰好可分辨的差异值"，差异阈，可以被理解为主观判断的阈值。

古斯塔夫·特奥多尔·费希纳（Gustav Theodor Fechner）没有进行任何实验，可以被认为是早期的计算科学家。他相信韦伯的观察，然后用数学的方法计算出感觉是物理刺激强度的对数函数。因此，刺激强度改变数量级的时候，感知的强度只是加倍[16]。如果定律的重要性取决于它的普适性，那么韦伯-费希纳定律就非常重要。它适用于视觉、听觉和味觉。距离感知、时间感知和反应时也是随着距离或时间间隔发生对数变化的[17]。跳跃眼动间隔的分布，也就是我们审视一个视觉画面的时间，也体现了一种对数分布形式。类似的，区别两个数字所花费的时间随着两个数字之间差值变小而加长。决策制定和短时记忆误差累积也遵循这个定律[18]。我们可能会感叹原来还有这么多遵循对数定律的对象[19]。韦伯-费希纳定律产生于 150 年前，但是我们对许多变量的主观感觉为何包含这些特定的系统模式仍然不清楚。

我对这些系统模式的假说是基于这样一个假设，我们行动和感知的主观特征，其基础是大脑的介观和微观"联结组"的对数正态分布和其对数规则指导的动态变化[20]。为了支持这种假说，我们必须找到与心理物理实验所发现的统计学特征相匹配的大脑连接矩阵和动态变化。我同意这种解释并非唯一可能的，但是值得继续探究。在我能够更进一步解释这个观点之前，我们需要讨论一些统计学分布的本质。

正态和偏倚的分布

没有一个人的大脑体积超过平均人类的十倍大。同一物种的脑容量表现出的是一种**正态分布（normal distribution）**或者高斯分布[21]。这种分布是一条左右对称的钟

---

16. "简单的差异感知灵敏度与差别成分的大小成反比；无论绝对值多大，相对的差异感知度都保持不变"（Fechner，1860/1966）。$S = k \ln I + C$，其中 S 代表感觉，I 代表刺激强度，C 是整合常数，ln 是自然对数。常数 k 是感官特定的，随不同器官而变化。费希纳宣称他对物质感觉和精神感知之间关系的洞察，是躺在床上半梦半醒的时候降临的（Heidelberger，2004）。

17. 在估算间隔的长度时，我们反应的可变程度随着要记录的时间间隔的大小而变化（Gibbon，1977；Gibbon et al.，1984；Wearden and Lejeune，2008）。同样，距离估算的误差随所需要估计的距离成比例增加。

18. Dehaene et al.，1998；Gold and Shadlen，2000；Deco and Rolls，2006；Buzsáki，2015。Stevens（1961）提出感觉和刺激强度之间的幂律关系在数学上比对数定律更可靠。但是，该方法的数学基础屡屡遭受质疑（Mackay，1963；Staddon，1978）。

19. 许多非生物学的现象，如声音响度、地震震级、pH、熵，都体现了对数关系。

20. 这个观点是我之前写的《大脑中的节律》（Rhythms of the Brain，2006）的主题。同样，大脑的贝叶斯模型是一种定量的尝试，用于描述外界事件与大脑的模式构造之间的匹配（Helmholtz，1866/1962；Ashby，1947，1962；Dayan et al.，1995；Rao and Ballard，1999；Friston，2010；Friston and Buzsáki，2016）。

21. 来自独立变量求和的物理量通常是正态分布的。根据概率论的中心极限定理，大量的小独立随机变量的加减，产生的频率分布呈现高斯曲线。不久以前，很多科学家还相信自然界所有的分布都是正态的，即"正常"态。这个观点认为，总有一个基础的值，而可变性是由外加的噪声造成的。亨利·庞加莱（Henri Poincare）可能是第一个质疑这种看法的人："每个人都相信：实验家认为这是一个数学定理，数学家认为这是一个经验事实"[如 Lyon（2014）中所述]。

型曲线,可以由两个参数来定义——平均值和标准差。在一个真正正态分布的人群中,左侧分布数据高于右侧几倍的可能性几乎为零。

　　然而,正态分布在生物学中却很少见。在多样性的推动下,生物系统中巨大的变异程度不是例外,而是常态。比例值的乘方,而不是加和,导致了许多"极端"值的出现,这时的分布看起来就不再对称,而是"偏倚的"了。这种"偏倚"分布有多种形式[22]。也许生物学最常见的偏态分布就是对数正态分布[23]。这个分布在线性坐标系中向右偏倚,但观察所得数据以对数绘出时,图依然是钟形曲线。换言之,服从对数正态分布的随机变量,其对数服从正态分布。生物学中的例子比比皆是,如每个家庭中成员的数量、物种生存时间、果实的大小、药理反应、传染病首次出现症状的时间,以及某个年龄段人群的血压值。基础的生理功能也显示出偏态分布,如静息心率、视力和代谢率。经济学中,收入水平往往符合对数正态分布[24]。

　　对数正态分布也描述了皮层锥体神经元的发放频率。这些细胞的活动差异很大,有的几乎完全沉默,有的每秒多次发放(图 12.1)。当用线性坐标来描绘许多神经元长时程的平均发放频率时,分布偏倚是非常严重的,左端有很多低频发放的神经元,而少量高频发放神经元占据曲线的右端。这个分布中并没有"黄金平均值"或者具有代表性的"平均神经元",因为有了少数高频发放的神经元之后,平均值有了严重的

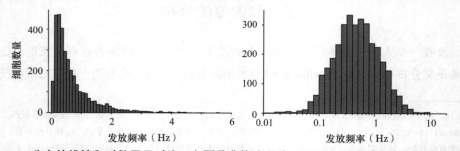

图 12.1　分布的线性和对数显示对比。左图是非快速眼动(NREM)睡眠过程中海马锥体神经元的发放频率在线性刻度轴上的表示。同样的数据在右图对数轴上显示为单峰的对数正态分布

　　22. Γ 分布(gamma distribution)和对数正态分布的偏倚比较相似,只是 Γ 分布并不是严格地由随机变量的乘除引起。对数正态分布中,对数关系图的偏倚度为零,而 Γ 分布在左侧有很大的拖尾。用不同分布拟合数据,能够为产生分布的机制提供研究线索。

　　23. Aitchison and Brown,1957;Crow and Shimizu,1988;Ansell and Phillips,1994;Limpert et al.,2001。

　　24. 对数正态分布描述了众多科学领域的数据(Koch,1966)。生物学中这样的分布也被描述成幂律。在幂律关系中,一个量的指数变化随另一个量的指数变化而变,从而在对数-对数图中显示为一条直线。幂律和对数正态分布自然而然地联系在一起,用类似的生成模式,通过一些微小的变异可以推演出这种或那种分布(Mitzenmacher,2003)。对数正态分布的右端通常遵循幂律,因此在实际应用中,对数正态分布和幂律分布之间的区别往往是显著的。如果左侧变化更大且富有"噪声",或者在任一阈值上截断,对数正态分布在对数-对数坐标系中就可能呈现为一条直线,从而构成幂律的迹象。然而,不同于无标度系统中的幂律分布,对数正态分布具有有限的平均值和方差(Barabási,2002;Barabási and Albert,1999)。

偏倚。分布中的中间值，也就是"中位数"，可能更具有代表性，但是整个分布的形状显然比一个单一的值包涵更多信息。当我们用对数坐标系重新描绘这些数据，可以看到熟悉的钟形曲线，反映了对数值的正态分布。

　　神经元发放的频率分布引起了科学家们的兴趣。首先是因为实用性。数值的分布让我们了解如何用恰当的数学方法验证观察的有效性，因为方法的选择取决于分布的特征。无数种所谓参数化的方法（如方差分析或者回归分析）可以用来定量比较两个或更多个正态分布群体之间的差别[25]。其次是因为一个分布通常可以提示现象背后的机制，这对科学家来说非常有吸引力[26]。如果频率分布是钟形曲线，我们可以很有把握地说，这些数据是通过在代表性平均值中添加或减去许多小的独立因素的机制产生的。同样的，对数的钟形分布是通过乘或除随机因素而产生的。我会在之后的章节讨论发放频率偏态分布背后的神经机制。但是，在这里我首先要展示的是大脑中一系列结构和动态的变量，让读者们相信，对数规则确实广泛存于在神经系统中。

神经环路的对数结构

　　大脑是自然界最复杂的可扩放结构之一，而且在不同物种中从超小到特大，形态各异。**可扩放性（scalability）**指一种允许系统增长并能执行相同计算功能且常常更为高效的特性。抹香鲸具有最大的大脑，重量达到 7kg，比最小的哺乳动物鼩鼱的大脑（65mg）要大几千倍。这巨大的差异带来的问题是，是不是所有的大脑都有相似的结构规则。如果是，大脑的缩放规则是什么？又受哪些因素约束？

轴突直径和传导速度

　　之前讨论过的一个重要制约因素就是哺乳动物中大脑节律的保守性（见第 6 章）。由这些节律设定下的计算和突触反应规则应该维持不变，不受大脑体积的影响[27]。换言之，神经环路需要保留这样的能力：大脑临时将大量分散的局部信息处理过程整

---

25. 对任何数据集来说，何种统计分析行之有效，主要决定于该数据的频率分布。但频率分布极少能被严格检测，因为大多数情况下没有足够的数据。如果一个对数正态分布的方差和它的平均值相比数值很小，看起来就和普通的正态分布非常相似了。有的统计学家主张，正态分布只是对数正态分布的一个特例而已（Lyon，2004）。

26. 2016 年，有新闻报道比利时长出了世界上最大的南瓜。这个超级南瓜重量超过了 1 吨[2624.6 磅（1.19t）]，比我们平时万圣节里用来雕南瓜灯的那些大了好几百倍。大家早就知道，果实和花朵的大小分布更接近于对数正态分布，而不是高斯分布，分布的形态也被用来证明基因的作用是通过乘方方式组合起来的（Groth，1914；Sinnot，1937）。Galton（1879）指出方差是"统计学的魅力"。他是第一个引入对数正态分布的人，但"对数正态分布"这个名称是后来才确定的。高尔顿（Galton）也证明眼睛对光强度变化的反应是对数正态分布的（验证了韦伯-费希纳定律；在 Koch，1966 文献中有描述）。

27. 在可扩放系统中，如果要在不断增加组织复杂度的情况下达成相同计算目标的话，必须有一些制约因素（Buzsáki et al.，2013）。

合进入全局有序状态，以便将局部计算的结果同步发送到广泛的大脑区域。反过来，局部的计算和流向下游目标脑区的信号也处在全局大脑活动的控制之下，通常被称为"执行"或"自上而下"的控制。部分-全局之间实现有效交流的必备条件就是多个区域局部计算的结果要在下游信号解读机制的整合时间窗口内到达——该窗口由多个环路振荡决定。随着脑的长大，各个部分之间的距离不可避免地增加了。要保持不同体积大脑的时间整合功能，就需要能够补偿长距离信号传递的硬件解决方案。

长距离信息传递通过轴突来实现，动作电位经由轴突，跨过突触，从一个神经元到达另一个神经元。一些轴突传导动作电位发放的速度更快，因为外面包裹着髓鞘起到了绝缘的作用，电脉冲传输更有效率。因为轴突直径和髓鞘化决定了神经元的传导速度，这些变量在物种演化中的调整对大脑体积的尺度不变性就至为重要。增加轴突直径让信号可以在限定的时间窗口内传到更远的距离，并确保不同来源的信号能够在同一时间到达目标区域。

大脑中的轴突直径差异可以跨越好几个数量级，它们的分布是严重偏态的。人类中，绝大多数胼胝体轴突的直径小于 0.8μm，但有 0.1% 的最粗的轴突直径能达到 10μm（图 12.2）。大直径轴突常常存在于跨半球的通路，传递感觉信息；而前额叶皮质区（信息交流速度比较慢）则主要是小直径的轴突。来自同一个神经元但伸向不同脑区的轴突粗细也具有很大差异，代表了这样一种复杂的系统，其中信息传递的通路具有各种不同的几何和时间计算特性。

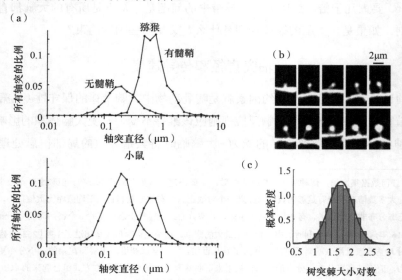

图 12.2 （a）猕猴和小鼠的胼胝体中未髓鞘化和髓鞘化轴突的直径分布。（b）一个神经元树突上的树突棘图片示例。（c）树突棘大小的对数正态分布

（a）转载自 Wang et al.，2008；（c）转载自 Loewenstein et al.，2011

如果大型的脑中，所有轴突直径都成比例增加，大脑体积和能量的需求都会面临巨大的提高。相反，少量轴突的直径不成比例地增加，才让不同物种大脑的时程控制保持相对恒定。确实，轴突直径分布中最粗直径的那一端与大脑体积匹配得最好。增加小部分直径很大的轴突能够维持不同物种间跨半球信号传递的时间（图 12.2）[28]。总之，随着传导速度的加快，大直径轴突的不成比例的增加使得信息传导速度在大脑体积增加下保持相对不变。

显微镜下的连接

神经元之间交流的效率，称为**突触传递强度（synaptic transmission strength）**，这取决于突触的解剖学特性。兴奋性神经元之间的相互输出，于树突上的微型突起[即**树突棘（dendritic spine）**，是根据它们在显微镜下的形态命名的]形成突触连接。树突棘的头部通常通过一个细细的颈部连接在轴突上，形容为鼓槌状或蘑菇状可能更为恰当。投射来的轴突末端的突触前扣与树突棘头部相接触。树突棘的体积是一个很重要的衡量指标，因为它与突触后致密带的量相关，而突触后致密带又决定了突触前兴奋性神经递质释放引起的兴奋性突触后电流的大小。

显微成像研究记录了单个锥体神经元上大量不同的树突棘的形态大小。巨型的树突棘可能比小型的要大几百倍。新皮层第五层神经元和海马锥体细胞的树突棘大小都是对数正态分布的[29]（见图 12.2）。如此大的变化范围说明一些上游神经元通过大型突触对接收神经元产生强烈影响，而大多数上游神经元投射并建立的突触连接较弱，因此单个神经元产生的影响不大。这样的连接形式与我们的社交联系网很相似。生活中只有少数个体能对我们的行为产生深刻影响，而大多数我们认识的人只有很小的影响或者根本没有。

介观连接：一个普遍的连接规则

如果大脑本身一片"空白（*tabula rasa*）"，那么神经元之间只要随机地相互联系就可以了。大多数环路模型使用随机连接的统计量；然后用经验修饰连接的强度，正如人工神经网络中经常出现的情况一样，每个神经元与每个其他神经元具有相同的连接概率。与这一预期相反，多个实验室对微环路进行了深入的分析，反复地验证了神经元连接模块（neuronal motif），如两个互相投射的神经元，或者两个彼此连接

---

28. Swadlow，2000；Aboitiz et al.，2003；Wang et al.，2008；Innocenti et al.，2014。大直径轴突的所属神经元仍然有待识别，至少它们中的一部分有可能是抑制性神经元；大鼠中长距离投射的抑制性神经元，其髓鞘化的轴突直径可以达到 3μm（Jinno et al.，2007），是锥体细胞轴突直径的几倍粗。于是，理论和模型研究提出，长距离中间神经元对于全脑范围内 γ 振荡和其他可能的一些振荡的同步是至关重要的（Buzsáki et al.，2004）。

29. Yasumatsu et al.，2008；Loewenstein et al.，2011。

并且都接收第三个神经元投射输入的神经元，出现得比随机图谱中预期的情况要更频繁[30]。然而，这样一些非随机的联系得以建立的基本规则，以及这种规则是如何作用于不同体积大脑的，这些问题仍悬而未决。

猕猴上进行的解剖学研究，从轴突投射逆向追踪到其细胞胞体，显示不同脑区的连接强度范围覆盖了五个数量级的幅度。一个特定的皮层区域会与少数几个结构紧密连接，而与其他多数结构连接较弱。这种连接模式用对数正态分布描述是最合适的[31]。人脑的解剖结构与小鼠的大脑有些相似。西雅图的艾伦脑科学研究所（Allen Institute for Brain Science）进行了一次工业级别的探索，发现每个皮层区域几乎一半神经元发出的投射都指向了少量的几个脑区。这些连接并不多，可能就代表了所研究皮层区域发出的投射的半数。另一半轴突微弱地支配着大量的脑区。和猕猴中一样，这种联结的分布也遵循对数正态分布。其实，对数规则不仅仅适用于皮层间的连接，对于皮层下区域也同样适用。尽管这种模式目前只在两个物种中被量化确定，我们也很愿意相信这种跨脑区连接的尺度相关性在不同物种间是保守的，并且不同脑区之间相互连接的强度遵循相似的连接规则[32]。根据现有的信息可以推测这些结构基础是如何影响动作电位介导的神经元集群之间信息传递的。

对数动态

正如锥体细胞中树突棘体积的对数正态分布所呈现的，突触强度也有很大的变化范围，反映了神经元之间生理连接强度的变化。测量联系强度最精确的方式，就是记录成对神经元之间的反应，并且在突触后神经元中记录由突触前神经元激发动作电位引起的兴奋性或者抑制性突触后电位的幅度。因为在清醒动物中进行成对的细胞内记录并不现实，可以使用间接的方法来测量突触的强度。这些包括计算成对的有突触联系的神经元之间发生动作电位传递的概率（图 12.3）。通常，这两种方法得到的结果是相符的[33]。这些实验证明神经元之间突触传递概率也是对数正态分布的；

30. Song et al.，2005；Yoshimura et al.，2005；Perin et al.，2011；Ko et al.，2013。

31. Markov et al.，2011，2013；Wang et al.，2012；Ercsey-Ravasz et al.，2013。这些发现大大改变了人们之前对新皮质中网络联结方式的预测。人们以前认为平均的连接长度可能在 3 到 4 之间，而对数正态分布的连接长度提示大约在 1.5。换言之，任何皮层区域与其他区域的连接只需要一级或两级突触的中继，尽管长距离的兴奋性连接通常比较微弱。

32. Oh et al.，2014。

33. Gerstein and Perkel，1969；Csicsvari et al.，1998；Fujisawa et al.，2008。为了确证成对神经元之间的突触连接，English 等（2017）在行动中的小鼠脑中，通过吸附单细胞并注入电流或光遗传学刺激一小群细胞，把突触前神经元与网络活动脱耦。在离体标本上直接成对记录的工作参见 Song 等（2005）。抑制性神经元作为网络枢纽，既可以通过整合大量输入也可以通过支配广大区域的众多下游来实现（Bonifazi et al.，2009）。

并且一般来说电位发放的传递在动物清醒状态比在睡眠状态下更强。强突触连接并不只是平均强度更高，在传递信号时候也更为可靠，这也符合韦伯-费希纳定律。

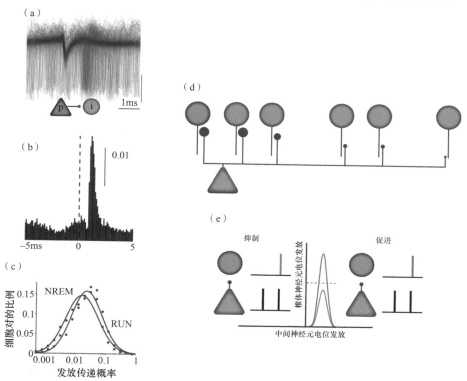

图 12.3 锥体细胞-中间神经元突触联系的动态变化。（a）一个锥体细胞（p）的动作电位（幅度小、波形宽）和受它驱动的一个中间神经元（i）的动作电位（幅度大、波形窄）叠加显示。请注意，中间神经元的许多发放发生在锥体细胞发放 1ms 后。（b）CA1 锥体细胞和中间神经元发放活动传输概率值的时间分布。（c）在跑步探索活动（RUN）和非快速眼动（NREM）睡眠中的发放活动传输概率（对数轴）。曲线的右移提示在探索活动中更强烈的发放传递。（d）随着成对神经元之间距离变远，连接强度迅速变弱。（e）发放活动传输概率既有随活动短时程增强的情形，也有减弱的，分别由"不变"虚线上下的高斯曲线所示

修改自 English et al.，2017

发放速率和簇状发放的对数正态分布

图 12.1 中海马神经元的发放率分布代表了所有皮层和皮层下区域的已知神经元类型，存在于从龟类到人类的各种已有研究的物种中 [34]。同类型的单个神经元，其平均的随机发放速率能跨越四个数量级。在任意时间窗口，每个类型中 10% ～ 20% 的神经元发放了所有动作电位的一半，剩余神经元发放另一半。根据神经元类型差异

---

34. 有时，Γ 分布比对数正态分布更契合发放频率的分布。

或大脑状态不同，这个分布可以向左或向右移动；与之相对应的还有各种类型抑制性中间神经元的类似偏移。重要的是，随机电活动的对数发放速率和由刺激引起的电活动强烈相关。如果某刺激在每秒发放 1 次的神经元上引起 1 次额外发放，则相同的刺激可能会导致基线发放率为每秒 10 次的另一个神经元产生 10 个额外的动作电位。在引发电活动的数量上，这是一个巨大的差别，但比例是相同的。换言之，一个神经元对于外来输入的反应与它长时程的发放速率是成比例的，这同样也符合韦伯-费希纳定律[35]。

当发放之间的间隔较短，如 10ms，这样的放电事件就被称为**簇状（burst）**发放。这些短间隔相对于所有放电间隔的比例量化了神经元簇状发放的倾向性。簇状发放也服从对数正态分布。分布右端的小部分锥体神经元可以被称为**超级发放神经元（superburster）**，有一半的时间持续进行 40Hz 的发放，而分布左侧的细胞几乎极少发放。

集群规模的偏态分布

神经元集群对下游的影响取决于其同步化的程度。同样是一百个神经元发放，集中在几秒钟时间内与集中在短短的一个 γ 循环中，产生的影响是不同的（见第 4 章）。时间上同步可以通过对任意时间窗口中发放神经元的比例来定量度量。这样的度量表明，特定时间窗口内活跃的神经元数量，即"集群大小"，并不是在一个典型的平均值上下变化。相反，同步化程度遵循的是对数正态分布：极少数强烈同步（规模很大）的发放活动无规则地分散在大量的中低同步发放活动中[36]。分布的偏倚特性意味着皮层环路中根本不存在典型的神经元集群大小[37]。快速发放神经元更频繁地参与大规模群体发放——与慢速发放神经元的发放相比，可以预期更频繁出现的电活动与

---

35. 值得注意的是，在光敏感通道介导的去极化是唯一或主要的兴奋来源时，快速放电的神经元对光遗传学刺激的反应也更可靠。人工（给光）引起电发放的放电频率和自发放电频率也是强相关的（Stark et al.，2015）。

36. 例如，少量（1.5%）CA1 锥体细胞参与半数的海马尖波涟漪活动，而全部神经元中有一半仅参与不足 10% 的尖波涟漪活动（Mizuseki and Buzsáki，2013）。

37. 群体同步性的对数正态分布挑战了赫布（Hebb）的细胞集群定义。如果认定细胞集结是固定的集合，那就不清楚为何前后相继的时间窗口中有发放活动的神经元的比例会发生几个数量级的变化。然而，如果相当大部分的神经信息是由少数高度活跃的神经元传递，那么在任意时间窗口内的信息就"足够好"。不仅仅是活跃神经元的比例呈对数正态分布，而且同步活动的成对神经元之间的相关系数也是这样分布的（Buzsáki and Mizuseki，2014）。离体培养的海马组织中，CA3 区神经元对之间的钙信号同步活动也呈现对数正态分布（Takahashi et al.，2010）。造成细胞群体反应的严重偏态分布的原因并不清楚。突触强度的对数正态变化是一个可能的来源，因为由动态突触组成的计算网络能够稳健地响应外来输入，并在受到干扰以后很快回到基线活动水平（Sussillo and Abbott，2009）。

其他任何事件都更有可能重合[38]。尽管如此，更为关键的其实是它们相互之间、它们与群体之中其他每个神经元之间，是否有更好的连接。连接的寡头"枢纽"性质让快速发放神经元更容易与其他神经元形成联系，并成为大规模神经群体元发放事件的发起者。群体发放活动的规模和持续时间都是对数正态分布的，包括海马尖波涟漪、新皮质低频振荡的去极化相和丘脑皮质的睡眠纺锤波。

神经环路的专制组织

神经环路中大量结构和动态变量的偏态分布在很多重要方面制约了它们的功能。少数的快速发放神经元处于特殊的状态。它们不仅一直高强度发放，还建立了更多联系，与投射目标神经元的连接也更强——目标神经元也包括其他快速发放神经元[39]。对兴奋性神经元和抑制性神经元来说都是如此。它们形成了**枢纽（hub）**——连接和信息传递的寡头组织。用网络术语来说，这种连接关系可以被称为"富人俱乐部"[40]。高度活跃的神经元有着很长的轴突，比起其他慢速发放神经元，它们的轴突支配更多的区域。通过这些连接，这些成为"特权俱乐部会员"的神经元们比那些"非会员"获取到更多的信息，并在它们内部共享这些信息。

当然，我们也同样应该意识到，尽管这些枢纽神经元活动更多，而他们也只是贡献了差不多一半的神经电活动，起到了一半的作用。对于大脑的正常功能来说，另一半也非常重要。剩下的那些放电活动由大量缓慢放电的神经元完成，它们在一个巨大的网络中通过弱的突触以一种更松散的方式连接起来。尽管我们喜欢拟人化地用"枢纽"和"领导者"来定义神经元，但必须强调的是，在对数正态的寡头分布中，快、慢、强、弱之间没有明确的分界线。于是局部联系和全脑联系之间的界限也不分明。具有这样局部-全局相互作用的环路具有一定优越性，能够达到计算速度和精确性之间的最佳平衡。

根据之前的讨论，已经很清楚的是，简单如长时程发放速率这样的度量非常有用，因为速率和神经元其他许多特性紧密关联。这里用语言来类比，就是日常语言中使用不同单词的频率会影响它们在所有语言和时间范围内的语义变化速率。在印欧语

---

38. Okun 等（2015）发现相邻的皮层神经元可能以不尽相同的方式与大量神经元的整体发放相耦合。他们称强耦合的神经元为"合唱团"，而弱耦合的称为"独唱家"。"合唱团"和"独唱家"可能分别代表了位于放电率对数正态分布左端和右端的细胞。群体耦合很大程度上不依赖感官偏好，它是一种固定的细胞属性，不随刺激条件而变化。与基于高频放电神经元特性的预期一致，与"独唱家"相比，"合唱团"神经元对很多刺激有反应，并且和大量其他神经元发生联系（Mizuseki and Buzsáki，2014）。

39. Yassin et al.，2010；Ciocchi et al.，2015。

40. 奥拉夫·斯庞斯（Olaf Sporns）关于大脑网络的书（Sporns，2010），许多地方与我对神经网络偏态分布的讨论有关。另参见 van den Heuvel and Sporns，2011；Nigam et al.，2016。

系的词汇中，这种词汇演变的速度几乎有近百倍的差异，而其分布正符合对数正态的形式。使用频率最高的词语，比如"一（one）"、"二（two）"、"谁（who）"和"夜晚（night）"，非常保守，可能要一万年的时间才会在不同语言中发生分化，而那些不常用的词，比如"转动（to turn）"、"穿刺（to stab）"和"胆子（guts）"可能在短短几百年时间里就变了[41]。高频词语，就像快速发放神经元，它们形成了稳定的枢纽并主导我们的日常对话。我们很容易得出这样的结论：这种选择背后的大脑机制与在大脑结构和动力学中起作用的对数分布规则有关。那么这些分布是如何产生并维持的？它们产生了怎样的功能性后果呢？

建立对数动态

可能最让人兴奋的问题应该是大脑组织不同层次的对数分布是如何相互关联的，因为大脑正是由这些不同解剖学和生理学层次构建而成的，并且大多数甚至全部的部位都符合同样的对数分布规则。偏态分布可以由一系列非线性操作产生。解剖学连接的对数分布怎样形成对数动态？突触强度的偏态分布如何与对数正态分布的发放频率和偏态的群体合作相关联？这些问题的答案并不那么显而易见。至少有两种可能。即使对于一群神经元的输入呈现出钟形的正态分布，反应神经元的发放频率分布也能因为它们膜性质的非线性特性而产生偏倚。或者，神经元可能对一个对数正态分布的突触输入产生线性反应，那么偏倚就来自于输入[42]。

之前谈到过，同一个锥体细胞上，几百上千个突触的强度是对数正态分布的。然而，单个突触前神经元很少能引起突触后细胞的电位发放，在这样的情况下，我们也需要了解突触前神经元之间合作和突触后神经元对输入整合的规则。我们也知道群体同步化的程度遵循对数正态分布。但即使知道了这些，还是不足以在不了解整合规则的情况下预测神经元会如何反应。间接证据和模型计算结果符合第一个假说；也就是神经元的发放频率的对数正态分布是从神经元内在非线性特性的偏态分布中产生的。可以确认的是，神经元发放频率的变异度与突触效能的变异度是相互关联的，但证明其中哪一个因素是主导还需要更强有力的证据[43]。

对于最初的偏态分布是如何产生的，我们只能推测。在神经发生过程中，早期

---

41. 我从 Pagel 等（2007）著作中借用了这些例子，该书还有关于发生概率影响的更多例子。词语使用频率可能类似于大脑思考过程的外化。某个动作如果频繁遇到类似结果，它在大脑中的表达就会更明确。

42. 多篇论文对此问题有论述：Hromádka et al.，2008；Koulakov et al.，2009；Roxin et al.，2011；Ikegaya et al.，2013。

43. 在神经网络模型中，发放频率可能是主导因素（Kleberg and Triesch，2018）。当发放时序依赖的可塑性规则和乘方归一化（见第 11 章）被引入环路，起初非常接近的突触强度很快就会形成偏态分布和具有强输出突触的枢纽神经元。

神经元有更多机会发生相互联系，它们在新生的树突上形成的突触位置更接近胞体。而后产生的神经元只能与更远端的树突形成连接。基于这个观察，我们可以推测先产生的神经元能更有效地使它们的神经元同伴产生放电，所以发放频率分布可能只来自神经元产生的时间顺序。

保持对数动态

　　神经元发放模式如何保持呢？我们可以考虑两种可能性并进行猜测。首先，当快速发放神经元发生耗竭，它们需要很长时间恢复，与此同时，之前蛰伏的神经元就变得活力十足了，整体的活动分布得以维持，但活跃的神经元已经替换了。第二，发放频率的分布在全部大脑状态和不同实验条件下都得以维持，说明一些神经元永远比另一些更活跃。假如你左右为难也没关系。我和我的同事们交流这个问题的时候，他们大部分倾向于第一种答案，但也有一些倾向第二种——这是正确的。单个神经元能维持它们发放频率的排序几天、几周、几个月，就好像它们能感知自己的发放输出并把自己调整到因细胞而异的预设状态。内在发放频率的分布反映了神经元群体中基本的生物物理学异质性，神经元的发放频率就像是一个易于识别的标签[44]。当然，单个神经元的电位发放频率瞬时变化很大（如响应有意义的外来刺激），但是反应的幅度是与神经元长期默认的频率相关的。皮层锥体细胞能够将它们的发放活动提高到 80Hz。但是，如果在一个较长的时间段内记录神经元发放率，其中还是它"空闲"状态的活动频率占主导。

　　神经元发放频率在群体中的排序，在睡眠时也得以维持。通过发放频率体现出的神经元兴奋性，和通过突触强度偏态分布表达的与局部网络相关的神经元异质性来源，是相互关联的。睡眠-觉醒交替循环中的神经元动力学，产生并维持了两者之间的关系（图 12.4）。

　　睡眠早已被视为大脑的一种必要状态，清醒时因高度发放而严重耗竭的神经元在此时得到恢复[45]。"睡眠稳态可塑性"假说的细节还有待商榷，但假说本身却已经深

---

　　44. 即使由于输入强度的改变而导致发放频率持续变化后，神经元仍会恢复到以前的发放频率（Koulakov et al., 2009; Mitra et al. 2012; Mizuseki and Buzsáki, 2013; Fu et al., 2016; Hengen et al., 2016）。动作电位簇状发放频率的对数正态分布更支持膜通道特性的重要作用，因为簇状放电发生的可能性很大程度上取决于神经元的内在特性。但是，除了神经元自主的发放频率稳态可以调节内在生物物理学特性和通道密度变化，神经元所在的网络也能够对神经元动作电位发放产生持续的影响。

　　45. 在记忆巩固阶段（见第 8 章），一些特定的突触被认为经过了"选择性"修饰，目的是加强特定的记忆，与此不同，我们认为稳态功能参与对突触的大范围普遍修饰，以维持一个稳定的神经系统。Tononi 和 Cierelli（2003, 2014; Vyazovskiy and Harris, 2013）提出一个很有影响力的模型，认为清醒状态下活跃的细胞和突触，大多数会在睡眠阶段继续保持活跃，而那些弱的突触和慢速发放的神经元会被"下调"（即，不再参与环路活动）。这个模型预测，对数正态分布将会被睡眠过程中减少而不是增加的慢速发放神经元频率所影响，变得不再对称（即与实验观察到的结果相反）。

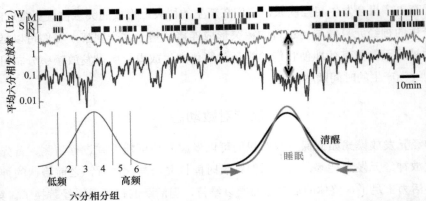

图 12.4　睡眠和清醒状态对快速和慢速发放神经元的相反作用。柱状图为清醒-睡眠状态分值。W. 清醒；S. 睡眠；R. 快速眼动睡眠；N. 非快速眼动睡眠；M. 微觉醒。在清醒和睡眠状态中，发放频率最高的 1/6 神经元和发放频率最低的 1/6 朝相反方向变化（双箭头指示；左下图 . 显示六分相分组）。右下图 . 对数高斯曲线显示清醒和睡眠最后阶段的发放频率对数分布。睡眠过程中发放频率的分布变窄

入人心。睡眠的调节能力帮助恢复整个神经元群体的动力学性质，维持神经系统的稳定。睡眠中，皮层下神经调质的释放减少，新皮层不再受外界的影响，丘脑皮质系统以自组织的形式维持活动[46]。神经元群体的持续发放（称为"上升状态"）被一些很短（20～200ms）的整体静默的片段（"下降状态"）所打断。在下降状态，几乎整个皮层、丘脑和皮层下区域都是静息的。整个夜晚，大脑必须无数次地从这种静息状态重新启动自己。上升和下降状态的持续时间也符合对数正态分布，同时它们的相对时长会随着整个夜晚睡眠的过程而发生一定偏移[47]。

　　实验观察结果显示，睡眠中，神经元群体活动发生了从外部驱动到内部驱动的转变，还伴随着大范围内局部网络驱动的提升。清醒状态下，发放频率的对数正态分布变宽，意味着分布在左端的神经元变得安静或者降低了它们的放电活动，而快速发放的神经元增加了放电活动。非快速眼动（NREM）睡眠中（即占睡眠绝大部分，不发生扫视和 REM 的那些时间）则发生相反的情况。许多清醒时静息的细胞变得活跃，而活跃细胞随着睡眠过程的深入逐渐减少了它们的发放。结果，大脑在觉醒的时候就有了比临睡前更窄而尖的对数正态分布曲线。

　　什么样的机制让发放频率分布变宽或变窄呢？正如第 11 章讨论过的，皮层下神经递质调节皮层神经元的增益，并控制其对感觉输入的反应。于是感觉驱动可以解释清醒状态下快速发放神经元发放频率的提高。反应更迅速的神经元在募集抑制性神经元的时候更为高效，于是进一步降低了原本慢速神经元的发放频率。结果导致

---

46. 关于睡眠的一些开创性研究认为，NREM 睡眠阶段的 δ 振荡能量是一种可靠的睡眠压力指标，是维持稳态的机制（Feinberg，1974；Borbely，1982）。

47. Watson et al.，2016；Levenstein et al.，2017。

分布的两端变得更宽。

　　另一种使频率分布变宽的方法是通过突触可塑性。至少，**发放时序依赖的可塑性（spike timing-dependent plasticity，STDP）**这种机制是依赖于动作电位发放的时间顺序的。神经元 A 和 B 互相连接，在一个 γ 循环中 A 一直在 B 之前发放，从 A 投射到 B 的突触会增强，而从 B 投射到 A 的突触则会减弱（见第 4 章）。因为瞬时重合的概率随着同时激活的神经元发放频率提高而增加，这种突触可塑性规则更优先增强发放频率较高的神经元所形成的突触。清醒大脑中，活动不同步的异质性神经元群体导致了自发发放较多的神经元上突触的非对称增强。这个过程的结果很容易想象：兴奋性的神经元逐渐变得更加容易兴奋，最终破坏整个网络的稳健性。除非在清醒大脑中存在一些机制对抗这种"可塑性压力"，产生的正反馈循环可以将突触强度提高到饱和程度。对抗这种压力的一种机制，就是 NREM 睡眠中向上升状态的过渡。

　　在 NREM 睡眠从下降状态过渡到上升状态的过程中，神经元发放是有顺序的。一个神经元在这个过程中的顺序与它的基础发放频率相关，具有更高发放频率的神经元会比低频的细胞发放更早（图 12.5）[48]。一个简单却很重要的结果就是高频和低频发放的神经元的活动在时间上被分隔开来。因为高频发放神经元在下降过渡到上升后的发放早于低频神经元，可塑性规则下它们会增加从高频到低频神经元投射突触的强度，而减弱从低频到高频神经元的突触强度。NREM 睡眠中突触强度的重新分布，将对数正态分布的两端朝平均值拉近，从而起到稳态调节作用，对冲在非同步的清醒状态下产生的变化[49]。这种归一化的机制是睡眠的重要功能。

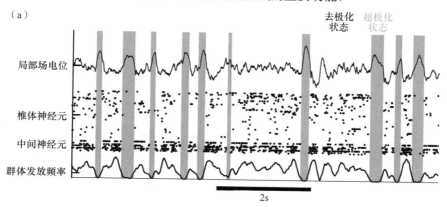

图 12.5　非快速眼动（NREM）睡眠中"下降"状态对发放频率的稳态调节。（a）上升和下降状态。注意在下降状态锥体细胞和中间神经元都是静默的（点状信号代表神经元动作电位；每一行对应一个神经元）。

48. Luczak et al.，2007；Peyrache et al.，2011；Watson et al.，2016；Levenstein et al.，2017。

49. 神经环路的偏倚结构对于疾病研究有很重要的启发。分布两端之间状态的稳态维持对于正常大脑来说至关重要。朝任何一端的偏移都必然影响正常功能。例如，如果枢纽神经元发放超过正常所需，就会引起癫痫灶的形成。

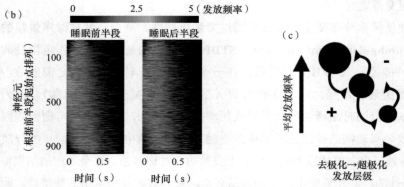

图 12.5（续） （b）NREM 睡眠中从下降到上升状态过渡时神经元（上千个神经元）发放频率按从高到低排列。每条灰线代表一个皮层锥体神经元的发放事件，按照上升状态起始后的首个动作电位发放来排列，分别显示 NREM 睡眠的前后半程。灰度值反映了神经元发放的频率高低。可以看到快速发放神经元在上升状态起始时发放更早（上部的神经元）。（c）NREM 睡眠中，下降状态过渡到上升状态时，从高频神经元（大圆点）到低频神经元（小圆点）次第发放所导致的两类之间的自发可塑性压力。突触可塑性规则增加了低频发放神经元发放频率，而降低了高频发放神经元发放频率

引自 Watson et al.，2016；Levenstein et al.，2017

对数规则下的后果

本章开头，我讨论了偏态连接和神经元电活动动力学对于维持神经网络中各种特性的现状多么重要[50]。接下来，我将说明神经元发放频率、突触强度和群体同步化程度的多样性提供了许多优势。

熟悉感与新鲜感的连续

"旧"对"新"，"熟悉"对"陌生"，每对概念常被归于不同类别，但也可能被当作一个连续变化轴上的两个端点。对数正态分布或许可以解释这些分类是如何在神经环路中被表征的，因为分布的两端正好与多个显著的特性相关。

在陌生的或者熟悉的环境中，大多数海马锥体神经元没有或只有一个放电位置野，而极少数神经元有多个。于是，各神经元位置野覆盖迷宫面积的比例就表现出严重偏倚的分布。当一个海马神经元在某个迷宫中保持静默，我们期待它可能会在

---

50. 发放时序依赖的可塑性（STDP）原则能够将突触强度分隔成弱突触和强突触的双峰分布，但环路也可能因为失去额外制约而不再稳定。然而，当 STDP 随着突触强度变化而变化（成为对数 STDP）时，它能够产生偏态的突触强度分布，并保持稳定的网络动态。这种环境下，长时程抑制对于弱突触而不是强突触的强度表现出线性依赖。强突触的长时程抑制使突触强度得以提高，产生了突触强度分布曲线的长尾（Omura et al.，2015）。

另一个迷宫中有反应。也就是说，每个海马神经元都被视为一个潜在的位置细胞。这个想法可以用一个实验来验证：训练大鼠走不同长度（分别是 3m、10m、22m 和 48m）的迷宫。一些对短迷宫有反应的位置细胞在更长的迷宫中会形成更大的放电野，但大多数新的位置细胞来源于原来静息的细胞。所形成放电野的数量分布偏倚程度很高：少量神经元有多个位置野，而大量神经元只有一个或根本没有，这和单个迷宫中海马神经元的表现非常相似。从观察到的对数分布外推，可以发现在一个大约 1km 范围的环境里，大鼠脑中几乎所有的海马锥体细胞都会发生反应，这可以认为与大鼠在环境中的生态位相对应。另一个实验中，大鼠被放置在不同的房间里。大多数锥体神经元只在一个房间中反应，而少数神经元会在多个房间或者所有房间中有发放，不同房间中神经元活动的重复性也呈现了对数正态分布[51]。总之，这些实验都证明位置野的偏态分布是一个适用于不同条件，不同大小环境的通用规则。

泛化-特化的连续分布并非高阶皮层区域的独有特征，在初级感觉皮层中也明显存在。初级视觉皮层表层的大多数神经元对刺激的朝向（例如，线条是垂直还是水平）或移动信号的方向（例如，从左向右或从右向左）具有相对更高的选择性。一些神经元特别"专业"，只选择性地对单一特征有反应。但是，从神经元整体来看，选择性的变化范围非常大。分布右端的一小群神经元能够响应多种视觉特征。同样，躯体感觉皮层的少量神经元也选择性地对胡须偏转的特定方向有反应，而另一小群神经元能响应多个偏转方向，大量神经元的反应选择性则居于两者之间。听觉皮层中，表层神经元可以高度特化并且调谐到很窄的频段（比如一个神经元只对 10Hz 声响有反应，另一个只响应 20Hz 的声响），其他一些神经元则能响应多个相互有重叠的频段。从众多不同实验室在不同皮层区域进行的生理实验中，我们可以得出一个综合的结果：有些神经元用相同或相似的策略应对不同的刺激、不同的条件——也就是说，它们对输入的特征进行了泛化；另一方面，其他一些神经元成为"超级专家"，面对多种刺激只选择性地响应其中一种。然而，这场讨论中最重要的信息在于，泛化细胞和"专家"细胞形成了一个连续分布[52]。一个物体，或者一种情形，是被判断为相同、相似还是不同，取决于下游的观察细胞和环路如何决定它们对偏态分布的上游细胞群放电输出所做的响应。

神经元的非平均主义投票

编码空间的偏态分布有什么好处呢？从独立（几何中也被称为"正交"）编码的

---

51. Alme et al.，2014；Rich et al.，2014。综述见 Buzsáki and Mizuseki，2014。

52. Ohki et al.，2005；Rothschild et al.，2010；Kremer et al.，2011。

立场来说，少数具有多个位置野的神经元可能被看作系统中的"噪声"或缺陷[53]。然而，当这些小部分神经元的其他生理特性也被考虑在内时，我们便看到了另一番景象。它们不仅在多种环境内更加活跃，并且具有更高的发放频率，产生更多的发放簇，和大多数神经元相比它们单个的位置野也更大。迷宫中少量活跃神经元更高的平均发放频率与细胞在位置野内发放频率的峰值，甚至和动物在窝里睡眠时的发放频率，显著相关。另外，在全脑范围内，相比于那些低频发放的大部分细胞，这少量兢兢业业的细胞和其他神经元同步发放的频次更高，对它们的投射对象产生了更强、更有效的兴奋激活作用。造成的结果就是，在生理时间范围内，如 θ 振荡和海马尖波涟漪（见第 6、8 章），海马中大约一半的动作电位都是由很少量的活跃神经元引起的，而另一半是来自那些大量的根本没有或只有一个位置野的神经元。

于是，细胞集群中的神经元呈现出严重的偏态分布，表明细胞集群是一种非平均主义的组织形式。举例来说，海马位置细胞中低频发放的大多数神经元相互达成了一种共识"这儿没人能做主"。如果神经元在用动作电位来投票，尽管投票个体众多，一个发放也只相当于一票。相反，高频发放的少数神经元却认为"这里我是主宰"。尽管它们数量不多，但它们发放的动作电位多，突触联系也可能更强，于是就有了更多的投票数。下游神经元需要解读这些混杂的输出，据此做出决策进而产生动作电位（图 12.6）。高频发放神经元可能通过在同样长的时间窗内发放更多而产生了更强的影响。但我们也必须考虑这样的可能性，下游神经元响应的是变化的比例；那就是说，它对来自高频和低频神经元的放电信息都进行了归一化，那么这两个上游神经元群体所产生的比例作用将是相等的。

稳定性到可塑性的连续

如果具有不同发放频率的神经元对下游投射对象的影响不均等，新的经历可能也会在对数正态分布的两端产生不一样的作用。除了稳态调节以外，NREM 睡眠对于记忆的巩固也同样关键。正如第 8 章讨论过的，记忆的回放常被构想为是通过具有相似特性的神经元之间高阶交互作用实现的。然而，正如之前表明的，皮层环路中神经元的生物物理学特性高度多样化，突触强度、长时程发放频率和发放簇都呈现偏态的分布。而且，它们在时间上的相关性在不同大脑状态和环境条件下基本保持不变，这说明由学习过程带来的变化被限制在动态稳定的环路中。

广泛应用的群体分析方法中，神经元个体之间的差异是很模糊的。这是因为通过这种分析方法，一小群高度活跃的神经元的反应能对结果产生强烈的导向作用，

---

53. 正交的概念是由 Marr（1969）引入神经生物学的，用以支持他的假说：独立的神经元组合足以表达我们所遇到的不计其数的刺激。

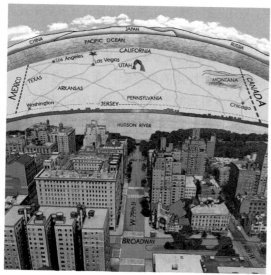
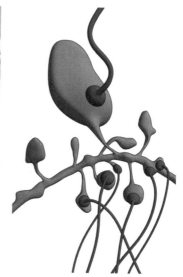

图 12.6 　左图．纽约人对世界的扭曲印象，受索尔·斯坦伯格（Saul Steinberg）1976 年刊登在《纽约客》(*New Yorker*)杂志上插画所启发。右图．神经元接受来自上游投射神经元的混杂信息。大多数活动较弱的神经元传递关于情境独特性的细节信息，而强烈发放的少数神经元通过强劲稳定的突触在不同情境间进行了泛化

这正是典型的偏态分布群体的特征[54]。要解决这个问题，就应该将群体中的每个神经元单独进行研究。就像在运动场上，我们想要知道如果某个队员缺席后整个队伍的表现将会如何一样，我们也需要衡量单个神经元对群体神经元活动表现的影响，因为它们各不相同。这样的单个神经元分析证明，在进行一项新的空间任务后，学习新任务引起的可塑性并没有平均地分布在每个海马锥体神经元；相反，新环境中的位置细胞序列由学习之前就具有位置细胞特征的神经元构成，它们在学习过程中并没有很大变化。我们称之为"刚性"细胞。这些神经元属于群体中高度发放的那部分，并且彼此之间有很紧密的联系；这些联系有很多过于紧密了，以至于达到了"饱和"状态，再也无法变得更强[55]。分布的另一端是"弹性"的神经元。它们可能也在进入新环境的早期有了位置野，但它们可以调节自己的发放模式，并且在任务结束以后融入已有的刚性群体中[56]。从刚性到弹性，特性连续变化的一系列神经元分布在海马的

---

54. Kahneman，2011。

55. Perin 等（2011）研究了离体条件下新皮层神经元之间的相互联系，发现神经元之间相互联系的概率随着它们共同联系的"邻居"数量增加而增加，突触强度取决于一群神经元中形成突触连接的数量。而且，突触强度可以在很小一部分神经元高度聚集后达到饱和。这样，它们就形成了一个"刚性"的细胞集群。

56. Grosmark and Buzsáki，2016。分布的"刚性"和"弹性"的两端和一个争议已久的问题有关，那就是位置野究竟是早已存在还是随着经验而产生的（见第 13 章）。早期研究认为海马锥体细胞在首次进入一个新环境时出现位置野反应（Hill，1978；Samsonovich and McNaughton，1997）。更早时候，Dragoi 和 Tonegawa （转下页）

环路中。在探索新迷宫的前几分钟里，相比刚性神经元，弹性细胞的发放频率比较低，发放位置野也更特异，发放频率和位置野的特异性都有更大的变化。快速发放的刚性细胞为低频发放的弹性神经元提供了能够迅速融入的基础反应环境（见第 8 章）[57]。

和刚性神经元相比，弹性神经元还有更加特化的位置野，而且通常只有一个位置野。学习过程中，弹性和刚性神经元发放模式的变化也是不同的。尽管在迷宫探索开始时，快速和慢速发放的神经元都有位置野，根据神经元处在位置野内外时分别发放动作电位数量比例来度量位置细胞的空间特异性，只有慢速（而非快速）发放的神经元的空间特异性在学习过程中不断地增加。神经元行为的变化正是细胞具有"弹性"也就是"可塑性"的原因。所以说，学习本身并不一定创造出新的位置野，但增加了信噪比，海马的空间地图从而变得更为可靠。弹性海马神经元在学习体验之后的睡眠过程中也会有更多成簇发放，特别是尖波发放过程中这些神经元和其他神经元同步发放的时候（见第 8 章）[58]。总之，这些实验发现表明在清醒和睡眠中参与构成回放序列的神经元，来自各种编码和可塑性的性质都服从偏态分布的总体，同时，回放事件将已有的和新习得的信息结合起来传递到下游的"观察者"神经元。

领地的偏态分布

至此，我描绘了这样一幅画面，结构组件及神经元和神经环路的动态都服从偏态分布，这一分布特点可能参与了大脑的多种重要功能，包括感知和记忆[59]。大脑的偏态构成能够影响我们的行为和社会交往。在各个结构、功能层次的大脑组织和行为之间，特别是和社会行为之间建立机制上的联系，是公认的难题。但我们也可以看到一些例子。动物行为学家对占域行为（territorial behavior）研究得很充分，但涉及大规模群体的定量研究很少。科学家早前进行过这样的尝试，图 12.7 描述了一个

（接下页）（2011，2013a，2013b）研究认为身处迷宫陌生位置的位置细胞发放与进入迷宫前睡眠中纹波发放模式密切相关。他们将这种发放模式称为"预放"（Dragoi and Tonegawa，2011）。预放的存在却无法在统计学基础上被认可（Silva et al.，2015）。还可以用另一种情况来解释，如果大鼠在进入迷宫之前就已经对即将进入的新环境进行了视觉检查，而这个检查就会诱导位置细胞的发放（Ólafsdóttir et al.，2015）。其他研究也证明，至少要走过几次新的迷宫通道才能建立起稳定的发放位置野（Wilson and McNaughton，1993；Frank et al.，2004），或者还有可能出现探索后的纹波。我们的研究将大鼠放置在一个全新的实验空间。但也很有可能在大鼠开始走迷宫之前对环境的视觉审视已经筛选出预先存在的稳定的泛化反应细胞，形成电发放反应的基础框架，作为之后迷宫探索中进一步发放的基础。

57. 我实验室的乔治·德拉戈伊（George Dragoi）做的实验证明，当位置细胞在位置野中放电频率高时，海马环路中突触的强度变化无法对它产生干扰。相反，如果我们人为影响突触输入强度，低频发放的位置细胞更容易形成新的位置野（另参见 Lee et al.，2012；Bittner et al.，2015）。

58. 如果在尖波涟漪过程中抑制位置细胞的发放，会干扰位置细胞的稳定性（Roux et al.，2017）。

59. Fusi et al.，2007。

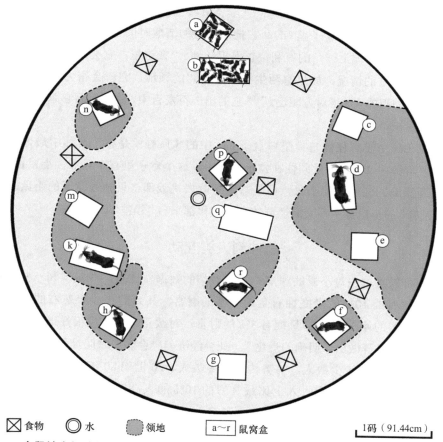

图 12.7　小鼠镇中领地的偏态分布。 绝大部分空间被少数几只小鼠占据（d、f、h、k、n、p、r 盒子各被一只雄鼠占据），而大多数小鼠则挤在两只盒子里（a. 8 只雄鼠，b. 13 只雄鼠和 9 只雌鼠——图上只显示了雄鼠）。c、e、g、m 和 q 盒子并没有被占据，但它们受"领主"雄鼠们巡视。小鼠本身的体型说明了在社会等级制度中的统治程度

由实验人员提供食物和水的封闭的小鼠群落。

　　14 个供小鼠栖息的盒子中，3 个被 1 只雄性小鼠占据，2 个被另 1 只雄性小鼠占据，还有 5 只雄性小鼠各占 1 个盒子。这些小鼠比群落中其他 21 只雄性体型更大更强壮。有 5 只强壮雄鼠各有 1 个雌性伴侣，还有 2 只各有 2 只雌性伴侣。另外 8 只雄性挤在一个小盒子里，维持着打光棍的状态，剩余 13 只雄性和 19 只雌性小鼠共住一盒。那些未曾被占据的盒子里面连窝都没有，因为这些"领主"雄鼠根本不允许其他小鼠进入安家，它们守卫自己的盒子，抵抗所有外来者。这样的社会结构能维持几个月之久。

　　雄鼠的领地并不仅限于那些盒子，大块的空地区域也是有所归属的。它们各自

领地之间存在着我们看不见的"国界"，非常真实而且为所有小鼠成员认可。最有侵略性的小鼠住在一个大盒子里（d），它把大部分的清醒时间都用来巡视自己的领地，或者据守在它盒子顶上一角的有利位置保卫领地。"在这里，它会蹲伏，嗅空气中的气味，窥视下方的情况，如果有陌生小鼠进入它的领地，它就会奋力冲出，就像老虎扑向胆敢进犯的人，将对方驱逐。"[60] 它的出击百发百中，胜利之后它总会在领地里巡视宣示主权。

同住在一个没有任何筑巢垫料盒子（a）中的 8 只雄鼠是整个群体中最体弱和最弱势的。群体中 2/3 的小鼠同住在盒子（b）中，这个盒子里有 1 只雄性小鼠占主导，它会不断压迫同住的其他小鼠，但是却绝不敢去挑战那 7 只独占盒子的小鼠。这些住"贫民窟"的小鼠基本不交配，群体中的后代都来自"领主"雄性小鼠。

延伸到人类互动

我们可以将这些对小鼠的观察和来自人类的数据作比较。在美国和一些工业化国家，最富有的 10% 的家庭拥有全国一半的财富，其余的在一半左右的人口中分布，而最贫穷的 40% 的人口只拥有 3% 的财富。对数正态分布也很好地描述了收入分布，也对不平等做出了明确的量化[61]。社会经济差异会随着时间推移而拉大，一代又一代，优势传递给少数人，劣势传递给多数人。20 世纪 80 年代，欧洲最富有的 10% 的人，在人均可支配收入上比最贫穷的 10% 的人高 7 倍。这巨大的鸿沟不仅仅在收入和财富累积方面上分隔了富人和穷人，还影响了教育、就业、健康和寿命预期[62]。

高度活跃的神经元，就像"富人俱乐部"那样，建立了丰富的连接，更容易接触到信息，也有能力更快地做出决定，人类群体的构成可能也遵循了类似的规则。军队和警察纪律部队被精英阶层所控制，有效地统治着数量庞大却无组织的大众平民。20 世纪初期，俄国有 300 万贵族和他们治下的 1.8 亿农民和工人。后来出现了高度有组织的苏联共产党，在 1917 年的时候仅有 23 000 名党员，他们一夜之间占领了俄

---

60. Crowcroft（1966）的书可能是我读过关于小鼠行为的书中最棒最有趣的了。书中对家鼠的社会和领地行为的观察仔细而杰出。重复多次的实验表明，无论这个窝有多大，不管食物是稀缺还是充足，2/3 以上的小鼠挤在一个窝里的情况非常典型。

61. 维尔弗雷多·帕雷托（Vilfredo Pareto；见 Koch，1998）观察到在欧洲 20% 的人口占据 80% 的土地。这就是我们所知的"二八定律"。然而现在，世界上最富有的 10% 的人已经占有了世界上 85% 的财富。帕雷托幂律只对收入分布的尾端适用。收入分配遵循的是对数正态分布，而不是幂律（Glomm and Ravikumar，1992；Deininger and Squire，1996；Benabou，2000）。

62. 日益增加的财富不平等降低了人们对机构的社会信任感，教育的两极分化加剧使人们感到不公平，引起排挤和歧视，加剧了政治的动荡。不同国家的社会契约构成大相径庭。关于这些现象的统计学数据，见机会与平等中心（Centre for Opportunity and Equality）网站，http://oe.cd/cope-divide-europe-2017。

罗斯帝国，最终统治了世界上 1/6 的人口。作为这个系统的"受益者"之一，我很难理解为何这么少的人可以保持如此强大的权威。现在我明白：关键是组织[63]。矛盾的是，所有的社会不公都是在平等的旗帜下完成的。

我在本章的开始就解释了当所有竞争因素都起作用的时候，偏态分布提供了稳定性，在普遍的生物世界，特别是大脑中，都是这样的。这个原则可能也适用于人类社会群体。埃及的法老制存在了三千多年。印度的种姓制度是世界上现存最古老的社会等级制度之一[64]。历史悠久的中国王朝、神圣罗马帝国、高棉帝国和玛雅文明都是高度分层的系统，在赋予上层阶级许多特权的同时，支持享有特权的这少数人对下层阶级的压制。

小鼠和人类这两种截然不同的物种却有着类似的分配资源的方式，我们能从中学到些什么呢？一些经济学家认为，只是人为增加贫穷阶层的收入并不能达到期望的效果。我认同这个观点。贫富差异的程度固然重要，人们的主观感受才是关键。不平等在经济和情绪层面上都是相关的。除了尽量压缩对数正态分布的左端，我们也必须减少右端分布。我们需要一个 NREM 睡眠中稳态补偿机制的社会学版本，才能抗衡技术进步、经济全球化驱动下分布两端渐行渐远的趋势（见第 9 章）。不幸的是，历史基本没有给我们留下这种补偿机制的例子。不平等一般只有在发生自然灾害、瘟疫、战争或者政权革命的时候才会突然减少[65]。

人类社会的偏态分布可能被认为是个"实然-应然问题（is-ought problem）"，也就是把自然属性认作道德属性的问题[66]。存在，并不一定意味着合理。我们的社会契约，通过不断外化大脑的功能经过了千百年的发展变迁，应该与啮齿类有所不同。我们有能力引入规则并合理地实施，利用规则对抗偏态的趋势。只是单纯而持久地宣称我们生而平等，永远实现不了社会公正或机会均等。另一方面，我们应该追求的，是承认人类社会存在的现状但并不必然一直如此。除非这个概念能被理解和实践，如今的市场经济模式只会继续加剧服从对数正态分布的社会不公。

偏态分布驱动的神经组织形式和自外向内框架所期待的形式截然不同，并且和既有预设又有弹性的大脑更加契合，我们将在最后一章中讨论这个话题。

---

63. 尤瓦尔·赫拉利（Yuval Harari）在最近出版的书《人类简史》（*Homo Deus*，2017）中强调了组织的重要。

64. 劳动力的分工带来了特化的行为群体，在群居动物（包括一些哺乳动物）社会常常发生。群体的成员身份决定了生活方式和特权等级。存在了 6 万年的澳大利亚原住民是个特例，他们还保持着渔猎社会形式，可能因为他们还生活在分散小群体中。

65. 最近出版了几本好书讨论这个重要的话题。也许并不让人意外，这些书采用了各不相同的分析方法，得出了不尽相同的结论（Atkinson，2015；Payne，2017；Scheidel，2017）。Reeves（2017）写了一个简要的总结。

66. "实然-应然问题"是由大卫·休谟（David Hume）在他的《人性论》（*Human Nature*）一书中提出的（斯坦福哲学百科全书；https://plato.stanford.edu/entries/hume-moral）。

小　结

　　和物理学不同，神经科学很少有适用于多个不同脑区的通用规则。人类心理物理学中的韦伯-费希纳定律是个例外。这条定律规定，对于任何一种感觉，感知强度与生理刺激强度呈对数函数关系。于是，当刺激强度乘方式变化，感知到的强度只是相加的效果。距离感知、时间感知和反应时间分别随着距离和时间间隔发生对数变化。决策制定、短时程记忆的误差积累和其他现象也符合这个规律。简而言之，多种感知和认知功能可能使用了同一套神经机制。

　　我讨论了这样一个假说，从微观和介观尺度上的大脑解剖学联结，到突触强度分布、神经元发放频率和神经群体发放等，都服从对数正态分布，而我们感知和记忆功能所具有的偏态特性都来自于此。几乎所有的大脑解剖和生理特征都是宽泛而连续的分布中的一部分，大部分时候都服从对数正态分布的规则。这个规则说明造成这种对数正态分布的交互作用包含了随机因素的乘除算法，产生的结果跨越了多个数量级。正是因为有了这样大尺度的分布范围，神经系统才能维持一定的稳定性，用以应对包括宽动态范围、冗余、恢复力、稳态和可塑性等在内的相互竞争的需求。

　　电活动对数正态分布两端的神经元自我组织的形式是不同的。与低频发放的神经元相比，快速发放的神经元彼此之间联系更丰富，簇发放更频繁。快速发放神经元之间连接越强，就更容易形成影响整个群体网络的"富人俱乐部"，在彼此之间共享信息，进而在不同情况下能进行归纳。相反，低频发放的神经元保持了它们的独立性，仅仅在一些偶然的情况下才提高电活动水平。在 NREM 睡眠中，分布两端的活动都被同一个稳态条件机制所控制。所以我们看到的就是一种简单的检测指标，如基准发放频率，就能揭示一个神经元在神经计算中的作用，以及它的网络连接特性。

　　对数正态分布规则对神经元组织的各个不同层次都有影响，使得大脑能进行关系判断，在人类掌握了语言之后，还使得大脑能用词语将这种分布的两端划分为不同对象。对数分布的左右两端看似传递了不同的，甚至是相反的作用，就好像它们是两个特性迥然的分立群体[67]。然而在现实中，它们都来自同一个尾端很长的连续分布。右端那一小部分持续发放的神经元可能负责着在不同情形之间的泛化，使大脑对任何情形都不会全然无知。另一方面，大多数不那么活跃的神经元能够对环境进

---

　　67. 这可能解释了哲学家格奥尔格・W. F. 黑格尔（Georg W. F. Hegel）的"质量互变"的神秘规律。黑格尔认为自然界中的质变来源于物质组成的变化，或者能量的变化。从对数正态分布的角度来说，这个观点几乎是显而易见的。

行精确的区分判断，表明它们各自具有独有的特征。

　　用这些原则组织起来的神经系统为大脑环路塑造了相反而互补的特性，大多数情况下，大脑只要使用一部分资源就可以做出又快又好的决策；当大脑需要学习重要细节内容时，才会调用更广泛的网络。

第 13 章

大脑的最可能估计

宁为有瑕玉，不作无暇石。

——焦竑《玉堂丛语》[1]

追求完美是把事情做好的大敌。（Le mieux est l'ennemi du bien.）

——伏尔泰[2]

哲学书写在宇宙的鸿篇上，一直为我们敞开着。但只有学会理解书中所用的语言，熟悉它的文字，才能读懂这本书。

——伽利略·伽利雷[3]

我们的颅腔里有两个大脑，至少是实际分开运作的两部分。首先有个"足够好"的大脑，这个大脑基本上是预先连接的，包含一些高度活跃、成簇发放的神经元，通过快速传导的轴突和高强度突触连接成网络。足够好的大脑迅速、高效地判断外在事件，但是不够精确。这部分神经元占比小却具有优势，在任一时刻，它们可能发放了大脑中一半的动作电位，它们彼此之间共享信息，而且可以很快地获取大脑另外一部分的信息，比占比大的那部分神经元更快。构成足够好大脑的这种强相互作用环路可以在不同条件之间泛化，但是忠实度不够。简单地说，大脑中大约 10% 的最强突触和快速发放神经元，在任何时刻都负责主要工作。它们在大部分情况下执行任务足够好，就像群戏中挑大梁的几个主要角色可以演不错的

---

1. https://www.goodreads.com/quotes/63434-better-a-diamond-with-a-flaw-than-a-pebblewithout. ［译者注：此处原文为：Better a diamond with a flaw than a pebble without.—Confucius. 原书作者认为此句为孔子所说，但引用的网址未注明原文出处，而《论语》《庄子》《孔子家语》等均没有类似的话。］

2. https://fr.wiktionary.org/wiki/le_mieux_est_l%E2%80%99ennemi_du_bien.

3. https://www.princeton.edu/~hos/h291/assayer.htm.

独角戏 [4]。

纽约的"地铁英雄"韦斯利·奥特里（Wesley Autrey）充分展示了足够好大脑的这种快速执行方案。2007 年他救了一个年轻人的生命，当时这个人癫痫发作，从站台上跌倒，掉到了铁轨上。奥特里没有犹豫就跳到轨道上，在列车经过时用自己的身体保护住了他。在采访中，奥特里完美地总结了我对足够好的大脑想做的形容："我就是看到有人需要帮助。我做了我认为正确的事。"[5] 我们所有人一直都这样做，尽管表现得没有那么英雄。

然而，足够好远不是完美。我们不会愿意在 60% ～ 80% 的准确率下开车，也不会投出具有这样精度的科学论文。要完成得更好，我们还需要部署大脑的另一部分：一大部分神经元，发放缓慢，具有可塑性，占据大脑体积的大部分，通过弱突触松散连接成一个庞大网络。它们的工作对于提高大脑运行的准确率至为关键。

当然，这并不是说颅腔中有分立的两个大脑，而是同一个脑网络中的动态连续分布在大范围内，处于分布两端的网络所执行的计算差异显著。这种分布使得大脑可以实现任何任务，从预设的严格模式到高度灵活的解答。因此，"快速低精度抉择"和"慢速高精度抉择"的网络之间没有确定的边界 [6]。大脑的表现是速度和准确度之间权衡的结果。

有一次报告这个题目之后，有人评论说："你说的这种二分法让我想起丹尼尔·卡内曼（Daniel Kahneman）的书《思考，快与慢》（*Thinking, Fast and Slow*）。"当时我感到很尴尬。我很熟悉卡内曼和阿莫斯·特沃斯基（Amos Tversky）合作的关于认知偏好的有趣工作 [7]，但从没听说过这本书。当晚我回到旅馆房间后第一件事就是订购了一本平装版。目录里没有看出跟我的题目有明显的关系。另一方面，封底的推介语很直白：心智有两套系统。"甲系统快速、直觉、情绪化；乙系统更慢、更审慎、更有逻辑。"短短几句让我惶恐。是不是有可能以前在什么地方读到过这项研究，然后

---

4. 生理实验普遍观察到，剧烈放电的神经元仅仅十来个，较之占多数的那些缓慢放电的神经元，它们常常更好地说明了动物行为。例如，在脑机接口应用中，记录 100 个神经元，与任务最相关的 10 个神经元预测肢体位置或抓握力，就可以达到 60% 的准确度。加上剩下 90 个神经元的动作电位对预测的准确度只提高了百分之几。任务相关的"骨干"神经元对恰当行动进行了"最可能的估计"。要把任务表现再提高 15%，需要同时记录 1000 个神经元，要提高 30% 可能需要记录 10 000 个（Nicolelis and Lebedev, 2009）。关键问题是，如果将那些任务相关的少数骨干神经元变到静息状态，网络会怎么样呢？

5. https://www.nytimes.com/2007/01/03/nyregion/03life.html.

6. 这些段落概括了 Buzsáki 和 Mizuseki（2014）的综述文章。

7. Tversky and Kahneman, 1974, 1981。卡内曼获得了 2002 年的诺贝尔经济学奖。《思考，快与慢》（2011）出版于我们的"对数动力学的大脑（Log-dynamic brain）"这篇文章发表的 3 年之前（Buzsáki and Mizuseki, 2014）。作为辩护，我们为发表对数分布的实验结果努力了两年（Mizuseki and Buzsáki, 2013）。卡内曼的书获得了美国科学院科学传播奖。这本书阐明了我们的认知偏好、判断和抉择塑造了从规划实验到炒股票的一切行为。

我的来源记忆太差，诱使我把卡内曼的观点认作我自己的？我把书留在书桌上，每晚浏览一下，但是没有勇气深入。然后，过了两周左右，我放弃了，花了一个周末从头到尾读完了。一章又一章，我的心率居高不下，因为我害怕会发现一张示意图，讲大脑支持那两个系统的机制。但，书里完全没提到过大脑。

卡内曼讨论了很多心理学实验，有效地凸显了他从现象上定义的这两个系统的差异，并且流畅地解释了为什么即便输入相同，它们也能引起不同的行为后果。读完最后一页，我跟这本书也跟自己和解了。卡内曼和我从截然不同的方向考虑了同一个问题，而得到了类似的结论。他的兴趣在于心智和认知，采取了经济学的角度。我从大脑内开始研究，逐渐向外达到类似的结论；也就是说，大脑动态的大范围分布使它得以执行互补的操作，这些操作可能常常显得有本质差别。专门网络可以迅速做出足够好的抉择，但精确度需要大范围脑区进行更持久的处理。不是有两个系统，只是一个系统状态的两种极端情况。因此，我们的观点是互补的，我们观察的是同一枚硬币的两面[8]。在这最后一章里，我会概括前面各章的主题，试图用内容填充起自内向外的框架。

预先设定的大脑动态

有自尊的神经科学家可能没有谁会赞成白板说，鲜明地宣称心智是块白板，经验在上面书写。然而大多数神经科学实验室的实验都还是遵照这种自外向内的传统进行的，或者采用它的当代版本，**联结主义（connectionism）**[9]。白板的概念一直活跃着，只不过隐藏得很好。

自外向内角度的最好展示可能是在记忆研究领域。几乎所有关于记忆的计算模型都心照不宣地从白板开始，新的经验或表征刻画在上面[10]。大多数人工神经网络困扰于不幸的"灾难性推断（遗忘）"问题，而人类从不会遇到这种情况（除了重度颅脑损伤）。记忆覆盖问题仍然是计算模型发展遇到的重要挑战[11]。假设的白板式大脑也有

---

8. 这两种研究策略不止在研究层级上不同（心理学和神经科学）。卡内曼的策略属于离散非层级的广义对比模型（Tversky，1977），而不同于我主张的基于对数标度的连续分布。

9. 不断有人提出，预先配置的大脑连接和内在自我调节的大脑动态，是以冗余为代价的，限制了神经元组合的可能性。这主要是因为常常观察到感觉表现的提高伴随着皮层神经元之间动作电位相关度的降低（Cohen and Maunsell，2009；Mitchell et al.，2009；Gutnisky and Dragoi，2008）。这里的冗余通常称为"噪声相关"（Zohary et al.，1994；Averbeck et al.，2006；Cohen and Maunsell，2009；Renart et al.，2010；Ecker et al.，2010）。大脑中的"噪声"，当然，只反映了我们对精细机制的了解不足。

10. 可参阅 Marcus et al.，2014。"表征主义"解释不了"应予表征的事物"与"起表征作用的事物"之间的关系。是一种相似性？是比喻（符号性）？还是数字映射，就像图片在数码相机中的表征？在正常知觉时，白板式的大脑受到外在事物影响，被心智感知。错觉则是扭曲的表征，而幻觉是缺少基础的表征（Berrios，2018）。

11. McCloskey and Cohen，1989；McClelland et al.，1995。

同样的问题——白板式大脑基本就是一个联结主义模型，其动态来自学习过程——因为增加新的信息必然会破坏其动力学状态。进而，同一物种具有不同经验的个体，其大脑连接和生理学在白板模型中会有巨大差异，因为这类模型中网络的性质是由经验丰富程度设定的。问题是不清楚这样的大脑中神经元如何知道该把注意力投向何处或者处理何种事件。同样重要的是，很难理解白板式的大脑，作为自外向内框架中的被动观察者，如何行动又如何创造目标。

尽管过去二十年里关于知觉神经机制的观点有过多次重要的转变，新的发展基本都局限在自外向内框架的范围里。目前知觉研究的问题与抉择密切关联，并以贝叶斯估计［Bayesian estimation；得名于 18 世纪的思想家托马斯·贝叶斯（Thomas Bayes）］的语言表达[12]。

应该将"贝叶斯方法"和"贝叶斯脑模型"进行区别——前者作为数学体系可以有效地处理观测结果并把它们和产出进行对比，后者的基础则是用实验人员认定的大脑目标（如大脑是理想观察者和有效的环境评估者）隐喻式地阐释观测结果。形式上，贝叶斯方法用于数据收集、评价，是严格的统计学方法。例如，已知海马神经元在睡眠的尖波涟漪期间的序列活动，可以在什么程度上凭这一观测结果解释动物在迷宫中的位置（见第 8 章）？贝叶斯脑模型是一种表征框架，特别强调对知觉输入和抉择的评价，行动或内生的运动重传入信号并不或很少被认为参与感觉处理[13]。它的预测建立在感觉信息如何展开的内在或生成模型的基础上。贝叶斯脑模型认为，大脑——或者具体说，我们的知觉系统——对客观世界做出假设。更精确些，它认为，在前后相继的步骤中，计算各个参数的一切可能取值的表征及其相关的发生概率，由此产生最有效的预测。当采用贝叶斯定理的决策者需要进行预测时，它参考之前的预测后果，比如以前类似情形下的成败。贝叶斯模型允许大脑逐渐、仔细地整合不同的感觉信号和不同模态，避免过早陷入特定的判断。

贝叶斯模型认为，复杂的大脑，比如我们人类的，只利用感觉信息就可以精确估计客观世界的性质。模型假设感觉信息可以提供与观察者无关的真相，从而产生确切的知觉[14]。积累包括先前经验在内的证据，据此做出抉择，模型隐含着假设了我们的知觉系统经过演化已经逐渐完美。但是苍蝇、青蛙、小鼠和人类可能都用不同

---

12. 法国数学家皮埃尔-西蒙·拉普拉斯（Pierre-Simon Laplace）在他所著的《概率的分析理论》（Analytic theory of probability，1812）中推广和扩展了贝叶斯定理，以解决天体力学和医学统计学中的问题。贝叶斯估计方法在机器学习领域广为流行（如 Bishop，2007；Stone，2013），近年则扩展到了神经科学的几乎全部领域。贝叶斯统计推断在神经元序列的动力学分析中特别有效（Pfeiffer and Foster，2013）。

13. Knill and Pouget，2004；Doya，2007；Friston，2010；Friston and Kiebel，2009。

14. "真相"是西方文化中持久的命题，被认为是绝对的。真相既没有被假设为客观（外在的）也没有被假设为主观（负责知觉的心智通过理解创造出来的）。然而，理解某种局面总是依赖于我们与局面的互动。不同版本的真相产生不同的意义估计，因为每个人认为的真相总是依赖于他的概念体系。

的方式在观看和评估相同的环境。因此，认为人脑的视角比其他物种的更为真实，很难说是合理的。

贝叶斯模型认为知觉系统主动地考察感觉信号的来源和意义，这听起来很像自内向外框架认为的，大脑在检验假设、预测未来。进而，先前经历和种系演化而来的固定连接（"先验"）扮演重要角色，也把贝叶斯模型的特点与自内向外框架联系了起来。然而，不同于贝叶斯系统，自内向外的框架以意义获取作为一项重要特征，由基于行动的经验提供这种独立观点。没有知觉系统描述外在事物真实状态这样的假设或者需求。感受器服务于行动系统，被调谐到相应的状态，以提供充分的线索从而有效地为动物在其生态位中提供向导。充分性不是客观世界的特征，而是反映了动物个体需求与其环境的关系。

是无字书，还是预先写好的？

与白板式大脑相对的一派观点早就提出了，可能是从柏拉图开始的，尽管他对大脑的看法是不可知论的。柏拉图哲学认为，"理想形式"独立于观测者而存在，可能跟预先存在的大脑动态这种观念差不多。我们人类被囚禁在洞穴中，对于外在世界及其中的存在，我们能感知到的只是它们经过洞口时在洞穴壁上投下的影子。柏拉图哲学和经验主义哲学在很多方面都是鲜明对立的，但在默认的知识来源这一点上几乎一致：被动观察，不论是直接感受信号还是间接观察投影。因此，两种观点都落在自外向内的框架中。预先存在的神经元模式要变得有用，柏拉图洞穴中的人必须挣开枷锁，离开洞穴，探索世界，才能获得独立的观察。我们需要冒险来获取知识。要知道水里看起来弯的棍子并没有真的折断，唯一的办法就是摸一摸、动一动。

如果大脑网络和动态来自预先配置，它们比白板式模型有什么优势呢？首先，也是最重要的，预先存在的"理想形式"在保持大脑动态图景的稳定性，以及面对动态范围、敏感性、可塑性等其他互相竞争的需求时的稳健性这两种要求之间提供了必要的平衡（见第12章）。没有灾难性推断的威胁，因为预先配置的脑网络不会被新经验剧烈扰动。实际上，试图避免灾难性推断的计算模型包括两类不同的突触。一部分可以迅速变化但也迅速衰减到零（"快"权重），剩下的一部分不容易改变但是改变后衰减很慢（"慢"权重）。学习算法中采用的权重是快慢两类的组合，让人想起真实大脑中突触权重对数分布的两端[15]。其次，新获取的经验并不是通过在词汇表中加

---

15. Hinton and Plaut，1987。在这个模型中，强突触和弱突触并非散布的，而是每个连接都有两个权重：一个缓慢变化的塑性权重存储长时程知识，一个快速变化的弹性权重存储短时程知识，自发地衰减到零。当旧的记忆被后续的新联系训练所"模糊"，只需要演练几次就可以重新"清晰"。一旦快权重衰减到零，新学会的联系也就还原了。Fusi 和 Abbott（2007）的一个模型中，记忆容量对数依赖于记忆存储所用的突触数目，沿用了类似的逻辑。系统水平上对抗干扰的方案是，利用某种机制快速获取与预存信息不相干扰的新信息，建立快速学习结构（如海马）。之后，海马负责教授学习缓慢的新皮层，所有现存的记忆细节都存储在新皮层（McClelland et al.，1995；第8章）。

入新词这种方式建立的。相反，预先配置的大脑像已经编好的词典，只是其中无数的词语和句子起初没有意义。就像一块没有生命的锋利石头有可能成为切肉利器或者武器，神经元词汇可以在经验附加给它们用途之后变得对个体有意义。仿照伽利略的话，人只有学会了"宇宙之书"（大脑）的语言，能读那些写就这本书（大脑）的字符，才能理解书中的意思。大脑之书中神经元词语的意义，是通过探索获取到的。

在预先配置的大脑模型中，神经元词语和句子既不是从头构建的，也不是受知觉输入完全控制的——它们预先存在。它们是由服从偏态分布的预先存在成分组合而来的。这些成分，如包含在 γ 振荡周期或涟漪波周期中（见第 4、8 章）的神经元集群（字母），即使在大脑从环境中脱离或是入睡时也是完全活跃的。因此，持续演化的神经元集群反映了大脑的默认功能模式。事实上，很难想象神经元都安静或空转的非动态平稳环路。

总结这一节，我认为大脑在没有先验经验时即已具备预先配置的动态，从而为它提供了基础支撑，使之得以猜测所控制的躯体行动的后果并过滤，从而得到外在世界中值得关注的特征。大脑不是被世界真相逐渐涂满的白板，而是具有预设的动态，准备从自身观点纳入外界事件的积极探索者。大脑唯一的任务就是协助与它相互作用的躯体生存繁衍，而不在乎这个过程中是否学习了外在世界的"客观现实"。

经验是个比较的过程

在白板式大脑中，知识是从头合成的。在自内向外的模型中，是经验赋予了那些预先配置的神经元轨迹及其组合以意义。前面各章讨论了大量的实验证据，特别是许多解剖学和生理学参数的偏态分布，都支持后一种观点。从遗传编码的环路连接和神经元生物物理性质可以涌现出丰富的大脑动态，即便发育过程中没有感觉输入或经验。这种基础的、与经验无关的神经动态来源，有一种就是脑节律。大脑中层层关联的振荡服务于双重目的：一方面它们维持稳定性和稳健性，另一方面为神经词语、神经句子的句法组织提供所需的基础（见第 6 章）。这就是我称为**预先配置的大脑（preformed or preconfigured brain）**的组织形式：预先存在的词典包含无意义的词语，由内生的句法规则组合在一起。神经元句法和层级组织的节律一起决定了神经元信号的长度，塑造了它们的组合。因此，大脑句法先于有意义的内容而存在。

哺乳动物大脑皮层的原初组织是具有交互连接的神经环路，不可能长时间静息。相反，它们的默认动态是通过自组织维持神经元序列的（见第 7 章）。所有大脑网络都有丰富的动态内容，神经元集群序列不断演变，可以通过节律句法以几乎无限多种方式进行组合[16]。这个过程产生了大量潜在的神经元词语和神经元句子，尽管词语只有通过行动经验才能获得意义。意义是经过行动校准的神经元轨迹。

　　神经元只有通过行动才能把对感觉输入的响应联系到伴随发放机制支持的其他过程（见第 1、3、5 章）。感觉信号主要通过这种机制获取意义，即它们对动物个体的价值。因为大脑的行动信号总会复制给感觉环路（见第 3 章），无意义的神经词语可以通过比较行动和感觉变得有意义。输出信号的副本为感觉环路提供了独立信号源，对从感受器进入大脑的信号进行某种真实性检验。自主生成的每次行动，即使是扫视一眼，都可以视为大脑的假设检验。大脑环路的原假设是外面没发生什么新奇的事情。然而，当比较机制发现行动产生的预期和感觉输入之间存在不同，原假设就被拒绝了。不一致引发进一步调查，然后预先存在的神经元模式中有一些恰好与出乎预期而被关注的事件相关，就被标记为重要。积累了更多的知识后，一大部分神经元都对动物个体有意义了（图 13.1）。经验日增，比较机制的能力逐渐提升，得以注意到愈发精细的差异。因此，尽管普遍认为"对新生儿一切都是崭新的"，我觉得实际情况恰恰相反。新生儿不是从特殊发展到一般，相反，对他们而言，每张人类面孔都只是一个种系发生所偏好的模糊的面孔信号。大脑要经过好几个月的训练来分清多张可能见到的面孔，最终明确认清爸爸的和妈妈的跟别的人都不一样，并且区分新奇的和熟悉的。

　　换种方式来解释这种想法。尽管成年人会很自然地认为，概念来自抽提个体元素的共同特征，实际上，我们学习范畴和整体概念比学习具体个例要快。当儿童看到一条狗，叫它"狗"时，所说的"狗"既不是具体类别也不是泛指类别，而是一种混合概念。遇到一只羊，他可能会说"狗"。上位范畴，比如"哺乳类"，可以轻松匹配到预先存在的神经元轨迹，再泛化到许多表现相似的个体。指定一个下位概念，如某一条宠物狗，则需要许多额外的特征，学习这些特征要对预先存在的神经元轨迹片段进行拼接，需要慢慢学习（图 13.1）。婴儿最初的表达都是泛化的概念而没有具体指涉。"蕉蕉"可能是看到了香蕉、想要香蕉，或者让爸爸吃香蕉。语言学家把这些早期的泛化表达称为"单词句"。从普遍到具体或者从足够好到精准的转换也更为经济。假设我们学习周遭世界的一切事物，逐个为之命名，是不现实的。即

---

16. 其他人也表达过类似的观点。我实验室以前的博士后研究员肯·哈里斯（Ken Harris），提到过皮层中细胞集群序列提供的"可能性范围"。我以前的学生乔治·德拉戈伊（George Dragoi）称之为未来的、从未经历过的序列的"预放"（Dragoi and Tonegawa. 2011, 2013a, 2013b; Liu et al., 2018）。麻醉的猕猴和雪貂视皮层中，自发空间模式和感觉诱发空间模式之间的相似性，也在预配置网络的框架下被阐释过（Kenet et al., 2003; Tsodyks et al., 1999; see also Fiser et al., 2004 and MacLean et al., 2005）。我本人作为学生被分配的第一项任务是检验咔嗒声在猫听皮层所诱发响应的变异性。实验结论是诱发事件中变异的主要来源是背景自发活动（Karmos et al., 1971）。

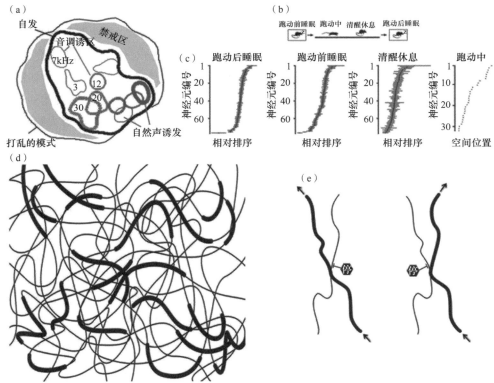

图 13.1　对刺激和环境变化的神经元响应，取材于内在生成、存储的大量神经元模式。（a）啮齿类听皮层中自发事件和诱发事件之间关系的几何阐释示意图。在一切理论情景（外在边界）中，神经元连接限制了可能产生的自组织模式的范围（粗实线勾画的区域）。粗实线外的灰色区域（禁戒区）不会自发出现。3 ～ 30kHz 音调诱发的响应（以各种形状勾画）和自然声音诱发的响应（右下方卵圆形）来自预先存在的自发模式。（b）几种行为状态的比较，考察了这几种状态下海马神经元序列的相似性：跑动经验之前和之后在自己笼子中睡眠（跑动前睡眠、跑动后睡眠）、迷宫轨道上跑动（跑动中）、清醒休息。（c）位置野在轨道上的神经元，按照其位置野的峰所在位置进行排序（最右栏）。和跑动时排序相同的神经元序列不仅在休息和跑动后睡眠中多见，也大量出现于大鼠进入新奇轨道前的睡眠期间，表明完全第一次经验中的活动模式取材于自组织自发模式的存储之中。（d）示例说明大量可能的神经元轨迹（细线）中的一小部分。轨迹中已经获取了意义的一部分用粗线表示（匹配了经验的轨迹）。（e）抑制（停止标志）可以影响神经元交通的运动，阻止或允许从一条轨迹片段到另一条的交叉

（a）蒙允许复制自 Luczak et al., 2009；（b）、（c）蒙允许复制自 Liu et al., 2018

便当我们命名某种事物，更多也是模糊的（比如房子，可能包括窝棚或冰屋，也可能不包括）。大脑这种经济的做法看来是在精确性和大脑的存储处理容量之间做了妥协。

即便经验并不丰富的大脑，也存储着大量独特的神经元轨迹，都有可能获得现实生活中的显著意义。但只有积极的探索经历可以给神经元序列那些大体预先配置

好的发放模式赋予意义。神经元序列的库藏极为丰富，从快速发放的刚性序列到缓慢发放的可塑序列，通过预先配置的规则彼此连接（见第12章）。预先配置的基本骨架中，组成神经元高度活跃，相互之间连接密切，因而大脑对任何情况都不会全然无知。结果，大脑在任何情况下都做"最可能的估计"，检验最可能的假说。每种情况，不论新奇还是熟悉，都可以匹配到概率最高的神经元状态，反映大脑最可能的估计。大脑止不住这样猜测，总是立刻比较关系，而不是识别那些明显特征。对大脑没有什么是无知的。每一座新的山峰、每一条新的河流或每一种新情况，都具有熟悉的特征，反映了先前在类似情况下的经验，这些经验可以激活预先存在的某种神经元轨迹。因此，熟悉和新奇之间并不完全陌生。它们彼此相关，为了存续而相互需要。遇到矛盾时，如输入内容和既有的神经元轨迹中最可能的那种也存在不一致，就从既有的轨迹中构建出新的组合并添加到大脑的"知识库"中［图13.1（d）中粗线］。例如，经过探索，迷宫中多条通路都被匹配到神经元轨迹之后，串联起两条通道的神经元轨迹，就可以组合这两条通道以实现从未经过的路径（见第8章；图13.1）。就是通过这样的过程，我认为大脑词汇表中本来无意义的神经词语得以变为有意义、有用处。因此意义既不是客观的，也不是绝对的，而是相对于其从中摄取意义的行动的。

冒险再多推测一层。神经元模式一旦通过行动介导的经验获得了意义，其自发重现或想象促成的重现就可以用作一种仿真刺激。进而，操纵这种内化后的模式，以不同方式进行组合，就可以产生新的观念和抽象建构，这可能受益于海马尖波涟漪的混合嵌套能力（见第8章）或新皮层中相关机制。这之所以可能，是因为被考虑的每种模式都已经通过积极探索获得了意义，也都获取了对动物个体的用处。然而造就的抽象建构仍然需要通过行动来摄取意义，以证实推测的有效性（见第9章）。不然，生成的观念就还属于有趣的虚构思想，如圣诞老人，或者病理类的，如幻觉[17]。

约束的优点

讨论过神经联结和神经动态中的对数规则（见第12章），应该不会对环路动态受到的约束感到惊奇了。神经元很少单独表示什么，任何单个神经元通常都是作为集群中的一部分发挥作用的（见第4章）。这种集体黏聚性降低了集群成员的自由度。自组织网络本身造就了约束和动态，引导神经元轨迹的演化，而不受制于外来刺激（见第5章）。具有这样内在控制和持续变化的动态，神经元网络可以在不同时间以不同方式响应同样的感觉刺激。这样持续演进的发放动态，并不需要外在控制即可涌现出统计学特征。尖波簇状放电在出生时即已存在，早于任何探索性经验[18]。出生后它

---

17. Feinberg, 1978。

18. Leinekugel et al., 2002。

们的发生率有一定增加，可能是由于环路成熟。内生过程还可以解释为什么神经元的突触强度和发放率在不同行为状态间保持得十分稳定（见第 12 章）。环路的这些约束也影响了组成序列的神经元在不同大脑状态和不同时间尺度上的发放次序。如在睡眠尖波涟漪中的次第放电（见第 8 章）——在探索新环境时活动的神经元，其放电顺序可能也会类似于之前睡眠时尖波涟漪中的。这样的安排造成了有点反直觉的预测，序列动态应该在经验之前就存在[19]。实际上，这一点很贴切地符合如下观察：放电频率、神经元之间突触连接强度，以及神经元放电次序，基本上不受脑状态影响（见第 8、12 章）。预先配置中神经环路对某些活动模式的偏好，也得到了证实——有实验观察到人为激活这些神经元会引起与自然序列有关的发放序列。

还有进一步证据支持预先配置的大脑动态，当成年动物第一次造访新奇环境时，从预先存在的活动序列和地图库中选出特定的一些神经元。海马和内嗅皮层在任何情况下总会生成地图，不论情况熟悉不熟悉。探索性活动中随机穿插了一些静止时期，在这些时期神经元快速序列会回放动物过去的轨迹或者预测新轨迹[20]。

把配置好的模式与经验相匹配并不是海马独有的功能。在运动皮层，学习特定运动或运动意图后观察到的神经元放电序列，与学习之前已经存在的神经元模式高度相似，也表明神经元群体受到约束，只能从内在生成的模式库中发出神经元序列。并非随机无限制的组合，而是把存储库中预先存在的某种模式分配给新的运动和知觉模式，该神经元序列从此获取了行为意义[21]。这一框架与自外向内的白板模型相反，神经元集群和序列并非受感觉指引构建得来。

人类的语言可以形象地说明对数分布的大脑动态产生的可能性和约束。全人类在用的语言超过 6000 种，互相难以沟通，这是大脑环路强大生成能力的例证。人类语言中一大部分是通过外化和社会接触获取的语义知识（见第 9 章）。任何主张、意图或者思想，都可以用任何一种语言表达，并妥帖地翻译到另一种语言。然而，与

19. 这个实验中，CA1 锥体神经元被光遗传学驱动局部激活。激活引发的放电频率和序列与本来的频率和序列相关，说明环境性质在任何情况下都受到强烈的约束（Stark et al.，2015）。这种约束足以解释下面这个醒目的现象：位置细胞在新奇环境中的发放序列，可以从该经验之前睡眠时尖波涟漪中的**先验（prior）**序列预测得到（Dragoi and Tonegawa，2011，2013a，2013b；Liu et al.，2018）。

20. 动物在新轨道中跑完第一圈之后就能观察到神经元的序列回放（Foster and Wilson，2006）。当前辩论的主题是，究竟是在一两次经验之后快速发展出来了指导回放的世界模型（Silva et al.，2015），还是至少有一部分地图在探索之前已经存在（Dragoi and Tonegawa，2011）。

21. 这些实验中，训练猕猴通过"脑机接口"移动计算机屏幕上的光标，运动皮层的发放模式作为"脑机接口"的输入。因此，猕猴仅凭意识决定了光标的方向和速度。学习过后，猕猴在各种运动时产生的种种神经活动模式，大体仍是学习前的那些，只是模式与运动的对应关系发生了改变（Golub et al.，2018）。这些实验支持了格里·埃德尔曼（Gerry Edelman）提出的神经元群体选择模型，或称"神经达尔文主义"（Edelman，1987）。该框架与自内向外的途径密切相关。

不同语言中发音和书写形式的意义无关，所有语言都具备相同的基础生成规则（也就是预先存在的句法）[22]，并且受到大脑节律的对数分布对层次句法组织的约束。

足够好的猜测

如果不需要匹配得精确，匹配过程会运转最快。不对每个项目辨识其全部细节，不精细估量证据，也不必审慎考虑最精妙的方案，大脑就能通过快速评估输入变量之间的关系而产生足够好的行动。凭借偏态分布的动态组织，大脑有效地感知着世界中的种种关系。

格式塔（Gestalt）心理学家认识到，心智本能地可以基于相似性、邻接性、连续性、闭合性和连通性来感知模式。所有这些术语描述的都是关系[23]。关于图像各部分的精细知识，对于识别出其总和（即整体）是不必要的。分析杰克逊·波洛克（Jackson Pollock）滴画的各个细节，无助于理解为什么其整体感知起来是这个样子，因为美学体验，完全来自形式-颜色的关系与体验者大脑中的统计动态之间可能的匹配。

本书讨论过的错觉也是在足够好的大脑支配下不可避免地产生的，因为足够好的大脑评价组成部分之间的关系，往往会忽视无意义的成分。此前无意义的细节，只有获取了对感受者某些行为的显著意义时，精细大脑才会出场来辨识它们。揭示预先配置了对数动态的大脑组织如何影响从足够好到精细这样的一系列现象，另一条途径是通过我们的数感。

关系和数感

数学爱好者往往认为数学和语言一样自然，因此在学校里应该尽早教授。这种主张中的一部分有行为研究作基础，认为计数不需要复杂的大脑，即便简单动物也有数感。从声名不佳的数数马"聪明汉斯（Clever Hans）"开始[24]，被认为能够做计数等基本数学的动物种类名单不断变长，现在包括黑猩猩、红毛猩猩、猕猴、狗、鹦鹉、新西兰鸲鹟、白骨顶鸡、蝾螈、鸡雏，甚至蜜蜂。有些行为学家走得更远，宣称计数是很多物种的本能[25]。这很奇怪。如果数感对我们像色觉那么自然，为什么人类演

---

22. 诺姆·乔姆斯基（Noam Chomsky）提出普遍语法把所有已知的语言联系在一起（Chomsky，1980）。大脑节律系统可能是普遍语法的基础（Buzsaki 2010；第6章）。

23. Eichenbaum and Cohen，2014。

24. 当然，后来发现汉斯是通过从主人或其他观察"计数"的人那里寻找线索，"骗"过去的（Pfungst，2000）。

25. Matsuzawa，1985；Pepperberg，1994；Jordan et al.，2008；Tennesen，2009。参见 http://www.scientificamerican.com/article/how-animals-have-the-ability-to-count/。

化需要数百万年才构造出数的概念，才用它们来计数一切（见第 9 章）[26]？我的数学家朋友会反对，解释说数学不是背诵乘法表而是发现模式。一个人可以算术很糟糕，但是她发现模式的能力会帮她高效地判断数量。我同意这点。

　　关于数学来自本能还是获取的争论，可能反映了大脑对数动态分布中足够好和精细这两种极端情况，因为两个明显不同的世界被凑到了一个领域里。上一章讨论过，判断比例是神经环路的天然功能。每种动物，包括幼童，都可以毫不费力地估计比例。这种估计不是乘除法这样精确的算术，但对于实际目的足够好。估计两只羚羊的大小差别可以让狮子省掉一些不必要的奔跑搏斗，即便它算不出来精确的比例是1.6666。足够好的大脑可以在多数情况下迅速而有效地判断数量，即使没有任何关于数字的线索也行。

　　数量判断不同于基于数字的计数。这个视角解释了为什么猴子只能"数"到五，为什么鸲鹟会先瞧虫子最多的洞，新孵出的小鸡会去找数目多的目标。它们并不计数，但是**估计**（estimate）比例。然而，精确区分 20 个目标和 21 个的能力是另一回事。数字之间的区别靠本能理解不了；相反，我们必须上学、学习人造的规则和形式逻辑[27]。

线性标度和对数标度

　　在数轴上按同等间隔排列数字，同等看重每个数字，这是人们一致的传统。这部分数学对大脑来说并非自然。数字，如 3 和 4，是明确的抽象符号，是必须通过严格教育学会的人类传统。这一传统不同于大脑中的对数数轴，对数数轴上越大的数字被压缩得越厉害[28]。

　　脑成像结果支持了对数和线性的区分，数感的估计成分在幼年已经存在，反映在顶叶皮层的激活。回想第 10 章，该脑区与表征空间和几何维度（如幅度、位置、注视方向以及时长）的脑区重合或者紧邻。大脑这部分受损的神经病患者，不止表现出空间忽视，还具有特别的心理数轴。例如，他们可能会选择 5 作为 2 和 6 之间

　　26. 法国数学家、神经科学家斯坦尼斯拉斯·德阿纳（Stanislas Dehaene）相信数学依赖于语言。这里没有前语言计数、非语言计数之类（Gallistel and Gelman，1992），人类以外的动物不会有数学技能。同一问题的其他观点更为极端。动物"绝不会构想出绝对数量，因为它们缺少抽象能力"（Shepard et al.，1975；Ifrah，1985）。

　　27. Geary，1994；Gardner，1999；Devlin，2000。

　　28. 没受过正式数学教育的人，如亚马孙原住民孟杜鲁古人（Mundurucu），按照对数标度而非线性标度映射符号和非符号的数字（Dehaene et al.，2008）。他们的表现与西方幼儿园儿童的有些相似，后者也把更多空间赋予小的数字，造成压缩的对数映射。例如，他们可能会把数字 10 放到 0 和 100 线段接近中间的位置（Siegler and Opfer，2003）。我猜在学校教授的算术中表现出困难的儿童，可能是因为他们持续依赖于预先存在的数字幅度的对数表征。

数字间隔的中点,可能是来自大脑估计对数数值的天然倾向 [29]。与足够好的估计相反,需要精确计算的问题激活额叶脑区,包括语言区 [30]。因此,"自然数"对大脑并不自然。自然数及其组合规则必须通过学习和社会互动来获取,跟语言类似。

猕猴电生理研究与成像研究结果一致,顶叶和前额叶单个神经元的放电遵循数量表征的对数规则。实验中相继出现的图像包含 1 ~ 5 个点,"要求"猕猴判断点数相同还是不同。有两个惊人的发现。首先,许多神经元对包含同样点数(如 2 或 4)的图片反应最强,无关于点的大小和位置。其次,把神经元放电反应相对点数的对数作图,函数关系服从固定方差的高斯曲线,遵守了韦伯-费希纳定律。因此,这个实验再一次发现,神经元放电在对数标度而不是线性标度上与感知量相关。

通过探索获取意义

可能会有人主张,获取地图之类的新知识,是对先前类似情况下的经历进行泛化的结果。新生动物的脑中是怎样的呢?

刚出生时,大鼠比人类的感觉能力还要有限。初步的嗅闻和胡须抖动发生在出生后六天,到第十天可以达到成年水平。大鼠幼崽在生命的第一周里只能爬动。直到第二周最后才可以靠四肢站起来,之后幼崽开始离巢。在第三周初,这种探索行动的长度突然增加,到第三周末尾幼崽就独立于它们的母亲了。

头朝向系统在生命早期已经稳定了。第一次离巢探索发生在出生后第十五到第十七天。这个发育阶段,海马的锥体神经元在第一次探索中已经表现出与成年大鼠类似的位置野和有序放电,而稳定的内嗅皮层格点细胞则要延迟到断奶才出现。因此,海马在探索开始前已经拥有许多可能的神经元轨迹。因为有这些预先形成的神经元轨迹,幼崽进入新环境后可以立即提取新的地图 [31]。海马神经元放电并不是因为环境中特定部分的线索而导致的,而是因为神经元轨迹内在演化到了相应节点,轮到该神经元活动了。想象人工词语组成的字典。我们可以随便打开字典某一页,闭着眼选一个单词,就这么把英语单词映射到这门人工语言 [32]。英语单词的知识可以

---

29. Brannon and Terrace, 1998;Zorzi et al., 2002;Sawamura et al., 2002。

30. Dehaene et al., 1999。

31. 跟头朝向细胞一样,边界细胞也存在于自发走动之前。格点细胞的感受野在第四周之前都不规则、易变,而那时位置细胞已经出现了。总之,当大鼠幼崽一生中第一次离窝时它们生成了功能地图,之后这种地图被精细修订(Langston et al., 2010;Wills et al., 2014;Bjerknes et al., 2014)。Muessig 等(2016)宣称:"驱动幼崽重新绘图的机制还是个开放问题。"可能没有什么真的在"驱动"重新绘图,而是已经存在的地图与行走探索之间在匹配。

32. 例如,猫 = xx.u。通过这样构建初始集合,下次我们想到一个单词(狗)的时候,我们应该不只是找另一个随便的词(n-zk)表示,而且还会以某种方式表明两者之间有关系。这种类比也有个明显的缺点。大脑中最初没有意义的神经词语彼此之间可能已经预先存在关系,可以称之为偏见。这种预先配置的约束,影响了假想的大脑字典如何翻开。

赋予人工词语意义，和基于行动的经验所具有的作用类似。当然，大脑并非简单的字典，不能随便在任何一页打开。大脑有固有的约束，如第 12 章所讨论的。这样看来，存在预先组织的优先顺序，经验可以与之联系。

第一份地图可能只是粗糙、足够好的轮廓图（"原型地图"）——大脑对新环境的最可能的估计。通过进一步探索，从缓慢放电的大多数神经元中招募一部分具有可塑性的加入原型地图（见第 8 章）。在这个（目前只是推测的）框架下，从经验中学习的生理关联包括：基于预先存在的少部分快速发放神经元的动态活动，快速匹配到环境中的熟悉特征，然后一部分缓慢发放神经元的发放模式逐渐精细化，以反映环境中的新奇特征。例如，一次尖波涟漪的各周期包含一系列细胞集群，其中每一个可以理解为假想的神经元词汇表中的一个字母，这样多个周期就构成一个神经词语。成簇的尖波涟漪中，词语可以重新组装成新的句子，以匹配序列的延伸，序列由经过的路径片段、环境或事件所构成（见第 8 章）。成串的尖波涟漪这种"组块"或者解析作用，使得从预先形成的有限多个神经元词语出发，灵活地产生大量组合[33]。

总之，神经元学习涉及预先存在的神经元事件的合成，只会短暂而适度地影响网络动态。在每个学习片段，预先存在而可能参与的众多神经元轨迹中，有少数获取了行为意义，因此开始表征特定的一组关系。我用空间学习作为例子，因为这个领域有最为定量的实验数据。同样的过程很可能也适用于神经元轨迹匹配事件和情境时。这种视角回应了知觉是大脑中假设检验的观点[34]。匹配即大脑进行尝试，试图在任何情况下从预先形成的广大存储中提取最符合的神经元轨迹，只有当不匹配时才加以完善。

小　　结

韦伯-费希纳定律不止描述质量、响度、亮度和气味浓度，还适用于抽象的维度，如尺码、距离、领地范围、间隔、作用时长、数目，以及其他量的符号表征。本章和上一章中，我提出这些心理度量是基于偏态分布的大脑结构与动态的。基于行为校正知觉以及更抽象的表征，直接产生于预先配置的大脑中的约束。这种观点和同

---

33. 关于神经元"组块"如何通过尖波涟漪进行拼接，更多细节请参阅 Buzsáki（2015）和 Pfeiffer（2018）。行为经验后的睡眠中的尖波涟漪，对于默认网络动态在经验带来的扰动之后复原，也是关键的（Grosmark et al.，2012）。学习之后，甚至是电刺激诱导可塑性，如长时程增强之后，突触可能变强了，某些神经元放电频率增加，但是以牺牲其他神经元为代价的。在相同的脑状态下，总的突触权重和系统的平均兴奋性不随时间变化（Dragoi et al.，2003）。

34. Helmholtz, 1866/1962；Gregory, 1980。大脑的贝叶斯模型有类似的表述，参见 Friston, 2010, 2012。然而，贝叶斯大脑解释不好大脑如何创造新知识（Friston and Buzsáki, 2016）。

构性的哲学思想不符[35]，后者假设大脑中的内容与外界事物在形状、特征上对应。相反，神经系统经过演化，可能是为了模拟物理世界的统计概率，从而成为高效的事件预测器。结果，幅度变化分别覆盖多个量级的神经生理学和知觉脑动态，享有共同的数学基础：对数规律。

　　大脑组织在多个层次上的偏态分布，既有其优点也有缺点。这些量化分布的尾端在性质上差别明显，我们用分立的词汇进行描述，如熟悉和新奇、固化和可塑、足够好和精准[36]。然而每个新奇的情况都包含熟悉的成分。类似的，可塑性和刚性的分别实际上也来自连续分布的两端。大脑与新获取经验的关联并不是通过凭空发明新词语、不断扩增词汇表而造就的。相反，预先形成的大脑中，神经网络不断产生大量的神经元轨迹，支持那些预先存在于这本字典的词语和句子，只是最初没有赋予它们意义。大脑字典中神经元词语的行为显著性或者说意义是通过探索获取的。因此，经验基本上是把预先存在的神经元动态匹配到外界事件的过程。

---

35. Ullman，1980；Biederman，1987。

36. 有数不清的术语和行话描述海马-内嗅皮层系统神经元的生理属性（如位置细胞、时间细胞、格点细胞、头朝向细胞、边界矢量细胞、对象细胞、对象矢量细胞、距离细胞、奖赏细胞、概念细胞、视野细胞、速度细胞、记忆细胞、目标细胞、目标方向细胞、分裂细胞、前瞻细胞、回顾细胞、岛细胞、海洋细胞、带细胞、音准细胞、实验次序细胞，等等），或许可以通过若干组连续分布在表面上的独特性加以解释。关系通常是定量而非定性的。对分布中的成分进行命名造成了错觉，仿佛它们有根本差别（质的不同）。

结　语

所有外在俱是内在。

——勒·柯布西耶[1]

内在才重要。

——CubeSmart 公司地铁广告

一切钻研和学习无非就是回忆。

——柏拉图《美诺篇》(*Meno*)中的苏格拉底

我并没指望能写出一本完美的书——我只是想把故事讲好，来让读者们理解我的观点，并不断挑战这些观点。我并不是想要让谁相信什么，而只是想指出这些问题的存在并给出我的回答。我们得先去做无数的实验，并在学术期刊中详尽地报道这些实验，之后才能得出精确的、完美的答案。我分析了一套定义不清、缺少共识的术语是如何阻碍了进步——我们从前辈那里继承了这套术语却从未质疑过它。对构想出的定义——内容又模糊不清——进行研究，想弄清其背后的神经机制，这可是很难的。这种概念上的混乱可能正是"我的科学家"不能解释我的小猪朋友是否具有认知能力的主要原因（参见序言）。这一观点在今天显得尤为重要，如今术语被发明的速度犹如雨后春笋一般。我并没有坚持认为我的"自内向外"的框架一定是对的，或者这一框架是唯一可能的答案。但我希望我在书中罗列了足够多的证据来说服用心的读者们，"自外向内"的方法对神经科学研究的价值已经到极限了。

---

1. Le Corbusier，1923。[译者注：勒·柯布西耶（Le Corbusier），20 世纪最著名的建筑大师、城市规划家和作家。]

　　我主要讨论了两个主题。首先，我解释了为什么理解大脑的机制需要一个基于观察者的、自内向外的方法。我的预感是，一个以运动为中心的方法可以消除类似于"中心"、脑中需要一个负责做决定的"智慧小人"这样的问题。而这一问题在自外向内的、感知-决策-运动的框架中是不可避免的，这样的框架都心照不宣地把大脑当作白纸一张。仅仅一个世纪以前，19世纪的活力论哲学家提出的"生命力（*élan vital*）"还被认为是理解生命如何从无机质中产生的关键。这一名词由法国哲学家亨利·伯格森（Henri Bergson）[2]提出，他为演化以及精卵结合产生个体假设了一种解释。伯格森还认为意识就是大脑中的"生命力"，是驱动人类思想所必需的。当分子遗传学进入这一领域后，"生命力"这样的词汇就从我们的字典上抹除了。从本质上来说，分子遗传学也是一种自内向外的视角。在DNA被发现以后，我们就不需要"生命力"这样的表述来解释种子是如何长成大树的了。不同的体系会用到不同的词汇。

　　第二，我检视了一个预设了连接和动态操作的大脑会带来怎样的影响。我们知道未知的事情不是因为我们记住了它，而是因为我们的大脑生来就会在各种情况下进行某些猜测。即使在最意外的情境中，我们的大脑也可以将新的情境和某些东西联系起来进行推测。只有在遇到的情境不同且对生命体非常重要时，大脑才开始试图对当前情境和之前类似的情境进行区分。

　　我按照自己的看法在各个章节中下了某些结论，并暗示了新的研究方向。但是，这并不是自内向外的大脑框架的终章，而更像是这一探索旅程的起点。应该有本新的书从这里开始，来讨论可能是神经病学尤其是精神疾病中自内向外和自外向内两种框架的影响，或者是讨论大脑启发的人工智能。让我在这里对未来潜在的方向说上几句。

　　主流的神经病学界，比如认知神经科学家，也处在传统的表征框架的影响之下。美国的《精神障碍诊断与统计手册》（*Diagnostic and Statistical Manual of Mental Disorders*，DSM-5）是人类臆想出各种术语，试着在精神障碍间划出界线的又一重要例证。这就是精神病学界的"詹姆斯列表"。这一手册的每次修订都在试图解决前一个版本中的某些问题。根据美国精神病学会的说法，"编写DSM-5的目标是产生一部实用的、循证的手册，来帮助临床医生准确诊断精神障碍"。这一目标反映出大家在潜意识里想要将一个高维问题——如复杂的精神疾病，简化成一个词或者一句话——即诊断。统计学和信息论中的降维指的是一种减少大量变量只抽取主要变量或特征的方法，这一操作可以使用诸如主成分分析或非线性降维的方法来完成[3]。当然，这些方法不可能超越数据本身提供更多信息。更加深远的问题就像经济学家丹

---

2. Bergson，1911。

3. Jolliffe，1986；Lee and Seung，1999；Roweis and Saul，2000；Tenenbaum et al.，2000。

尼尔·卡内曼曾经简洁表述的那样，"人类在对复杂信息做出简单判断时有着根深蒂固的不一致性"。

我在这里罗列一些 DSM-5 中简化后的分类：适应障碍、反应性依恋障碍、破坏性情绪失调症、间歇性爆发症以及躯体症状障碍。我怀疑是否有哪个临床精神病学家相信这些词对应着大脑中的不同机制。这更像是将有着各种原因的疾病归拢成一个诊断（如自闭症谱系障碍），而不同的诊断可能又对应着相同大脑机制的某些变体（如精神分裂症与特定种类的癫痫）。精神病学家们也意识到了这个问题，但是没有对背后的机制的理解，我们就没法儿确定该如何划分边界。

类似于我们认知领域各种各样的术语，这些人为划分边界的、假想出的诊断分类对闲谈和保险公司有一些用，但我们不应该假设它们会直接与大脑中的某个结构或者机制相关联。随便去问问哪个临床精神病学家，比如我的夫人，DSM 划定的边界在他们面对的患者中实际效用如何。精神病学家治疗的是症状，关注的是行为输出，而不是这些假想出来的界限。但精神病学家和遗传学家还是在寻找抑郁、精神分裂症、自闭症等的动物模型。基金会只资助那些符合 DSM 标准的研究项目。因为我们还不理解这些疾病背后的生物学基础以及神经环路机制，我们真的无法判断这些假想出的名词中，哪个会最接近于真实的神经机制。更可能的情况是，疾病的不同差异表现反映了神经机制的宽广分布。这可以解释为什么看上去不相关的疾病可能会对相同的药物反应。例如，虽然加巴喷丁（gabapentin）[4]被美国食品药品监督管理局批准用于治疗特定种类的癫痫和神经痛，它也在各种各样的神经病学和精神病学场景中有着广泛的应用。

自内向外的框架可能也为脑启发的人工智能（AI）提供了另一条道路。与白纸一张的联结主义模型不同，研究者可以构建模仿神经系统发放和神经网络群体统计学特征的网络，这种网络有着各种各样的突触连接规则，并从运动中进行学习而非通过大量重复的强化监督学习[5]。这样的模型可以被用来研究他们丰富的、稳定的、有预设的动态轨迹是如何与真实场景对应的。通过训练机器与周围的环境进行交互，这些轨迹中的某些片段可以被基于运动的"经历"所佐证。这样（模仿大脑）构建出的机器有一定可能可以将操作与输入剥离，从而创造新的解决问题的方式。这种神经科学与 AI 的共同演化让人异常兴奋，因为其产生的创造性想法可能不光对机器有用，也对我们有用。

当然，我可能还没有想到自内向外框架可能带来的最重要的影响是什么。我把这一挑战交给坚持读到这里的读者们，你们中可能有人能告诉我们该如何走到那一

---

4. 商品名 Neurontin、Gralise、Pregabalin（普瑞巴林）。

5. LeCunet al.，2015。

步。当然，当前的第一要务是要先确定我们该走向何方。我对那些饱含创造性想法的青年科学家们充满信心，他们的脑中已经储存了非凡的神经轨迹，且能将其与惊人的想法结合并迸发出更加惊人想法。正如威廉·莎士比亚的名句所说，"一切过往，皆为序章"。

参考文献

Abbott LF, Varela JA, Sen K, Nelson SB (1997) Synaptic depression and cortical gain control. Science 275:220–224.

Abeles M (1991) Corticonics: Neural Circuits of the Cerebral Cortex. New York: Cambridge University Press.

Aboitiz F, Lopez J, Montiel J (2003) Long distance communication in the human brain: timing constraints for inter-hemispheric synchrony and the origin of brain lateralization. Biol Res 36:89–99.

Acharya L, Aghajan ZM, Vuong C, Moore JJ, Mehta MR (2016) Causal influence of visual cues on hippocampal directional selectivity. Cell 164:197–207.

Adolphs R, Tranel D, Damasio AR (1998) The human amygdala in social judgment. Nature 393:470–474.

Adolphs R, Tranel D, Damasio H, Damasio A (1994) Impaired recognition of emotion in facial expressions following bilateral damage to the human amygdala. Nature 372:669–672.

Adouane L (2016) Autonomous Vehicle Navigation: From Behavioral to Hybrid Multi-Controller Architectures. Boca Raton, FL: CRC Press.

Afraimovich VS, Tristan I, Varona P, Rabinovich M (2013) Transient dynamics in complex systems: heteroclinic sequences with multidimensional unstable manifolds. Int J Discontig, Nonlin Complex 2:21–41.

Ahissar E, Arieli A (2001) Figuring space by time. Neuron 32:185–201.

Ahissar E, Assa E (2016) Perception as a closed-loop convergence process. eLife 5:e12830.

Ahissar E, Nagarajan S, Ahissar M, Protopapas A, Mahncke H, Merzenich MM (2001) Speech comprehension is correlated with temporal response patterns recorded from auditory cortex. Proc Natl Acad Sci U S A 98:13367–13372.

Aitchison J, Brown JAC (1957) The Log-Normal Distribution. Cambridge: Cambridge University Press.

Akhlaghpour H, Wiskerke J, Choi JY, Taliaferro JP, Au J, Witten I (2016) Dissociated se-quential activity and stimulus encoding in the dorsomedial striatum during spatial working memory. eLife 5:e19507.

Alger BE, Nicoll RA (1979) GABA-mediated biphasic inhibitory responses in hippocampus. Nature 281:315–317.

Allen DC (1960) The predecessors ofChampollion. Proc Amer Phil Soc 104:527–547.

Allman J, Hakeem A, Watson K (2002) Two phylogenetic specializations in the human brain. Neuroscientist 8:335–346.

Allman JM, Hakeem A, Erwin JM, Nimchinsky E, Hof P (2001) The anterior cingulate cortex. The evolution of an interface between emotion and cognition. Ann N Y Acad Sci 935:107–117.

Alme CB, Miao C, Jezek K, Treves A, Moser EI, Moser MB (2014) Place cells in the hippocampus: eleven maps for eleven rooms. Proc Natl Acad Sci U S A 111:18428–18435.

Alonso A, Llinás RR (1989) Subthreshold Na+-dependent theta-like rhythmicity in stellate cells of entorhinal cortex layer II. Nature 342:175–177.

Alyan S, McNaughton BL (1999) Hippocampectomized rats are capable of homing by path integration. Behav Neurosci 113:19–31.

Amaral DG, Lavenex P (2007) Hippocampal neuroanatomy. In: The Hippocampus Book (Andersen P, Morris R, Amaral D, Bliss T, O'Keefe J, eds), pp. 37–114. New York: Oxford University Press.

Amit DJ (1988) Modeling Brain Function. Cambridge: Cambridge University Press.

Anastassiou CA, Montgomery SM, Barahona M, Buzsáki G, Koch C (2010) The effect of spatially inhomogeneous extracellular electric fields on neurons. J Neurosci 30:1925–1936.

Andersen RA (1997) Multimodal integration for the representation ofspace in the posterior parietal cortex. Philos Trans R Soc Lond B Biol Sci 352:1421–1428.

Andersen RA, Essick GK, Siegel RM (1985) Encoding of spatial location by posterior parietal neurons. Science 230:450–458.

Andreasen NC (1987) Creativity and mental illness: prevalence rates in writers and their first-degree relatives. Am J Psychiatry 144:1288–1292.

Angelaki DE, Cullen KE (2008) Vestibular system: the many facets of a multimodal sense. Annu Rev Neurosci 31:125–150.

Ansell JI, Phillips MJ (1994) Practical Methods for Reliability Data Analysis. Oxford: Clarendon Press.

Araki M, Bandi MM, Yazaki-Sugiyama Y (2016) Mind the gap: neural coding ofspecies identity in birdsong prosody. Science 354:1282–1287.

Arbib MA (2005) From monkey-like action recognition to human language: an evolu-tionary framework for neurolinguistics. Behav Brain Sci 28:105–167.

Aristotle (1908) Metaphysica. (Ross WD, eds). Oxford: Clarendon Press.

Aronov D, Nevers R, Tank DW (2017) Mapping of a non-spatial dimension by the hippocampal-entorhinal circuit. Nature 543:719–722.

Aru J, Aru J, Priesemann V, Wibral M, Lana L, et al. (2015) Untangling cross-frequency coupling in neuroscience. Curr Opin Neurobiol 31:51–61.

Ascher M, Ascher R (1981) Code of the Quipu: A Study in Media, Mathematics, and Culture. Ann Arbor: University ofMichigan Press.

Ashby WR (1947) Principles of the self-organizing dynamic system. J Gen Psychology 37:125–128.

Ashby WR (1962) Principles of the self-organizing system. In: Principles of Self-Organization: Transactions of the University of Illinois Symposium (Von Foerster H, Zopf GW, eds), pp. 255–278. London: Pergamon Press.

Ashton BJ, Ridley AR, Edwards EK, Thornton A (2018) Cognitive performance is linked to group size and affects fitness in Australian magpies. Nature 554:364–367.

Aston-Jones G, Cohen JD (2005) An integrative theory of locus coeruleus– norepinephrine function: adaptive gain and optimal performance. Annu Rev Neurosci 28:403–450.

Atallah BV, Scanziani M (2009) Instantaneous modulation of gamma oscillation fre-quency by balancing excitation with inhibition. Neuron 62:566–577.

Atance CM, O'Neill DK (2001) Episodic future thinking. Trends Cogn Sci 5:533–539. Atkinson A (2015) Inequality. Cambridge: Harvard University Press.

Attneave F (1954) Some informational aspects of visual perception. Psychol Rev 61:183–193.

Averbeck BB, Latham PE, Pouget A (2006) Neural correlations, population coding and computation. Nat Rev Neurosci 7:358–366.

Axmacher N, Henseler MM, Jensen O, Weinreich I, Elger CE, Fell J (2010) Cross-frequency coupling supports multi-item working memory in the human hippo-campus. Proc Natl Acad Sci U S A 107:3228–3233.

Baars BJ (1988) A Cognitive Theory of Consciousness. New York: Cambridge University Press.

Bach-y-Rita P, Collins CC, Saunders FA, White B, Scadden L (1969) Vision substitution by tactile image projection. Nature 221:963–964.

Bailey DH, Geary DC (2009) Hominid brain evolution: testing climatic, ecological and social competition models. Human Nature 20:67–79.

Ball P (2017) A world without cause and effect. Nature 546:590–592.

Ballard DH (2015). Brain Computation as Hierarchical Abstraction. Cambridge, MA: MIT Press.

Banquet JP (1973) Spectral analysis ofthe EEG in meditation. Electroencephalogr Clin Neurophysiol 35:143–251.

Barabási AL (2002) Linked: How Everything Is Connected to Everything Else. New York: Perseus Publishing.

Barabási AL, Albert R (1999) Emergence of scaling in random networks. Science 286:509–512.

Barbour J (1999) The End ofTime: The Next Revolution in Physics. New York: Oxford University Press.

Barlow HB (1972) Single units and sensation: a neuron doctrine for perceptual psy-chology? Perception 1:371–394.

Barnett L, Barrett AB, Seth AK (2009) Granger causality and transfer entropy are equiv-alent for Gaussian variables. Phys Rev Lett 103:238701.

Barrett-Feldman L (2017) How Emotions Are Made: The Secret Life of the Brain. New York:

Houghton Mifflin Harcourt.

Barrow-Green J, Siegmund-Schultze R (2016) "The first man on the street"— tracing a famous Hilbert quote (1900) back to Gergonne (1825). Historia Mathematica 43:415–426.

Barthó P, Hirase H, Monconduit L, Zugaro M, Harris KD, Buzsáki G (2004) Characterization of neocortical principal cells and interneurons by network interactions and extracellular features. J Neurophysiol 92:600–608.

Bartos M, Vida I, Jonas P (2007) Synaptic mechanisms of synchronized gamma oscillations in inhibitory interneuron networks. Nat Rev Neurosci 8:45–56.

Basso G, Nichelli P, Frassinetti F, di Pellegrino G (1996) Time perception in a neglected space. Neuroreport 7:2111–2114.

Bastos AM, Vezoli J, Bosman CA, Schoffelen JM, Oostenveld R, et al. (2015) Visual areas exert feedforward and feedback influences through distinct frequency channels. Neuron 85:390–401.

Batey M (2009). Dilly: The Man Who Broke Enigmas. Dialogue. London: Biteback Publishing, Ltd.

Bayley PJ, Squire LR (2002) Medial temporal lobe amnesia: gradual acquisition of fac-tual information by nondeclarative memory. J Neurosci 22:5741–5748. Beckmann P (1971) A History ofPi. London: MacMillan.

Beer RD (1990). Intelligence as Adaptive Behavior: An Experiment in Computational Neuroethology. New York: Academic Press.

Bell C (1811) An Idea of a New Anatomy of the Brain; submitted for the observations of his friends. privately printed pamphlet: London. Strahan & Preston.

Benabou R (2000) Unequal societies: income distribution and social contract. Am Econ Rev 90:96–129.

Berger H (1929) Ueber das Elektroenkephalogramm des Menschen. Arch Psychiatr Nervenkrankh 87:527–570.

Bergson H (1911) Creative Evolution. New York: Henry Holt and Company.

Bergson H (1922/1999) Duration and Simultaneity. Manchester: Clinamen Press.

Berkeley G (1710/1982) A Treatise Concerning the Principles of Human Knowledge. Kenneth Winkler edition. Indianapolis, IN: Hackett Publishing Company, Inc.

Bernstein N (1947/1967) The Coordination and Regulation of Movements. Oxford: Pergamon Press.

Berridge KC, Whishaw IQ (1992) Cortex, striatum and cerebellum: control of serial order in a grooming sequence. Exp Brain Res 90:275–290.

Berrios GE (2018) Historical epistemology of the body-mind interaction in psychiatry. Dialogues Clin Neurosci 20:5–12.

Berthoz A (1997) Le sens du mouvement. Paris: Odile Jacob.

Berthoz A, Israel I, Georges-Francois P, Grasso R, Tsuzuku T (1995) Spatial memory of body linear displacement: what is being stored. Science 269:95–98.

Berwick RC, Friederici AD, Chomsky N, Bolhuis JJ (2013) Evolution, brain, and the nature of language. Trends Cogn Sci 17:89–98.

Berwick RC, Okanoya K, Beckers GJ, Bolhuis JJ (2011) Songs to syntax: the linguistics of birdsong. Trends Cogn Sci 15:113–121.

Betz W (1874) Anatomischer Nachweis zweier Gehirncentra. Centralblatt für die medizinischen Wissenschaften 12:578–580, 595–599.

Bi GQ, Poo MM (1998) Synaptic modifications in cultured hippocampal neurons: dependence on spike timing, synaptic strength, and postsynaptic cell type. J Neurosci 18:10464–10472.

Bickerton D, Szathmáry E (2009) Biological Foundations and Origin of Syntax. Cambridge, MA: MIT Press.

Biederman I (1987) Recognition by components: a theory of human image understanding. Psychol Rev 94:115–147.

Bienenstock E (1994) A model ofneocortex. Network 6:179–224.

Binfield K (2004) The Luddites: Machine Breaking in Regency England. New York: Shocken Publishers.

Bird BL, Newton FA, Sheer DE, Ford M (1978) Behavioral and electroencephalographic correlates of 40-Hz EEG biofeedback training in humans. Biofeedback Self Regul 3:13–28.

Bishop G (1933) Cyclic changes in excitability of the optic pathway of the rabbit. Am J Physiol 103:213–224.

Bishop CM (2007) Pattern Recognition and Machine Learning. New York: Springer. Bisiach E, Luzzatti C (1978) Unilateral neglect of representational space. Cortex 14:129–133.

Bittner KC, Grienberger C, Vaidya SP, Milstein AD, Macklin JJ, et al. (2015) Conjunctive input processing drives feature selectivity in hippocampal CA1 neurons. Nat Neurosci 18:1133–1142.

Bjerknes TL, Moser EI, Moser M-B (2014) Representation of geometric borders in the developing rat. Neuron 82:71–78.

Blasi DE, Wichmann S, Hammarström H, Stadler PF, Christiansen MH (2016) Sound–meaning association biases evidenced across thousands of languages. Proc Natl Acad Sci U S A 113:10818–10823.

Bocca E, Antonelli AR, Mosciaro O (1965) Mechanical co-factors in olfactory stimulation. Acta Otolaryngol 59:243–247.

Bolhuis JJ, Okanoya K, Scharff C (2010) Twitter evolution: converging mechanisms in birdsong and human speech. Nat Rev Neurosci 11:747–759.

Bonasia K, Blommesteyn J, Moscovitch M (2016) Memory and navigation: compression of space varies with route length and turns. Hippocampus 26:9–12.

Bonifazi P, Goldin M, Picardo MA, Jorquera I, Cattani A, et al. (2009) GABAergic hub neurons orchestrate synchrony in developing hippocampal networks. Science 326:1419–1424.

BorbélyAA (1982) A two process model of sleep regulation. Hum Neurobiol 1:195–204. Borges JL (1994) Ficciones. (Kerrigan A, ed). New York: Grove Press.

Botvinick M (2004) Probing the neural basis of body ownership. Science 305:782–783.

Boyd R, Richerson PJ, Henrich J (2011) The cultural niche: why social learning is essential for human adaptation. Proc Natl Acad Sci USA 108:Suppl 2:10918–25.

Boyden ES, Zhang F, Bamberg E, Nagel G, Deisseroth K (2005) Millisecond-timescale, genetically targeted optical control of neural activity. Nat Neurosci 8:1263–1268.

Bragin A, Jandó G, Nádasdy Z, Hetke J, Wise K, Buzsáki G (1995). Gamma (40–100 Hz) oscillation in the hippocampus of the behaving rat. J Neurosci 15:47–60.

Braitenberg V (1971) Cell assemblies in the cerebral cortex. In: Theoretical Approaches to Complex Systems (R. Heim, G. Palm (eds.), pp 171–188. Berlin: Springer.

Branco T, Clark BA, Häusser M (2010) Dendritic discrimination of temporal input sequences in cortical neurons. Science 329:1671–1675.

Branco T, Staras K (2009) The probability of neurotransmitter release: variability and feedback control at single synapses. Nat Rev Neurosci 10:373–383.

Brannon EM, Terrace HS (1998) Ordering of the numerosities 1 to 9 by monkeys. Science 282:746–749.

Brecht M (2017) The body model theory of somatosensory cortex. Neuron 94:985–992.

Brecht M, Schneider M, Sakmann B, Margrie TW (2004) Whisker movements evoked by stimulation of single pyramidal cells in rat motor cortex. Nature 427:704–710.

Breland K, Breland M (1961) The misbehavior of organisms. American Psychologist 16:681–684.

Bressler SL, Freeman WJ (1980) Frequency analysis of olfactory system EEG in cat, rabbit and rat. Electroencephalogr Clin Neurophysiol 50:19–24.

Bressler SL, Kelso JAS (2001) Cortical coordination dynamics and cognition. Trends Cogn Neurosci 5:26–36.

Brette R (2015) Philosophy of the spike: rate-based vs. spike-based theories of the brain. Front Syst Neurosci 9:151.

Brette R (2017) Is coding a relevant metaphor for the brain? BioRxiv. https://doi.org/ 10.1101/168237.

Brodmann K (1909) Vergleichende Lokalisationslehre der Gro –hirnrinde. Leipzig: Barth.

Brooks RA (1991) Intelligencewithout representation.Artificial Intelligence47:139–159.

Brooks, AS, Yellen JE, Potts, R, Behrensmeyer AK, Deino, AL, et al. (2018) Longdistance stone transport and pigment use in the earliest Middle Stone Age. Science 360:90–94.

Broome BM, Jayaraman V, Laurent G (2006) Encoding and decoding of overlapping odor sequences. Neuron 51:467–482.

Brotchie PR, Andersen RA, Snyder LH, Goodman SJ (1995) Head position signals used by parietal neurons to encode locations of visual stimuli. Nature 375:232–235.

Brown PL, Jenkins HM (1968) Auto-shaping of the pigeon's key-peck. J Exp Anal Behav 11:1–8.

Brukner C (2014) Quantum causality. Nature Physics 10:259–263.

Bucher D, Marder E (2013) SnapShot: neuromodulation. Cell 155:482.

Buckner RL (2010) The role ofthe hippocampus in prediction and imagination. Annu Rev Psychol 61:27–48.

Buckner RL, Carroll DC (2007) Self-projection and the brain. Trends Cogn Sci 11:49–57.

Buhl DL, Buzsáki G (2005) Developmental emergence of hippocampal fast-field "ripple" oscillations in the behaving rat pups. Neurosci 134:1423–1430.

Buhusi CV, Meck WH (2005) What makes us tick? Functional and neural mechanisms of interval timing. Nat Rev Neurosci 6:755–765.

Bullmore E, Sporns O (2009) Complex brain networks: graph theoretical analysis of structural and functional systems. Nature Rev Neurosci 10:186–198.

Bullock TH (1970) Operations analysis of nervous functions. In: The Neurosciences; Second Study Program (Schmitt FO, ed), pp. 375–383. New York: Rockefeller University Press.

Buonomano D (2017) Your Brain Is a Time Machine: The Neuroscience and Physics of Time. New York: W. W. Norton and Company.

Buonomano DV, Karmarkar UR (2002) How do we tell time? Neuroscientist 8:42–51.

Buonomano DV, Maass W (2009) State-dependent computations: spatiotemporal processing in cortical networks. Nature Rev Neurosci 10:113–125.

Burak Y, Fiete IR (2012) Fundamental limits on persistent activity in networks of noisy neurons. Proc Natl Acad Sci U S A 109:17645–17650.

Burgess N, O'Keefe J (2011) Models of place and grid cell firing and theta rhythmicity. Curr Opin Neurobiol 21:734–744.

Burr DC, Morrone MC (2010) Vision: keeping the world still when the eyes move. Curr Biol 20:R442–444.

Buzsáki G (1982) The "where is it?" reflex: autoshaping the orienting response. J Exp Anal Behav 37:461–484.

Buzsáki G (1983) Situational conditional reflexes. Physiologic studies of the higher nervous activity of freely moving animals: P. S. Kupalov. Pavlovian J Biol Sci 18:13–21.

Buzsáki G (1989) Two-stage model of memory trace formation: a role for "noisy" brain states. Neuroscience 31:551–570.

Buzsáki G (1996) The hippocampo-neocortical dialogue. Cereb Cortex 6:81–92.

Buzsáki G (1998) Memory consolidation during sleep: a neurophysiological perspective. J Sleep Res 7:17–23.

Buzsáki G (2002) Theta oscillations in the hippocampus. Neuron 33:325–340.

Buzsáki G (2004) Large-scale recording of neuronal ensembles. Nat Neurosci 7:446–451.

Buzsáki G (2005) Theta rhythm of navigation: link between path integration and land-mark navigation, episodic and semantic memory. Hippocampus 15:827–840.

Buzsáki G (2006) Rhythms of the Brain. New York: Oxford University Press.

Buzsáki G (2010) Neural syntax: cell assemblies, synapsembles, and readers. Neuron 68:362–385.

Buzsáki G (2015) Neuroscience. Our skewed sense of space. Science 347:612–613.

Buzsáki G (2015) Hippocampal sharp wave-ripple: a cognitive biomarker for episodic memory and planning. Hippocampus 25:1073–1188.

Buzsáki G, Anastassiou CA, Koch C (2012) The origin of extracellular fields and currents: EEG, ECoG, LFP and spikes. Nat Rev Neurosci 13:407–420.

Buzsáki G, Bragin A, Chrobak JJ, Nadasdy Z, Sik A, Hsu M, Ylinen A (1994) Oscillatory and intermittent synchrony in the hippocampus: relevance to memory trace formation. In: Temporal Coding in the Brain (Buzsáki G, Llinás R, Singer W, Berthoz A, Christen Y, eds). Berlin: Springer, pp. 83–96.

Buzsáki G, Buhl DL, Harris KD, Csicsvari J, Czeh B, Morozov A (2003) Hippocampal network patterns of activity in the mouse. Neuroscience 116:201–211.

Buzsáki G, Chrobak JJ (1995) Temporal structure in spatially organized neuronal ensembles: a role for interneuronal networks. Curr Opin Neurobiol 5:504–510.

Buzsáki G, Czopf J, Kondakor I, Bjorklund A, Gage FH (1987) Cellular activity of intracerebrally transplanted fetal hippocampus during behavior. Neuroscience 22:871–883.

Buzsáki G, Draguhn A (2004) Neuronal oscillations in cortical networks. Science 304:1926–1929.

Buzsáki G, Geisler C, Henze DA, Wang XJ (2004) Interneuron diversity series: circuit complexity and axon wiring economy of cortical interneurons. Trends Neurosci 27:186–193.

Buzsáki G, Horvath Z, Urioste R, Hetke J, Wise K (1992) High-frequency network oscillation in the hippocampus. Science 256:1025–1027.

Buzsáki G, Kaila K, Raichle M (2007) Inhibition and brain work. Neuron 56:771–783.

Buzsáki G, Leung LW, Vanderwolf CH (1983) Cellular bases of hippocampal EEG in the behaving rat. Brain Res 287:139–171.

Buzsáki G, Llinás R (2017) Space and time in the brain. Science 358:482–485.

Buzsáki G, Logothetis N, Singer W (2013) Scaling brain size, keeping timing: evolutionary preservation of brain rhythms. Neuron 80:751–764.

Buzsáki G, Mizuseki K (2014) The log-dynamic brain: how skewed distributions affect network operations. Nat Rev Neurosci 15:264–278.

Buzsáki G, Moser EI (2013) Memory, navigation and theta rhythm in the hippocampalentorhinal system. Nat Neurosci 16:130–138.

Buzsáki G, Stark E, Berényi A, Khodagholy D, Kipke DR, Yoon E, Wise KD (2015) Tools for probing local circuits: high-density silicon probes combined with optogenetics. Neuron 86:92–105.

Buzsáki G, Tingley D (2018) Space and time: the hippocampus as a sequence generator. Trends Cogn Sci 22:853–869.

Buzsáki G, Vanderwolf CH (eds) (1985) Electrical Activity of the Archicortex. Budapest: Akadémiai Kiadó.

Buzsáki G, Wang XJ (2012) Mechanisms of gamma oscillations. Annu Rev Neurosci 35:203–225.

Calcott B (2017) Causal specificity and the instructive–permissive distinction. Biol Philos 32:481–505.

Calder AJ, Young AW, Rowland D, Perrett DI, Hodges JR, Etcoff NL (1966) Facial emotion recognition after bilateral amygdala dmage: differentially severe impairment of fear. Cogn Neuropsychol 13:699–745.

Canales TJ (2015) The Physicist and the Philosopher: Einstein, Bergson, and the Debate That Changed Our Understanding of Time. Princeton,NJ: Princeton University Press.

Cannon W (1927) The James-Lange theory of emotions: a critical examination and an alternative theory. Am J Psychol 39:106–124.

Canolty RT, Edwards E, Dalal SS, Soltani M, Nagarajan SS, et al. (2006) High gamma power is phase-locked to theta oscillations in human neocortex. Science 313:1626–1628.

Canolty RT, Knight RT (2010) The functional role of cross-frequency coupling. Trends Cogn Sci 14:506–515.

Carandini M, Heeger DJ (1994) Summation and division by neurons in primate visual cortex. Science 264:1333–1336.

Carandini M, Heeger DJ (2011) Normalization as a canonical neural computation. Nat Rev Neurosci 13:51–62.

Carpenter RHS (1980) Movements ofthe Eyes. London: Pion.

Carreiras M, Seghier ML, Baquero S, Estévez A, Lozano A, et al. (2009) An anatomical signature for literacy. Nature 461:983–986.

Carroll JM, Solity J, Shapiro LR (2016) Predicting dyslexia using prereading skills: the role of sensorimotor and cognitive abilities. J. Child Psychol Psychiatry 57:750–758.

Carroll SM (2000) From Eternity to Here: The Quest for the Ultimate Theory of Time. New York: Dutton, Penguin Group.

Catania AC, Cutts D (1963) Experimental control of superstitious responding in humans. J Exp Anal Behav 6:203–208.

Chacron MJ (2007) Electrolocation. Scholarpedia 2:1411.

Chance FS, Abbott LF, Reyes AD (2002) Gain modulation from background synaptic input. Neuron 35:773–782.

Chemero A (2009) Radical Embodied Cognitive Science. Cambridge, MA: MIT Press.

Chen G, Manson D, Cacucci F, Wills TJ (2016) Absence of visual input results in the disruption of grid cell firing in the mouse. Curr Biol 26:2335–2342.

Chen, X., Kebschull, J. M., Zhan, H., Sun, Y.-C., Zador, A. M. (2018). Spatial organization of projection neurons in the mouse auditory cortex identified by in situ barcode sequencing. bioRxiv. https://doi.org/10.1101/294637.

Chiel HJ, Beer RD (1997) The brain has a body: adaptive behavior emerges from interactions of nervous system, body and environment. Trends Neurosci 20:553–557.

Childe VG (1956) Piecing Together the Past: The Interpretation ofArcheological Data. London: Routledge and Kegan Paul.

Cho A (2016) Gravitational waves, Einstein's ripples in spacetime, spotted for first time. Science—online. February 11, 2016. https://www.sciencemag.org/news/2016/02/ gravitational-waves-einstein-s-ripples-spacetime-spotted-first-time.

Choe Y, Yang H-F, Eng DC-Y (2007) Autonomous learning of the semantics of internal sensory states based on motor exploration. Int J Humanoid Robotics 4:211–243.

Chomsky N (1980) Rules and Representations. New York: Columbia University Press.

Chang SW, Papadimitriou C, Snyder LH (2009) Using a compound gain field to compute a reach plan. Neuron 64:744–755.

Chrobak JJ, Buzsáki G (1998) Gamma oscillations in the entorhinal cortex of the freely behaving rat. J Neurosci 18:388–398.

Church RM (1984) Properties ofthe internal clock. Ann N Y Acad Sci 423:566–582. Churchland P

(2002) Brain-Wise: Studies in Neurophilosophy. Cambridge, MA: MIT Press.

Churchland PS, Sejnowski TJ (1992) The Computational Brain. Cambridge, MA: MIT Press.

Churchland MM, Cunningham JP, Kaufman MT, Foster JD, Nuyujukian P, et al. (2012) Neural population dynamics during reaching. Nature 487:51–56.

Ciocchi S, Passecker J, Malagon-Vina H, Mikus N, Klausberger T (2015) Brain computation. Selective information routing by ventral hippocampal CA1 projection neurons. Science 348:560–563.

Clark A, Chalmers DJ (1998) The extended mind. Analysis 58:7–19.

Clarke AC (1987) July 20, 2019: Life in the 21st Century. New York: Omni Book.

Clegg B (2016) Are Numbers Real? The Uncanny Relationship ofMathematics and the Physical World. New York: St. Martin's Press.

Cohen N, Eichenbaum H (1993) Memory, Amnesia, andThe Hippocampal System. Cambridg, MA: MIT Press.

Cohen Kadosh R, Gertner L, Terhune DB (2012) Exceptional abilities in the spatial representation of numbers and time: insights from synesthesia. Neuroscientist 18:208–215.

Cohen MR, Maunsell JH (2009) Attention improves performance primarily by reducing interneuronal correlations. Nat Neurosci 12:1594–1600.

Colgin LL, Denninger T, Fyhn M, Hafting T, Bonnevie T, et al. (2009) Frequency of gamma oscillations routes flow of information in the hippocampus. Nature 462:353–357.

Collinger JL, Wodlinger B, Downey JE, Wang W, Tyler-Kabara EC, et al. (2013) High-performance neuroprosthetic control by an individual with tetraplegia. Lancet 381:557–564.

Collinwood RG (1946) The Idea ofHistory. Oxford: Clarendon Press.

Connor CE, Knierim JJ (2017) Integration of objects and space in perception and memory. Nat Neurosci 20:1493–1503.

Constantinescu AO, O'Reilly JX, Behrens TEJ (2016) Organizing conceptual knowledge in humans with a gridlike code. Science 352:1464–1468.

Constantinidis C, Goldman-Rakic PS (2002) Correlated discharges among putative pyramidal neurons and interneurons in the primate prefrontal cortex. J Neurophysiol 88:3487–3497.

Constantino JN, Kennon-McGill S, Weichselbaum C, Marrus N, Haider A, et al. (2017) Infant viewing of social scenes is under genetic control and is atypical in autism. Nature 547:340–344.

Conway JH, Guy RK (1996) The Book ofNumbers. Gottenburg, GER: Copernicus.

Cooke M, Hershey JR, Rennie SJ (2010) Monaural speech separation and recognition challenge. Comput Speech Lang 24:1–15.

Cooper BG, Mizumori SJY (1999) Retrosplenial cortex inactivation selectively impairs navigation in darkness. Neuroreport 10:625–630.

Corkin S (2013) Permanent Present Tense: The Unforgettable Life of the Amnesic Patient, H.M. New York: Basic Books.

Cowey A (2010) Visual system: how does blindsight arise? Curr Biol 20:1–3.

Cowey A, Stoerig P (1995) Blindsight in monkeys. Nature 373:247–249.

Craik FIM, Tulving E (1975) Depth of processing and the retention ofwords in episodic memory. J

Exp Psychol: General 104:268–294.

Crapse TB, Sommer MA (2008) Corollary discharge across the animal kingdom. Nat Rev Neurosci 9:587–600.

Crapse TB, Sommer MA (2012) Frontal eye field neurons assess visual stability across saccades. J Neurosci 32:2835–2845.

Cromwell HC, Berridge KC (1996) Implementation of action sequences by a neostriatal site: a lesion mapping study of grooming syntax. J Neurosci 16:3444–3458.

Crow EL, Shimizu K (1988) Log-normal Distributions: Theory and Applications. New York: Dekker.

Crowcroft P (1966) Mice All Over. London: G. T. Foulis and Co.

Csicsvari J, Hirase H, Czurkó A, Buzsáki G (1998) Reliability and state dependence of pyramidal cell-interneuron synapses in the hippocampus: an ensemble approach in the behaving rat. Neuron 21:179–189.

Csicsvari J, Hirase H, Czurkó A, Mamiya A, Buzsáki G (1999) Oscillatory coupling of hippocampal pyramidal cells and interneurons in the behaving rat. J Neurosci 19:274–287.

Csicsvari J, Hirase H, Mamiya A, Buzsáki G (2000) Ensemble patterns of hippocampal CA3-CA1 neurons during sharp wave-associated population events. Neuron 28:585–594.

Csicsvari J, Jamieson B, Wise KD, Buzsáki G (2003) Mechanisms ofgamma oscillations in the hippocampus of the behaving rat. Neuron 37:311–322.

Czurkó A, Hirase H, Csicsvari J, Buzsáki G (1999) Sustained activation of hippocampal pyramidal cells by 'space clamping' in a running wheel. Eur J Neurosci 11:344–352.

Dalai Lama, Chodron T (2017) Approaching the Buddhist Path. Somerville, MA: Wisdom Publications.

Damasio AR (1989) Time-locked multiregional retroactivation: a systemslevel proposal for the neural substrates of recall and recognition. Cognition 33:25–62.

Damasio AR (1994) Descartes' Error: Emotion, Reason and the Human Brain. New York: Grosset/ Putnam.

Damasio AR (1995) Toward a neurobiology of emotion and feeling: operational concepts and hypotheses. The Neuroscientist 1:19–25.

Damasio H, Grabowski TJ, Tranel D, Hichwa RD, Damasio AR (1996) A neural basis for lexical retrieval. Nature 380:499–505.

Daniel R, Rubens JR, Sarpeshkar R, Lu TK (2013) Synthetic analog computation in living cells. Nature 497:619–623.

Das NN, Gastaut H (1955) Variations de l'activite electrique du cerveau, du coeur et des muscles squellettiques au cours de la meditation et de l'extase yogique. Electroencephal Clin Neurophysiol 6:211–219.

Davidson TJ, Kloosterman F, Wilson MA (2009) Hippocampal replay of extended experience. Neuron 63:497–507.

Dayan P, Hinton GE, Neal RM, Zemel RS (1995) The Helmholtz machine. Neural Computation 7:889–904.

Deco G, Rolls ET (2006) Decision-making and Weber's law: a neurophysiological model. Eur J Neurosci 24:901–916.

Dede AJ, Frascino JC, Wixted JT, Squire LR (2016) Learning and remembering real-world events after medial temporal lobe damage. Proc Natl Acad Sci U S A 113:13480–13485.

DeFelipe J, Lopez-Cruz PL, Benavides-Piccione R, Bielza C, Larranaga P, et al. (2013) New insights into the classification and nomenclature of cortical GABAergic interneurons. Nat Rev Neurosci 14:202–216.

Dehaene S (1997) The Number Sense: How the Mind Creates Mathematics. New York: Penguin Group.

Dehaene S, Changeux JP (2011) Experimental and theoretical approaches to conscious processing. Neuron 70:200–227.

Dehaene S, Dehaene-Lambertz G, Cohen L (1998) Abstract representations ofnumbers in the animal and human brain. Trends Neurosci 21:355–361.

Dehaene S, Izard V, Spelke E and Pica P (2008) Log or linear? Distinct intuitions ofthe number scale inWestern and Amazonian indigene cultures. Science 320:1217–1220.

Dehaene S, Pegado F, Braga LW, Ventura P, Filho GN, et al. (2010) How learning to read changes the cortical networks for vision and language. Science 330:1359–1364.

Dehaene S, Spelke E, Pinel P, Stanescu R, Tsivkin S (1999) Sources of mathematical thinking: behavioral and brain-imaging evidence. Science 284:970–974.

Deininger K, Squire L (1996) A new data set measuring income inequality. World Bank Econ Rev 10:565–591.

Delage Y (1919) Le Réve. Etude psychologique, philosophique et litteraire. Paris: Presses Universitaires de France.

de Lavilléon G, Lacroix MM, Rondi-Reig L, Benchenane K (2015) Explicit memory creation during sleep demonstrates a causal role of place cells in navigation. Nat Neurosci 18:493–495.

DeLong, AJ (1981) Phenomenological spacetime: toward an experiential relativity. Science 213:681–683.

Demarse TB, Wagenaar DA, Blau AW, Potter SM (2001) The neurally controlled animat: biological brains acting with simulated bodies. Autonomous Robots 11:305–310.

Dennett DC (1991) Consciousness Explained. Boston, MA: Little, Brown & Co.

Dennett DC, Kinsbourne M (1992) Time and the observer. Behavi Brain Sci 15:183–247.

Descartes R (1984) The Philosophical Writings ofDescartes. J. Cottingham, D. Murdoch and R. Stoothoff (eds) 2 volumes. Cambridge: Cambridge University Press.

Desimone R (1991) Face-selective cells in the temporal cortex of monkeys. J Cogn Neurosci 3:1–8.

Destexhe A, Rudolph M, Paré D (2003) The high-conductance state of neocortical neurons in vivo. Nat Rev Neurosci 4:739–751.

Dethier VG (1987) Sniff, flick, and pulse: an appreciation of interruption. Proc Amer Philos Soc 131:159–176.

Devlin K (2000) The Math Gene: How Mathematical Thinking Evolved and Why Numbers Are Like Gossip. New York: Basic Books.

De Volder AG, Catalan-Ahumada M, Robert A, Bol A, Labar D, et al. (1999) Changes in occipital cortex activity in early blind humans using a sensory substitution device. Brain Res 826:128–34.

Diekelmann S, Born J (2010) The memory function of sleep. Nat Rev Neurosci 11:114–126.

Di Pellegrino G, Fadiga L, Fogassi L, Gallese V, Rizzolatti G (1992) Understanding motor events: a neurophysiological study. Exp Brain Res 91:176–180.

Diaconis P, Mostelle F (1989) Methods for studying coincidences. J Am Statist Assoc 84:853–861.

Diba K, Buzsáki G (2007) Forward and reverse hippocampal place-cell sequences during ripples. Nat Neurosci 10:1241–1242.

Diba K, Buzsáki G (2008) Hippocampal network dynamics constrain the time lag between pyramidal cells across modified environments. J Neurosci 28:13448–13456.

Ding N, Simon JZ (2012) Neural coding of continuous speech in auditory cortex during monaural and dichotic listening. J Neurophysiol 107:78–89.

Ditchburn RW, Ginsborg BL (1952) Vision with a stabilized retinal image. Nature 170:36–37.

Dohrn-van Rossum G (1996). History of the Hour. Chicago, IL: University of Chicago Press.

Dorris MC, Paré M, Munoz DP (1997) Neuronal activity in monkey superior colliculus related to the initiation of saccadic eye movements. J Neurosci 17:8566–8579.

Downes JJ, Mayes AR, MacDonald C, Hunkin NM (2002) Temporal order memory in patients withKorsakoff'ssyndrome and medial temporal amnesia.Neuropsychologia 40:853–861.

Doya K (2007) Bayesian Brain: Probabilistic Approaches to Neural Coding. Cambridge, MA: MIT Press.

Dragoi G, Buzsáki G (2006) Temporal encoding of place sequences by hippocampal cell assemblies. Neuron 50:145–157.

Dragoi G, Harris KD, Buzsáki G (2003) Place representation within hippocampal networks is modified by long-term potentiation. Neuron 39:843–853.

Dragoi G, Tonegawa S (2011) Preplay of future place cell sequences by hippocampal cellular assemblies. Nature 469:397–401.

Dragoi G, Tonegawa S (2013a) Selection of preconfigured cell assemblies for representation of novel spatial experiences. Philos Trans R Soc Lond B Biol Sci 369:20120522.

Dragoi G, Tonegawa S (2013b) Distinct preplay of multiple novel spatial experiences in the rat. Proc Natl Acad Sci U S A 110:9100–9105.

DuBrow S, Davachi L (2013) The influence of context boundaries on memory for the sequential order of events. J Exp Psychol: General 142:1277–1286.

DuBrow S, Davachi L (2016) Temporal binding within and across events. Neurobiol Learning Memory 134:107–114.

Duhamel JR, Bremmer F, BenHamed S, Graf W (1997) Spatial invariance of visual receptive fields in parietal cortex neurons. Nature 389:845–848.

Duhamel JR, Colby CL, Goldberg ME (1992) The updating of the representation of visual space in parietal cortex by intended eye movements. Science 255:90–92.

Dupret D, O'Neill J, Csicsvari J (2013) Dynamic reconfiguration of hippocampal interneuron circuits during spatial learning. Neuron 7:166–180.

Dupret D, O'Neill J, Pleydell-Bouverie B, Csicsvari J (2010) The reorganization and reactivation of hippocampal maps predict spatial memoryperformance. Nat Neurosci 13:995–1002.

Durrant-Whyte H, Bailey T (2006) Simultaneous localization and mapping: part I. IEEE Robotics Automation Mag 13:99–110.

Dusek JA, Eichenbaum H (1997) The hippocampus and memory for orderly stimulus relations. Proc Natl Acad Sci U S A 94:7109–7114.

Eagleman DM, Tse PU, Buonomano D, Janssen P, Nobre AC, Holcombe AO (2004) Time and the brain: how subjective time relates to neural time. J Neurosci 25:10369–10371.

Ecker AS, Berens P, Keliris GA, Bethge M, Logothetis NK, Tolias AS (2010) Decorrelated neuronal firing in cortical microcircuits. Science 327:584–587.

Economo MN, Clack NG, Lavis LD, Gerfen CR, Svoboda K, et al. (2016). A platform for brainwide imaging and reconstruction of individual neurons. eLife, 5:e10566.

Eddington AS (1928) The Nature of the Physical World. New York: Cambridge University Press.

Edelman GM (1987) Neural Darwinism: The Theory of Neuronal Group Selection. New York: Basic Books.

Eggermont, JJ (2007) Correlated neural activity as the driving force for functional changes in auditory cortex. Hear Res 229:69–80.

Ego-Stengel V, Wilson MA (2010) Disruption of ripple-associated hippocampal activity during rest impairs spatial learning in the rat. Hippocampus 20:1–10.

Ehrsson HH, Holmes NP, Passingham RE (2005) Touching a rubber hand: feeling of body ownership is associated with activity in multisensory brain areas. J Neurosci 25:10564–10573.

Eichenbaum H (2000) A cortical-hippocampal system for declarative memory. Nat Rev Neurosci 1:41–50.

Eichenbaum H (2014) Time cells in the hippocampus: a new dimension for mapping memories. Nat Rev Neurosci 15:732–744.

Eichenbaum H, Cohen NJ (2014) Can we reconcile the declarative memory and spatial navigation views on hippocampal function? Neuron 83:764–770.

Eichenbaum H, Dudchenko P, Wood E, Shapiro M, Tanila H (1999) The hippocampus, memory, and place cells: is it spatial memory or a memory space? Neuron 23:209–226.

Einevoll GT, Kayser C, Logothetis NK, Panzeri S (2013) Modelling and analysis of local field potentials for studying the function of cortical circuits. Nature Rev Neurosci 14:770–785.

Einstein A (1989). The Collected Papers of Albert Einstein, Volume 2: The Swiss Years: Writings, 1900–1909 (English translation supplement; translated by Anna Beck, with Peter Havas, consultant ed.). Princeton, NJ: Princeton University Press.

Einstein A (1997). The Collected Papers of Albert Einstein, Volume 6: The Berlin Years: Writings, 1914–1917 (English translation supplement; translated by Alfred Engel, with Engelbert Schucking, consultant ed.). Princeton, NJ: Princeton University Press.

Einstein A, Infeld L (1938/1966) The Evolution of Physics: From Early Concepts to Relativity and

Quanta. New York: Simon and Schuster.

El-Bizri N (2000) The Phenomenological Quest Between Avicenna and Heidegger. Bristol, UK: Global Academic Publishing.

Eldar E, Cohen JD, Niv Y (2013) The effects of neuronal gain on attention and learning. Nat Neurosci 16:1146–1153.

Eliades SJ, Wang X-J (2008) Neural substrates of vocalization feedback monitoring in primate auditory cortex. Nature 453:1102–1106.

Eliasmith C, Anderson CH (2003) Neural Engineering Computation, Representation, and Dynamics in Neurobiological Systems. Cambridge, MA: MIT Press.

Ellender TJ, Nissen W, Colgin LL, Mann EO, Paulsen O (2010) Priming of hippocampal population bursts by individual perisomatic-targeting interneurons. J Neurosci 30:5979–5991.

Elsinger CL, Rao SM, Zimbelman JL, Reynolds NC, Blindauer KA, Hoffmann RG (2003) Neural basis for impaired time reproduction in Parkinson's disease: an fMRI study. J Int Neuropsychol Soc 9:1088–1098.

Emerson RW (1899) The Conduct of Life: Emmerson's complete works. New York: T. Y. Crowell & Company.

Engel AK, Fries P, Singer W (2001) Dynamic predictions: oscillations and synchrony in top-down processing. Nat Rev Neurosci 2:704–716.

English DF, McKenzie S, Evans T, Kim K, Yoon E, Buzsáki G (2017) Pyramidal cell-interneuron circuit architecture and dynamics in hippocampal networks. Neuron 96:505–520.

English DF, Peyrache A, Stark E, Roux L, Vallentin D, Long MA, Buzsáki G (2014) Excitation and inhibition compete to control spiking during hippocampal ripples: intracellular study in behaving mice. J Neurosci 34:16509–16517.

Ercsey-Ravasz M, Markov NT, Lamy C, Van Essen DC, Knoblauch K, et al. (2013) A predictive network model of cerebral cortical connectivity based on a distance rule. Neuron 80:184–197.

Ermentrout GB, Kleinfeld D (2001) Traveling electrical waves in cortex: insights from phase dynamics and speculation on a computational role. Neuron 29:33–44.

Etchamendy N, Desmedt A, Cortes-Torrea C, Marighetto A, Jaffard R (2003) Hippocampal lesions and discrimination performance of mice in the radial maze: sparing or impairment depending on the representational demands of the task. Hippocampus 13:197–211.

Etienne AS, Jeffery KJ (2004) Path integration in mammals. Hippocampus 14:180–192.

Evarts EV (1964) Temporal patterns of discharge of pyramidal tract neurons during sleep and waking in the monkey. J Neurophysiol 27:152–171.

Evarts EV (1973) Brain mechanisms in movement. Sci Am 229:96–103.

Fadiga L, Fogassi L, Pavesi G, Rizzolatti G (1995) Motor facilitation during action observation: a magnetic stimulation study. J Neurophysiol 73:2608–2611.

Falk JL, Bindra D (1954) Judgment of time as a function of serial position and stress. J Exp Psychol 47:279–282.

Fechner GT (1860/1966) Howes DH, Boring EG, eds. Elements of Psychophysics [Elementeder Psychophysik].volume 1. TranslatedbyAdler HE. New York: Rinehart and Winston.

Fee MS, Kozhevnikov AA, Hahnloser RH (2004) Neural mechanisms of vocal sequence generation in the songbird. Ann N Y Acad Sci 1016:153–170.

Feinberg I (1974) Changes in sleep cycle patterns with age. J Psychiatr Res 10:283–306.

Feinberg I (1978) Efference copy and corollary discharge: implications for thinking and its disorders. Schizophr Bull 4:636–640.

Ferbinteanu J, Shapiro ML (2003) Prospective and retrospective memory coding in the hippocampus. Neuron 40:1227–1239.

Ferbinteanu J, Kennedy PJ, Shapiro ML (2006) Episodic memory: from brain to mind. Hippocampus 16:691–703.

Ferezou I, Haiss F, Gentet LJ, AronoffR, Weber B, Petersen CC (2007). Spatiotemporaldynamics of cortical sensorimotor integration in behaving mice. Neuron 56:907–923.

Fernández-Ruiz A, Oliva A, Nagy GA, Maurer AP, Berényi A, Buzsáki G (2017) Entorhinal-CA3 dual-Input control of spike timing in the hippocampus by thetagamma coupling. Neuron 93: 1213–1226.

Feynman R (1965) The Character ofPhysical Law. Cambridge, MA: MIT Press.

Feynman RP, Leighton RB, Sand Matts (1963) The Feynman Lectures on Physics. Reading, MA: Addison-Wesley Co.

Fields C (2014) Equivalence of the symbol grounding and quantum system identification problems. Information 5:172–189.

Finnerty GT, Shadlen MN, Jazayeri M, Nobre AC, Buonomano DV (2015) Time in cortical circuits. J Neurosci 35:13912–13916.

Fischer B, Ramsperger E (1984) Human express saccades: extremely short reaction times of goal directed eye movements. Exp Brain Res 57:191–195.

Fiser J, Chiu CY, Weliky M (2004) Small modulation of ongoing cortical dynamics by sensory input during natural vision. Nature 431:573–578.

Fisher SE, Scharff C (2009) FOXP2 as a molecular window into speech and language. Trends Genet 25:166–177.

Fitch WT (2016) Sound and meaning in the world's languages. Nature 539:39–40.

Flash T, Hogan H (1985) The coordination of arm movements: an experimentally confirmed mathematical model. J Neurosci 5:1688–1703.

Fogassi L, Gallese V, di Pellegrino G, Fadiga L, Gentilucci M, et al. (1992) Space coding by premotor cortex. Exp Brain Res 89:686–690.

Ford JM, Mathalon DH (2004) Electrophysiological evidence of corollary discharge dysfunction in schizophrenia during talking and thinking. J Psychiatr Res 38:37–46.

Fortin NJ, Agster KL, Eichenbaum HB (2002) Critical role of the hippocampus in memory for sequences ofevents. Nat Neurosci 5:458–462.

Foster DJ (2017) Replay comes ofage. Annu Rev Neuorsci 40:581–602.

Foster DJ, Wilson MA (2006) Reverse replay of behavioural sequences in hippocampal place cells during the awake state. Nature 440:680–683.

Frank LM, Brown EN, Wilson M (2000) Trajectory encoding in the hippocampus and entorhinal cortex. Neuron 27:169–178.

Frank LM, Stanley GB, Brown EN (2004) Hippocampal plasticity across multiple days ofexposure to novel environments. J Neurosci 24:7681–7689.

Frankland PW, Bontempi B (2005) The organization of recent and remote memories. Nat Rev Neurosci 6:119–130.

Freeman D (1997) Imagined Worlds. Cambridge, MA: Harvard University Press.

Freeman WJ (1999) How Brains Make Up Their Minds. New York: Columbia University Press.

Frégnac Y, Carelli PV, Pananceau M and Monier C (2010) Stimulus-driven coordination of subcortical cell assemblies an propagation of Gestalt belief in V1. In: Dynamic Coordination in the Brain: from Neurons to Mind (von der Malsburg C, Phillips WA, Singer W, eds). Cambridge, MA: MIT Press.

Freund TF, Buzsáki G (1996) Interneurons of the hippocampus. Hippocampus 6:347–470.

Friederici AD, Singer W (2015) Grounding language processing on basic neurophysio-logical principles. Trends Cogn Sci 19:329–338.

Fries P (2005) A mechanism for cognitive dynamics: neuronal communication through neuronal coherence. Trends Cogn Sci 9:474–480.

Fries P, Reynolds JH, Rorie AE, Desimone R (2001) Modulation of oscillatory neuronal synchronization by selective visual attention. Science 291:1560–1563.

Friston K (2010) The free-energy principle: a unified brain theory? Nat Rev Neurosci 11:127–138.

Friston K (2012) Prediction, perception and agency. Int Psychophysiol 83:248–252.

Friston K, Buzsáki G (2016) The functional anatomy of time: what and when in the brain. Trends Cogn Sci 20:500–511.

Friston K, Kiebel S (2009) Predictive coding under the free-energy principle. Philos Trans R Soc Lond B Biol Sci 364:1211–1221.

Friston K, Moran R, Seth AK (2012) Analysing connectivity with Granger causality and dynamic causal modelling. Curr Opin Neurobiol 23:172–178.

Fu TM, Hong G, Zhou T, Schuhmann TG, Viveros RD, Lieber CM (2016) Stable long-term chronic brain mapping at the single-neuron level. Nat Methods 13:875–882.

Fu Y, Tucciarone JM, Espinosa JS, Sheng N, Darcy DP, et al. (2014) A cortical circuit for gain control by behavioral state. Cell 156:1139–1152.

Fujisawa S, Amarasingham A, Harrison MT, Buzsáki G (2008) Behavior-dependent short-term assembly dynamics in the medial prefrontal cortex. Nat Neurosci 11:823–833.

Funahashi S, Bruce CJ, Goldman-Rakic PS (1989) Mnemonic coding of visual space in the monkey's dorsolateral prefrontal cortex. J Neurophysiol 61:331–349.

Fusi S, Abbott LF (2007) Limits on the memory storage capacity of bounded synapses. Nat Neurosci 2007 Apr;10(4):485–493.

Fusi S, Asaad WF, Miller EK, Wang XJ (2007) A neural circuit model of flexible sensorimotor mapping: learning and forgetting on multiple timescales.Neuron 54:319–333.

Fuster JM (1995) Temporal processing. Ann NY Acad Sci769:173–181.

Fuster JM (2004) Upper processing stages ofthe perception-action cycle. Trends Cogn Sci 8:143–145.

Fuster JM, Alexander GE (1971) Neuron activity related to short-term memory. Science 173:652–654.

Gabbott PL, Warner TA, Jays PR, Salway P, Busby SJ (2005) Prefrontal cortex in the rat: projections to subcortical autonomic, motor, and limbic centers. J Comp Neurol 492:145–177.

Gadagkar V, Puzerey PA, Chen R, Baird-Daniel E, Farhang AR, Goldberg JH (2016) Dopamine neurons encode performance error in singing birds. Science 354:1278–1282.

Galilei G (1623/1954) Il Saggitore (The Assayer). English translation, Danto AC. Introduction to Contemporary Civilization in the West (2nd ed). New York: Columbia University Press, 1954, vol. I, p. 721.

Gallese V, Fadiga L, Fogassi L, Rizzolatti G (1996) Action recognition in the premotor cortex. Brain 119:593–609.

Gallistel CR (1990) The Organization ofLearning. Cambridge, MA: MIT Press.

Gallistel CR, Gelman R (1992) Preverbal and verbal counting and computation. Cognition 44:43–74.

Gallistel CR, Gibbon J (2000) Time, rate, and conditioning. Psychol Rev 107:289–344.

Galton F (1879) The geometric mean, in vital and social statistics. Proc Roy Soc 29:365–367.

Gao P, Ganguli S (2015) On simplicity and complexity in the brave new world of large-scale neuroscience. Curr Op Neurobiology 32:148–155.

Gardner H (1999) Intelligence Reframed: Multiple Intelligences for the 21th Century. New York: Basic Books.

Geary DC (1994) Children's Mathematical Development. Washington DC: American Psychological Association.

Geisler C, Robbe D, Zugaro M, Sirota A, Buzsáki G (2007) Hippocampal place cell assemblies are speed-controlled oscillators. Proc Natl Acad Sci USA 104:8149–8154.

Geisler C, Diba K, Pastalkova E, Mizuseki K, Royer S, Buzsáki G (2010) Temporal delays among place cells determine the frequency of population theta oscillations in the hippocampus. Proc Natl Acad Sci U S A 107:7957–7962.

Gelbard-Sagiv H, Mukamel R, Harel M, Malach R, Fried I. (2008) Internally generated reactivation of single neurons in human hippocampus during free recall. Science 322:96–101.

Gelinas JN, Khodagholy D, Thesen T, Devinsky O, Buzsáki G (2016) Interictal epileptiform discharges induce hippocampal-cortical coupling in temporal lobe ep-ilepsy. Nat Med 22:641–648.

Geller U (1996) Uri Geller's Mindpower Kit. New York: Penguin Books.

Georgopoulos AP, Lurito JT, Petrides M, Schwartz AB, Massey JT (1989) Mental rotation of the neuronal population vector. Science 243:234–236.

Georgopoulos AP, Schwartz AB, Kettner RE (1986) Neuronal population coding of movement direction. Science 233:1416–1419.

Gershman SJ (2017) Predicting the past, remembering the future. Curr Opin Behav Sci 17:7–13.

Giannitrapani D (1966) Electroencephalographic differences between resting and mental multiplication. Percept Motor Skills 22:399–405.

Gibbon J (1977) Scalar expectancy-theory and weber's law in animal timing. Psychol Rev 84:279–325.

Gibbon J, Church RM, Meck WH (1984) scalar timing in memory. Ann N Y Acad Sci 423:52–77.

Gibbon J, Malapani C, Dale CL, Gallistel C (1997) Toward a neurobiology of temporal cognition: advances and challenges. Curr Opin Neurobiol 7:170–184.

Gibson J (1977) The theory of affordances. In: Perceiving, Acting, and Knowing: Toward and Ecological Psychology (Shaw R, Brandsford J, eds), pp. 62–82. Hillsdale, NJ: Lawrence Erlbaum Associates.

Gibson JJ (1979) The Ecological Approach to Visual Perception. Boston, MA: Houghton Mifflin.

Gielow MR, Zaborszky L (2017) The input-output relationship ofthe cholinergic basal forebrain. Cell Rep 181817–1830.

Gilboa A, Winocur G, Rosenbaum RS, Poreh A, Gao F, et al. (2006) Hippocampal contributions to recollection in retrograde and anterograde amnesia. Hippocampus 16:966–980.

Gilchrist ID, Brown V, Findlay JM (1997) Saccades without eye movements. Nature 390:130–131.

Gilzenrat MS, Nieuwenhuis S, Jepma M, Cohen JD (2010) Pupil diameter tracks changes in control state predicted by the adaptive gain theory of locus coeruleus function. Cogn Affect Behav Neurosci 10:252–269.

Girardeau G, Benchenane K, Wiener SI, Buzsáki G, Zugaro MB (2009) Selective suppression of hippocampal ripples impairs spatial memory. Nat Neurosci 12:1222–1223.

Giraud AL, Poeppel D (2012) Cortical oscillations and speech processing: emerging computational principles and operations. Nat Neurosci 15:511–517.

Giurgea C (1974) The creative world of P.S. Kupalov. Pavlov J Biol Sci 9:192–207.

Glasauer S, Schneider E, Grasso R, Ivanenko YP (2007) Spacetime relativity in self-motion reproduction. J Neurophysiol 97:451–461.

Glasser MF, Coalson TS, Robinson EC, Hacker CD, Harwell J, et al. (2016) A multi-modal parcellation of human cerebral cortex. Nature 536:171–178.

Glimcher PW, Camerer C, Poldrack PA, Fehr E (2008) Neuroeconomics: Decision Making and the Brain. Cambridge, MA: Academic Press.

Glomm G, Ravikumar B (1992) Public versus private investment in human capital: endogenous growth and income inequality. J Polit Econ 100:818–834.

Gold JI, Shadlen MN (2000) Representation of a perceptual decision in developing oculomotor commands. Nature 404:390–394.

Gold JI, Shadlen MN (2007) The neural basis of decision making. Annu Rev Neurosci 30:535–574.

Goldman-Rakic PS, Funahashi S, Bruce CJ (1990) Neocortical memory circuits. Cold Spring Harb Symp Quant Biol 55:1025–1038.

Golub MD, Sadtler PT, Oby ER, Quick KM, Ryu SI, et al. (2018) Learning by neural reassociation. Nat Neurosci 21:607–616.

González-Forero M, Gardner A (2018) Inference of ecological and social drivers of human brain-size evolution Nature 557:554–557.

Goodale M, Milner A (1990) Separatevisual pathways for perception and action. Trends Neurosci 15:20–25.

Goodale MA, Pelisson D, Prablanc C (1986) Large adjustments in visually guided reaching do not depend on vision of the hand or perception of target displacement. Nature 320:748–750.

Goodrich BG (2010) We do, therefore we think: time, motility, and consciousness. Rev Neurosci 21:331–361.

Google Inc. (2012). Google self-driving car project. http://googleblog.blogspot.com.

Gothard KM, Hoffman KL, Battaglia FP, McNaughton BL (2001) Dentate gyrus and CA1 ensemble activity during spatial reference frame shifts in the presence and absence of visual input. J Neurosci 21:7284–7292.

Gottlieb A (2009) A Nervous Splendor: The Wittgenstein Family Had a Genius for Misery. New York: The New Yorker. April issue.

Gould JL (1986) The locale map of honey bees: do insects have cognitive maps? Science 232:861–863.

Graf P, Schacter DL (1985) Implicit and explicit memory for new associations in normal and amnesic subjects. J Exp Psychol Learn Mem Cogn 11:501–518.

Granger CWJ (1969) Investigating causal relations by econometric models and cross-spectral methods. Econometria 37:424–438.

Grastyán E, Vereczkei L (1974) Effects of spatial separation of the conditioned signal from the reinforcement: a demonstration of the conditioned character of the orienting response or the orientational character of conditioning. Behav Biol 10:121–146.

Gray CM, König P, Engel A, Singer W (1989) Oscillatory responses in cat visual cortex exhibit inter-columnar synchronization which reflects global stimulus properties. Nature 338:334–337.

Graziano MSA (2013) Consciousness and the Social Brain. New York: Oxford University Press.

Graziano MSA, Hu TX, Gross CG (1997) Visuospatial properties of ventral premotor cortex. J Neurophysiol 77:2268–2292.

Graziano MSA, Yap GS, Gross CG (1994) Coding of visual space by premotor neurons. Science 266:1054–1057.

Greene B (2011) The Hidden Reality: Parallel Universes and the Deep Laws of the Cosmos. New York: Random House.

Greenfield P (1991) Language, tools and brain: the ontogeny of phylogeny of hierarchically organized sequential behavior. Behav Brain Sci 14:531–595.

Gregg J (2013) Are Dolphins Really Smart? The Mammal Behind the Myth. Oxford: Oxford University Press.

Gregory RL (1980) Perceptions as hypotheses. Philos Trans R Soc Lond B Biol Sci 290:181–197.

Grillner S (2006) Biological pattern generation: the cellular and computational logic of networks in motion. Neuron 52:751–766.

Groh A, Bokor H, Mease RA, Plattner VM, Hangya B, et al. (2014) Convergence of cortical and sensory driver inputs on single thalamocortical cells. Cereb Cortex 24:3167–3179.

Grosmark AD, Buzsáki G (2016) Diversity in neural firing dynamics supports both rigid and learned hippocampal sequences. Science 351:1440–1443.

Grosmark AD, Mizuseki K, Pastalkova E, Diba K, Buzsáki G (2012) REM sleep reorganizes hippocampal excitability. Neuron 75:1001–1007.

Gross CG, Graziano MSA (1995) Multiple representations of space in the brain. Neuroscientist 1:43–50.

Groth BHA (1914) The golden mean in the inheritance ofsize. Science 39:581–584.

Grush R (2004) The emulation theory of representation: motor control, imagery, and perception. Behav Brain Sci 27:377–442.

Gulyás AI, Miles R, Sík A, Tóth K, Tamamaki N, Freund TF (1993) Hippocampal pyramidal cells excite inhibitory neurons through a single release site. Nature 366:683–687.

Guo ZV, Inagaki HK, Daie K, Druckmann S, Gerfen CR, Svoboda K (2017) Maintenance of persistent activity in a frontal thalamocortical loop. Nature 545:181–186.

Gupta AS, van der Meer MA, Touretzky DS, Redish AD (2010) Hippocampal replay is not a simple function ofexperience. Neuron 65:695–705.

Guth A (1997) The Inflationary Universe. New York: Perseus Books Group.

Gutnisky DA, Dragoi V (2008) Adaptive coding of visual information in neural populations. Nature 452:220–224.

Hafting T, Fyhn M, Molden S, Moser MB, Moser EI (2005) Microstructure of a spatial map in the entorhinal cortex. Nature 436:801–806.

Hagoort P (2005) On Broca, brain, and binding: a new framework. Trends Cogn Sci 9:416–423.

Hahnloser RH, Kozhevnikov AA, Fee MS (2002) An ultra-sparse code underlies the generation of neural sequences in a songbird. Nature 419:65–70.

Haken H (1984) The Science of Structure: Synergetics. New York: Van Nostrand Reinhold.

Halpern BP (1983) Tasting and smelling as active, exploratory sensory processes. Am J Otolaryngol 4:246–249.

Hamad S (1990) The symbol grounding problem. Physica D 42:335–346.

Hämäläinen M, Hari R, Ilmoniemi RJ, Knuutila J, Lounasmaa OV (1993) Magnet-oencephalography: theory, instrumentation, and applications to noninvasive studies of the working human brain. Rev Mod Phys 65:413–497.

Han Y, Kebschull JM, Campbell RAA, Cowan D, Imhof F, et al. (2018) The logic of single-cell projections from visual cortex. Nature 556:51–56.

Hannah R (2009a) Time in Antiquity. London: Routledge Press.

Hannah R (2009b) Timekeeping. In: The Oxford Handbook of Engineering and Technology of the Classical World (Oleson JP, ed), pp. 740–7158. Oxford: Oxford University Press.

Harari YV (2017) Homo Deus: A Brief History of Tomorrow. New York: Harper Publishing.

Hardcastle K, Maheswaranathan N, Ganguli S, Giocomo LM (2017) A multiplexed, het-erogenous, and adaptive code for navigation in medial entorhinal cortex. Neuron 94:375–387.

Hardy L (2007) Towards quantum gravity: a framework for probabilistic theories with non-fixed causal structure. J Phys A 40:3081–3099.

Harnad S (1990) The symbol grounding Problem. Physica D 42:335–346.

Harris JA, Mihalas S, Hirokawa, KE, Zeng H (2018) The organization of intracortical connections by layer and cell class in the mouse brain. bioRxiv. https://doi.org/ 10.1101/292961

Harris KD (2005) Neural signatures of cell assembly organization. Nat Rev Neurosci 6:399–407.

Harris KD, Csicsvari J, Hirase H, Dragoi G, Buzsáki G (2003) Organization of cell assemblies in the hippocampus. Nature 424:552–556.

Harris-Warrick R, Marder E, Selverston AI, Moulins M (1992) Dynamic Biological Networks: The Stomatogastric Nervous System. Cambridge, MA: MIT Press.

Harvey CD, Collman F, Dombeck DA, Tank DW (2012) Choice-specific sequences in parietal cortex during a virtual-navigation decision task. Nature 484:62–68.

Hassabis D, Kumaran D, Summerfield C, Botvinick M (2017) Neuroscience-inspired artificial intelligence. Neuron 95:245–258.

Hassabis D, Kumaran D, Vann SD, Maguire EA (2007) Patients with hippocampal amnesia cannot imagine new experiences. Proc Natl Acad Sci U S A 104:1726–1731.

Hassabis E, Maguire EA (2007) Deconstructing episodic memory with construction. Trends Cogn Sci 7:299–306.

Hasselmo ME (2012) How We Remember: Brain Mechanisms of Episodic Memory. Cambridge, MA: MIT Press.

Hasselmo ME, Stern CE (2015) Current questions on space and time encoding. Hippocampus 25:744–752.

Hatsopoulos NG. Suminski AJ (2011) Sensing with the motor cortex. Neuron 72:477–487.

Hayman CAG, Macdonald CA, Tulving E (1993) The role of repetition and associative interference in new semantic learning in amnesia. J Cogn Neurosci 5:375–389.

Hebb DO (1949) The Organization of Behavior: A Neuropsychological Theory. New York: Wiley.

Hechavarría JC (2013) Evolution of neuronal mechanisms for echolocation: specializations for target range computation in bats of the genus Pteronotus. J Acoustic Soc Amer 133:570.

Heidegger M (1977) The Question Concerning Technology. In: Martin Heidegger: Basic Writings (Krell DF, ed), pp. 287–317. New York: Harper & Row.

Heidegger M (1927/2002) Time and Being. Translated by Joan Stambaugh. Chicago, IL: University of Chicago Press.

Heidelberger M (2004) Life and Work. Nature from Within: Gustav Theodor Fechner and his Psychophysical Worldview. Pittsburgh, PA: University of Pittsburgh Press.

Heiligenberg W (1991) Neural Nets in Electric Fish. Cambridge, MA: MIT Press.

Heit G, Smith ME, Halgren E (1988) Neural encoding of individual words and faces by the human hippocampus and amygdala. Nature 333:773–775.

Helbing D (2013) Globally networked risks and how to respond. Nature 497:51–59.

Held R, Hein A (1983) Movement-produced stimulation in the development of visually guided behavior. J. Comp Physiol Psychol 56:872–876.

Helmholtz H (1866/1962) Treatise on Physiological Optics. New York: Dover Publications.

Hempel CG, Oppenheim P (1948). Studies in the logic of explanation. Philosoph Sci 15:135–175.

Hengen KB, Torrado Pacheco A, McGregor JN, Van Hooser SD, Turrigiano GG (2016) Neuronal firing rate homeostasis is inhibited by sleep and promoted by wake. Cell 165:180–191.

Henneberg M, Steyn M (1993) Trends in cranial capacity and cranial index in sub-Saharan Africa during the Holocene. Am J Human Biol 5:473–479.

Henson OW (1965) The activity and function of the middle-ear muscles in echolocating bats. J Physiol 180:871–887.

Henze DA, Buzsáki G (2001) Action potential threshold of hippocampal pyramidal cells in vivo is increased by recent spiking activity. Neuroscience 105:121–130.

Henze DA, Wittner L, Buzsáki G (2002) Single granule cells reliably discharge targets in the hippocampal CA3 network in vivo. Nat Neurosci 5:790–795.

Herculano-Houzel S (2016) The Human Advantage: A New Understanding of How our Brains Became Remarkable. Boston, MA: MIT Press.

Herrnstein J, Charles M (1994) Bell Curve: Intelligence and Class Structure in American Life. New York: Simon and Schuster.

Hill AJ (1978) First occurrence of hippocampal spatial firing in a new environment. Exp Neurol 62:282–297.

Hinard V, Mikhail C, Pradervand S, Curie T, Houtkooper RH, et al. (2012) Key electrophysiological, molecular, and metabolic signatures of sleep and wakefulness revealed in primary cortical cultures. J Neurosci 32:12506–12517.

Hinman JR, Penley SC, Long LL, Escabi MA, Chrobak JJ (2011). Septotemporal variation in dynamics of theta: speed and habituation. J Neurophysiol 105:2675–2686.

Hinton G, Plaut D (1987) Using fast weights to deblur old memories. In: Proceedings of the Ninth Annual Conference of the Cognitive Science Society, pp. 177–186. New York: Erlbaum.

Hinton GE, Dayan P, Frey BJ, Neal R (1995) The wake-sleep algorithm for unsupervised Neural Networks. Science 268:1158–1161.

Hirabayashi T, Miyashita Y (2005) Dynamically modulated spike correlation in monkey inferior temporal cortex depending on the feature configuration within a whole object. J Neurosci 25:10299–10307.

Hirase H, Czurko A, Csicsvari J, Buzsáki G (1999) Firing rate and theta-phase coding by hippocampal pyramidal neurons during "space clamping." Eur J Neurosci 11:4373–4380.

Hirase H, Leinekugel X, Czurko A, Csicsvari J, Buzsáki G (2001) Firing rates of hippocampal neurons are preserved during subsequent sleep episodes and modi-fied by novel awake experience. Proc Natl Acad Sci U S A 98:9386–9390.

Hochberg LR, Bacher D, Jarosiewicz B, Masse NY, Simeral JD, et al. (2012) Reach and grasp by people with tetraplegia using a neurally controlled robotic arm. Nature 485:372–375.

Hoerl C, McCormack T (eds) (2001) Time and Memory. Issues in Philosophy and Psychology. Oxford: Clarendon Press.

Hoffecker JF (2011) Landscape of the Mind: Human Evolution and the Archeology of Thought. New York: Columbia University Press.

Hoffman, DD (1998). Visual Intelligence: How We Create What We See. New York: W. W. Norton.

Hoffman DD, Singh M, Prakash C (2005) The interface theory of perception. Psychol Bull Rev 22:1480–1506.

Hofmann V, Sanguinetti-Scheck JI, Künzel S, Geurten B, Gómez-Sena L, Engelmann J (2013) Sensory flow shaped by active sensing: sensorimotor strategies in electric fish. J Exp Biol 216:2487–500.

Hollerman JR, Schultz W (1998) Dopamine neurons report an error in the temporal prediction of reward during learning. Nat Neurosci 1:304–309.

Holloway RL (1969) Culture: a human domain. Curr Anthropol 10:395–412.

Holmes G (1918) Disturbances of visual orientation. Br J Ophthalmol 2:449–468.

Honma M, Kuroda T, Futamura A, Shiromaru A, Kawamura M (2016) Dysfunctional counting of mental time in Parkinson's disease. Sci Rep 6:25421.

Hopfield JJ (1982) Neural networks and physical systems with emergent collective computational abilities. Proc Natl Acad Sci U S A 79:2554–2558.

Hopfinger JB, Buonocore MH, Mangun GR (2000) The neural mechanisms of top-down attentional control. Nat Neurosci 3:284–291.

Houde JF, Jordan MI (1998) Sensorimotor adaptation in speech production. Science 279:1213–1216.

Howard MF, Poeppel D (2010) Discrimination of speech stimuli based on neuronal response phase patterns depends on acoustics but not comprehension. J Neurophysiol 104:2500–2511.

Howard MW (2018) Memory as perception ofthe past: compressed time in mind and brain. Trends Cogn Sci 22:124–136.

Howard MW, Kahana MJ (2002) A distributed representation of temporal context. J Math Psychol 46:269–299.

Howard MW, MacDonald CJ, Tiganj Z, Shankar KH, Du Q, et al. (2014) A unified mathematical framework for coding time, space, and sequences in the hippocampal region. J Neurosci 34: 4692–4707.

Hromádka T, Deweese MR, Zador AM (2008) Sparse representation of sounds in the unanesthetized auditory cortex. PLoS Biology 6:e16–137.

Hubel DH (1957) Tungsten microelectrode for recording from single units. Science 125:549–550.

Hubel DH, Wiesel TN (1962) Receptive fields, binocular interaction and functional architecture in the cat's visual cortex. J Physiol 160:106–154.

Hubel DH, Wiesel TN (1974) Uniformity of monkey striate cortex: a parallel relationship between field size, scatter, and magnification factor. J Compar Neurol 158:295–305.

Huber D, Gutnisky DA, Peron S, O'Connor DH, Wiegert JS, et al. (2012) Multiple dynamic representations in the motor cortex during sensorimotor learning. Nature 484:473–478.

Huber D, Petreanu L, Ghitani N, Ranade S, Hromádka T, et al. (2008) Sparse optical microstimulation in barrel cortex drives learned behaviour in freely moving mice. Nature 451:61–64.

Hublin JJ, Ben-Ncer A, Bailey SE, Freidline SE, Neubauer S, et al. (2017) New fossils from Jebel Irhoud, Morocco and the pan-African origin of Homo sapiens. Nature 546:289–292.

Hughes JR (1995) Thephenomenon oftravellingwaves: a review.Clin Electroencephalogr 26:1–6.

Humphrey NK (1976) The social function of intellect. In: Growing Points in Ethology (PPG Bateson PPG, Hinde RA, eds), pp. 303–317. Cambridge: Cambridge University Press.

Hutcheon B, Yarom Y (2000) Resonance, oscillation and the intrinsic frequency preferences of neurons. Trends Neurosci 23:216–222.

Huxter J, Burgess N, O'Keefe J (2003) Independent rate and temporal coding in hippocampal pyramidal cells. Nature 425:828–832.

Hyde KL, Lerch J, Norton A, Forgeard M, Winner E, et al. (2009) Musical training shapes structural brain development. J Neurosci 29:3019–3025.

Iacoboni M, Dapretto M (2006) The mirror neuron system and the consequences ofits dysfunction. Nat Rev Neurosci 7:942–951.

Iacoboni M, Woods RP, Brass M, Bekkering H, Mazziotta JC, Rizzolatti G (1999) Cortical mechanisms of human imitation. Science 286:2526–2528.

Ifrah G (1985) From One to Zero. New York: Viking.

Ikegaya Y, Aaron G, Cossart R, Aronov D, Lampel I, et al. (2004) Synfire chains and cortical songs: temporal modules of cortical activity. Science 304:559–564.

Ikegaya Y, Sasaki T, Ishikawa D, Honma N, Tao K, et al. (2013) Interpyramid spike transmission stabilizes the sparseness of recurrent network activity. Cereb Cortex 23:293–304.

Ingvar DH (1985) "Memory of the future": an essay on the temporal organization of conscious awareness. Hum Neurobiol 4:127-36.

Innocenti GM, Vercelli A, Caminiti R (2014) The diameter of cortical axons depends both on the area oforigin and target. Cereb Cortex 24:2178–2188.

Insel T (2017) Join the disruptors of health science. Nature 551:23–26.

Isomura Y, Sirota A, Ozen S, Montgomery S, Mizuseki K, et al. (2006) Integration and segregation of activity in entorhinal-hippocampal subregions by neocortical slow oscillations. Neuron 52:871–882.

Ito HT, Zhang SJ, Witter MP, Moser EI, Moser MB (2015) A prefrontal-thalamo-hippocampal circuit for goal-directed spatial navigation. Nature 522:50–55.

Itskov V, Curto C, Pastalkova E, Buzsáki G (2011) Cell assembly sequences arising from spike threshold adaptation keep track of time in the hippocampus. J Neurosci 31:2828–2834.

Ivry RB, Spencer RM (2004) The neural representation of time. Curr Opin Neurobiol 14:225–232.

Jadhav SP, Kemere C, German PW, Frank LM (2012) Awake hippocampal sharp-wave ripples support spatial memory. Science 336:1454–1458.

Jafarpour A, SpiersH (2017) Familiarityexpandsspaceand contracts time.Hippocampus 27:12–16.

James W (1884) What is an emotion? Mind 9:188–205.

James W (1890) The Principles ofPsychology, Volumes I and II. New York: Dover.

James W (1907) The Energies ofMen. New York: Moffat, Yard and Company.

Janssen P, Shadlen MN (2005) A representation of the hazard rate of elapsed time in macaque area LIP. Nat Neurosci 8:234–241.

Järvilehto T (1999) The theory of the organism-environment system: III. Role of efferent influences on receptors in the formation of knowledge. Integr Physiol Behav Sci 34:90–100.

Jasper HH, Andrews HL (1938) Brain potentials and voluntary muscle activity in man. J Neurophysiol 1:87–100.

Jeannerod M (2001) Neural simulation of action: a unifying mechanism for motor cognition. Neuroimage 14:S103–S109.

Jeewajee A, Barry C, O'Keefe J, Burgess N (2008) Grid cells and theta as oscillatory interference: electrophysiological data from freely moving rats. Hippocampus 18:1175–1185.

Jensen O, Colgin LL (2007) Cross-frequency coupling between neuronal oscillations. Trends Cogn Sci 11:267–269.

Jensen O, Lisman JE (1996a) Hippocampal CA3 region predicts memory sequences: accounting for the phase precession of place cells. Learn Mem 3:279–287.

Jensen O, Lisman JE (1996b) Novel lists of 7±2 known items can be reliably stored in an oscillatory short-term memory network: interaction with long-term memory. Learn Mem 3:257–263.

Jensen O, Lisman JE (2000) Position reconstruction from an ensemble of hippocampal place cells: contribution of theta phase coding. J Neurophysiol 83:2602–2609.

Jensen O, Lisman JE (2005) Hippocampal sequence-encoding driven by a cortical multi-item working memory buffer. Trends Neurosci 28:67–72.

Jezek K, Henriksen EJ, Treves A, Moser EI (2011) Theta-paced flickering between placecell maps in the hippocampus. Nature 478:246–249.

Ji D, Wilson MA (2007) Coordinated memory replay in the visual cortex and hippocampus during sleep. Nat Neurosci 10:100–107.

Jinno S, Klausberger T, Marton LF, Dalezios Y, Roberts JD, et al. (2007) Neuronal diversity in GABAergic long-range projections from the hippocampus. J Neurosci 27:8790–8804.

Jolliffe IT (1986) Principal component analysis. Springer Series in Statistics. New York: Springer.

John ER (1972) Switchboard versus statistical theories of learning and memory. Science 177:850–864.

John ER (1976) A model of consciousness. In: Consciousness and Self-Regulation (Schwartz GE, Shapiro DH, eds), pp. 6–50. New York: Plenum Press.

Johnson A, Redish AD (2007) Neural ensembles in CA3 transiently encode paths forward of the animal at a decision point. J Neurosci 27:12176–12189.

Johnson LA, Euston DR, Tatsuno M, McNaughton BL (2010) Stored trace reactivation in rat prefrontal cortex is correlated with down to-up state fluctuation density. J Neurosci 30:2650–2661.

Johnston D, Wu SM (1995) Foundations of Cellular Neurophysiology. Cambridge, MA: MIT Press.

Jones OP, Alfaro-Almagro F, Jbabdi S (2018) An empirical, 21st century evaluation of phrenology. Cortex 106:26–35.

Jones W, Klin A (2013) Attention to eyes is present but in decline in 2–6-month-old infants later diagnosed with autism. Nature 504:427–431.

Jordan KE, Maclean EL, Brannon EM (2008) Monkeys match and tally quantities across senses. Cognition 108:617–625.

Jørgensen CB (2003) Aspects of the history of the nerves: Bell's theory, the Bell-Magendie law and controversy, and two forgotten works by P. W. Lund and D. F. Eschricht. J Hist Neurosci 12:229–249.

Jortner RA, Farivar SS, Laurent G (2007) A simple connectivity scheme for sparse coding in an olfactory system. J Neurosci 27:1659–1669.

Josselyn SA, Köhler S, Frankland PW (2015) Finding the engram. Nat Rev Neurosci 16:521–534.

Jung C (1973) Synchronicity:An Acausal Connecting Principle. Princeton, NJ: Princeton University Press.

Kable JW, Glimcher PW (2009) The neurobiology of decision: consensus and controversy. Neuron 63:733–745.

Kaczmarek LK, Levitan IB (1986) Neuromodulation: The Biochemical Control of Neuronal Excitability. New York: Oxford University Press.

Kahneman D (2011) Thinking Fast and Slow. New York: Farrar, Straus and Giroux, Macmillan Publishers.

Kaila K (1994) Ionic basis ofGABAA receptor channel function in the nervous system. Prog Neurobiol 42:489–537.

Kalueff AV, Stewart AM, Song C, Berridge KC, Graybiel AM, Fentress JC (2016) Neurobiology of rodent self-grooming and its value for translational neuroscience. Nat Rev Neurosci 17:45–59.

Kampis G (1991) Self-Modifying Systems in Biology and Cognitive Science. London: Pergamon Press.

Kandel ER, Schwartz JH, Jessell JM, Siegelbaum SA, Hudspeth HJ, Mack S. (2012) Principles ofNeural Science (5th ed). New York: McGraw-Hill.

Kant I (1871) Critique of Pure Reason (Guyer P, Wood AW, translators). Cambridge Edition of the Works ofImmanuel Kant.Cambridge: Cambridge University Press.

Karayannis T, Au E, Patel JC, Kruglikov I, Markx S, et al. (2014) Cntnap4/Caspr4 differentially contributes to GABAergic and dopaminergic synaptic transmission. Nature 511:236–240.

Karlsson MP, Frank LM (2009) Awake replay of remote experiences in the hippocampus. Nat Neurosci 12:913–918.

Karmos G, Martin J, Czopf J (1971) Jel-zaj viszony mértékének jelentősége agyi kiváltott potenciálsorozatok számítógépes értékelésénél. Mérés és Automatika, 19 (in Hungarian)

Katz B (1966) Nerve, Muscle and Synapse. New York: McGraw Hill.

Katz LC, Shatz CJ (1996) Synaptic activity and the construction of cortical circuits. Science 274:1133–1138.

Kawato M (1999) Internal models for motor control and trajectory planning. Curr Opin Neurobiol 9:718–727.

Kebschull JM, Garcia da Silva P, Reid AP, Peikon ID, Albeanu DF, Zador AM (2016) High-throughput mapping of single-neuron projections by sequencing of barcoded RNA. Neuron 91:975–987.

Kelemen E, Fenton AA (2010) Dynamic grouping of hippocampal neural activity during cognitive control oftwo spatial frames. PLoS Biol 8:e1000403.

Kelso JAS (1995) Dynamic Patterns: The Self-Organization of Brain and Behavior. Cambridge, MA: MIT Press.

Kenet T, Bibitchkov D, Tsodyks M, Grinvald A, Arieli A (2003) Spontaneously emerging cortical representations of visual attributes. Nature 425:954–956.

Kepecs A, Fishell G (2014) Interneuron cell types are fit to function. Nature 505:318–326.

Kéri S (2009) Genes for psychosis and creativity: a promoter polymorphism of the neuregulin 1 gene is related to creativity in people with high intellectual achievement. Psychol Sci 20:1070–1073.

Kerlin JR, Shahin AJ, Miller LM (2010) Attentional gain control of ongoing cortical speech representations in a "cocktail party." J Neurosci 30:620–628.

Keysers C, Wicker B, Gazzola V, Anton JL, Fogassi L, Gallese V (2004) A touching sight: SII/PV activation during the observation and experience of touch. Neuron 42:335–346.

Khazipov R, Sirota A, Leinekugel X, Holmes GL, Ben-Ari Y, Buzsáki G (2004) Early motor activity drives spindle bursts in the developing somatosensory cortex. Nature 432:758–761.

Khodagholy D, Gelinas JN, Buzsáki G (2017) Learning-enhanced coupling between ripple oscillations in association cortices and hippocampus. Science 358:369–372.

Kiebel SJ, Daunizeau J, Friston KJ (2008) A hierarchy of time-scales and the brain. PLoS Comput Biol 4:e1000209.

Kilner JM, Friston KJ, Frith CD (2007) Predictive coding: an account of the mirror neuron system. Cogn Processing 8:159–166.

Kim S, Sapiurka M, Clark RE, Squire LR (2013) Contrasting effects on path integration after hippocampal damage in humans and rats. Proc Natl Acad Sci U S A 110:4732–4737.

Kjelstrup KB, Solstad T, Brun VH, Hafting T, Leutgeb S, et al. (2008) Finite scale ofspatial representation in the hippocampus. Science 321:140–143.

Klausberger T, Somogyi P (2008) Neuronal diversity and temporal dynamics: the unity of hippocampal circuit operations. Science 321:53–57.

Kleberg FI, Triesch J (2018) Neural oligarchy: how synaptic plasticity breeds neurons with extreme influence. BioRxiv http://dx.doi.org/10.1101/361394.

Knierim JJ, Neunuebel JP (2016) Tracking the flow of hippocampal computation: pattern separation, pattern completion, and attractor dynamics. Neurobiol Learn Mem 129:38–49.

Knierim JJ, Zhang K (2012) Attractor dynamics of spatially correlated neural activity in the limbic system. Annu Rev Neurosci 35:267–285.

Knill DC, Pouget A (2004) The Bayesian brain: the role of uncertainty in neural coding and computation. Trends Neurosci 27:712–719.

Knudsen, EI, Konishi M (1978) A neural map of auditory space in the owl. Science 200:795–797.

Ko H, Cossell L, Baragli C, Antolik J, Clopath C, et al. (2013) The emergence of functional microcircuits in visual cortex. Nature 496:96–100.

Koch AL (1966) The logarithm in biology I. Mechanisms generating the log-normal distribution exactly. J Theor Biol 12:276–290.

Koch C (2004) The Quest for Consciousness: A Neurobiological Approach. Englewood, CO: Roberts and Co.

Koch C, Rapp M, Segev I (1996) A brief history of time (constants). Cereb Cortex 6:93–101.

Koestler A (1973) The Roots of Coincidence. New York: Vintage.

Kolarik AJ, Scarfe AC, Moore BCJ, Pardhan S (2017) Blindness enhances auditory obstacle circumvention: assessing echolocation, sensory substitution, and visualbased. PLoS One 2017 Apr 13;12(4):e0175750.

Kolers PA, von Grünau M (1976) Shape and color in apparent motion. Vision Res 16:329–335.

Konorski J (1948) Conditioned reflexes and neuron organization. New York: Cambridge University Press.

Kopell N (2000) We got rhythm: dynamical systems of the nervous system. N Am Math Soc 47:6–16.

Kornhuber HH, Deecke L (1965) Hirnpotentialänderungen bei Willkurbewegungen und passiven Bewegungen des Menschen: Bereitschaftspotential und reafferente Potentiale Pflugers Archiv 284:1–17.

Kornmüller AE (1931) Eine experimentelle Anasthesie der ausseren Augenmuskeln am Menschen und ihre Auswirkungen. Journal fur Psychologie und Neurologie 41:354–366.

Koulakov AA, Hromádka T, Zador AM (2009) Correlated connectivity and the distribution of firing rates in the neocortex. J Neurosci 29:3685–3694.

Kozaczuk, W (1984) Enigma: How the German Machine Cipher Was Broken, and how it was read by the allies in World War Two. Kasparek C, ed. and translator (2nd ed.). Frederick, MD: University Publications ofAmerica (translation of the original Polish version in 1979, supplemented with appendices by Marian Rejewski).

König P, Luksch H (1998) Active sensing: closing multiple loops. Z Naturforsch C 53:542–549.

Kraus BJ, Brandon MP, Robinson RJ 2nd, Connerney MA, Hasselmo ME, Eichenbaum H (2015) During running in place, grid cells integrate elapsed time and distance run. Neuron 88:578–589.

Krakauer JW, Ghazanfar AA, Gomez-Marin A, MacIver MA, Poeppel D (2017) Neuroscience needs behavior: correcting a reductionist bias. Neuron 93:480–490.

Krauzlis RJ, Bollimunta A, Arcizet F, Wang L (2014). Attention as an effect not a cause. Trends Cogn Sci 18:457–464.

Kremer W (2012) Human echolocation: using tongue-clicks to navigate the world. BBC. Retrieved September 12, 2012.

Kremer Y, Léger JF, Goodman D, Brette R, Bourdieu L (2011) Late emergence of the vibrissa direction selectivity map in the rat barrel cortex. J Neurosci 31:10689–10700.

Kubie JL, Muller RU, Bostock E (1990) Spatial firing properties of hippocampal theta cells. J Neurosci 10:1110–1123.

Kubota K, Niki H (1971) Prefrontal cortical unit activity and delayed alternation performance in monkeys. J Neurophysiol 34:337–347.

Kudrimoti HS, Barnes CA, McNaughton BL (1999) Reactivation of hippocampal cell assemblies: effects of behavioral state, experience, and EEG dynamics. J Neurosci 19:4090–4101.

Kümmerle R, Ruhnke M, Steder B, Stachniss C, Burgard W (2014) Autonomous robot navigation in populated pedestrian zones. J Field Robotics 32:565–589.

Kupalov PS (1978) Mechanisms of the Establishments of Temporary Connections Under Normal and Pathologic Conditions (in Russian). Moscow: Meditsina.

Kushchayev SV, Moskalenko VF, Wiener PC, Tsymbaliuk VI, Cherkasov VG, et al. (2012) The discovery of the pyramidal neurons: Vladimir Betz and a new era of neuroscience. Brain 135:285–300.

Lakatos P, Karmos G, Mehta AD, Ulbert I, Schroeder CE (2008) Entrainment of neuronal oscillations as a mechanism of attentional selection. Science 320:110–113.

Lakatos P, Shah AS, Knuth KH, Ulbert I, Karmos G, Schroeder CE (2005) An oscillatory hierarchy controlling neuronal excitability and stimulus processing in the auditory cortex. J Neurophysiol 94:1904–1911.

Landau B, Spelke E, Gleitman H (1984) Spatial knowledge in a young blind child. Cognition 16:225–260.

Lange CG (1885/1912) The mechanisms of the emotions (B. Rand translation). In: The Classical Psychologists (Rand B, ed), pp. 672–684. Copenhagen (Original work published 1885, Om Sindsbevaegelser et Psyki-Fysiologist Studie).

Langguth B, Eichhammer P, Zowe M, Kleinjung T, Jacob P, et al. (2005) Altered motor cortex excitability in tinnitus patients: a hint at crossmodal plasticity. Neurosci Lett 380:326–329.

Langston RF, Ainge JA, Couey JJ, Canto CB, Bjerknes TL, et al. (2010) Development of the spatial representation system in the rat. Science 328:1576–1580.

Lansner A (2009) Associative memory models: from the cell-assembly theory to biophysically detailed cortex simulations. Trends Neurosci 32:178–186.

Lashley KS (1930) Basic neural mechanisms in behavior. Psychol Rev 30:237–2272 and 329–353.

Lashley KS (1951) The problem of serial order in behavior. In: Cerebral Mechanisms in Behavior: The Hixon Symposium (Jeffress LA, ed), pp. 112–136. New York: Wiley.

Lasztóczi B, Klausberger T (2016) Hippocampal place cells couple to three different gamma oscillations during place field traversal. Neuron 91:34–40.

Latchoumane CV, Ngo HV, Born J, Shin HS (2017) Thalamic spindles promote memory formation during sleep through triple phase-locking of cortical, thalamic, and hippocampal rhythms. Neuron 95:424–435.

Laurent G (1999) A systems perspective on early olfactory coding. Science 286:723–728.

Leaman O (1985) An IntroductiontoMedieval Islamic Philosophy.New York: Cambridge University Press.

Lebedev MA, O'Doherty JE, Nicolelis MA (2008) Decoding of temporal intervals from cortical ensemble activity. J Neurophysiol 99:166–186.

LeCun Y, Bengio Y, Hinton G (2015) Deep learning. Nature 521:436–444.

LeDoux J (2015) Anxious: Using the Brain to Understand and Treat Fear and Anxiety. New York: Penguin Random House.

LeDoux JE (2014) Coming to terms with fear. Proc Natl Acad Sci U S A 111:2871–2878.

LeDoux J, Daw ND (2018) Surviving threats: neural circuit and computational implications of a new taxonomy of defensive behaviour. Nat Rev Neurosci 19:269–282.

Lee AK, Wilson MA (2002) Memory of sequential experience in the hippocampus during slow wave sleep. Neuron 36:1183–1194.

Lee D (1950). Notes on the conception ofthe self among the Wintu Indians. J Abnorm Soc Psychol 45:538–543.

Lee D, Lin B-J, Lee AK (2012) Hippocampal place fields emerge upon single-cell manipulation of excitability during behavior. Science 337:849–853.

Lee DD, Seung SH (1999) Learning the parts of objects by non-negative matrix factorization. Nature 401:788–791.

Leinekugel X, Khazipov R, Cannon R, Hirase H, Ben-Ari Y, Buzsáki G (2002) Correlated bursts of activity in the neonatal hippocampus in vivo. Science 296:2049–2052.

Leon MI, Shadlen MN (2003) Representation of time by neurons in the posterior parietal cortex ofthe macaque. Neuron 38:317–327.

Leopold D, Murayama Y, Logothetis N (2003) Very slow activity fluctuations in monkey visual cortex: implications for functional brain imaging. Cereb Cortex 13:422–433.

Lerner Y, Honey CJ, Silbert LJ, Hasson U (2011) Topographic mapping of a hierarchy of temporal receptive windows using a narrated story. J Neurosci 31:2906–2915.

Lettvin JY, Maturana HR, McCulloch WS, Pitts WH (1959) What the frog's eye tells the frog's brain. Proc Inst Radio Engr 47:1940–1951.

Leutgeb S, Leutgeb JK, Treves A, Meyer R, Barnes CA, et al. (2005) Progressive transformation of hippocampal neuronal representations in "morphed" environments. Neuron 48:345–348.

Leutgeb S, Ragozzino KE, Mizumori SJ (2000) Convergence of head direction and place information in the CA1 region of hippocampus. Neuroscience 100:11–19.

Levenstein D, Watson BO, Rinzel J, Buzsáki G (2017) Sleep regulation of the distribution of cortical firing rates. Curr Opin Neurobiol 44:34–42.

Levinson SC (2003) Space in Language and Cognition: Explorations in Cognitive Diversity. New York: Cambridge University Press.

Lévi-Strauss C (1963) Structural Anthropology. New York: Basic Books.

Levy WB, Steward O (1983) Temporal contiguity requirements for long-term associative potentiation/depression in the hippocampus. Neurosci 8:791–797.

Li X, Shu H, Liu Y, Li P (2006) Mental representation of verb meaning: behavioral and electrophysiological evidence. J Cogn Neurosci 18:1774–1787.

Li XG, Somogyi P, Ylinen A, Buzsáki G (1994) The hippocampal CA3 network: an in vivo intracellular labeling study. J Comp Neurol 339:181–208.

Libet B (1985) Unconscious cerebral initiative and the role of conscious will in voluntary action. Behav Brain Sci 8:529–566.

Libet B (2005) Mind Time: The Temporal Factor in Consciousness. Cambridge, MA: Harvard University Press.

Libet B, Wright EW, Feinstein B, Pearl DK (1979) Subjective referral of the timing for a conscious sensory experience: a functional role for the somatosensory specific projection system in man. Brain 102:193–224.

Liberman AM, Cooper FS, Shankweiler DP, Studdert-Kennedy M (1967) Perception of the speech code. Psychol Rev 74:431-461.

Limpert E, Stahel WA, Abbt W (2001) Log-normal distributions across the sciences: keys and clues. BioScience 51:341–352.

Lisman J, Redish AD (2009) Prediction, sequences and the hippocampus. Philos Trans R Soc Lond B Biol Sci 364:1193–1201.

Lisman JE (1997) Bursts as a unit of neural information: making unreliable synapses reliable. Trends Neurosci 20:38–43.

Lisman JE, Idiart MA (1995) Storage of 7 ± 2 short-term memories in oscillatory subcycles. Science 267:1512–1515.

Liu K, Sibille J, Dragoi (2018) Generative predictive codes by multiplexed hippocampal neuronal tuplets. Neuron XXX

Liu X, Ramirez S, Pang PT, Puryear CB, Govindarajan A, et al. (2012) Optogenetic stimulation ofa hippocampal engram activates fear memory recall. Nature 484:381–385.

Livio M (2002) The Golden Ratio: The Story of Phi, the World's Most Astonishing Number. New York: Broadway Books.

Llinás R (1988) The intrinsic electrophysiological properties of mammalian neurons: insights into central nervous system function. Science 242:1654–1664.

Llinás R (2002) I ofthe Vortex: From Neurons to Self. Cambridge, MA: MIT Press.

Llinás R, Sugimori M (1980) Electrophysiological properties of in vitro Purkinje cell dendrites in mammalian cerebellar slices. J Physiol 305:197–213.

Locke J (1690) An essay concerning human understanding. London: T Basset.

Loewenstein Y, Kuras A, Rumpel S (2011) Multiplicative dynamics underlie the emergence of the log-normal distribution of spine sizes in the neocortex in vivo. J Neurosci 31:9481–9488.

Logothetis NK, Sheinberg DL (1996) Visual object recognition. Annu Rev Neurosci 19:577–621.

Long MA, Fee MS (2008) Using temperature to analyse temporal dynamics in the song-bird motor pathway. Nature 456:189–194.

Losonczy A, Magee JC (2006) Integrative properties of radial oblique dendrites in hippocampal CA1 pyramidal neurons. Neuron 50:291–307.

Löwel S, Singer W (1992) Selection of intrinsic horizontal connections in the visual cortex by correlated neuronal activity. Science 255:209–212.

Lubenov EV, Siapas AG (2008) Decoupling through synchrony in neuronal circuits with propagation delays. Neuron 58:118–131.

Lubenov EV, Siapas AG (2009) Hippocampal theta oscillations are travelling waves. Nature 459:534–539.

Lucretius (2008) On the Nature of the Universe (translated by Melville, Robert). Oxford: Oxford University Press.

Luczak A, Barthó P, Harris KD (2009) Spontaneous events outline the realm of possible sensory responses in neocortical populations. Neuron 62:413–425.

Luczak A, Barthó P, Marguet SL, Buzsáki G, Harris KD (2007) Sequential structure of neocortical spontaneous activity in vivo. Proc Natl Acad Sci U S A 104:347–352.

Lundh L-G (1983) Mind and Meaning: Towards a Theory of the Human Considered As a System ofMeaning Structures. Studia Psychologica-Upsaliensia 10: 1-208.

Luria AR (1966) Higher cortical functions in man. Tavistock, London.

Lutz J (2009) Music drives brain plasticity. F1000 Biol Rep 1:78.

Lyon A (2014) Why are normal distributions normal? British J Philos Sci 65:621–649.

MacDonald CJ, Lepage KQ, Eden UT, Eichenbaum H (2011) Hippocampal "time cells" bridge the gap in memory for discontiguous events. Neuron 71:737–749.

MacDonald S (1998) Aquinas's libertarian account of free will. Rev Int Philos 2:309–328.

Machens CK, Romo R, Brody CD (2005) Flexible control of mutual inhibition: a neural model of two-interval discrimination. Science 307:1121–1124.

MacKay DM (1956) The epistemological problem for automata. In: Automomata Studies (Shannon CE, McCarthy J, eds), pp. 235–251. Princeton, NJ. Princeton University Press.

Mackay DM (1963) Psychophysics of perceived intensity: a theoretical basis for Fechner's and Stevens' laws. Science 139:1213–1216.

MacKay DM (1967) Ways of looking at perception. In: Models for the Perception of Speech and Visual Form (Wathen-Dunn w, ed). Cambridge, MA: MIT Press.

Mackey M (1992) Time's Arrow: The Origins of Thermodynamic Behavior. Berlin: Springer-Verlag.

MacLean JN, Watson BO, Aaron GB, Yuste R (2005) Internal dynamics determine the cortical response to thalamic stimulation. Neuron 48:811–823.

MacLean PD (1970) Thetriune brain, emotion, and scientific bias. In: The Neurosciences (Schmitt FO, ed). New York: Rockefeller University Press.

MacLeod K, Bäcker A, Laurent G (1998) Who reads temporal information contained across synchronized and oscillatory spike trains? Nature 395:693–698.

Magee JC (2000) Dendritic integration of excitatory synaptic input. Nat Rev Neurosci 1:181–90.

Magee JC, Johnston D (1997) A synaptically controlled, associative signal for Hebbian plasticity in hippocampal neurons. Science 275:209–213.

Magendie F (1822) Expériences sur les fonctions des racines des nerfs rachidiens. Journal de physiologie expérimentale et de pathologie 276–279.

Maguire EA, Gadian DG, Johnsrude IS, Good CD, Ashburner J, et al. (2000) Navigationrelated structural change in the hippocampi oftaxi drivers. Proc Natl Acad Sci U S A 97:4398–4403.

Maguire EA, Nannery R, Spiers HJ (2006) Navigation around London by a taxi driver with bilateral hippocampal lesions. Brain 129:2894–907.

Maingret N, Girardeau G, Todorova R, Goutierre M, Zugaro M (2016) Hippocampocortical coupling mediates memory consolidation during sleep. Nat Neurosci 19:959–964.

Malafouris L (2009) "Neuroarchaeology": exploring the links between neural and cultural plasticity. Prog Brain Res 178:251–259.

Mannino M, Bressler SL (2015) Foundational perspectives on causality in large-scale brain networks. Phys Life Rev 15:107–23.

Manns JR, Hopkins RO, Reed JM, Kitchener EG, Squire LR (2003) Recognition memory and the human hippocampus. Neuron 37:171–180.

Mao T, Kusefoglu D, Hooks BM, Huber D, Petreanu L, Svoboda K (2011) Long-range neuronal circuits underlying the interaction between sensory and motor cortex. Neuron 72:111–123.

Maor E (1994) E: The Story of a Number. Princeton NJ: Princeton University Press.

Marcus G, Marblestone A, Dean T (2014) Neuroscience. The atoms of neural computation. Science 346:551–552.

Marder E, Goeritz ML, Otopalik AG (2015) Robust circuit rhythms in small circuits arise from variable circuit components and mechanisms. Curr Opin Neurobiol 31:156–163.

Marder E, Rehm KJ (2005) Development of central pattern generating circuits. Curr Opin Neurobiol 15:86–93.

Markov NT, Ercsey-Ravasz M, Van Essen DC, Knoblauch K, Toroczkai Z, Kennedy H (2013) Cortical high-density counterstream architectures. Science 342:1238406.

Markov NT, Misery P, Falchier A, Lamy C, Vezoli J, et al. (2011) Weight consistency specifies regularities ofmacaque cortical networks. Cereb Cortex 21:1254–1272.

Markram H, Lubke J, Frotscher M, Sakmann B (1997) Regulation of synaptic efficacy by coincidence of postsynaptic APs and EPSPs. Science 275:213–215.

Markram H, Rinaldi T, Markram K (2007) The intense world syndrome—an alternative hypothesis for autism. Front Neurosci 1:77–96.

Markram H, Tsodyks M (1996) Redistribution of synaptic efficacy between neocortical pyramidal neurons. Nature 382:807–810.

Marr D (1969) A theory of cerebellar cortex. J Physiol 202:437–470.

Marr D (1971) Simple memory: a theory for archicortex. Philos Trans R Soc Lond B Biol Sci 262:23–81.

Marr D (1982) Vision: A Computational Investigation into the Human Representation and Processing ofVisual Information. New York: Freeman.

Martinez F (1971) Comparison oftwo types oftactile exploration in a task of a mirror-image recognition. Psychonom Sci 22:124–125.

Martinez-Conde S, Macknik SL, Hubel DH (2004) The role of fixational eye movements in visual perception. Nat Rev Neurosci 5:229–240.

Masquelier T, Guyonneau R, Thorpe SJ (2009) Competitive STDP-based spike pattern learning. Neural Comput 21:1259–1276.

Matell MS, Meck WH (2004) Cortico-striatalcircuits and interval timing: coincidence detection of oscillatory processes. Brain Res Cogn Brain Res 21:139–170.

Matsuzawa T (1985) Use of numbers by a chimpanzee. Nature 315:57–59.

Maturana HR, Varela FJ (1980) Autopoieis and Cognition: The Realization of the Living. D. Dordrecht, Netherlands: Reidel Publishing.

Mátyás F, Sreenivasan V, Marbach F, Wacongne C, Barsy B, et al. (2010) Motor control by sensory cortex. Science 330:1240–1243.

Mauk MD, Buonomano DV (2004) The neural basis of temporal processing. Annu Rev Neurosci 27:307–340.

Maurer AP, Burke SN, Lipa P, Skaggs WE, Barnes CA (2012) Greater running speeds result in altered hippocampal phase sequence dynamics. Hippocampus 22:737–747.

Maurer AP, Vanrhoads SR, Sutherland GR, Lipa P, McNaughton BL (2005) Self-motion and the origin of differential spatial scaling along the septo-temporal axis of the hippocampus. Hippocampus 15:841–852.

Mayer C, Bandler RC, Fishell G (2016) Lineage is a poor predictor of interneuron positioning within the forebrain. Neuron 92:45–51.

Mazor O, Laurent G (2005) Transient dynamics versus fixed points in odor representations by locust antennal lobe projection neurons. Neuron 48:661–673.

McAdams CJ, Maunsell JHR (1999) Effects of attention on orientation-tuning functions of single neurons in macaque cortical area V4. J Neurosci 19:431–441.

McBain CJ, Fisahn A (2001) Interneurons unbound. Nat Rev Neurosci 2:11–23.

McClelland JL, McNaughton BL, O'Reilly RC (1995) Why there are complementary learning systems in the hippocampus and neocortex: insights from the successes and failures of connectionist models of learning and memory. Psychol Rev 102:419–457.

McClelland JL, Rumelhart DE, the PDP Research Group (1986) Parallel Distributed Processing: Explorations in the Microstructure of Cognition. Volume 2: Psychological and Biological Models. Cambridge, MA: MIT Press.

McCloskey M, Cohen N (1989) Catastrophicinterference in connectionist networks:The sequential learning problem. In: The Psychology of Learning and Motivation: Volume 24 (Bower GH, ed), pp. 109–164. Cambridge, MA: Academic Press.

McCormick DA, Thompson RF (1984) Cerebellum: essential involvement in the classically conditioned eyelid response. Science 223:296–299.

McElvain LE, Friedman B, Karten HJ, Svoboda K, Wang F, et al. (2017) Circuits in the rodent brainstem that control whisking in concert with other orofacial motor actions. Neuroscience 368:152–170.

McGregor RJ (1993) Composite cortical networks of multimodal oscillators. Biol Cybern 69:243–255.

McNaughton BL, Barnes CA, Gerrard JL, Gothard K, Jung MW, et al. (1996) Deciphering the hippocampal polyglot: the hippocampus as a path integration system. J Exp Biol 199:173–185.

McNaughton BL, Barnes CA, O'Keefe J (1983) The contributions of position, direction, and velocity to single unit activity in the hippocampus of freely-moving rats. Exp Brain Res 52:41–49.

McNaughton BL, Battaglia FP, Jensen O, Moser EI, Moser MB (2006) Path integration and the neural basis ofthe "cognitive map." Nat Rev Neurosci 7:663–678.

McNaughton BL, Morris RGM (1987) Hippocampal synaptic enhancement and information storage within a distributed memory system. Trends Neurosci 10:408–415. Mehta MR (2015) From synaptic plasticity to spatial maps and sequence learning. Hippocampus 25:756–762.

Meister MLR, Buffalo EA (2016) Getting directions from the hippocampus: the neural connection between looking and memory. Neurobiol Learn Mem 134:135–144.

Mel BW (1999) Computational neuroscience. Think positive to find parts. Nature 401:759–760.

Merleau-Ponty M (1945/2005) Phenomenology of Perception (Smith C, translator). London: Routledge.

Mesgarani N, Chang EF (2012) Selective cortical representation of attended speaker in multi-talker speech perception. Nature 485:233–236.

Mesulam MM (1998) From sensation to cognition. Brain 121:1013–1052.

Micadei K, Peterson JPS, Souza AM, Sarthour RS, Oliveira IS, et al. (2017) Reversing the thermodynamic arrow oftime using quantum correlations. arXiv:1711.03323.

Michelson AA, Morley EW (1887) On the relative motion of the earth and the luminiferous ether. Am J Sci 34:333–345.

Michon JA (1985) The complete time experiencer. In: Time, Mind and Behavior (Michon JA, Jackson JL, eds), pp. 21–52. Berlin: Springer.

Mickus T, Jung Hy, Spruston N (1999) Properties of slow, cumulative sodium channel inactivation in rat hippocampal CA1 pyramidal neurons. Biophys J 76:846–860.

Miesenbock G (2009) The optogenetic catechism. Science 326:395–399.

Miles R (1990) Synaptic excitation of inhibitory cells by single CA3 hippocampal pyramidal cells of the guinea-pig in vitro. J Physiol 428:61–77.

Milh M, Kaminska A, Huon C, Lapillonne A, Ben-Ari Y, Khazipov R (2007) Rapid cortical oscillations and early motor activity in premature human neonate. Cereb Cortex 17:1582–1594.

Miller G (1956). The magical number seven, plus or minus two: some limits on our capacity for processing information. Psychol Rev 63:81–97.

Miller R (1996) Neural assemblies and laminar interactions in the cerebral cortex. Biol Cybern 75:253–261.

Milner B, Corkin S, Teuber HL (1968) Further analysis of the hippocampal amnesic syndrome: 14-year follow-up study ofH.M. Neuropsychologia 6:191–209.

Milner B, Squire LR, Kandel ER (1998) Cognitive neuroscience and the study of memory. Neuron 20:445–468.

Milner PM (1996). Neural representations: some old problems revisited. J Cogn Neurosci 8:69–77.

Minkowski H (1909) Raum und Zeit. Physikalische Zeitschrift 10:104–111. Reprinted and translated in Minkowski Spacetime: A Hundred Years Later (Vesselin P, ed), pp. xiv–xlii. Dordrecht: Springer 2010.

Mishkin M, Ungerleider L, Macko K (1983) Object vision and spatial vision: two cortical pathways. Trends Neurosci 6:414–417.

Mishkin M, Vargha-Khadem F, Gadian DG (1998) Amnesia and the organization of the hippocampal system. Hippocampus 8:212–216.

Mita A, Mushiake H, Shima K, Matsuzaka Y, Tanji J (2009) Interval time coding by neurons in the presupplementary and supplemental motor areas. Nat Neurosci 12:502–507.

Mitchell JF, Sundberg KA, Reynolds JH (2009) Spatial attention decorrelates intrinsic activity fluctuations in macaque area V4. Neuron 63:879–888.

Mitra A, Mitra SS, Tsien RW (2012) Heterogeneous reallocation of presynaptic efficacy in recurrent excitatory circuits adapting to inactivity. Nature Neurosci 15:250–257.

Mitra A, Snyder AZ, Hacker CD, Pahwa M, Tagliazucchi E, et al. (2016) Human cortical-hippocampal dialogue in wake and slow-wave sleep. Proc Natl Acad Sci U S A 113:E6868–E6876.

Mittelstaedt ML, Mittelstaedt H (1980) Homing by path integration in a mammal. Naturwissenschaften 67:566–567.

Mitzenmacher M (2003) A brief history of generative models for power law and lognormal distributions. Internet Math 1:226–251.

Miyashita Y (1993) Inferior temporal cortex: where visual perception meets memory. Ann Rev Neurosci 16:245–263.

Miyashita Y (2004) Cognitive memory: cellular and network machineries and their topdown control. Science 306:435–440.

Miyashita-Lin EM, Hevner R, Wassarman KM, Martinez S, Rubinstein JL (1999) Early neocortical regionalization in the absence of thalamic innervation. Science 285:906–909.

Mizuseki K, Buzsáki G (2013) Preconfigured, skewed distribution of firing rates in the hippocampus and entorhinal cortex. Cell Rep 4:1010–1021.

Mizuseki K, Diba K, Pastalkova E, Buzsáki G (2011) Hippocampal CA1 pyramidal cells form functionally distinct sublayers. Nat Neurosci 14:1174–1181.

Mizuseki K, Sirota A, Pastalkova E, Buzsáki G (2009) Theta oscillations provide temporal windows for local circuit computation in the entorhinal-hippocampal loop. Neuron 64:267–280.

Mnih V, Heess N, Graves A, Kavukcuoglu K (2014). Recurrent models of visual attention. arXiv:14066247.

Mölle M, Eschenko O, Gais S, Sara SJ, Born J (2009) The influence of learning on sleep slow oscillations and associated spindles and ripples in humans and rats. Eur J Neurosci 29:1071–1081.

Moore T, Armstrong KM, Fallah M (2003) Visuomotor origins of covert spatial attention. Neuron 40:671–683.

Moran J, Desimone R (1985) Selective attention gates visual processing in the extrastriate cortex. Science 229:782–784.

Morillon B, Hackett TA, Kajikawa Y, Schroeder CE (2015) Predictive motor control of sensory dynamics in auditory active sensing. Curr Opin Neurobiol 31:230–238.

Morris JS, Friston KJ, Büchel C, Frith CD, Young AW, et al. (1998) A neuromodulatory role for the human amygdala in processing emotional facial expressions. Brain 121, 47–57.

Morrone MC, Ross J, Burr D (2005) Saccadic eye movements cause compression of time as well as space. Nat Neurosci 8:950–954.

Moser EI, Kropff E, Moser MB (2008) Place cells, grid cells, and the brain's spatial representation system. Annu Rev Neurosci 31:69–89.

Moser EI, Moser MB, McNaughton BL (2017) Spatial representation in the hippocampal formation: a history. Nat Neurosci 20:1448–1464.

Moser EI, Roudi Y, Witter MP, Kentros C, Bonhoeffer T, Moser MB (2014) Grid cells and cortical representation. Nat Rev Neurosci 15:466–481.

Mosher CP, Zimmerman PE, Gothard KM (2014) Neurons in the monkey amygdala detect eye contact during naturalistic social interactions. Curr Biol 24:2459–2464.

Mountcastle VB (1957) Modality and topographic properties of single neurons of cat's somatic sensory cortex. J Neurophysiol 20:408–34.

Moyal JE (1949) Causality, determinism and probability. Philosophy 24:310–317.

Muessig L, Hauser J, Wills TJ, Cacucci F (2016) Place cell networks in pre-weanling rats show associative memory properties from the onset of exploratory behavior. Cereb Cortex 26:3627–3636.

Mukamel R, Ekstrom AD, Kaplan J, Iacoboni M, Fried I (2010) Single-neuron responses in humans during execution and observation of actions. Curr Biol 20:750–756.

Muller RA (2016) Now: The Physics of Time. New York: W. W. Norton and Company.

Muller RU, Kubie JL (1987) The effects of changes in the environment on the spatial firing of hippocampal complex-spike cells. J Neurosci 7:1951–1968.

Muller RU, Stead M, Pach J (1996) The hippocampus as a cognitive graph. J Gen Physiol 107:663–694.

Mumford L (1934) Technics and Civilization. New York: Harcourt, Brace & Company.

Murphy BK, Miller KD (2003) Multiplicative gain changes are induced by excitation or inhibition alone. J Neurosci 23:10040–10051.

Musall S, Kaufman MT, Gluf S, Churchland A (2018) Movement-related activity dominates cortex during sensory-guided decision making. BiorRxiV https://doi. org/10.1101/308288

Nadasdy Z, Hirase H, Czurko A, Csicsvari J, Buzsáki G (1999) Replay and time compression of recurring spike sequences in the hippocampus. J Neurosci 19:9497–9507.

Nadel L, Moscovitch M (1997) Memory consolidation, retrograde amnesia and the hippocampal complex. Curr Opin Neurobiol 7:217–227.

Navigli R, Lapata M (2010) An experimental study of graph connectivity for unsupervised word sense disambiguation. IEEE Trans Pattern Anal Mach Intell 32:678–692.

Nelson A, Schneider DM, Takatoh J, Sakurai K, Wang F, Mooney R (2013) A circuit for motor cortical modulation of auditory cortical activity. J Neurosci 33:14342–14353.

Newsome WT, Mikami A, Wurtz RH (1986) Motion selectivity in macaque visual cortex. III. Psychophysics and physiology of apparent motion. J Neurophysiol 55:1340–1351.

Newtson D, Engquist G, Bois, J (1977) The objective basis of behaviour units. J Personal Soc Psychol 35:847–862.

Nicolelis MA, Lebedev MA (2009) Principles of neural ensemble physiology underlying the operation of brain-machine interfaces. Nat Rev Neurosci 10:530–540.

Niell CM, Stryker MP (2010) Modulation of visual responses by behavioral state in mouse visual cortex. Neuron 65:472–479.

Nielsen JM (1958) Memory and Amnesia. Los Angeles, CA: San Lucas.

Niessing J, Friedrich RW (2010) Olfactory pattern classification by discrete neuronal network states. Nature 465:47–52.

Nigam S, Shimono M, Ito S, Yeh F-C, Timme NM, et al. (2016) Rich-club organization in effective connectivity among cortical neurons. J Neurosci 36:670–684.

Nobre AC, O'Reilly J (2004) Time is of the essence. Trend Cog Sci 8:387–389.

Noë A (2004) Action in Perception. Cambridge, MA: MIT Press.

Noë A (2009) Out ofOur Heads: WhyYou Are Not Your Brain, and Other Lessons from the Biology ofConsciousness. New York: Hill and Wang.

Norimoto H, Makino K, Gao M, Shikano Y, Okamoto K, et al. (2018) Hippocampal ripples down-regulate synapses. Science 358:1524–1527.

Normann RA, Perlman I (1979) The effects of background illumination on the photoresponses of red and green cones. J Physiol 286:491–507.

Nottebohm F, Stokes TM, Leonard CM (1976) Central control of song in the canary, Serinus canarius. J Comp Neurol 165:457–486.

O'Connor DH, Hires SA, Guo ZV, Li N, Yu J, et al. (2013) Neural coding during active somatosensation revealed using illusory touch. Nat Neurosci 16:958–965.

Oh SW, Harris JA, Ng L, Winslow B, Cain N, et al. (2014) A mesoscale connectome of the mouse brain. Nature 508:207–214.

Ohayon M, Zulley J, Guilleminault C, Smirne S (1999) Prevalence and pathologic associations of sleep paralysis in the general population. Neurology 52:1194–2000.

Ohki K Chung S, Ch'ng YH, Kara P, Reid RC (2005) Functional imaging with cellular resolution reveals precise micro-architecture in visual cortex. Natur 433:597–603.

O'Keefe J (1976) Place units in the hippocampus of the freely moving rat Exp. Neurol 51:78–109.

O'Keefe J (1991) An allocentric spatial model for the hippocampal cognitive map. Hippocampus 1:230–235.

O'Keefe J (1999) Do hippocampal pyramidal cells signal non-spatial as well as spatial information? Hippocampus 9:352–364.

O'Keefe J, Burgess N (1996) Geometric determinants of the place fields of hippocampal neurons. Nature 381:425–428.

O'Keefe J, Dostrovsky J (1971) The hippocampus as a spatial map. Preliminary evidence from unit activity in the freely-moving rat. Brain Res 34:171–175.

O'Keefe J, Nadel L (1978) The Hippocampus as a Cognitive Map. New York: Oxford University Press.

O'Keefe J, Recce ML (1993) Phase relationship between hippocampal place units and the EEG theta rhythm. Hippocampus 3:317–330.

Okun M, Steinmetz N, Cossell L, Iacaruso MF, Ko H, et al. (2015) Diverse coupling of neurons to populations in sensory cortex. Nature 521:511–515.

Ólafsdóttir HF, Barry C, Saleem AB, Hassabis D, Spiers HJ (2015) Hippocampal place cells construct reward related sequences through unexplored space. eLife 4:e06063.

Ólafsdóttir HF, Carpenter F, Barry C (2017) Task demands predict a dynamic switch in the content of awake hippocampal replay. Neuron 96:925–935.

Olsen SR, Bhandawat V, Wilson RI (2010) Divisive normalization in olfactory population codes. Neuron 66:287–299.

Olshausen BA, Anderson CH, Van Essen DC (1993). A neurobiological model of visual attention and invariant pattern recognition based on dynamic routing of information. J Neurosci 13:4700–4719.

Olton DS (1979) Mazes, maps, and memory. Am Psychol 34:583–596.

Omer DB, Maimon SR, Las L, Ulanovsky N (2018) Social place-cells in the bat hippocampus. Science 359:218–224.

Omura Y, Carvalho MM, Inokuchi K, Fukai T (2015) A lognormal recurrent network model for burst generation during hippocampal sharp waves. J Neurosc 35:14585–14601.

O'Neill J, Senior T, Csicsvari J (2006) Place-selective firing ofCA1 pyramidal cells during sharp wave/ripple network patterns in exploratory behavior. Neuron 49:143–155.

O'Neill J, Senior TJ, Allen K, Huxter JR, Csicsvari J (2008) Reactivation of experiencedependent cell assembly patterns in the hippocampus. Nat Neurosci 11:209–215.

O'Neill J, Boccara CN, Stella F, Schoenenberger P, Csicsvari J (2017) Superficial layers of the medial entorhinal cortex replay independently of the hippocampus. Science 355:184–188.

O'Regan JK, Noë A (2001) A sensorimotor account ofvision and visual consciousness.

Beh Brain Sci 25:883–975.

Oscoz-Irurozqui M, Ortuño F (2016) Geniuses of medical science: friendly, open and responsible, not mad. Med Hypotheses 97:71–73.

Ossendrijver M (2016) Ancient Babylonian astronomers calculated Jupiter's position from the area under a time-velocity graph. Science 351:482–484.

Otero-Millan J, Troncoso XG, Macknik SL, Serrano-Pedraza I, Martinez-Conde S (2008) Saccades and microsaccades during visual fixation, exploration, and search: foundations for a common saccadic generator. J Vis 8:1–18.

Pagel M, Atkinson QD, Meade A (2007) Frequency of word-use predicts rates of lexical evolution throughout Indo-European history. Nature 449:717–720.

Paillard J (1991) Motor and representational framing of space. In: Brain and Space (Paillard J, ed), pp. 163–182. Oxford: Oxford University Press.

Palm G, Aertsen A (eds.) (1986) Brain Theory. Proceedings of the First Trieste Meeting on Brain Theory. Berlin: Springer Verlag.

Papale AE, Zielinski MC, Frank LM, Jadhav SP, Redish AD (2016) Interplay between hippocampal sharp-wave-ripple events and vicarious trial and error behaviors in decision making. Neuron 92:975–982.

Papez JW (1937) A proposed mechanism of emotion. Arch Neurol Psychiatry 38:725–744.

Parker ST, Gibson KR (1977) Object manipulation, tool use and sensimotor intelligence as feeding adaptations in cebus monkeys and great apes. J Hum Evol 6:623–641.

Parker Jones O, Alfaro-Almagro F, Jbabdi S (2018) An empirical, 21st century evaluation of phrenology. Cortex 106:26–35.

Parron C, Save E (2004) Evidence for entorhinal and parietal cortices involvement in path integration in the rat. Exp Brain Res 159:349–359.

Pasley BN, David SV, Mesgarani N, Flinker A, Shamma SA, Crone NE, Knight RT, Chang EF. (2012)

Reconstructing speech from human auditory cortex. PLoS Biol 10:e1001251.

Pastalkova E, Itskov V, Amarasingham A, Buzsáki G (2008) Internally generated cell assembly sequences in the rat hippocampus. Science 321:1322–1327.

Patel J, Fujisawa S, Berényi A, Royer S, Buzsáki G (2012) Traveling theta waves along the entire septotemporal axis of the hippocampus. Neuron 75:410–417.

Patzke N, Spocter MA, Karlsson KÆ, Bertelsen MF, Haagensen M, et al. (2015) In contrast to many other mammals, cetaceans have relatively small hippocampi that appear to lack adult neurogenesis. Brain Struct Funct 220:361–383.

Paus T, Perry DW, Zatorre RJ, Worsley KJ, Evans AC (1996) Modulation of cerebral blood flow in the human auditory cortex during speech: role of motor-to-sensory discharges. Eur J Neurosci 8:2236–2246.

Payne K (2017) The broken ladder: how inequality affects the way we think, live and die. Viking.

Pearl J (1995) Causal diagrams for empirical research. Biometrika 82:669–709.

Pedroarena C, Llinás R (1997) Dendritic calcium conductances generate high-frequency oscillation in thalamocortical neurons. Proc Natl Acad Sci U S A 94:724–728.

Penrose R (2004) The Road to Reality: A Complete Guide to the Laws ofthe Universe. London: Jonathan Cape.

Penttonen M, Buzsáki G (2003) Natural logarithmic relationship between brain oscillators. Thalamus Related Systems 2:145–152.

Pepperberg I (1994) Numerical competence in an African gray parrot (Psittacus erithacus). J Comp Psychol 108:36–44.

Perbal S, Couillet J, Azouvi P, Pouthas V (2003) Relationships between time estimation, memory, attention, and processing speed in patients with severe traumatic brain injury. Neuropsychologia 41:1599–1610.

Perez-Orive J, Mazor O, Turner GC, Cassenaer S, Wilson RI, Laurent G (2002) Oscillations and sparsening of odor representations in the mushroom body. Science 297:359–365.

Perin R, Berger TK, Markram H (2011) A synaptic organizing principle for cortical neuronal groups. Proc Natl Acad Sci U S A 108:5419–5424.

Pesic P (2018) Polyphonic Minds: Music ofthe Hemispheres. Cambridge MIT Press.

Petreanu L, Gutnisky DA, Huber D, Xu Nl, O'Connor DH, et al. (2012) Activity in motor– sensory projections reveals distributed coding in somatosensation. Nature 489:299–302.

Petsche H, Stumpf C, Gogolák G (1962) The significance of the rabbit's septum as a relay station between midbrain and the hippocampus. I. The control of hippocampus arousal activity by the septum cells. Electroencephalogr Clin Neurophysiol 14:202–211.

Peyrache A, Battaglia FP, Destexhe A (2011) Inhibition recruitment in prefrontal cortex during sleep spindles and gating of hippocampal inputs. Proc Natl Acad Sci U S A 108:17207–17212.

Peyrache A, Lacroix MM, Petersen PC, Buzsáki G (2015) Internally organized mechanisms of the head direction sense. Nat Neurosci 18:569–575.

Peyrache A, Schieferstein N, Buzsáki G (2017) Transformation of the head-direction signal into a spatial code. Nat Commun 8:1752. doi:10.1038/s41467-017-01908-3.

Pezzulo G, Kemere C, van der Meer MAA (2017) Internally generated hippocampal sequences as a vantage point to probe future-oriented cognition. Ann N Y Acad Sci 1396:144–165.

Pfeiffer BE (2017) The content of hippocampal "replay." Hippocampus doi:10.1002/ hipo.22824.

Pfeiffer BE, Foster DJ (2013) Hippocampal place-cell sequences depict future paths to remembered goals. Nature 497:74–79.

Pfungst O (2000) Clever Hans: The Horse ofMr. von Ostern. London: Thoemmes Press.

Piaget J (1946) Le D´eveloppement de la Notion de Temps chez l'Enfant. Paris: Presses Universitaires de France.

Piaget J (1957) The child and modern physics. Sci Am 196:46–51.

Pinker S (2003) The Blank Slate: The Modern DenialofHuman Nature. New York: Viking.

Pizlo Z, Li Y, Sawada T, Steinman RM (2014) Making a Machine That Sees Like Us. New York: Oxford University Press.

Poincaré H (1905) La valeur de la science. Paris: Flammarion.

Poldrack RA (2010) Mapping mental function to brain structure: how can cognitive neuroimaging succeed? Perspect Psychol Sci 5:753–761.

Polyn SM, Natu VS, Cohen JD, Norman KA (2005) Category-specific cortical activity precedes retrieval during memory search. Science 310:1963–1966.

Popper K (1959) The Logic of Scientific Discovery. Abingdon-on-Thames, UK: Routledge.

Port RF, Van Gelder T (1995) Mind as Motion. Cambridge, MA: MIT Press.

Posamentier AS, Lehmann I (2007) The Fabulous Fibonacci Numbers. Amherst, NJ: Prometheus Books.

Pouget A, Sejnowski T (1994) A neural model ofthe cortical representation of egocentric distance. Cereb Cortex 4:314–329.

Pouget A, Sejnowski TJ (1997a) A new view of hemineglect based on the response properties of parietal neurones. Philos Trans R Soc Lond B Biol Sci 352:1449–1459.

Pouget A, Sejnowski TJ (1997b) Spatial tranformations in the parietal cortex using basis functions. J Cog Neurosci 9:222–237.

Poulet JF, Hedwig B (2006) The cellular basis of a corollary discharge. Science 311:518–522.

Power RA, Steinberg S, Bjornsdottir G, Rietveld CA, Abdellaoui A, et al. (2015) Polygenic risk scores for schizophrenia and bipolar disorder predict creativity. Nat Neurosci 18:953–955.

Prinz AA, Bucher D, Marder E (2004) Similar network activity from disparate circuit parameters. Nat Neurosci 7:1345–1352.

Prinz W, Beisert M, Herwig A (2013) Action Science: Foundations of an Emerging Discipline. Cambridge, MA: MIT Press.

Proffitt T, Luncz LV, Falótico T, Ottoni EB, de la Torre I, Haslam M (2016) Wild monkeys flake stone tools. Nature 539:85–88.

Pulvermüller F (2003) The Neuroscience of Language. Cambridge: Cambridge University Press.

Pulvermüller F (2010) Brain embodiment of syntax and grammar: discrete combinatorial mechanisms spelt out in neuronal circuits. Brain Lang 112:167–179.

Pulvermüller F (2013) Semantic embodiment, disembodiment or misembodiment? In search of meaning in modules and neuron circuits. Brain Lang 127:86–103.

Quian Quiroga R, Reddy L, Kreiman G, Koch C, Fried I (2005) Invariant visual representation by single neurons in the human brain. Nature 435:1102–1107.

Quilichini P, Sirota A, Buzsáki G (2010) Intrinsic circuit organization and theta-gamma oscillation dynamics in the entorhinal cortex of the rat. J Neurosci 30:11128–11142.

Quine WVO, Churchland PS, Føllesdal D (2013) Word and Object. Cambridge, MA: MIT Press

Quintana J, Fuster JM (1999) From perception to action: temporal integrative functions of prefrontal and parietal neurons. Cereb Cortex 9:213–221.

Rabinovich MI, Huerta R, Varona P, Afraimovich VS (2008) Transient cognitive dynamics, metastability, and decision making. PLoS Comput Biol 4:e1000072.

Radua J, Del Pozo NO, Gómez J, Guillen-Grima F, Ortuño F (2014) Meta-analysis of functional neuroimaging studies indicates that an increase of cognitive difficulty during executive tasks engages brain regions associated with time perception. Neuropsychologia 58:14–22.

Rall W (1964) Theoretical significance of dendritic trees for neuronal input-output relations. In: Neural Theory and Modeling (Reiss R, ed), pp. 73–97. Stanford, CA: Stanford University Press.

Ramachandran VS, Rogers-Ramachandran D, Cobb S (1995) Touching the phantom limb. Nature 377:489–490.

Ranck JB (1985) Head direction cells in the deep cell layer of dorsal presubiculum in freely moving rats. In: Electrical Activity of the Archicortex (Buzsáki G, Vanderwolf CH, eds), pp. 217–220. Budapest: Akadémiai Kiadó.

Rangel LM, Quinn LK, Chiba AA (2015) Space, time, and the hippocampus. In: The Neurobiological Basis of Memory (Jackson PA, Chiba AA, Berman RF, Ragozzino ME, eds), pp. 59–75. Berlin: Springer-Verlag.

Rao RP, Ballard DH (1999) Predictive coding in the visual cortex: a functional interpretation of some extra-classical receptive-field effects. Nat Neurosci 2:79–87.

Ratcliff R (1990) Connectionist models of recognition memory: constraints imposed by learning and forgetting functions. Psychol Rev 97:285–308.

Rauskolb FW, Berger K, Lipski C, Magnor M, Cornelsen K, et al. (2008) Caroline: an autonomously driving vehicle for urban environments. J Field Robotics 25:674–724.

Redican WK (1975) Facial expressions in nonhuman primates. In Primate Behavior (Rosenblum LA, ed), pp. 103–194. London: Academic Press.

Redish AD (2016) Vicarious trial and error. Nat Rev Neurosci 17:147–159.

Redish AD, Elga AN, Touretzky DS (1996) A coupled attractor model of the rodent head direction system. Netw Comput Neural Syst 7:671–685.

Redish AD, Rosenzweig ES, Bohanick JD, McNaughton BL, Barnes CA (2000) Dynamics of hippocampal ensemble activity realignment: time versus space. J Neurosci 20:9298–9309.

Redish AD, Touretzky DS (1997) Cognitive maps beyond the hippocampus. Hippocampus 7:15–35.

Reeves A (2017) The architecture ofinequality. Nature 543:312–314.

Reid CR, Latty T, Dussutour A, Beekman M (2012) Slime mold uses an externalized spatial "memory" to navigate in complex environments. Proc Natl Acad Sci U S A 109:17490–17494.

Renart A, de la Rocha J, Bartho P, Hollender L, Parga N, et al. (2010) The asynchronous state in cortical circuits. Science 327:587–590.

Renfrew C, Frith C, Malafouris L (2009) The Sapient Mind: Archaeology Meets Neuroscience: Oxford: Oxford University Press.

Rescorla RA, Wagner AR (1972) A theory of Pavlovian conditioning: Variations in the effectiveness of reinforcement and non-reinforcement. In: Classical Conditioning II: Current Theory and Research (Black AH, Prokasy WF, eds), pp. 64–99. New York: Appleton-Century.

Reynolds JH, Heeger DJ (2009) The normalization model of attention. Neuron 61:168–185.

Rich PD, Liaw HP, Lee AK (2014) Place cells. Large environments reveal the statistical structure governing hippocampal representations. Science 345:814–817.

Rieke F, Bodnar DA, Bialek W (1995) Naturalistic stimuli increase the rate and efficiency of information transmission by primary auditory afferents. Proc Biol Sci 262:259–265.

Rieke F, Warland D, de Ruyter van Steveninck R, Bialek W (1997) Spikes: Exploring the Neural Code. Cambridge, MA: MIT Press.

Riggs LA, Ratliff F (1952) The effects of counteracting the normal movements of the eye. J Opt Soc Am 42:872–873.

Risold PY, Swanson LW (1996) Structural evidence for functional domains in the rat hippocampus. Science 272:1484–1486.

Rizzolatti G, Arbib MA (1998) Language within our grasp. Trends Cogn Sci 21:188–194. Rizzolatti G, Craighero L (2004) The mirror-neuron system. Annu Rev Neurosci 27:169–192.

Rosenbaum P, Rubin DB (1983) The central role of the propensity score in observa-tional studies for causal effects. Biometrika 70:41–55.

Rosenblum B, Kuttner F (2008) Quantum Enigma: Physics Encounters Consciousness. New York: Oxford University Press.

Ross J, Morrone MC, Goldberg ME, Burr DC (2001) Changes in visual perception at the time of saccades. Trends Neurosci 24:113–121.

Rothman JS, Cathala L, Steuber V, Silver RA (2009) Synaptic depression enables neuronal gain control. Nature 457:1015–1018.

Rothschild G, Nelken I, Mizrahi (2010) Functional organization and population dynamics in the mouse primary auditory cortex. Nat Neurosci 13:353–560.

Rothschild G, Eban E, Frank LM (2017) A cortical-hippocampal-cortical loop ofinformation processing during memory consolidation. Nat Neurosci 20:251–259.

Roux L, Hu B, Eichler R, Stark E, Buzsáki G (2017) Sharp wave ripples during learning stabilize the hippocampal spatial map. Nat Neurosci 20:845–853.

Rovelli C (2016) Reality Is Not What It Seems: The Journey to Quantum Gravity. London: Allan Lane Publisher.

Roweis ST, Saul LK (2000) Nonlinear dimensionality reduction by locally linear embedding. Science 290:2323–2325.

Roxin A, Brunel N, Hansel D, Mongillo G, van Vreeswijk C (2011) On the distribution of firing rates in networks of cortical neurons. J Neurosci 31:16217–16226.

Royer S, Sirota A, Patel J, Buzsáki G (2010) Distinct representations and theta dynamics in dorsal and ventral hippocampus. J Neurosci 30:1777–1787.

Royer S, Zemelman BV, Losonczy A, Kim J, Chance F, et al. (2012) Control of timing, rate and bursts of hippocampal place cells by dendritic and somatic inhibition. Nat Neurosci 15:769–775.

Rudy B, Fishell G, Lee S, Hjerling-Leffler J (2011) Three groups of interneurons account for nearly 100% of neocortical GABAergic neurons. Dev Neurobiol 71:45–61.

Ruff CB, Trinkhous E, Holliday TW (1997) Body mass and encephalization in Pleistocene Homo. Nature 387:173–176.

Rumelhart DE, McClelland JL, the PDP Research Group (1986) Parallel Distributed Processing: Explorationsin theMicrostructureofCognition. Volume 1: Foundations. Cambridge, MA: MIT Press.

Russell B (1992) On the notion of cause. In: The Collected Papers of Bertrand Russell v6: Logical and Philosophical Papers 1909–1913 (Slater J, ed), pp 193–210. London: Routledge Press.

Russell B, Slater JG, Frohmann B (1992) The Collected PapersofBertrand Russell: Logical and Philosophical Papers, 1909–1913. New York: Routledge.

Rutishauser U, Tudusciuc O, Wang S, Mamelak AN, Ross IB, Adolphs R (2013) Single-neuron correlates of atypical face processing in autism. Neuron 80:887–899.

Sabbah S, Gemmer JA, Bhatia-Lin A, Manoff G, Castro G, et al. (2017) A retinal code for motion along the gravitational and bodyaxes. Nature 546:492–497.

Sajin SM, Connine CM (2014) Semantic richness: the role of semantic features in processing spoken words. J Mem Lang 70:13–35.

Sale K (1995) Rebels Against the Future: The Luddites and Their War on the Industrial Revolution: Lessons for the Computer Age. New York: Basic Books.

Salinas E, Abbott LF (1995) Transfer of coded information from sensory to motor networks. J Neurosci 15:6461–6474.

Salinas E, Sejnowski TJ (2001) Gain modulation in the central nervous system: where behavior, neurophysiology, and computation meet. Neuroscientist 7:430–440.

Salinas E, Thier P (2000) Gain modulation: a major computational principle ofthe central nervous system. Neuron 27:15–21.

Samsonovich A, McNaughton BL (1997) Path integration and cognitive mapping in a continuous attractor neural network model. J Neurosci 17:5900–5920.

Samsonovich AV, Ascoli GA (2005) A simple neural network model of the hippocampus suggesting its pathfinding role in episodic memory retrieval. Learn Mem 12:193–208.

Sanchez-Vives MV, McCormick DA (2000) Cellular and network mechanisms of rhythmic recurrent activity in neocortex. Nat Neurosci 3:1027–1034.

Sargolini F, Fyhn M, Hafting T, McNaughton BL, Witter MP, et al. (2006) Conjunctive representation of position, direction, and velocity in entorhinal cortex. Science 312:758–762.

Sarpeshkar R (2010) Ultra Low Power Bioelectronics: Fundamentals, Biomedical Applications, and Bio-inspired Systems. New York: Cambridge University Press.

Sawamura H, Shima K, Tanji J (2002) Numerical representation for action in the parietal cortex ofthe monkey. Nature 415:918–922.

Scarr S, McCartney K (1983) How people make their own environments: a theory of genotype → environment effects. Child Dev 54:424–435.

Schacter DL (2001) Forgotten Ideas, Neglected Pioneers: Richard Semon and the Story ofMemory. Philadelphia: Psychology Press.

Schacter DL, Addis DR (2007) Constructive memory: the ghosts of past and future. Nature 445:27.

Schacter DL, Addis DR, Buckner RL (2007) Remembering the past to imagine the future: the prospective brain. Nat Rev Neurosci 8:657–661.

Schacter DL, Harbluk J, McLachlan D (1984) Retrieval without recollection: an experimental analysis of source amnesia. J Verb Learn Verb Behav 23:593–611.

Schaffer J (2016) The metaphysics of causation. In: The Stanford Encyclopedia of Philosophy (Zalta EN ed). Stanford, CA: Stanford University.

Scharnowski F, Rees G, Walsh V (2013) Time and the brain: neurorelativity: the chronoarchitecture of the brain from the neuronal rather than the observer's perspective. Trends Cogn Sci 17:51–52.

Scheidel W (2017) The Great Leveler: Violence and History ofInequality from the Stone Age to the Twenty-First Century. Princeton, NJ: Princeton University Press.

Schlegel AA, Rudelson JJ, Tse PU (2012) White matter structure changes as adults learn a second language. J Cogn Neurosci 24:1664–1670.

Schmajuk NA, Thieme AD (1992) Purposive behavior and cognitive mapping: a neural network model. Biol Cybern 67:165-174.

Schmitz TW, Duncan J (2018) Normalization and the cholinergic microcircuit: a unified basis for attention. Trend Cogn Sci 22:422–437.

Schneider DM, Nelson A, Mooney R (2014) A synaptic and circuit basis for corollary discharge in the auditory cortex. Nature 513:189–194.

Schneider F, Wildermuth D (2011) Results of the European land robot trial and their usability for benchmarking outdoor robot systems. Towards Autonomous Robotic Systems 408–409.

Scholz J, Klein MC, Behrens TE, Johansen-Berg H (2009) Training induces changes in white-matter architecture. Nat Neurosci 12:1370–1371.

Schomburg EW, Fernández-Ruiz A, Mizuseki K, Berényi A, Anastassiou CA, et al. (2014) Theta phase segregation of input-specific gamma patterns in entorhinal-hippocampal networks. Neuron 84:470–485.

Schroeder CE, Lakatos P (2009) Low-frequency neuronal oscillations as instruments of sensory selection. Trends Neurosci 32:9–18.

Schroeder CE, Lakatos P, Kajikawa Y, Partan S, Puce A (2008) Neuronal oscillations and visual amplification of speech. Trends Cogn Sci 12:106–113.

Schultz W (1998) Predictive reward signal of dopamine neurons. J Neurophysiol 80:1–27.

Schultz W (2015) Neuronal reward and decision signals: from theories to data. Physiol Rev 95:853–951.

Scoville WB, Milner B (1957) Loss of recent memory after bilateral hippocampal lesions. J Neurol Neurosurg Psychiat 20:11–21.

Seetharaman G, Lakhotia A, Blasch E (2006) Unmanned vehicles come of age: the DARPA grand challenge. Computer 39:26–29.

Sejnowski TJ (2018) The Deep Learning Revolution. Cambridge, MA: MIT Press.

Seligman MEP (1971) Phobias and preparedness. Behavior Ther 2:307–320.

Seligman MEP (1975) Helplessness: On Depression, Development, and Death. San Francisco, CA: W. H. Freeman.

Senzai Y, Buzsáki G (2017) Physiological properties and behavioral correlates of hippocampal granule cells and mossy cells. Neuron 93:691–704.

Seth AK (2005) Causal connectivity analysis of evolved neuronal networks during behavior. Netw Comput Neural Syst 16:35–55.

Shadlen MN, Kiani R (2013) Decision making as a window on cognition. Neuron 80:791–806.

Shafer G (1996) The Art ofCausal Conjecture. Cambridge, MA: MIT Press.

Shankar KH, Howard MW (2012) A scale-invariant representation of time. Neural Computation 24:134–193.

Shannon CE (1948) A mathematical theory of communication. Bell System Technical Journal 623–656.

Shannon CE (1956) The bandwagon. IRE Trans InformTheory 2:3.

Shannon RV, Zeng FG, Kamath V, Wygonski J, Ekelid M (1995) Speech recognition with primarily temporal cues. Science 270:303–304.

Sharma J, Angelucci A, Sur M (2000) Induction of visual orientation modules in auditory cortex. Nature 404:841–847.

Shaw GL, Silverman DJ, Pearson JC (1985) Model of cortical organization embodying a basis for the theory of information processing and memory recall. Proc Natl Acad Sci.82:2364–2368.

Sheer DE, Grandstaff NW, Benignus VA (1966) Behavior and 40-c-sec. electrical activity in the brain. Psychol Rep 19:1333–1334.

Shenoy KV, Sahani M, Churchland MM (2013) Cortical control of arm movements: a dynamical systems perspective. Annu Rev Neurosci 36:337–359.

Shepard RN, Kilpatric DW, Cunningham JP (1975) The internal representation ofnumbers. Cogn Psychol 7:82–138.

Sherrington CS (1942) Man on His Nature. Cambridge: Cambridge University Press.

Shilnikov AL, Maurer AP (2016) The art of grid fields: geometry of neuronal time. Front Neural Circuits 10:12.

Shimamura AP, Squire LR (1987). A neuropsychological study of fact memory and source amnesia. J Exp Psychol Learn Mem Cogn 13:464–473.

Shipley TF, Zacks JM (eds) (2008) Understanding Events: From Perception to Action. Oxford: Oxford

University Press, 2008.

Shmueli G (2010) To explain or to predict? Statist Sci 25:289–310.

Shumway-Cook A, Woollacott MH (1995) Motor Control: Theory and Practical Applications. Philadelphia, PA: Lippincott Williams & Wilkins.

Siapas AG, Wilson MA (1998) Coordinated interactions between hippocampal ripples and cortical spindles during slow-wave sleep. Neuron 21:1123–1128.

Siegler RS, Opfer JE (2003) The development of numerical estimation: evidence for multiple representations of numerical quantity. Psychol Sci 14:237–243.

Silva D, Feng T, Foster DJ (2015) Trajectory events across hippocampal place cells require previous experience. Nat Neurosci 18:1772–1779.

Silver D, Huang A, Maddison CJ, Guez A, Sifre L, et al. (2016) Mastering the game of Go with deep neural networks and tree search. Nature 529:484–489.

Silver RA (2010) Neuronal arithmetic. Nat Rev Neurosci 11:474–489.

Singer AC, Carr MF, Karlsson MP, Frank LM (2013) Hippocampal SWR activity predicts correct decisions during the initial learning of an alternation task. Neuron 77:1163–1173.

Singer W (1999) Neuronal synchrony: a versatile code for the definition of relations? Neuron 24:49–65.

Singh N, Theunissen F (2003) Modulation spectra of natural sounds and ethological theories of auditory processing. J Acoust Soc Am 114:3394–3411.

Sinha C, Da Silva Sinha V, Zinken J, Sampaio W (2011) When time is not space: the social and linguistic construction oftime intervals and temporal event relations in an Amazonian culture. Lang Cogn 3:137–169.

Sinnot EW (1937) The relation of gene to character in quantitative inheritance. Proc Natl Acad Sci USA 23:224–227.

Sirota A, Csicsvari J, Buhl D, Buzsáki G (2003) Communication between neocortex and hippocampus during sleep in rodents. Proc Natl Acad Sci U S A 100:2065–2069.

Sirota A, Montgomery S, Fujisawa S, Isomura Y, Zugaro M, Buzsáki G (2008) Entrainment of neocortical neurons and gamma oscillations by the hippocampal theta rhythm. Neuron 60:683–697.

Skaggs WE, McNaughton BL (1996) Replay of neuronal firing sequences in rat hippocampus during sleep following spatial experience. Science 271:1870–1873.

Skaggs WE, McNaughton BL, Wilson MA, Barnes CA (1996) Theta phase precession in hippocampal neuronal populations and the compression of temporal sequences. Hippocampus 6:149–172.

Skarda CA, Freeman WJ (1987) How brains make chaos in order to make sense ofthe world. Behav Brain Sci 10:161–173.

Skeide MA, Kumar U, Mishra RK, Tripathi VN, Guleria A, et al. (2017) Learning to read alters cortico-subcortical cross-talk in the visual system of illiterates. Sci Adv 3:e1602612.

Skinner BF (1938) The Behavior of Organisms: An Experimental Analysis. Boston, MA: D. Appleton & Company.

Slotine JJE, Li W (1991) Applied Nonlinear Control. Engelwood, NJ: Prentice-Hall.

Smear M, Resulaj A, Zhang J, Bozza T, Rinberg D (2013) Multiple perceptible signals from a single olfactory glomerulus. Nat Neurosci 16:1687–1691.

Smolin L (2013) Time Reborn: From the Crisis ofPhysics to the Future of the Universe. Boston, MA: Houghton Mifflin Harcourt.

Soares S, Atallah BV, Paton JJ (2016) Midbrain dopamine neurons control judgment of time. Science 354:1273–1277.

Sobel D (1995) Longitude: The True Story of a Lone Genius Who Solved the Greatest Scientific Problem ofHis Time. New York: Walker Publishing Company, Inc.

Sokolov EN (1960) Neuronal models and the orienting reflex. In: The Central Nervous System and Behavior (Brazier MAB, ed), pp. 187–276. New York: Josiah Macy, Jr. Foundation.

Sokolov EN (1963) Perception and the Conditioned Reflex. New York: Pergamon Press.

Soltesz I (2005) Diversity in the Neuronal Machine: Order and Variability in Interneuronal Microcircuits. New York: Oxford University Press.

Soltesz I, Deschênes M (1993) Low-and high-frequency membrane potentialoscillations during theta activity in CA1 and CA3 pyramidal neurons of the rat hippocampus under ketamine-xylazine anesthesia. J Neurophysiol 70:97–116.

Sommer MA, Wurtz RH (2006) Influence of the thalamus on spatial visual processing in frontal cortex. Nature 444:374–377.

Song S, Sjöström PJ, Reigl M, Nelson S, Chklovskii DB (2005) Highly nonrandom features of synaptic connectivity in local cortical circuits. PLoS Biology 3:e68.

Sperry RW (1950) Neural basis of the spontaneous optokinetic response produced by visual inversion. J Compar Physiol Psychol 43:482–489.

Spirtes P, Glymour C, Scheines R (2000) Causation, Prediction, and Search (2nd ed). Cambridge, MA: MIT Press.

Sporns O (2010) Networks ofthe Brain. Cambridge, MA: MIT Press.

Spruijt BM, van Hooff JA, Gispen WH (1992) Ethology and neurobiology of grooming behavior. Physiol Rev 72:825–852.

Squire LR (1992a) Declarative and nondeclarative memory: multiple brain systems supporting learning and memory. J Cogn Neurosci 4:232–243.

Squire LR (1992b) Memory and the hippocampus: a synthesis from findings with rats, monkeys, and humans. Psychol Rev 99:195–231.

Squire LR, Alvarez P (1995) Retrograde amnesia and memory consolidation: a neurobiological perspective. Curr Opin Neurobiol 5:169–177.

Squire LR, Slater PC, Chace PM (1975) Retrograde amnesia: temporal gradient in very long term memory following electroconvulsive therapy. Science 187:77–79.

Squire LR, Stark CE, Clark RE (2004) The medial temporal lobe. Annu Rev Neurosci 27:279–306.

Srinivasamurthy A, Subramanian S, Tronel G, Chordia P (2012) A beat tracking approach to complete description of rhythm in Indian classical music. Proc 2nd Comp Music Workshop, 72–78.

Staddon JE (2005) Interval timing: memory, not a clock. Trends Cogn Sci 9:312–314.

Staddon JER (1978) Theory of behavioral power functions. Psychol Rev 85:305–320.

Staddon JER, Simmelhag VL (1971) The "superstition" experiment: a reexamination of its implications for the principles of adaptive behavior. Psychol Rev 78:3–43.

Stark E, Roux L, Eichler R, Buzsáki G (2015) Local generation of multineuronal spike sequences in the hippocampal CA1 region. Proc Natl Acad Sci U S A 112:10521–10526.

Steinhardt PJ, Turok N (2002) A cyclic model ofthe universe. Science 296:1436–1439

Steriade M, Contreras D, Curró Dossi R, Nuñez A (1993a) The slow (< 1 Hz) oscillation in reticular thalamic and thalamocortical neurons: scenario of sleep rhythm generation in interacting thalamic and neocortical networks. J Neurosci 13:3284–3299.

Steriade M, Nunez A, Amzica F (1993b) A novel slow (~1 Hz) oscillation of neocortical neurons in vivo: depolarizing and hyperpolarizing components. J Neurosci 13:3252–3265.

Steriade M, Nuñez A, Amzica F (1993c) Intracellular analysis of relations between the slow (< 1 Hz) neocortical oscillation and other sleep rhythms of the electroencephalogram. J Neurosci 13: 3266–3283.

Stevens SS (1961) To honor Fechner and repeal his law: a power function, not a log function, describes the operating characteristic of a sensory system. Science 133:80–86.

Stone JV (2013) Bayes' Rule: A Tutorial Introduction to Bayesian Analysis. London: Sebtel Press.

Stringer C, Pachitariu M, Steinmetz N, Reddy CB, Carandini M, Harris KD (2018) Spontaneous behaviors drive multidimensional, brain-wide population activity. BiorRxiV. https://doi.org/10.1101/306019.

Sturm I, Blankertz B, Potes C, Schalk G, Curio G (2014) ECoG high gamma activity reveals distinct cortical representations of lyrics passages, harmonic and timbrerelated changes in a rock song. Front Human Neurosci 8:798.

Suddendorf T, Corballis MC (2007) The evolution of foresight: what is mental time travel, and is it unique to humans? Behav Brain Sci 30:299–313.

Suga N, Schlegel P (1972) Neural attenuation of responses to emitted sounds in echolocating bats. Science 177:82–84.

Sullivan D, Mizuseki K, Sorgi A, Buzsáki G (2014) Comparison of sleep spindles and theta oscillations in the hippocampus. J Neurosci 34:662–674.

Sussillo D, Abbott LF (2009) Generating coherent patterns of activity from chaotic neural networks. Neuron 63:544–557.

Sutton RS, Barto AG (1998) Reinforcement Learning: An Introduction (Adaptive Computation and Machine Learning). Cambridge, MA: MIT Press.

Swadlow HA (2000) Information flow along neocortical axons. In: Time and the Brain (Miller R, ed). Reading, UK: Harwood Academic Publishers.

Szent-Györgyi A (1951) Nature ofthe contraction ofmuscle. Nature 167:380–381.

Takahashi N, Sasaki T, Matsumoto W, Matsuki N, Ikegaya Y (2010) Circuit topology for synchronizing neurons in spontaneously active networks. Proc Natl Acad Sci U S A 107:10244–10249.

Takehara-Nishiuchi K, McNaughton BL (2008) Spontaneous changes of neocortical code for associative memory during consolidation. Science 322:960–963.

Talmy L (1985) Lexicalization patterns: semantic structure in lexical forms. In: Language Typology and Semantic Description (Shopen T, ed), pp. 57–149. Cambridge: Cambridge University Press.

Taube JS (2007) The head direction signal: origins and sensory-motor integration. Annu Rev Neurosci 30:181–207.

Tegmark M (2014) Our Mathematical Universe: My Quest for the Ultimate Nature of Reality. New York: Vintage Books, Random House.

Tenenbaum JB, de Silva V, Langford JC (2000) A global geometric framework for nonlinear dimensionality reduction. Science 290:2319–2323.

Tennesen M (2009) More Animals Seem to Have Some Ability to Count. Sci Am. September. http://www.scientificamerican.com/article/how-animals-have-the-ability-to-count/.

Terada S, Sakurai Y, Nakahara H, Fujisawa S (2017) Temporal and rate coding for discrete event sequences in the hippocampus. Neuron 94:1248–1262.

Teyler TJ, DiScenna P (1986) The hippocampal memory indexing theory. Behav Neurosci 100:147–154.

Thaler L, Arnott SR, Goodale MA (2011) Neural correlates of natural human echolocation in early and late blind echolocation experts. PLoS One 6:e20162.

Thelen E (1989) Self-organization in developmental processes: Can systems approaches work? In: Systems and Development: The Minnesota Symposia on Child Psychology, Vol. 22 (Gunnar M, Thelen E, eds), pp. 17–171. Hillsdale, NJ: Erlbaum.

Thomas L (1972) Antaeus in Manhattan. N Engl J Med 286:1046–1047.

Thompson RF (2005) In search of memory traces. Annu Rev Psychol 56:1–23.

Thomson AM, Deuchars J (1994) Temporal and spatial properties of local circuits in neocortex. Trends Neurosci 17:119–126.

Thomson AM, West DC (2003) Presynaptic frequency filtering in the gamma frequency band; dual intracellular recordings in slices of adult rat and cat neocortex. Cereb Cortex 13:136–143.

Thorpe S, Delorme A, Van Rullen R (2001) Spike-based strategies for rapid processing. Neural Netw 14:715–725.

Tiganj Z, Cromer JA, Roy GE, Miller EK, Howard MW (2017) Compressed timeline of recent experience in monkey lPFC. bioRxiv 126219.

Tingley D, Buzsáki G (2018) Transformation of a spatial map across the hippocampal-lateral septal circuit. Neuron 98:1229–1242.

Tinbergen N (1951) The Study of Instinct. New York: Oxford University Press.

Tolman EC (1948) Cognitive maps in rats and men. Psychol Rev 55:189–208.

Tomasino B, Fink GR, Sparing R, Dafotakis M, Weiss PH (2008) Action verbs and the primary motor cortex: a comparative TMS study of silent reading, frequency judgments, and motor imagery. Neuropsychologia 46:1915–1926.

Tonegawa S, Liu X, Ramirez S, Redondo R (2015) Memory engram cells have come of age. Neuron 87:918–931.

Tononi G (2012) Phi: A Voyage from the Brain to the Soul. New York: Pantheon Books.

Tononi G, Cirelli C (2003) Sleep and synaptic homeostasis: a hypothesis. Brain Res Bull 62:143–150.

Tononi G, Cirelli C (2014) Sleep and the price of plasticity: from synaptic and cellular homeostasis to memory consolidation and integration. Neuron 81:12–34.

Tononi G, Sporns O, Edelman GM (1994) A measure for brain complexity: relating functional segregation and integration in the nervous system. Proc Natl Acad Sci U S A 91:5033–5037.

Toth N (1985) The Oldowan reassessed: a close look at early stone artifacts. J Archeol Sci 12:101–120.

Toulmin S, Goodfield J (1982) The Discovery of Time. Chicago: The University of Chicago Press.

Treue S (2003) Visual attention: the where, what, how and why of saliency. Curr Opin Neurobiol 13:428–432.

Treue S, Martínez-Trujillo JC (1999) Feature-based attention influences motion processing gain in macaque visual cortex. Nature 399:575–579.

Treves A, Rolls ET (1994) Computational analysis of the role of the hippocampus in memory. Hippocampus 4:374–391.

Trivers RL (2011) The Folly of Fools. New York: Basic Books.

Trope Y, Liberman N (2010) Construal-level theory of psychological distance. Psychol Rev 117:440–463.

Troxler IPV (1804) Über das Verschwinden gegebener Gegenstände innerhalb unseres Gesichtskreises [On the disappearance of given objects from our visual field]. Ophthalmologische Bibliothek (in German) 2:1–53.

Truccolo W, Hochberg LR, Donoghue JP (2010) Collective dynamics in human and monkey sensorimotor cortex: predicting single neuron spikes. Nat Neurosci 13:105–111.

Tse PU, Intriligator J, Rivest J, Cavanagh P (2004) Attention and the subjective expansion oftime. Percept Psychophys 66:1171–1189.

Tsodyks M, Kenet T, Grinvald A, Arieli A (1999) Linking spontaneous activity ofsingle cortical neurons and the underlying functional architecture. Science 286:1943–1946.

Tsodyks MV, Skaggs WE, Sejnowski TJ, McNaughton BL (1996) Population dynamics and theta rhythm phase precession of hippocampal place cell firing: a spiking neuron model. Hippocampus 6:271–280.

Tulving E (1972) Episodic and semantic memory. In: Organization ofMemory (Tulving E, Donaldson W, eds), pp. 381–402. New York: Academic Press.

Tulving E (1983) Elements ofEpisodic Memory. Oxford: Clarendon Press.

Tulving E (2002) Episodic memory: from mind to brain. Ann Rev Psych 53:1–15.

Tulving E, Schacter DL (1990) Priming and human memory systems. Science 247:301–306.

Tversky A (1977) Features of similarity. Psychological Review 84:327–352.

Tversky A, Kahneman D (1974) Judgment under uncertainty: heuristics and biases. Science 185:1124–1131.

Tversky A, Kahneman D (1981) The framing of decisions and the psychology ofchoice. Science 211:453–4458.

Ullman S (1980) Against direct perception. Behav Brain Sci 3:373–416.

Umeno MM, Goldberg ME (1997) Spatial processing in the monkey frontal eye field. I. Predictive visual responses. J Neurophysiol 78:1373–1383.

Urmson C, Anhalt J, Bae H, Bagnell A, Baker CR, et al. (2008) Autonomous driving in urban environments: boss and the urban challenge. J Field Robotics 25:425–466.

Valeeva G, Janackova S. Nasretdinov A, Richkova V, Makarov R, et al. (1998) Coordinated activity in the developing entorhinal-hippocampal network. Proc Natl Acad Sci (USA) in press

van den Bos E, Jeannerod M (2002) Sense of body and sense of action both contribute to self-recognition. Cognition 85:177–187.

van den Heuvel MP, Sporns O (2011) Rich-club organization of the human connectome. J Neurosci 31:15775–15786.

Vandecasteele M, Varga V, Berenyi A, Papp E, Bartho P, et al. (2014) Optogenetic activation of septal cholinergic neurons suppresses sharp wave ripples and enhances theta oscillations in the hippocampus. Proc Natl Acad Sci U S A 111:13535–13540.

Vanderwolf CH (2007) The Evolving Brain: The Mind and the Neural Control of Behavior. Berlin: Springer.

van de Ven GM, Trouche S, McNamara CG, Allen K, Dupret D (2016) Hippocampal offline reactivation consolidates recently formed cell assembly patterns during sharp wave-ripples. Neuron 92:968–974.

VanRullen R, Guyonneau R, Thorpe SJ (2005) Spike times make sense. Trends Neurosci 28:1–4.

Varela F, Lachaux JP, Rodriguez E, Martinerie J (2001) The brainweb: phase synchronization and large-scale integration. Nat Rev Neurosci 2:229–239.

Varela FJ, Thompson E, Rosch E (1991) The Embodied Mind: Cognitive Science and Human Experience. Cambridge, MA: MIT Press.

Vargha-Khadem F, Gadian DG, Watkins KE, Connelly A, Van Paesschen W, Mishkin M (1997) Differential effects of early hippocampal pathology on episodic and semantic memory. Science 277:376–380.

Verhage M, Maia AS, Plomp JJ, Brussaard AB, Heeroma JH, et al. (2000) Synaptic assembly of the brain in the absence of neurotransmitter secretion. Science 287:864–869.

Vida I, Bartos M, Jonas P (2006) Shunting inhibition improves robustness of gamma oscillations in hippocampal interneuron networks by homogenizing firing rates. Neuron 49:107–117.

Villette V, Malvache A, Tressard T, Dupuy N, Cossart R (2015) Internally recurring hippocampal sequences as a population template of spatiotemporal information. Neuron 88:357–366.

von der Malsburg C (1994). The correlation theory of brain function. In: Models of Neural Networks II: Temporal Aspects ofCoding and Information (Domany E, van Hemmen JL, Schulten K, eds). New York: Springer.

von Economo C, Koskinas GN (1929) The Cytoarchitectonics of the Human Cerebral Cortex. London: Oxford University Press.

von Holst E, Mittelstaedt H (1950) Das reafferezprincip Wechselwirkungen zwischen Zentralnerven-system und Peripherie. Naturwissenschaften 37:467–476, 1950. [The reafference principle. In: *The Behavioral Physiology of Animals and Man. The Collected Papers of Erich von Holst*, translated by Martin R. Coral Gables, FL: Univ. ofMiami Press, 1973, p. 139–173, 176–209].

Von Neumann J (1956) Probabilistic logics and synthesis of reliable organisms from unreliable components. In: Automata Studies. Annals of Mathematical Studies, No. 34 (Shannon CE, McCarthy J, eds),pp. 43–98. Princeton, NJ: Princeton University Press. Von Neumann J (1958) The Computer and the Brain. New Haven, CT: Yale University Press.

von Uexküll J (1934/2011) A Foray into the Worlds of Animals and Humans, with a Theory ofMeaning. Minneapolis: University ofMinnesota Press.

Vyazovskiy VV, Harris KD (2013) Sleep and the single neuron: the role of global slow oscillations in individual cell rest. Nat Rev Neurosci 14:443–451.

Wachowiak M (2011) All in a sniff: olfaction as a model for active sensing. Neuron 71:962–973.

Wallenstein GV, Hasselmo ME (1997) GABAergic modulation of hippocampal population activity: sequence learning, place field development, and the phase precession effect. J Neurophysiol 78:393–408.

Walsh V (2003) A theory of magnitude: common cortical metrics of time, space and quantity. Trends Cogn Sci 7:483–488.

Walter WG (1950) An imitation of life. Sci Am 182:42—45.

Walter WG, Cooper R, Aldridge VJ, McCallum WC, Winter AL (1964) Contingent negative variation: an electric sign of sensorimotor association and expectancy in the human brain. Nature 203:380–384.

Wang HP, Spencer D, Fellous JM, Sejnowski TJ (2010) Synchrony of thalamocortical inputs maximizes cortical reliability. Science 328:106–109.

Wang Q, Sporns O, Burkhalter A (2012) Network analysis of corticocortical connections reveals ventral and dorsal processing streams in mouse visual cortex. J Neurosci 32:4386–4399.

Wang RF, Spelke ES (2000) Updating egocentric representations in human navigation. Cognition 77:215–250.

Wang SS, Shultz JR, Burish MJ, Harrison KH, Hof PR, et al. (2008) Functional trade-offs in white matter axonal scaling. J Neurosci 28:4047–4056.

Wang X, Merzenich MM, Beitel R, Schreiner CE (1995) Representation of a species-specific vocalization in the primary auditory cortex of the common marmoset: temporal and spectral characteristics. J Neurophysiol 74:2685–2706.

Wang XJ (2010) Neurophysiological and computational principles of cortical rhythms in cognition. Physiol Rev 90:1195–1268.

Wang Y, Romani S, Lustig B, Leonardo A, Pastalkova E (2015) Theta sequences are essential for internally generated hippocampal firing fields. Nat Neurosci 18:282–288.

Ward HC, Kotthaus S, Grimmond CS, Bjorkegren A, Wilkinson M, et al. (2015) Effects of urban density on carbon dioxide exchanges: observations of dense urban, suburban and woodland areas ofsouthern England. Environ Pollut 198:186–200.

Ward LM (2002) Dynamical Cognitive Science. Cambridge, MA: MIT Press.

Watson BO, Levenstein D, Greene JP, Gelinas JN, Buzsáki G (2016) Network homeostasis and state dynamics of neocortical sleep. Neuron 90:839–852.

Watson JB (1930) Behaviorism. Chicago, IL: University of Chicago Press.

Watson RA, SzathmáryE (2016) How can evolution learn? Trends Ecol Evol 31:147–157.

Watts DJ, Strogatz SH (1998) Collective dynamics of "small-world" networks. Nature 393:440–442.

Wearden JH (2015) Passage of time judgements. Conscious Cogn 38:165–171.

Wearden JH, Lejeune H (2008) Scalar properties in human timing: conformity and violations. Quart J Exp Psychol 61:569–587.

Weatherall JO (2016) Void: The Strange Physics ofNothing (Foundational Questions in Science). New Haven, CT: Yale University Press.

Wehner R, Menzel R (1990) Doinsects have cognitive maps?Ann Rev Neurosci 13:403–414.

Weng J (2004) Developmental robotics: theory and experiments. Int J Humanoid Robot 1:199–236.

Wennekers T, Sommer F, Aertsen A (2003) Neuronal assemblies. Theory Biosci 122:1–104.

Werner, G. (1988) Five decades on the path to naturalizing epistemology. In: Sensory Processing in the Mammalian Brain (J. S. Lund, ed), pp. 345–359. New York: Oxford University Press.

Wertheimer M (1912) Experimentelle Studienüber das Sehen von Bewegung. Zeitschrift für Psychologie 61:161–265.

Whishaw IQ, Brooks BL (1999) Calibrating space: exploration is important for allothetic and idiothetic navigation. Hippocampus 9:659–667.

Whishaw IQ, Hines DJ, Wallace DG (2001) Dead reckoning (path integration) requires the hippocampal formation: evidence from spontaneous exploration and spatial learning tasks in in light (allothetic) and dark (idiothetic) tests. Behav Brain Res 127:49–69.

Whittington MA, Traub RD, Kopell N, Ermentrout B, Buhl EH (2000) Inhibition-based rhythms: experimental and mathematical observations on network dynamics. Int J Psychophysiol 38:315–336.

Wickelgren WA (1999) Webs, cell assemblies, and chunking in neural nets: introduction. Can J Exp Psychol 53:118–131.

Wicker B, Keysers C, Plailly J, Royet JP, Gallese V, Rizzolatti G (2003) Both of us disgusted in my insula: the common neural basis of seeing and feeling disgust. Neuron 40:655–664.

Wiener N (1956) The theory of prediction. In: Modern Mathematics for Engineers, Series 1 (Beckenback EF, ed). New York: Dover Publications.

Wikenheiser AM, Redish AD (2013) Thebalance of forward and backward hippocampal sequences shifts across behavioral states. Hippocampus 23:22–29.

Wills TJ, Lever C, Cacucci F, Burgess N, O'Keefe J (2005) Attractor dynamics in the hippocampal representation of the local environment. Science 308:873–876.

Wills TJ, Muessig L, Cacucci F (2014) The development of spatial behaviour and the hippocampal neural representation of space. Philos Trans R Soc Lond B Biol Sci 369:20130409.

Willshaw DJ, Buneman OP, Longuet-Higgins HC (1969) Non-holographic associative memory. Nature 222:960–962.

Wilson MA, McNaughton BL (1993) Dynamics ofthe hippocampal ensemble code for space. Science 261:1055–1058.

Wilson MA, McNaughton BL (1994) Reactivation of hippocampal ensemble memories during sleep. Science 265:676–679.

Wilson NR, Runyan CA, Wang FL, Sur M (2012) Division and subtraction by distinct cortical inhibitory networks in vivo. Nature 488:343–348.

Winfree AT (1980) The Geometry of Biological Time. (Biomathematics, Vol. 8.). Berlin-Heidelberg-New York: Springer-Verlag.

Winter SS, Clark BJ and Taube JS (2015) Disruption ofthe head direction cell network impairs the parahippocampal grid cell signal. Science 347:870–874.

Wittgenstein L (1973) Philosophical Investigations. (3rd edition). London: Pearson.

Wolff SBE, Ölveczky BP (2018) The promise and perils of causal circuit manipulations. Curr Opin Neurobiol 49:84–94.

Wolpert DM, Ghahramani Z, Jordan MI (1995) An internal model for sensorimotor integration. Science 269:1880–1882.

Wood E, Dudchenko PA, Robitsek RJ, Eichenbaum H (2000) Hippocampal neurons encode information about different types of memory episodes occurring in the same location. Neuron 27:623–633.

Woolf J (2010) The Mystery ofLewis Carroll. New York: St. Martin's Press.

Wootton D (2015) The Invention of Science. A New History of Scientific Revolution. New York: HarperCollins Publishers.

Wositsky J, Harney BY (1999) Born Under the Paperbark Tree. Marlston, SA: JB Books.

Wu X, Foster DJ (2014) Hippocampal replay captures the unique topological structure of a novel environment. J Neurosci 34:6459–6469.

Yarbus AL (1967) Eye Movements and Vision (Haigh B, translator). Original Russian edition published in Moscow, 1965. New York: Plenum Press.

Yarrow K, Haggard P, Heal R, Brown P, Rothwell JC (2001) Illusory perceptions ofspace and time preserve cross-saccadic perceptual continuity. Nature 414:302–305.

Yassin L, Benedetti BL, Jouhanneau JS, Wen JA, Poulet JFA, Barth AL. (2010) An embedded subnetwork of highly active neurons in the neocortex. Neuron 68:1043–1050.

Yasumatsu N, Matsuzaki M, Miyazaki T, Noguchi J, Kasai H (2008) Principles of long-term dynamics of dendritic spines. J Neurosci 28:13592–13608.

Yoshimura Y, Dantzker JL, Callaway EM (2005) Excitatory cortical neurons form finescale functional networks. Nature 433:868–873.

Yuste R, MacLean JN, Smith J, Lansner A (2005) The cortex as a central pattern generator. Nat Rev Neurosci 6:477–483.

Zatorre RJ, Chen JL, Penhune VB (2007) When the brain plays music: auditory-motor interactions in music perception and production. Nat Rev Neurosci 8:547–558.

Zeh HD (2002) The Physical Basis of the Direction ofTime (4th ed.). Berlin: Springer.

Zhang Q, Li Y, Tsien RW (2009) The dynamic control of kiss-and-run and vesicular reuse probed with single nanoparticles. Science 323:1448–1453.

Zion Golumbic EM, Ding N, Bickel S, Lakatos P, Schevon CA, et al. (2013) Mechanisms underlying selective neuronal tracking of attended speech at a "cocktail party." Neuron 77:980–991.

Zipser D, Andersen RA (1988) Aback-propagation programmed network that simulates response properties of a subset of posterior parietal neurons. Nature 331:679–684.

Ziv Y, Burns LD, Cocker ED, Hamel EO, Ghosh KK, et al. (2013) Long-term dynamics ofCA1 hippocampal place codes. Nat Neurosci 16:264–266.

Zohary E, Shadlen MN, Newsome WT (1994) Correlated neuronal discharge rate and its implications for psychophysical performance. Nature 370:140–143.

Zorzi M, Priftis K, Umiltà C (2002) Brain damage: neglect disrupts the mental number line. Nature 417:138–139.

Zucker RS, Regehr WG (2002) Short-term synaptic plasticity. Annu Rev Physiol 64:355–405.

Zugaro MB, Monconduit L, Buzsáki G (2004) Spike phase precession persists after transient intrahippocampal perturbation. Nature Neurosci 8:67–71.

名词中英文对照

A

| 埃氏电鳗属 | *Eigenmannia* |
| 澳大利亚的黑背钟鹊 | Australian magpies |

B

白板	*tabula rasa* (blank slate)
白骨顶鸡	coot
白腰文鸟	Bangalese finch, *Lonchura striata*
斑胸草雀	*Taeniopygia guttata*
伴随发放	corollary discharge
保守性	preservation
贝茨细胞	Betz cell
贝尔 - 马让迪定律	Bell-Magendie rule
背侧内颞上回	dorsal medial superior temporal area, MSTd
背外侧前额叶	dorsolateral prefrontal cortex
被躯体训练的大脑	body teaching brain
本体	noumenon
本体感受器	proprioceptor
本体感受信息	proprioceptive information
比较器	comparator
闭环系统	closed-loop system
避免干扰	jamming avoidance
编码	encryption
变换不变性	translation invariance
表征	representation
表征主义	representationism
髌韧带	patellar tendon
并发链	synfire chain
布罗德曼区	Brodmann area
布罗卡区	Broca's area
插值	interpolation

C

产生运动的神经元	activity-inducing neuron
朝向选择性神经元	orientation-selective neuron
陈述性记忆	declarative memory

成簇的规律间隔的短回文重复序列 clustered regularly interspaced short palindromic repeat

成对的反义概念 antonym pairs

城市革命 urban revolution

乘法归一化 multiplicative normalization

持续原因 sustaining cause

初级视皮层 primary visual cortex

初级运动皮层 pimary motor cortex

传递信号 forward signaling

船用天文钟 marine chronometer

磁共振成像 magnetic resonance imaging（MRI）

刺激泛化 stimulus generalization

刺激关联 stimulus association

刺激区分 stimulus discrimination

刺激 - 响应策略 stimulus-response strategy

从演化上起源于 evolutionary roots

簇状发放 spike burst

错觉 illusion

D

大爆炸理论 big bang theory

大脑词汇表 brain vocabulary

大脑节律 brain rhythm

大脑节律的等级系统 brain hierarchies

大脑可塑性 plasticity in brain

大脑模式 brain pattern

大细胞通路 magnocellular pathway

待解释因素 explanandum (things-to-be-explained)

单突触连接 monosynaptic connection

单细胞记录 / 单神经元记录 single neuron recording

弹簧地图模型 spring map model

地图指引的巡航假说 map-based navigation hypothesis

低通滤波器 low-pass filter

电场定位 electrolocation

电场交流 electrocommunication

电器官 electric organ

电阻 - 电容滤波器 RC filter

调制器 modulator

顶内沟腹侧区 ventral intraparietal area, VIP

顶内沟内侧壁	medial bank of the intraparietal sulcus, MIP
顶内沟外侧壁	lateral bank of the intraparietal sulcus, LIP
顶叶皮层	parietal cortex
顶叶手臂运动区	parietal reach region, PRR
定向反应	orienting reflex
动态、动力学	dynamics
动物发声	animal vocalization
短时程突触可塑性	Short term plasticity
断句	punctuation
对比度	Contrast
对数	logarithm
对数标度	log scale
对数定律	logarithmic law
对数正态分布	normal distribution of log value
对应	correspondence
多巴胺	dopamine
多份剧本模型	multiple drafts model of conciousness
多时间尺度表征	multiple time scale representation
多体素模式分析	multivoxel pattern analysis
多头绒泡菌	*Physarum polycephalum*

E

额叶结构	frontal structure

F

发放模式	firing pattern
发放时序依赖的可塑性	spike timing-dependent plasticity
发放速率	firing rate
发送 - 接收合作关系	sender-receiver partnership
犯错的实验	error trials
方差分析	analysis of variance
放大器	amplifier
放电频率适应	spike frequency adaptation
非快速眼动睡眠	non-rapid eye movement sleep
非平均主义	nonegalitarian
非条件反射	unconditioned reflex
分割	segemtation
分流	shunting
粉红噪声	pink noise
冯·埃科诺莫神经元	von Economo neuron, VEN

固定行为模式	fixed action pattern
关联	association
关联理论	association theory
关联强度	associative strength
关联强度与条件化	associative strength and conditioning
光流	optic flow
广延实体	res extensa (corporeal substance)
归纳	induction
归一化	normalization
《公平劳动标准法》	*Wages and Hours Bill*

H

海马神经元	hippocampal neuron
航位推算	dead reckoning
痕迹交替	trace alternans
后测	postdiction
互补策略	complementary strategy
幻觉	hallucination
黄金平均值	golden mean
恢复力	resilience
回放	replay
回归分析	analysis of regression
回声定位	echolocation

J

肌动蛋白	actin
肌球蛋白	myosin
肌肉抽搐	muscle jerk
基因表达	gene expression
基于对数标度的连续分布	log scale-based continuous distribution
基准发放频率	baseline firing frequency
几何	geometry
计时	timekeeping
加巴喷丁	Gabapentin
尖波涟漪	Sharp wave ripple
间歇性采样	intermittent sampling
简并性	degeneracy
交互反馈环路	recurrent feed back circuit
节律	rhythm
结节性受体	tuberous receptor

蓝斑神经元	locus ceruleus neurons
勒德分子	Luddite
类比	resemblance
类型失忆	categorical amnesia
离散非层级一般对照模型	discrete and nonhierarchical general contrast model
理毛的句法	grooming syntax
连接范式	wiring diagram
连体双胞胎	conjoined twins
连续视觉	continuous vision
联结 / 连接	connection
联结主义	connectionism
灵量瑜伽	Kundalini yoga
颅相学	phrenology
罗兰多裂	sulcus of Rolando
罗塞塔石碑	Rosetta Stone
罗夏墨迹测验	Rorschach patches

M

脉轮	chakras
慢波振荡	slow oscillation
盲视	blindsight
盲文触觉书写系统	braille tactile writing system
美国国防部高级研究计划局	US Defense's Advanced Research Projects Agency (DARPA）
美国科学院科学传播奖	US National Academies Communication Award
美国神经科学学会	US Society for Neuroscience
美国信息交换标准码	American Standard Code for Information Exchange （ASCII）
幂律	power-law
鸣管	syrinx
鸣啭	birdsong
模式补全	pattern completion
模式分离	pattern separation
莫尔斯电码	Morse code

N

纳皮尔常数	Napier's constant
脑成像	brain imaging
脑磁图	magnetoencephalogram，MEG

躯体感觉皮层	somatosensory cortex
躯体感知	body sensation
躯体为中心的空间	body-centered space
躯体运动	body motion
躯体中的"心理中心"	psychological centers of the body
圈量子引力	loop quantum gravity
全局工作空间模型	global workspace version
全球定位系统	global positioning system (GPS)
群体向量	population vector
（丘脑）连接核	the nucleus reuniens

R

扰动	perturbation
人工智能	artificial intelligence, AI
认识论自动机	epistemological automaton
认知	cognition
认知地图	cognitive map
认知地图理论	cognition map theory
认知革命	cognitive revolution
认知科学	cognitive science
认知图	cognitive graph
认知心理学	cognitive psychology
认知心理学的哲学基础	philosophical roots of cognitive psychology
认知主义	cognitivism
容许性	permissiveness
冗余	redundancy
儒家思想	Confucianism

S

扫视	saccade
扫视性眼动	saccadic eye movement
上皮的机械刺激	epithelium stimulation
上丘	superior colliculus
摄取意义	grounding
身体图谱	body map
深度学习	deep learning
神经（元）放电模式	neuronal spike pattern
神经（元）轨迹	neuronal trajectory
神经（元）网络	neuronal network
神经（元）响应、神经反应	neuronal response

神经编码	neuronal code
神经技术	neurotechnology
神经句法	neural syntax
神经考古学	neuroarcheology
神经科学家	neuroscientist
神经小注	neuronote
神经序列	neuronal sequence
神经元	neuron
神经元电位发放	neuronal spiking
神经元集群	neuronal assembly
神经元连接模块	neuronal motif
神经元时钟	neuronal clock
神经字母	neuronal letter
生命力	élan vital
生物声纳	bio-sonar
声音特征	acoustic feature
失活	inactivation
时程信息	timing information
时间方向问题	directed notion of time
时间特异性的遗忘	temporal amnesia
时空连续性	contiguity in time and place
时序组织	temporal organization
似动现象	apparent motion
视动反射	optokenetic reflex
视觉系统	visual system
适应	adaptation
适应的生物物理机制	biophysical adaptation mechanisms
手掌空间	palm space
受体、感受器	receptor
枢纽神经元	hub neuron
输入 - 输出的协调	input-output coordination
树突棘	dendritic spine
双峰分布	bimodal distribution
睡眠纺锤波	Sleep spindle
睡眠麻痹	sleep paralysis
睡眠稳态可塑性	sleep homeostatic plasticity
思想实体	*res cogitans* (thinking soul)
速控振子	velocity-controlled oscillator
随机的视网膜信号波	spontaneous retinal wave

随机图谱	radom graph map
髓鞘化	myelination
梭形细胞	spindle cell
梭状	spindle-shaped
锁相振荡	phase-locked oscillation

T

塔拉	tāla
苔状细胞	mossy cell
特克斯勒消逝效应	Troxler effect
条件化训练	classical conditioning
条件性信号	conditional signal
条件抑制	conditioned suppression
听觉反馈	auditory feedback
听觉神经元	auditory neuron
通过行动学习	learning through action
同步定位并构建地图	simultaneous localization and mapping
同时发生探测器	coincidence detector
桶状皮层	barrel cortex
突触	synapse
突触传递概率	spike transmission probability
突触传递强度	synaptic transmission strength
突触后致密带	postsynaptic density
突触活动	synaptic activity
突触间隙	synaptic cleft
突触可塑性	synaptic plasticity
突触连接	synaptic connection
突触路径的长度	synaptic path length
突触前膜	presynaptic terminal
突触强度	synaptic strength
突触抑制	depressing synapse
突触易化	facilitatory synapse
推动力	driving force
推理机	machina speculatrix
（条件化的）消退	extinction

W

外侧隔区	lateral septum
外侧膝状体	lateral geniculate body
外化	externalization

心智二元论	dualist view of the mind
新皮层	neocortical
新西兰鸲鹟	New Zealand robin
信号 / 信息	signal/message
信息编码	information coding
信息处理的定义	definition of information processing
信息传递	information transfer
信息革命	information revolution
信息论	information theory
信用分配问题	credit assignment problem
行动 / 行为 / 运动	action/behavior/movement
行动方案 / 规划	action plan
行动 - 感知闭环	action-perception loop
行动引起的伴随信号	action-induced corollary
行动优先	primacy of action
行为心理学	behavioral psychology
行为主义	behaviorism
兴奋性神经元	excitatory neuron
序列发生器	sequence generator
血管活性肠肽	vasoactive intestine peptide, VIP
血氧水平依赖信号	blood oxygen level-dependent signal, BOLD signal
循环论证	circulus vitiosus

Y

压控振荡器	voltage-controlled oscillator
眼动追踪技术	eye-tracking technique
遗传密码	genetic code
遗传指导	genetic guidance
以解读为中心的视角	reader-centric view
以外在事物为中心的导航地图模型	allocentric map-based navigation model
（以）外在事物（为）中心的	allocentric
（以）自我（为）中心的	egocentric
异宿吸引子	heteroclinic attractor
抑制性的伴随发放	inhibitory corollary discharge
抑制性神经元	inhibitory neuron
抑制性中间神经元	inhibitory interneuron
译码术	cipher
意念巡航	mental navigation

因变量   dependent variable
因果关系   causality
音高   pitch
音节   note, syllable
音节   syllable
音色   timbre
音素   phoneme
印迹   engram
涌现   emerging
优势   superiority
有目的的行为   goal-directed behavior
诱发反应   evoked neuronal responses
诱发原因   predisposing cause
语法   grammar
语境   contextual
语素   morpheme
语义记忆   semantic memory
语义距离   semantic proximity
语义特征   semantic feature
语音句法   phonetical syntax
预报   forecasting
预测   prediction
预测误差   prediction error
预放   preplay
预先存在的约束   preexisting constraint
预先配置的   preconfigured, preformed
预先配置的大脑   preconfigured brain
预先配置的大脑动态   preformed brain dynamics
原型图谱   protomap
运动弧   motor arc
运动控制机制   movement control mechanisms
运动输出   motor output
运动输入   motor input
运动细胞   motor cell
运动效应器   motor effector
韵律特征   prosodic feature

Z

增益调制   gain modulation

增益野	gain field
占域行为	territorial behavior
长程抑制性神经元	long-range interneuron
长时程突触可塑性	long-term synaptic plasticity
长时程抑制	long-term depression
长时程增强	long-term potentiation
遮蔽	masking
真实性	veridicality
振荡	oscillation
正电子发射体测成像	positron emission tomography
正反馈循环	positive feedback loop
正态分布	normal distribution
支撑理论	affordance theroy
知觉	perception
知觉世界	percepual world, umwelt
执行功能	executive function
执行控制	executive
直接原因	immediate cause/proximal cause
直立人	*Homo erectus*
致动器	actuator
智人	*Homo sapiens*
中间神经元	interneuron
中位数	median
种系发生经验	phylogenetic experience
重传入	reafferenz
周边视野	peripheral field
主动感受	active sensing
主观反馈	subjective feedback
注意力	attentional
锥体神经元	pyramidal neurons
锥体细胞	pyramidal cell
准备电位	readiness potential
自闭症	autism
自变量	independent variable
自发切换	spontaneous alteration
自内向外的框架	inside-out framework
自然数	natural number
自上而下	topdown

自上而下控制	top-down control
自适应滤波	adaptive filtering
自外向内的框架	outside-in framework
自由回忆	free recall
自由能	free energy
自由意志	free will
自组织	self-organization
自组织体系	self-organized system
自组织序列	self-organized sequence
足够好的大脑	good-enough brain
阻断	blocking
阻断和条件化	blocking and conditioning
组件多样性	component diversity
组块	chunking
祖母细胞	grandmother cell

其他

Q 码	Q-code
α 波	alpha wave
β 波	beta wave
γ- 氨基丁酸	γ-aminobutyric acid, GABA
γ 波	gamma waves
Γ 分布	gamma distribution
γ 振荡	gamma oscillation
δ 波	delta wave
δ 刷振荡	delta-brush oscillation
θ 振荡	theta oscillation
θ 振荡周期	theta cycle
φ 现象	phi phenomenon

索 引

其他